五像體質醫學 原論과
새로운 침 치료법

韓醫師 廉東煥 著

五像체질의학 원론 과

새로운 침 치료법

한의사 염동환 지음

시우

한방 치료법을 크게 나누면 대증요법(對症療法)과 원인치료법(原因治療法)으로 분류된다. 침치료를 예들면 대증요법은 증상이나 병에 따라 관련이 있는 혈(穴)에 침을 놓아 치료하는 것이고, 원인치료법은 모든 내과질환의 근원으로 보는 육장육부(六臟六腑)의 허(虛)와 실(實)을 진단하여 그에 맞는 혈에 침을 놓아 치료하는 것이다(침치료가 한약처방보다 정확도가 높으므로 本書에서는 침치료를 기준으로 하여 해설한다). 저자는 환자의 10%는 체질병리상 건강인 또는 그에 가까운 사람에 속하는 것으로 추정되므로 대증요법으로 잘 치료되며 나머지 약 90%는 원인치료법을 시술해야 한다고 보고 있다. 병의 원인이 되는 장부를 정확히 진단하여 침을 놓을 경우, 대부분 경이적인 효과를 발휘한다. 그러나 소수를 제외한 한방(漢方, 韓方) 의료인들은 옛부터 전해지는 장부의 허실을 다스리는 치료법을 기피하는 실정이다. 그 이유는 진단에 오진이 속출하기 때문이다. 예컨대 지금까지 알려진 진단방법은 증상 또는 병명을 근거로 장부의 허실진단에 적용한다. 그러나 적중보다는 오진의 경우가 많아 시술 시 부작용이 발생하거나 더 악화되므로 시술자는 주저하고 두려워한다. 이 같은 방법은 침이 아닌 한약요법에서도 유사한 양상으로 반응하고 있다.

과거 저자는 양방병원에서 위무력증(胃無力症)을 진단받은 한 부인을 치료했었다. 그녀의 증상은 기력이 없고 상복부에 탄력이 없으며, 수족이 차갑고 식후 상복만과 속쓰림, 소화불량, 식욕부진이 있었다. 병명으로 보나 증상을 장부 허실에 연관 지어 봐도 위허증 (胃虛症)으로 진단됐다. 그리하여 보위(補胃)하는 침을 놓았는데, 여러날 시술해도 호전되지 않았을 뿐만 아니라 위통증과 두통까지 생겼다. 이 부인에게 담(膽)을 사(瀉)했더니 위통과 두통이 곧 멎었고, 더 치료하여 쾌유됐다.

이런 위병 환자에 보위방(補胃方)을 침으로 시술했을 경우, 호전되는 사람은 5~6% 미만에 불과하다. 이 상황을 나무에 비유하면 전자는 지엽(枝葉)을, 후자는 뿌리를 다스린 것이다. 환자는 시술자(한의사)에게 치료 기회를 여러날 주지 않기 때문에 시술자는 혼란에 빠지고 만다. 혼란의 지속은 진료의 자신감을 상실시킨다.

장부의 허실이란, 서양의학에서는 찾아볼 수 없는 동양의학 고유의 이론으로 기량(氣量)이 다른 장부(대립되는 장부)보다 유여한가(實), 아니면 부족한가(虛)를 가늠하는 개념일 뿐이다. 그러므로 어느 장부의 허 또는 실은 병명이나 증상과 일치하지 않을 수도 있고, 반대로 일치할 수도 있으며, 그 장부의 병일 수도 있고, 아닐 수도 있다. 저자는 여러해 다방면으로 장부의 허실을 가려내는 진단법을 연구했다. 그리고 여러 방법 중 가장 합리적이고 보편타당성이 있는 진단법을 찾아냈다. 그것은 체질이론을 도입함으로써 장부허실의 진단을 가능케한 것이다. 체질이론이 근간이 된 한의학은 비로소 완성의 면모를 갖추며 기대 이상의 치병 성과를 거두는 진가를 발휘하게 되었다(진단론, 치료론 참조).

인류는 허장부와 실장부가 음양, 오행, 허실의 속성에 의해 4~6개씩 짝을 지어 각각 그룹을 형성한다. 그 그룹은 생리(生理)와 병리(病理), 약리(藥理, 침의 경우에는 반응)가 각기 다른 5종의 체질로 귀결된다. 즉, 누구나 5가지 중 한 체질에 속한다. 그리고 각 체질마다 제1치료소(본서의 병리론에서 해설된다)를 하나씩 갖게 된다. 그것은 체질을 구성한 허장부나 실장부 가운데 하나일수 있으며, 제1치료소의 출현이 병의 주원인이 된다.

제1치료소를 내재한 부류가운데 약 40%는 제1치료소의 수치가 낮은 사람들에 해당된다. 이들은 대증치료를 여러날 실시할 경우, 대개 탈력(脫力), 속쓰림, 어지럼,

부종, 오심(惡心)등의 부작용을 간간히 수반하면서도 그럭저럭 호전되거나 현상유지를 하기도 하고, 아니면 평생 대증치료에 의존하게 된다. 이중에서 어느정도 호전되는 예는 기존의 침처방 이나 한약처방이 여러 경락의 경혈을 함께 다스리도록 처방되어 있으므로 간혹 제1치료소에 해당하는 경락도 자극하여 근사치(近似治)가 이루어지거나 그로 인해 자연치유가 된다고 볼 수 있다. 이런 부류의 사람들에게 제1치료소를 찾아내 침을 놓거나 제1치료소에 해당되는 한약을 복용시키면 짧은 시일내에 만족할 만한 성과를 얻을 수 있다.

그러나 제1치료소의 수치가 높은 나머지의 약 50%는 침에 의한 대증치료로도, 전통동양의학의 침이나 약물치료로도, 서양의학의 치료로도 호전되지 않는다. 다시 말해 치료의 한계에 이르는 질환인 것이다. 이 부류의 사람들은 평생 병마와 싸우는데, 본(本)의학을 적용하면 대부분 치유된다.

저자는 본의학을 오상체질의학이라 부른다. 오상체질의 각개는 일생 변하지 않으며, 개체는 2세에게 체질을 유전한다. 반면, 체질이 변하지 않는 것에 비해 제1치료소는 바뀔 수 있다. 단, 체질을 구성한 체질 내의 장부에 한해 교체된다. 체질은 변하지 않으므로 그것을 확인해두었다가 치료할 때마다 증상이 변하거나 답보상태를 유지할 때 제1치료소의 교체 여부를 점검하여 다스리기만 하면 된다. 그러므로 재진부터는 현존하는 의학보다 치료하기가 훨씬 쉽다. 또한 진단과 치료시에는 저자가 고안한 레이저광선침을 사용하므로 시술 시간이 짧고 간편하다. 레이저광선침은 기존의 침과 달리 무통, 무흔적, 무출혈, 무소독의 장점이 있으며, 환자는 침맞을 때마다 느끼는 혐오감에서 완전히 벗어날 수 있다.

오상체질의학의 또 다른 장점은 환자가 여러 병에 걸려도 제1치료소만 다스리면 부수(附隨) 증상이 동시에 치료된다는 것이다. 이는 체내의 자체치유력이 보강되어 활성화하고, 그것이 병이 발생한 곳을 스스로 찾아가 치유력을 발휘하기 때문이다. 그 효능은 기존 의학의 치료제보다 강력하고, 효과가 신속정확하며, 체내에서 생성된 치유력이므로 인체에 피해를 주지 않는다. 처음 대하는 병, 병명이 확실치 않은 병도 치료에 임할 수 있으므로 난치병치료에 높은 치유력을 나타낸다. 큰 부작용이 없다. 또한 환자나 의사가 예측할 수 없는 향후 발병될 병의 원인을 치료 중에 미리 해결하므로 예방의학의 일면(一面)도 갖고 있다.

이 의학이 보급되면 기존의 침술과 전통적인 동양의학의 이론 및 치료법에도 같은 원리가 적용되어 가히 혁신이라 할 만한 변화를 불러올 것이며, 한계에 부닥친 서양의학도 이를 도입한다면 '통계 만능의존'으로부터 벗어나 새로운 활로를 찾게 될 것이다. 이 책에는 침치료와 더불어 그에 해당하는 한약치료 처방과 체질치료에 부족한 부분을 보충하는 보조요법도 함께 실려있다. 특히 큰 뜻을 품고 한의학을 전공한 우수한 후배들이 이 책을 통해(지금까지 습득해온 고정관념을 잠깐 덮어두고) 본 의학을 실행해 본다면 한의사의 보람과 긍지가 굳건해지리라 믿는다.

목차

· 총론 ·

· 각론 ·

《오상체질의학 원론(새로운 침 치료법)》은 고정관념을 뛰어넘은 새로운 의학이다. 그러나 전통적인 동양의학의 기초이론을 근간으로 수정·보충되었다. 이 과정에서 새로운 용어와 다원적(多元的)인 이론이 전개된다. 이를 무조건 거부하기보다는 지금까지 습득한 것들을 잠시 접어두고 읽어보자.

총론

1. 음양론 陰陽論

소속은 같으나 서로 상반되는 속성을 가지면서 협조(相互 協助)하고 견제(牽制)하는 작용을 갖는 두 개의 개념을 음양(陰陽)이라 한다. 오상체질의학에서는 장(臟)은 음(陰)에 속하고, 부(腑)는 양(陽)에 속한다. 또 혈(血)은 음에 속하고, 기(氣)는 양에 속한다.

(1) 음양이란 무엇인가?

음양은 동양사상의 근간을 이루는 기본 이론으로 우주나 모든 사물의 상반되는 현상을 두 가지로 분류하기 위해 설정한 용어이다. 따라서 모든 사물과 그 현상은 음양에 포괄할 수 있다. 전통적인 동양의학과 오상체질의학은 모두 그 근거를 동양사상에서 인용했으므로 음양은 기초 이론이 된다.

(2) 음양의 표시

고대의 음양연구가들은 음양을 부호로 표시하거나 도식화할 때는 다음과 같이 표시했다.

　음(陰)을 나타내는 부호: ― ―

　양(陽)을 나타내는 부호: ――

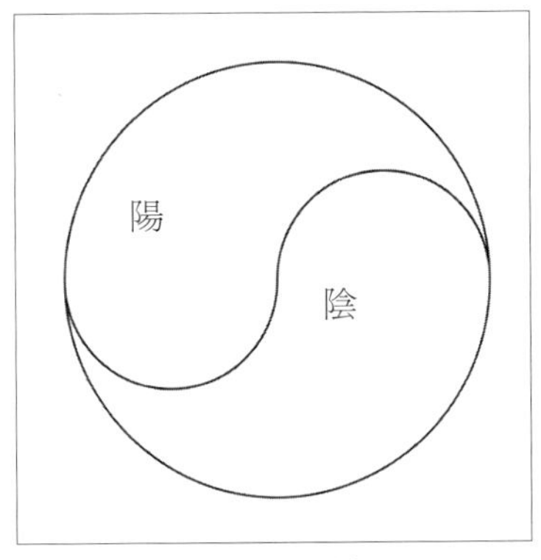

| 음양의 그림 |

어떤 사물이 음양 관계가 되려면 2가지 조건이 필수적이다.

㉠ 소속이 같다.

㉡ 상호대립(견제)과 상호화합(협조)의 속성을 지닌다.

예를 들면 다음과 같다.

밤과 낮, 겨울과 여름, 아내와 남편(여성과 남성), 혈(Blood)과 기(Life Energy), 장(六臟, Viscera)과 부(六腑, Bowel)이다.

음양 관계가 아닌 것은 위의 조건 가운데 하나 내지 두 개가 다르다.

예를 들면, 성별이 다른 늑대와 양, 성별이 다른 노인과 아기, 달과 해(日, 月).

(3) 음양의 속성

표를 통해 음양의 속성을 비교해 살펴보자.

양	음
① 능동적이다.	① 수동적이다.
② 공격적이다.	② 방어적이다.
③ 적극적이다.	③ 소극적이다.
④ 동(動)적이다.	④ 정(靜)적이다.
⑤ 세력이 원심력을 갖는다(확장성).	⑤ 세력이 구심력을 갖는다(축소성).
⑥ 흥분과 촉진의 속성을 갖는다.	⑥ 침체와 억제의 속성을 갖는다.
⑦ 음에 대해 화합과 지배의 속성을 갖는다.	⑦ 양에 대해 대립과 순응의 속성을 갖는다.
⑧ 표(表)를 주관한다.	⑧ 리(裏)를 주관한다.

(4) 음양의 작용

음과 양은 서로의 속성에 의해 상호대립 작용과 상호화합 작용을 갖는다. 대립작용은 양이 음을 억제하고 지배하려 하는데 반하여 음은 이를 방어하려는 속성을 갖으며, 화합작용은 음이 양을 받아들이고 양은 음에게 접근하려는 속성을 발휘할 때 이루어진다. 그러나 음과 양의 세력이 어느 한쪽으로 치우치면 균형에 차질을 일으켜 상호교류의 고리가 끊어지고 만다. 이를 견제하기 위해 양은 동적인 속성, 음은 정적인 속성, 양은 능동적인 속성 음은 수동적인 속성, 양은 공격적인 속성 음은 방어적인 속성, 양의 적극적인 속성 음은 소극적인 속성을 발휘한다.

이와 같이 음양 속성표의 속성들이 균형있게 대립함으로써 서로 견제하여 안정된 화합을 유지한다. 음양이 화합교류하면 조화를 일으킨다. 조화의 탄생은 인간으로 보면, 음양(부부)이 화합하여 가정을 이루고, 살림을 장만하며, 자식을 낳는 것들과 같다고 하겠다. 자연으로 보면 밤과 낮, 겨울과 여름 같은 기본 음양의 화합으로 삼라만상(森羅萬象)이 탄생하고 자라고 번식하며 생존과 사멸의 수레바퀴가 영속된다.

(5) 음양의 나뉨

우리가 살고 있는 지구상에서 가장 기본이 되고 맨 처음으로 나뉜 음양은, 해(태양)를 중심으로 지구가 자전 및 공전을 처음 시작했을 때 발생했을 것이다. 지구의 삼라만상은 이 기본 음양의 영향을 받아서 각기 음과 양으로 나뉘고, 그에 따라 화합과 대립 작용을 하여 조화의 능력이 생겼다고 생각된다.

음과 양은 서로를 내포한다. 다시 말해 음 속에도 양과 음이 있고, 양 속에도 음과 양이 있다. 기본 음양인 밤(음)과 낮(양)의 경우, 해가 진(일몰) 후부터 자정까지는 음중(陰中)의 음이고, 자정부터 해돋이까지는 음중의 양이며, 해돋이부터 정오까지는 양중(陽中)의 양이고, 정오부터 해질 때까지는 양중의 음이 된다.

음양의 나뉨은 인간에게도 예외가 아니다. 양에 해당하는 남자의 육장은 양중의 음이고, 육부는 양중의 양이다. 남자의 혈은 양중의 음이고, 기는 양중의 양이다. 또 음에 해당하는 여자의 육장(폐, 간, 심장, 심포, 비장, 신장)은 음중의 음이고, 6부(방광, 위, 담낭, 대장, 소장, 삼초)는 음중의 양이다. 여자의 혈은 음중의 음이고, 기는 음중의 양이다.

이와 같이 음중에는 음과 양이 있고, 양중에도 음과 양이 있다. 이를 엄격히 나누자면 그 끝은 헤아릴 수 없을 것이다. 오상체질의학에서는 기혈과 장부로 최종 분류했으며, 이것은 최소 단위로 취급한다.

2.오행론 ^{五行論}

오행은 동양사상을 이루는 두 번째 기초이론이다. 음과 양은 목(木: wood : Tree : MOK), 화(火: fire : HWA, 火'fire'FWA), 토(土: earth : Soil : TOU), 금(金: gold : Iron : GEUM), 수(水: water : SU)라는 5가지 요소를 지니고 있는데, 이를 오행이라 한다. 다시 말해, 오행은 음양에 내포된 삼라만상을 이루는 기본 요소를 목(木), 화(火), 토(土), 금(金), 수(水)의 5종으로 구분한 것이다.

오행의 각 요소는 다른 요소와 어떻게 만나느냐에 따라 상생(相生)과 상극(相克) 작용을 일으킨다. 또한 상황에 따라 상승(相乘)과 상모(相侮) 현상을 일으킨다. 상호간에 일어나는 음과 양의 대립작용과 화합작용은 오행의 작용 때문인 것으로 생각된다.

이중에서 음을 내포하고 있는 오행을 음오행이라 하고, 양을 내포하고 있는 오행을 양오행이라 한다. 오행은 음과 양이 갖고 있는 5개의 반친대를 가진 바퀴와 같다고 볼 수 있다. 이 바퀴가 서로 구르고 밀려서 음과 양의 2대 속성이 발생한다. 한편 오행은 경우에 따라 음과 양의 속성을 분담해 상황에 따라 서로 견제하고 협조한다.

오행을 연구하는 학자들에 따르면, "오행이란 木, 火, 土, 金, 水의 5글자가 뜻하듯이 木은 나무, 火는 불, 土는 흙, 金은 쇠붙이, 水는 물을 뜻하는 것이 아니다. 그렇다고 그것을 배제하는 것도 아니다"라고 풀이한다. 오상체질의학에서는 오행의 글자의 뜻을 배제한다.

오행학자들 간에는 오행이론을 모든 사물과 연관 지어 분류하는 경향이 있다. 몇 가지만 예를 들면, 음계는 5음으로 이루어지고, 모든 미각은 5미로 분류되며, 온갖 색깔의 기본은 5색이며, 계절은 5계절로 분류한다. 이러한 분류가 얼마나 합당한지는 알 수 없으나 본 의학에서는 아래의 도표와 같이 오행을 몸속 내장과 연관지을 따름이다. 음오행 중 火만 제1火와 제2火로 구분된다(제2화는 火'로도 표시함). 화에 해당하는 기관은 심장과 심포다.

	MOK	HWA	FWA	TOU	GEUM	SU
오행	(Tree) 목 木	(Fire) 화 火	(Fire') 화 火	(Soil) 토 土	(Iron=gold) 금 金 (Iron=Gold)	(Water) 수 水
음 (6장)	(LR) 간장	(HT) 심장	(PC) 심포	(SP) 비장(췌장)	(LU) 폐	(KI) 신장
양 (6부)	(GB) 담낭	(SI) 소장	(TE) 삼초	(ST) 위	(LI) 대장	(BL) 방광

이는 한 집에 두 가구가 사는 것과 같다. 음화(陰火)의 장인 심장을 제1음화, 심포를 제2음화라고 한다. 양오행 중에서 화에 해당하는 부(腑)도 소장과 삼초로 나뉘는데, 소장SI을 제1양화, 삼초TE를 제2양화라고 한다.

앞의 표를 보면 장과 부는 오행의 목, 화, 토, 금, 수에 한 쌍으로 존재하는데, 이를 부부장부라고 한다. 다시 말해 간장과 담낭, 심장과 소장, 심포와 삼초, 비장과 위, 폐와 대장, 신장과 방광이 부부관계를 맺는다. 6개의 장은 음에 속하므로 아내에 해당하고, 6개의 부는 양에 속하므로 남편이 되는 셈이다.[1]

(1) 오행의 속성 및 작용

오행의 목, 화, 토, 금, 수는 상대에 따라 상생작용과 상극작용의 2가지 속성을 갖는다. 이 속성들이 알맞게 균형을 이룰 때 오행은 정상으로 운행되며, 이로써 음양의 상호교류가 이루어진다.

1) 상생작용 (相生作用)

상생에서 相 은 '상대방'을 뜻하고, 生은 '탄생한다, 도운다, 배양한다'라는 뜻이다. 상생작용은 그림과 같이 화살표의 꼬리에 위치한 오행요소가 화살표의 머리에 위치한 요소를 生한다는 것이다. 예를 들어 水는→木을 生하고, 木은→火를 生하는 것과 같이 가락지 형태로 꼬리에 꼬리를 물고 상생작용을 한다. 여기에서 중요한 것은, 상대란 화살표의 꼬리 부분에 있는 요소가 화살표의 머리 부분에 있는 요소를 지적하는 것이다.[2] 즉 木의 상대방은 火다. 만일 화살표의 방향이 반대가 된다면 어떻게

---

1) 음양설이 근간을 이룬 수백 년 후에 추연(騶衍)의 일파에 의해 오행설이 출현했다고 전하는데, 어찌하여 기본 요소를 4도 아니고 6, 7도 아닌 5로 본 것일까? 이에 대해서는 여러 문헌을 찾아봐도 명쾌한 해설이 없다. 저자의 견해는 다음과 같다. 십간(十干)을 음양으로 분류하면 5가 되는데, 기본 요소가 5가지라는 뜻이다. 십이지(十二支)를 음양으로 나누면 6이 되는데, 기본 요소가 6가지라는 뜻이다. 이 가운데 5가지는 오행과 같으나 나머지 하나는 性이 火와 유사하면서 부(副) 요소를 띠므로 火에 예속시킨다. 예속된 火를 본서에서는 火′로 표시한다. 그러므로 6이면서도 5가지가 되는 것이다.

2) 화살표의 꼬리 부분과 머리 부분이라는 표현은 점술에서 사용하는 생아자(生我者), 아생자(我生者)와 같은 용

18

될까?

오행 연구가들은 상생작용을 육친(六親)관계에 비유해 水의 입장을 母라 하고, 木의 입장을 子라고 했다. 母는 子를 낳아도, 子는 母를 낳을 수 없는 것 아니겠는가. 그러므로 水는 木을 生해도 木은 水를 生할 수 없다. 따라서 시계바늘 회전 반대 방향으로 이루어지는 상생작용은 불가능하다.

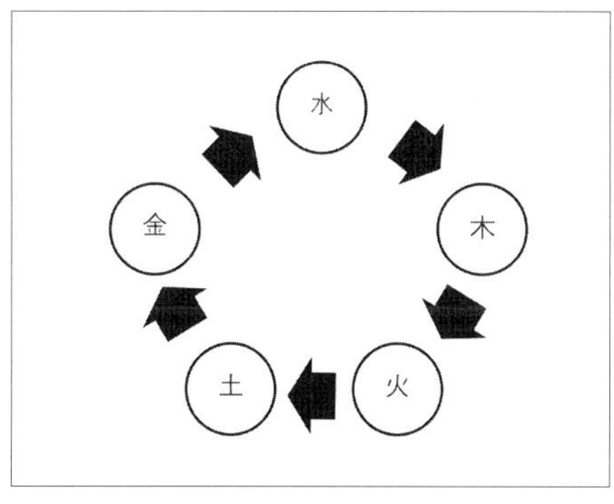

| 상생도 |

2) 상극작용 (相克作用)

상극에서 相은 '상대방'을 지칭하고, 克은 '이긴다, 지배한다'라는 뜻이다. 즉, 상극은 '상대방을 이긴다', '상대방을 지배한다'는 의미로 풀이할 수 있다. 아래의 상극도와 같이 오행의 5요소를 상생도와 같은 위치에 놓고 별 모양의 대각선을 그어 점선 화살표의 꼬리 부분의 요소가 화살표의 머리 부분 요소를 극한다.

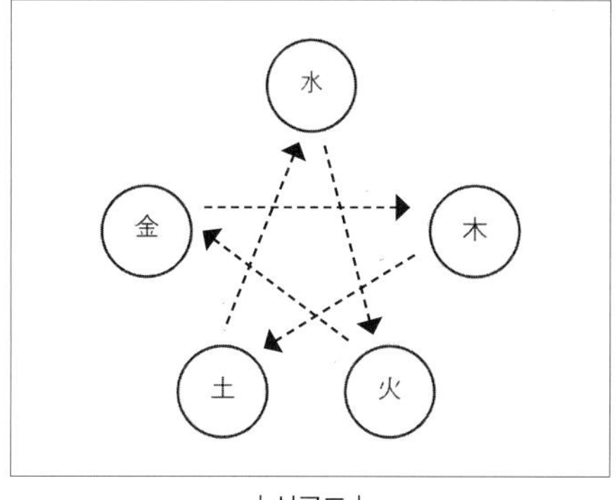

| 상극도 |

어를 배제한 것임.

상극도에서 木은 土를 克하고, 土는 水를 克하며, 水는 火를 克한다. 火는 金을 克하며, 金은 木을 克한다. 이것이 오행의 상극작용이다. 여기서 중요한 것은 木이 土를 克한다 하면 반대로 土는 木을 克할 수 없다는 점이다. 木과 土는 서로 입장이 다르기 때문이다.

다른 입장이란 木과 土를 놓고 살펴보면, 木은 관[官僚][3]에 해당하고, 土는 민(民, 민간인, 백성)에 해당하므로 서로 형편이 다르다. 관료는 관권을 발동해 백성을 지배할 수 있으나 백성은 관을 지배하고 이길 능력이 없는 것과 마찬가지로 克하는 편과 당하는 편은 서로 입장이 바뀔 수 없다.

(2) 상극작용의 과도한 현상

상극 관계를 갖는 5요소가 돌발된 어떤 원인(체질의 병리론 참조)에 의해 克하는 요소가 과도하게 강해지면 상승현상을 일으킨다. 반대로 극을 당하는 요소가 과도하게 강해지면 상모현상이 일어난다.

1) 상승현상 (相乘現象)

상승이란 상대방을 올라타고 공략한다는 뜻이다. 예를 들어 金克木의 경우 金은 木을 이기고 지배하는 속성을 띠는데, 어떠한 원인으로 金의 세력이 과하게 강해지면 이기는 속성(공격력)에다 강해진 세력이 합해져서 金의 세력은 곱으로 커져 木을 말살시킬 정도가 된다. 이때 양자 간의 균형이 파괴되어 구급 처치를 해야 하는 상황에 이른다. 상승현상은 체내에서 일어나는 기현상이라 할 수 있다.

2) 상모현상 (相侮現象)

상모(相侮)란 상대방을 업신여긴다, 상대방을 못 이긴다는 뜻이다. 예를 들어 金克木

---

3) 관[官僚]은 점술가들이 사용하는 관귀(官鬼)를 고쳐 쓴 것인데, 의학 용어로 적합하지 않아 표현을 바꾼 것이다.

의 경우 金은 木을 이기고 지배하는데, 어떠한 원인으로 木의 세력이 과해지면 金이 木을 이기지 못하게 된다. 이렇게 되면 양자 간에 균형이 깨진다. 상모현상은 이론 상으로는 자주 일어나지 않는다. 이는 관권을 남용하는 탐관오리들이 민간을 착취 하려 하지만, 단결한 백성들의 세력이 월등하게 커져 백성이 관리의 지배를 받지 않 으려 하는 대립 상태와 같다.

3. 기혈론 ^{氣血論}

기(氣)란 무엇인가? 한마디로 기는 생명력이다. 혈은 혈액이다. 기와 혈과 정서 [七情] 그리고 정신은 서로 밀접한 관계를 갖는다. 기는 경락을 따르면서 전신을 운행(運行)하고, 혈은 혈관을 통로로 순환하여 생명활동을 유지한다. 기는 양에 속하고, 혈은 음에 속한다.

(1) 기氣란 무엇인가?

지구상에는 수많은 기가 있다. 동양의학에서는 미생물부터 덩치가 가장 큰 동물인 코끼리나 고래에 이르기까지, 이끼류나 곰팡이로부터 사람 키를 훌쩍 넘고 여러 사람이 손에 손을 붙잡고 끌어안아도 모자라 큰 나무에 이르기까지 각기 독특한 기를 가지고 있다. 또한 무생물인 광물질도 각기 고유한 기가 있다. 여기에서는 인체의 기를 다룬다.

기란 무엇인가? 한마디로 생명력이다. 최근에는 기를 생체에서 발생하는 전기로 풀이하는 학자들이 있는데, 이는 주의 깊게 지켜볼 문제다. 기를 이해하기 위해서는 우선 혈을 알아야 한다. 혈이란 무엇인가? 혈은 서양의학에서 말하는 혈액으로 봐도 무방하다.

다음의 표는 기와 혈을 몇 가지 측면에서 비교한 것이다.

	기(氣)	혈(血)
음양	양에 속한다	음에 속한다
형체	없다	있다
무게	없다	있다
부피	없다	있다
작용	인정된다	인정된다
통로	경락을 따라 운행한다	혈관을 통해 순환한다

(2) 기와 혈의 상호작용相互作用

기와 혈은 상호 간에 협조와 견제의 2대 작용을 갖는다.

1) 상호협조작용 (相互協助作用)

앞의 음양론에서는 기와 혈을 음양과 결부시켜 기는 양에, 혈은 음에 속한다고 했다. 따라서 기는 양의 속성을, 혈은 음의 속성을 지닌다. 기는 경락을 운행하면서 양의 속성 가운데 능동성, 지배성, 촉진성을 발휘해 혈을 혈관 내에서 순환하게 하여 신진대사가 이루어지게 한다. 혈은 자체 내에 함유하고 있는 자양물질로 기를 배양할 뿐만 아니라 능동성, 지배성, 촉진성에 활력을 부여한다. 즉, 기는 혈의 견인차 역할을 하고, 혈은 기의 보급원으로서 상호협조한다.

2) 상호견제작용 (相互牽制作用)

만약 기가 양의 속성 가운데 공격성, 능동성, 확장성, 촉진성을 과하게 발휘한다면 인체는 한없이 성장하고 끝없이 활동하려 할 것이다. 이에 대해 혈은 자양물질의 요구량을 감당하지 못하게 되므로 자연스럽게 제동이 걸리면서 양자 간에 균형이 이루어진다. 이 작용이 조절되지 않는다면, 인체는 자주 빈혈을 일으키고 과로하게 되어 급기야는 생명이 위태로울 수 있다. 과도한 기는 혈의 속성 가운데 방어성, 수동성, 축소성, 억제성으로 견제된다.

반대로 혈이 음의 속성을 과하게 발휘한다면, 기의 활동이 저조해져 혈관 내의 혈액이 비정상적으로 많이 모이는 충혈(充血)과 울혈(鬱血)이 되고 급기야는 살 속에 피가 맺히는 어혈(瘀血)이 충만해져 생명에 위협이 된다. 이에 대한 상호 견제는 기와 혈의 속성이 담당한다. 즉, 기와 혈의 상반되는 속성이 서로 적절히 견제함으로써 생명활동이 유지된다.

4. 장부론 臟腑論

동양의학에서는 음양오행의 상관성을 내장(內臟)과 연관지어 6장 6부로 구분했다. 따라서 각 장부는 연관되는 음양과 오행의 속성을 이어 받는다.

(1) 동양의학 고전古典의 장부臟腑와 해부학적 견해

서양의학에서 말하는 내장을 동양의학에서는 장부(Vicera, Bowel)라 한다. 肝, 心, 心包, 脾, 肺, 腎의 6개를 장(臟)이라 하고, 膽, 小腸, 三焦, 胃, 大腸, 膀胱의 6개를 부(腑)라 한다. 6개의 장과 6개의 부 가운데에는 해부학적으로나 형태학적으로 서양의학에서 말하는 몸속 기관과 다른 것이 있다. 고전에서 언급한 장부는 기능이나 형태로 보아 서양의학과 일치하는 것 같지만, 해부학적 견해로는 내장의 위치가 다르거나 형태가 확실하지 않은 것도 있다.

1) 6장

① 간장(肝, Liver) : 고전에서는 간장이 좌측에 있다고 했다. 이는 해부학적으로 위치가 다르다.

② 심장(心, Heart) : 서양의학의 심장과는 형태나 해부학적인 소견이 조금 다른 부분이 있으나 일치한다고 봐도 된다.

③ 심포(心包, Pericardium) : 고전에는 심포가 심장을 돕고 역할을 대행하는 장기라고만 할 뿐 구체적인 기록은 없다. 후세의 학자들은 심포를 심낭(心囊)으로 해석하는 경향이 짙다. '包'라는 글자가 '덮어서 둘러쌈'을 의미하므로, 심장을 둘러싼 주머니를 심낭이라고 여겨 심근을 보호하고 심장의 활동을 원활하게 하며 심장의 일탈을 방지하는 기능을 한다고 보는 듯하다(대행과 보좌 역할).

④ 비장(脾, Spleen) : 일설에 따르면 서양의학이 동양으로 건너와 의학의 주도권을 잡기 시작할 때 고전의 장부를 해부학적의 소견으로 고찰했다고 한다. 脾는 月 자와 卑 자가 결합한 글자로, 月은 肉 자의 변형이므로 내장을 가리키며, 卑는 천하다는 뜻이다. 서양의학에서는 비장이 임파기관이며 임파구 생산, 적혈구의 저장과 파괴, 혈류 속으로 들어온 이물질에 대한 방어, 철 대사 및 혈액을 저장한다고 한다. 비장의 위치는 위의 뒤쪽에 있다.

한편 인슐린과 각종 소화효소를 분비하는 데 관여하는 췌장(Pancreas)은 후복막강

(後腹膜腔)에 있으며, 제12흉추에서 제1요추의 높이로 척추의 앞쪽에 옆으로 뻗고 오른쪽 끝은 십이지장의 앞쪽 면에, 왼쪽 끝은 제11∼제12늑골의 높이에서 비장에 접한다.

동양의학의 고전을 영어로 번역할 때 비장을 Pancreas로 할 것인가, Spleen으로 할 것인가에 대해 많은 논란이 있었다고 전해지고 있다. 그러다가 脾가 胎生時에 사용되던 장기이며 글자가 천하다는 뜻에 따라 Spleen으로 번역됐고, Pancreas는 췌장이라는 고전에 없는 臟이 됐다는 설이 있다. 오행상으로 볼 때 고전의 脾는 陰土에 속한다. 胃는 陽土에 해당하므로 음식물을 위주머니에 받아들이고 1차로 소화시키는 腑가 된다. 이로 미루어보아 脾는 Pancreas로 번역돼야 옳다. 그러므로 이 책에서는 비장을 췌장으로 보되, 혼돈을 피하기 위해 '脾장'으로 하겠다.

⑤ 폐 (肺, Lung): 고전에서는 폐가 우측에 있다고 했다. 해부학적의 소견으로는 좌우에 폐가 있음이 오래전에 확인됐다.

⑥ 신장 (腎, Kidney): 고전으로 인정받는 《난경(難經)》에는 신장이 좌측에 있다고 한다. 그리고 우측의 것은 신장이 아니라 명문(命門)이라고 했다. 만약 좌측의 신장을 어떠한 이유로 제거했다면 고전 측면에서는 신장이 없는 것이다. 신장이 없다면 분명 사망한다. 《난경》의 〈좌신 우명문설(左腎右命門說)〉도 다시 살펴볼 필요가 있다.

2) 6부

서양의학의 담낭, 소장, 위, 대장, 방광은 동양의학의 고전이 밝힌 것과 조금 차이는 있지만 거의 일치한다. 그러나 동양의학에서 말하는 삼초는 서양의학에서 찾아볼 수 없다. 따라서 해부학적으로 인정할 수도 없다.

① 삼초(三焦, Triple Energy): 고전에서는 삼초를 부위별로 3등분하여 上, 中, 下로 나누었다.

가) 부위

상초-胃의 분문부[胃口]에서 혓바닥[舌下] 아래까지

중초-胃의 분문부에서 유문부[胃下口]까지

하초-胃의 유문부에서 항문과 요도의 전음(前陰), 후음(後陰)까지

나) 삼초의 형태

고전에서 말하는 삼초의 모양은 형태라기보다는 형상이라 표현하는 것이 옳다.

상초-안개와 같다.

중초-거품과 같다.

하초-도랑과 같다.

다) 삼초의 기능 및 작용

상초-가슴(흉부: 심장, 폐)에 안개처럼 가득 퍼져서 수분을 공급하는 것과 같다.
이것이 氣가 된다.

중초-음식물을 소화하고 기혈과 진액을 활성화하여 전신을 자생(滋生)시킨다. 이
것이 변해 血이 된다.

하초-수액의 스며듦과 맑고 탁한 것을 나누어 대변과 소변으로 배설하게 한다.

이로써 삼초는 서양의학의 어느 것과도 일치하지 않는다. 동양의학 연구가들은
동양의학에서는 장부의 해부학적인 소견에는 큰 의미를 갖지 않으며 장부의 기능을
중시해왔다고 한다. 그리하여 간과 신장은 좌측에 있고 폐의 위치는 우측에 있다고
한 것은, 좌측이 음의 부위이고 음을 상징하며 음은 혈을 주관한다. 우측은 양의 부
위이고 양을 상징하며 양은 기를 주관하기(폐는 氣를 주관한다 함) 때문이라는 것이
다. 다시 말해 〈우기좌혈론(右氣左血論)〉은 실제의 위치와 관계없이 장의 기능, 작용,
위치의 모든 것에 적용해 상징적으로 나타낸 해설이다.

동양의학의 고전 중 최고라 할 수 있는《내경》의 내용 중에는 긍정적으로 받아들일 수 있는 부분이 있는가 하면 사실과 다른 졸속 이론이 발견되기도 한다. 저자는 졸속 이론이 등장한 배경에 대해 동양의학이 고도로 꽃피던 시절(고대 황하문명의 절정기)에 저술된 문헌이 어떠한 연유로 파기됐고, 오랜 세월이 흐른 후 온전치 못한 문헌을 보충해 새롭게 쓰인(지금의《내경》) 탓이라고 본다. 특히 삼초의 해설은 후세의 학자가 보충한 부분 가운데 하나로 보인다[4] 그러므로 삼초는 더욱더 연구하여 규명돼야 한다.

(2) 장과 부, 음과 양, 오행의 상관성

장부와 음양과의 상관성, 오행과 장부와의 상관성, 장과 부와의 관계는 이미 음양론과 오행론에서 설명했으나 다시 정리해보겠다.

1) 음양과 장부의 상관성

6개의 장은 음에 속한다. 6개의 부는 양에 속한다.

2) 오행과 장부와 음양의 상관성(괄호 안에 장부는 영어의 약자임)

五行	Wood:Tree MOK 목 木	Fire HWA 화 火	Fire' FWA 화 火'	Earth:soil TOU 토 土	Iron=gold GEUM 금 金 (Iron=Gold)	Water SU 수 水
陰 (臟)	(LR) 간장	(HT) 심장	(PC) 심포	(SP) 비장(췌장)	(LU) 폐	(KI) 신장
陽 (腑)	(GB) 담낭	(SI) 소장	(TE) 삼초	(ST) 위	(LI) 대장	(BL) 방광

---

4) 저자는 삼초를 전신의 혈관 동맥, 정맥, 모세혈관으로 본다.

3) 장과 부의 관계

같은 오행에 속한 장과 부는 부부의 관계를 갖는다.

臟 (아내)	(LR) 간장	(HT) 심장	(PC) 심포	(SP) 비장(췌장)	(LU) 폐	(KI) 신장
腑 (남편)	(GB) 담낭	(SI) 소장	(TE) 삼초	(ST) 위	(LI) 대장	(BL) 방광

4) 장과 부의 상반되는 특징

비교 1은 음과 양의 형태적 속성이다. 비교 2와 비교 3에서 장은 음의 속성에 영향을 받아 생존력을 리(裏)에 두는 것으로 추정된다. 반면 부는 양의 속성에 영향을 받아 생존력을 표(表, 특히 표피를 지나가는 경락)에 두는 것으로 추정된다.

① 비교 1

장:표면은 얇고 부드럽지만, 속은 항시 혈액과 조직으로 가득 채워져 있다.

부:표면은 질기고 두꺼우며 신축성이 강하다. 파이프 모양이나 주머니 형태를 하고 있으며, 평상시에는 내용물이 채워져 있다가 임무가 끝나면 배설한 후 비어 있을 수 있다.

② 비교 2

장:6장 중 어느 하나라도 전체가 절단 또는 파손되면 곧 사망에 이른다.

부:6부 중 소장(일부는 남겨야 한다고 함)을 제외한 담낭, 위, 대장, 방광은 어느 하나가 전부 제거돼도 (단 출입구는 인위적으로 연결하고) 사망하지는 않는다.

③ 비교 3

장:6장 중 어느 하나의 장부든 모두 절단된 사람은 사망하므로 제1치료소의 진단

이나 침 시술을 할 수 없다.

　부:6부 중 담낭을 전부 제거했다는 40대 여성이 요통과 두통이 낫지 않아 찾아왔다. 제1료소는 공교롭게도 담실로 진단됐고, 머리와 허리 부분에는 압통점이 없었다. S.GB方을 좌측에 20초 침 놓았더니 8분 후 2가지 증상이 모두 호전됐다. 다시 우측에 침을 16초 추가했다. 그 다음부터 S.GB方을 좌우에 16초씩 5일 침치료를 하고 나았다. 5년 전 위암으로 위를 전부 절제했다는 중년 남자가 발목에 염좌상을 입었다. 그의 제1치료소는 위허(胃虛)였고, B.ST方을 좌 20초 우 16초 침을 놓았는데 8분 후 호전됐으며 이틀 동안 침을 놓아 나았다(염좌 부위에 압통점이 가벼워서 자상부항은 실시하지 않았음). 이로 미루어 보아 腑는 내장인 腑 자체보다 경락에 생명력의 비중을 두는 것으로 생각된다.

(3) 오상체질의학에서 추구하는 장부학 臟賦學

오상체질의학(이 책에서 다루는 체질의학)의 장부학은 일반의학(전통적인 동양의학과 서양의학)에서 연구하는 장부학(내장학)과 추구하는 바가 다르다. 일반의학의 장부학은 장부의 위치, 구조와 기능, 질환 및 병변발생 시의 고유 증상과 병리소견을 연구한다. 반면, 오상체질의학에서는 장이나 부의 어느 것이 허한가 또는 실한가, 아니면 허와 실의 중간인가의 3가지 상황을 중점적으로 살펴본다. 즉, 장과 장, 부와 부, 장과 부 간의 균형을 고찰하는 것이 최대의 목표이며, 장부학의 전부라는 뜻이다. 단, 장이나 부 또는 그 이외의 조직에서 발생된 병변이 내과 치료의 한계를 넘은 외과 영역인가, 병의 원인이 특수한 세균이나 기생충인가, 구급처치를 요하는 질환인가 혹은 내과 질환이라도 사망에 이를 만큼 위중한가 같은 상황에 대해서는 참작할 필요가 있다.

　과연 장부의 허와 실 또는 허실 중간인가만 알고 질병을 치료할 수 있을까? 물론 가능하다. 장부 간 균형과 장부 또는 어느 조직에 발생된 병변은 서로 관계가 밀접하므로 장부의 균형을 잡아주면 병변이 해결된다. 이에 대한 자세한 설명은 체질의 생리론, 병리론, 진단론, 치료론에서 다룰 것이다. 오상체질의학에서는 고전에 언급된 장부가 해부학적으로나 형태학적으로 조금 문제가 있고 서양의학의 내장과 일치하지 않더라도 경락을 갖고 있다면 장과 부로 인정한다.

4) 오상체질의학의 심포(心包)와 삼초(三焦) 풀이

오상체질의학에서는 심장의 역할을 대행한다는 심포도 다른 장과 동급으로 취급되며, 삼초도 상초, 중초, 하초로 구분하지 않고 다른 부와 동일하게 취급한다. 다시 말해 심포는 독립된 하나의 장이며, 허증(虛症), 실증(實證), 허와 실의 중간증(中間證) 가운데 하나가 될 수 있는 조건을 갖추었다고 본다. 삼초도 하나의 부로 본다. 심포는 5개의 장과 동등한 양상으로 경락과 경혈이 분포되어 있고, 5행 중 ′陰火′라는 장에 소속된다. 삼초는 5개의 부와 동등한 양상으로 경락과 경혈이 분포되어 있으며, 5행 중 ′陽火′라는 부에 소속된다.

5. 허실론 虛實論

허실이란 그 사람의 체력이 허약한가? 충실한가? 보통인가? 또는 어느 장부의
기력이 부족한가 아니면 과잉한가를 구분 지음으로써 진찰을 받는 사람[受診者]
에게 적절한 치료책을 강구하는 동양의학 고유의 진료방편이다.

본 의학은 허실을 오상체질치료에 적용하기 위해 2종류로 분류하고, 통상허실(通常虛實)과 상대허실(相對虛實)이라 했다. 그렇다면 통상허실과 상대허실은 무엇인가?

동양의학에는 서양의학에서 찾아볼 수 없는 독특한 이론이 몇 가지 있다. 그중 하나가 '허실[5](虛實)'이라는 것으로 기량을 가늠하는 개념이라고 하겠다. 오상체질의 학에서는 허실을 2가지 용도로 구분하는데, 하나는 보통(허실중간이라고도 함)보다 기력이 강한 것을 실이라 하고, 보다 더 약한 것을 허라 한다. 다른 하나는 정상장부(허실중간대에 머무는 장부라고도 함)보다 기력이 과잉(過剩)한 장부를 실이라 하고, 부족한 장부를 허라 한다. 전자를 통상허실이라 하고, 후자를 상대허실이라 한다. 통상허실은 조건에 따라 허실이 변하지만, 상대허실은 체질과 연관되어 평생 변하지 않는 소인(素因)을 지닌다.

(1) 통상허실 通常虛實

1) 통상허실

어떤 병을 앓고 있으며, 병세가 경(輕)한가, 중(重)한가와는 관계없이 오직 그 사람의 체력이 약한가, 강한가 아니면 보통인가의 3등급으로 결정하는 진료 방편을 통상허실이라 한다. 체력이 약한 경우를 허라 하고, 체력이 강한 경우를 실이라 하며, 보통을 허실중간이라 한다. 구분한 후에는 症 자를 붙여 허증(虛症), 실증(實症), 허실중간증(虛實中間症)이라고도 한다.

---

5) 허준 선생은 장부의 허실과 병변의 구분을 《동의보감》〈장부〉 편에 대략 밝혀놓았다. "장부병에는 상증(傷症)과 병증(病症), 허증과 실증의 4가지가 있다." 상증이란, 외부의 물리적인 자극, 독극물, 가스 혹은 과도하게 바깥 기운(氣運 : 外氣)에 노출된 탓에 어느 장부(전통동양의학에서는 장부가 아닌 부위는 각 장부에 소속, 연관 지어 취급함)가 손상을 입은 경우로 추정된다. 병증이란 내적 또는 외적 요인, 불내외인(不內外因, 돌발적 사고·각종 교통사고·피부와 근육 및 뼈의 손상·산재사고)에 의해 어느 장부에 병변이 발생된 경우로 추정된다. 저자가 임상 검증해본 바에 따르면, 병증의 대부분은 상대허실의 5가지 그룹 중 어느 하나에 속한 사람에게 나타난 제1치료소가 원인이 되어 발생했다. 여기서 병명이나 증상은 결과이자 현상이다. 나무로 보자면 병명이나 증상은 가지와 잎이며, 장부의 허실은 뿌리에 해당된다.

2) 통상허실의 구분법

수진자(진찰을 받는 사람)를 진료대에 반듯하게 눕게 한 후 흉복부를 노출시킨 다음, 상복부에 힘을 주지 않도록 하여 자연스레 긴장을 풀게 한다. 진단자는 손톱이 닿지 않는 손가락 지문 부위로 검상돌기의 아랫부분, 즉 상완혈(上脘穴) 부위를 지그시 눌러 압박한다. 수진자의 복벽이 두껍거나 상복부의 저항력이 강하면 실증이다. 반대로 복벽이 얇고 유연하며 저항력이 없거나 지그시 눌러 쉽게 함몰되면 허증이다. 실증과 허증의 중간 정도 되는 복벽의 두께와 저항력이 있는 경우를 허실중간증으로 구분한다.

사실 통상허실을 구분하는 데는 약간의 문제점이 있다. 양극단이라 할 허증과 실증은 확실이 구분되지만, 사람에 따라서는 실증과 허실중간증, 허증과 허실중간증의 구분이 마땅치 않은 경우도 있다. 또한 구분선이 명확한 게 아니므로 진단자의 견해에 따라 결과가 달라질 수도 있다. 그러므로 치료 중에 진단했던 바를 수정하기도 한다. 구분이 숙련되면 좀 더 정확한 치료와 효율적인 처방을 작성하기 위해 실증을 대(大)실증과 실증으로, 허증도 심(甚)허증과 허증으로 나눈다. 실증과 중간증, 중간증과 허증으로 세분하기도 한다.

3) 통상허실의 용도

① 제1치료소를 예측할 때 적용한다.[6]

② 허증, 실증, 허실중간증에 따라 약 처방의 용량과 침놓는 양과 횟수를 정한다.

4) 통상허실은 변할 수 있다

실증인 사람이 오랫동안 병마에 시달리거나 올바른 치료를 받지 못하였거나 자신에게 맞는 양생(養生)마저 게을리 하면 체력이 쇠퇴하여 허증 또는 허실중간증으로 바뀐다. 반대로 허증인 사람이 꾸준히 자신에게 맞는 치료를 받고 양생을 하면 체력이

---

6) 〈진단론〉 참조.

좋아져서 몇 년 후에는 허실중간증이나 실증으로 변할 수 있다. 허실중간증인 사람도 마찬가지로 허증이나 실증으로 변할 수 있다.

(2) 상대허실 相對虛實

1) 상대허실

상대허실은 지금까지 전해내려온 전통동양의학에는 존재하지 않는 생소한 이론이며, 오상체질의학이 만들어낸 고유용어다. 상대허실은 통상허실과 달리 체력과 무관하다. 체내에 있는 12개의 장부 중 특정 장부의 氣가 허해서 기력이 허실중간장부보다 부족하거나, 반대로 특정 장부의 氣가 실해서 허실중간장부보다 氣가 과잉한 경우로균형이 깨진 상태면서 서로 대립 양상을 보이는 것을 말한다.[7]

2) 상대허실은 음양과 오행의 속성에 의해 형성된다

오행 중 동속장부는 음양의 속성으로 부부장부가 되고, 오행 속성 중에는 상극 관계에서 비롯되는 상승현상과 상모현상이 있다. 이 가운데 특정한 두 부부장부가 상모현상을 이룰 때 상대허실이 발생된다. 예를 들어 허한 장부가 金장부일 때, 실한 장부로 木장부가 자리하면 상모현상이 일어나며 상호대립을 유지한다. 반대로 金장부

---

7) 수신자의 제1치료소가 간실(肝實)로 진단됐다면, 여기서 실하다는 말은 튼튼하다, 건강하다는 뜻이 아니다. 다만 간의 기력이 상대적 장부인 폐보다 과잉하다는 뜻이다. 반대로 상대 입장에 놓인 허장(虛臟)인 폐허(肺虛)라는 말도 폐가 허약해서 폐활량이 적다, 폐결핵을 앓고 있다 또는 폐염, 폐기종, 폐농양, 폐위(肺痿) 등의 병에 걸렸다는 말이 아니다. 장부의 허실(상대허실)을 진단한 후 그들에게 나타난 병명을 고찰해보면, 간실이 제1치료소인 사람 중에는 간이 튼튼하고 건강한 사람도 있고 혹은 간경변, 간염, 간농양, 지방간 따위의 병을 앓고 있는 부류가 있기도 하며 간질환이 아닌 뇌졸중, 폐질환, 대장질환, 순환기질환, 신장질환, 피부질환을 앓는 사람도 있다. 마찬가지로 폐허가 제1치료소인 부류 중에는 폐가 건강하고 튼튼한 사람도 있으며, 폐의 여러 질환을 앓는 사람도 있으며, 폐가 아닌 피부, 대장, 소화기, 간, 신장, 뇌 등에 질환을 앓는 사람들도 있다. 그러므로 병에 걸렸든 걸리지 않았든 장부허실과의 관계는 별개의 문제다. 다시 말해 장부의 과허(過虛)나 과실(過實)로 비롯된 결과가 병변이므로, 상대허실 자체는 정상장부보다 기력이 과잉한가 부족한가의 여부만을 가늠하는 개념임을 유념해야 한다.

가 실하고 木장부가 허하면 상승현상이 일어난다. 金장부는 실하면서도 극하는 입장이므로 세력이 배(倍)가 되고 木장부는 지배당하는데다 기력마저 허해 장부 간의 균형이 깨어지므로 두 장부 간은 대립이 형성되지 않는다. 만일 상승현상이 지속된다면 매우 위험한 상태가 되어 사망에 이를 수 있다.

3) 상대허실은 모든 사람에게 존재할 수 있으며 5가지로 나뉜다

상대허실은 아래의 표와 같이 5가지로 분류되며, 누구나 이 가운데의 형태 또는 그러한 소질을 하나 지닌다.

	虛 장부		實 장부	
구성 1	金장부	폐 대장	木장부	간 담
구성 2	木장부	간 담	土장부	비장 위
구성 3	土장부	비장 위	水장부	신장 방광
구성 4	水장부	신장 방광	火장부	심장 소장 심포 삼초
구성 5	火장부	심장 소장 심포 삼초	金장부	폐 대장

4) 상대허실의 진단법 및 용도

상대허실을 진단함은 체질을 진단하는 것이다(진단론 참조). 상대허실의 구분은 수진자에게 레이저침을 놓고 반응을 관찰하여 체질 및 체질 구성 장부 중 제1치료소를 검증한다. 앞서 말했듯이 제1치료소란 상대허실을 구성한 장부 중 주도권을 쥐는 장부다. 제1치료소를 주치료소라고도 하는데, 체질의 생리와 병리 부문에서 자세히 설명하겠다.

5) 상대허실은 변하지 않는다

치료 및 양생에 따라 통상허실은 변할 수 있지만, 상대허실은 그 구성이 결코 변하지 않는다. 즉, 허장부인 것은 평생 허장부로, 실장부인 것은 생명이 다할 때까지 실장부의 소질을 고수한다. 이를 구성하는 데는 법칙이 있으며 그 소질은 2세에게 유전된다.

6. 경락론 ^{經絡論}

경락은 고대의 동양의학자들이 발견한 기가 주행하는 통로이다. "경락은 혈관
도, 신경계도, 임파관도 아닌 제4의 생명력[氣]의 통로"라고 동양의학 연구가들
은 주장하고 있다. 경락은 장부와 연결되며, 경혈(經穴)이라는 침놓는 자리가 세
밀하게 표시되어 있다. 그곳에 침을 놓으면 치료하고자 하는 병을 다스릴 수 있
다. 단, 경락의 작용은 인정받되, 실체와 관련해서는 해부학적이나 조직학적으
로 아직 규명되지 못해 앞으로 의학계가 풀어야 할 수수께끼 같은 과제 중의 하
나다.

(1) 경락이란 무엇인가

피가 혈관을 통로로 하여 흐르듯이 기가 운행되는 통로를 경락이라 한다. 경락은 체내의 기(氣)를 표리(表裏) 상하(上下)로 통하게 하며 장부와 기관을 연결해 생명활동을 주도한다.

1) 경락의 실태

고대의 동양의학자들은 인체의 경락을 도해 또는 인체 모형[銅人]으로 만들어 경혈과 경락의 위치를 세밀히 그려놓았다. 이를 검토해보면 경락은 혈관도, 신경계도, 임파관과도 다르다. 근세에 이르러 서양의학자들이 경락의 실존 여부를 검토했지만 확실한 증거가 발견되지 않았다. 즉, 경락은 형태학적으로 파악할 수 없었던 것이다.

근자에 이르러 서양의학자들은 침의 작용에 대해 주시하고 점차 침술을 인정하려는 경향을 보이고 있다. 하지만 여전히 경락에 대해서는 부정적이다. 그들 중에는 경락을 중추기능 상관설로 풀이하기도 하고, 신경생리학상 현상설로 단정 짓기도 하며, 학자에 따라 내분비설, 신경자극설, 류전도설(類傳導說), 지각과민설, 혈액순환설 등 다양한 주장을 펼치고 있다.

2) 경락의 구조 및 분포

동양의학 연구가들의 말을 빌리면, 경락의 經은 기의 통로가 위아래로 나 있는 대간선(大幹線)이며, 絡은 대간선의 분지(分枝)를 뜻한다. 위아래로 나 있다는 말은 몸통에서 팔을 거쳐 손끝까지 뻗어나감과 몸통에서 다리를 거쳐 발끝까지 뻗어 내려감을 의미한다. 분지는 대간선과 대간선 사이를 가로로 뻗어나가는 것을 의미한다. 그러므로 경락은 전신 어느 곳 빠짐없이 그물처럼 분포되어 있다. 특기할 만한 것은 몸의 전면과 후면의 좌우를 세로로 내려간 중심선(임맥과 독맥 : 경락의 이름)을 중심으로 동일하게 좌측과 우측으로 대칭 분포되어 쌍을 이룬다는 점이다.

경락도해나 인체의 모형[銅人]을 보면 수족과 흉복부, 두부에만 분지선이 간간히 그려졌을 뿐 전신에는 분지선이 보이지 않는다. 번잡함을 피하기 위해 생략한 것인지, 실제로 더는 분지선이 없다는 것인지 알 수가 없다.

저자는 도면이나 모형에 그려진 경락은 인체의 표면에 그려진 경락을 그린 것에 불과하고, 실제로는 몸속 조직과 기관, 장과 부에도 상호협조와 견제, 기혈의 대사 조절을 목적으로 경락이 복잡하게 분포되어 있을 것으로 추정하고 있다. 또한 내부의 경락은 분지선에 분포되어 있을 것으로 판단된다. 예를 들어 폐의 내부 경락은 심장, 심포, 비장, 신장, 간장과의 사이를 분지선으로 삼아 직접 통로로 연결되고, 간접통로를 거쳐서 대장, 소장, 위, 방광, 담, 삼초와 다시 연결되어 상호작용하는 것이다. 심장이나 심포, 비장, 신장, 간도 폐와 마찬가지 방법으로 서로 연결되며, 부의 내부 경락도 분지선으로 서로 연결된다. 부와 부끼리는 직접 통로로 연결되고, 부와 장은 간접 통로를 거쳐 연결되는 것으로 보인다.

3) 경락의 기능 및 작용

경락은 기의 통로 역할을 하면서 기를 운행시키고, 혈의 순환을 도와 영양물질을 공급한다. 또한 생명현상의 보상, 외부의 변화에 대한 방어 및 신체의 보위(保衛) 등 생명을 영위한다고 알려져 있다. 경락은 체내의 내, 외, 상, 하를 통하며 상호협조와 상호견제를 하면서 통일하려는 작용을 한다. 또한 인체의 이상(異常)을 반영하는 작용과 세균의 침입이나 외부의 자극(특히 침, 뜸의 자극)을 전달한다.

(2) 경락의 분류

경락은 정경(正經)과 기경(奇經)으로 대별된다.

1) 정경(Main Meridian)

정경은 12개의 경락으로 분류되며, 12경락은 6개의 음경(陰經)과 6개의 양경(陽經)으로 나뉜다. 6음경은 각각 육장인 간, 비장, 폐, 심장, 심포, 신장과 연결된다. 6양경은 각각 육부인 담, 위, 대장, 소장, 삼초, 방광과 연결된다. 쉽게 말해 장부가 터미널이라면 경락은 시내버스의 노선과 같다.

① 정경의 명칭

고전에는 양경은 태양(太陽), 소양(少陽), 양명의 3가지로 나누고, 음경은 태음(太陰), 소음(少陰), 궐음의 3가지로 나눈 후 손가락, 발가락에 연결시키고 장부의 소속을 표시하여 경(經)이라 했다.

가) 수(手)의 삼음경(三陰經)

수태음 폐경(手太陰肺經, Lung Meridian, LU.)

수소음 심경(手小陰心經, (Heart Meridian, HT.)

수궐음 심포경(手厥陰心包經, Pericardium Meridian, PC.)

나) 수(手)의 삼양경(三陽經)

수태양 소장경(手太陽小腸經, Small Intestine, ST.)

수소양 삼초경(手少陽三焦經, Triple Energizer Meridian, TE.)

수양명 대장경(手陽明大腸經, Large Intestine Meridian, LI.)

다) 족(足)의 삼음경(三陰經)

족태음비경(足太陰脾經, Spleen Meridian, SP.)

족소음신경(足少陰腎經, Kidney Meridian, KI.)

족궐음간경(足厥陰肝經, Liver Meridian, LR.)

라) 족(足)의 삼양경(三陽經)

족태양방광경(足太陽膀胱經, Bladder Meridian, BL.)

족소양담경(足少陽膽經, Gallbladder Meridian, GB.)

족양명위경(足陽明胃經, Stomach Meridian, ST.)

② 십이경(十二經)의 유주(流走)

"음경락과 양경락으로 흐르는 기는 방향이 상반된다."

고전에 따르면, 경락에 흐르는 기가 음경락과 양경락에 따라 서로 반대 방향으로 흐른다고 했다. 이를 테면 팔에서 손끝까지 분포된 폐경과 심포경, 심경은 가슴에서 기가 출발해 팔의 안쪽을 거쳐 손바닥을 지나 손끝을 향해 흐른다. 양경락인 대장경과 삼초경, 소장경은 손끝에서 기가 출발해 손등을 지나 팔의 바깥쪽을 거쳐 몸통 또는 어깨 등을 향해 거슬러 흐른다.

다리와 발에 분포된 음경과 양경도 흐르는 방향이 서로 반대다. 다리에 분포된 음경은 비경과 간경, 신경인데 발가락에서 발바닥 또는 발의 안쪽을 거쳐 종아리와 허벅지(대퇴부)의 안쪽을 지나 하복부와 흉부로 올라간다. 다리와 발에 분포된 양경은 방광경, 위경, 담경으로 몸통에서(등과 옆구리) 출발해 다리의 바깥쪽 또는 뒤쪽을 따라 종아리를 지나 발등을 거쳐 발가락 끝으로 내려간다.[8]

③ 음경과 양경은 서로 연결되면서 기를 운행한다

고전에 따르면 12경락은 한 줄로 연결되면서 기가 운행된다고 했다. 그리고 12경락 중에서 기가 맨 처음 출발하는 부분은 폐경이다. 폐에서 출발한 기는 폐의 경락을 따라 팔을 지나 엄지손가락의 안쪽까지 내려오고, 다시 분지선을 따라 둘째손가락의 안쪽으로 옮겨져 손끝으로 가서 대장 경락을 따라(손목을 지나 팔을 따라 올라가) 어깨와 몸을 거쳐 가슴속을 지나 대장과 연결된다. 대장에서 다시 위로 옮겨간

---

8) 음경과 양경의 흐르는 방향을 더욱 쉽게 이해하는 방법이 있다. 만세를 부르는 자세로 팔을 높이 들고 선 자세에서 양경은 모두 손가락 끝에서 발가락 끝으로 내려간다(하행). 반대로 음경은 발가락 끝에서 시작해 손가락 끝으로 올라간다(상행).

기는 위 경락을 타고 다리(대퇴부와 정강이)를 지나 발등을 거쳐 둘째발가락 안쪽 끝으로 간다. 여기에서 다시 분지선을 타고 엄지발가락 안쪽 끝으로 옮겨간 후 비경을 따라 발목 안쪽에서 종아리를 거쳐 허벅지 안쪽을 지나 아랫배를 거쳐 비장으로 올라간다. 비장으로 간 기는 다시 심장(心臟)으로 옮겨가는 경로를 통해 운행된다. 경락이 흐르는 순서를 장부별로 적어보면 다음과 같다.

① 폐경 → ② 대장경 → ③ 위경 → ④ 비경 → ⑤ 심경 → ⑥ 소장경 → ⑦ 방광경 → ⑧ 신경 → ⑨ 심포경 → ⑩ 삼초경 → ⑪ 담경 → ⑫ 간경 → 다시 ⑬ 폐경

폐경에서 간경까지가 1회 운행이며, 간경에서 다시 폐경으로 기가 옮겨가면 2회 운행이 시작된다. 이렇게 낮에 25회, 밤에 25회 하루 50회를 전신 운행한다[9]는《내경》영추경(內經靈樞經)의 설이 있다.

2) 기경 (奇經: EXTRA MERIDIAN)

고전과 역대의 동양의학 연구가들은 기경을 다음과 같이 풀이한다. 기경은 12정경이 아니라, 정경으로 흐르던 기가 어떠한 원인으로 일부 경락에 급하게 치우칠 경우 이를 흡수하기 위한 보조경락이다. 만약 기경이 없다면 어느 정경에서 몰려온 기가 넘쳐서 인체에 커다란 영향을 끼친다고 한다.

① 기경의 종류

기경은 임맥(CV), 독맥(GV), 대맥(BV), 충맥(TV), 양교맥(Yang UV), 음교맥(Yin

---

9) 고전이 말하는 기의 경락 운행은 납득되지 않는 것이 있는가 하면 사실로 입증된 것도 있다. 양경과 음경으로 흐르는 기의 방향이 서로 반대라는 점은, 저자가 체질 진단기를 이용해 검토해본 결과 긍정적이다. 그러나 12경락이 한 줄로 연결되어 기를 운행한다는 이론은 두 가지 문제점이 있다. 아마도 고전에서 보충해야 했거나 잘못 전해진 이론일 것이다. 여기서는 경락에 대한 기초 이론만을 설명하므로 이에 대한 복잡한 논란은 생략하겠다.

UV), 양유맥(Yang LV), 음유맥(Yin LV)의 8종이 있다. 기경 8맥의 분포도해는 생략하겠다.

② 기경의 작용 및 기능

저자는 기경 8맥 중 임맥과 독맥은 치료하여 효과를 본 경험이 많지만, 나머지 6맥(대맥, 충맥, 양교맥, 음교맥, 양유맥, 음유맥)은 치험해 볼 필요성을 느끼지 못해 치험예가 없다. 기경 중에 가장 중요한 임맥과 독맥의 치험예를 살펴보면, 기경은 정경에서 넘쳐 나온 기를 흡수 처리하는 경락이 아니다(보조치료론 참조).

임맥과 독맥은 몸통의 좌와 우의 정중앙선을 세로로 하여 전면은 임맥이 흐르고, 후면은 독맥이 흐른다. 임맥은 입술에서 치골하부까지 중앙(세로)선을 따르고, 독맥은 몸통 후면의 선골, 요추, 흉추, 경추의 튀어나온 선을 중심으로 머리와 안면의 중앙(세로)선을 따른다. 임맥과 독맥은 가락지같이 서로 이어져서 세로로 지나간다. 임맥과 독맥은 6장과 6부의 경락을 대칭으로 갈라놓는 중심선에 위치하므로, 오행 중 어느 것에도 속하지 않아 위치상으로 볼 때 독립된 경락이라 하겠다.

따라서 임맥은 정경에서 넘쳐 나온 기를 흡수한다기보다는 어느 정경도 미치지 못하는 영역을 담당하는 것으로 생각된다. 즉, 임맥이 지나가는 부위에 잇닿아 있는 조직이나 기관, 장 또는 부와 밀접한 관계를 갖는다. 이를테면 요도, 방광, 자궁의 앞면부, 배꼽[臍], 십이지장, 위의 소만(小彎), 간의 일부, 분문(噴門), 식도, 기도, 성대, 갑상선, 인두, 구강, 혀의 기를 운행한다.

예를 들어 급하게 식사를 하거나 식사 중에 화를 내면 임맥의 상완혈(上脘穴, CV.13) 이나 거궐(巨厥, CV.14) 부위가 긴장되고, 무엇이 달라붙은 듯 답답함을 느끼게 되며, 상복통이 발생되거나 식사 중에 설사를 한 차례씩 하게 된다. 이때 상완혈이나 거궐혈을 손가락 끝으로 눌러보면 통증을 호소한다. 이는 그 부위에 기가 정체했다는 증거이다. 12정경을 차례차례로 모두 다스려봐도 기는 좀처럼 풀리지 않는다. 오로지 상완혈(CV 13 Point) 또는 거궐혈에 침을 놔야 해결된다. 이러한 실례를 보더라도 임맥은 장부와 간접적으로 관련됐을 뿐 독립된 경락임을 알 수 있다.

독맥의 경우도 마찬가지다. 예를 들면, 생각을 많이 하면 독맥 가운데 지양혈(至陽穴, GV.9) 부위의 기가 정체되어 식욕이 현저히 사라진다. 이때 지양혈(GV9) 부위를 손가락 끝으로 누르면[壓診] 환자들은 통증을 느낀다. 이는 독맥을 운행하던 기가 지양혈 부위에서 정체됐다는 증거이다. 이 경우도 12경락을 모두 다스려봐도 해결되지 않는다. 지양혈에 침을 놔야 정체된 기가 풀린다. 이로써 독맥도 독립된 경락임을 알 수 있다. 이로 미루어보아 기경의 나머지 6맥도 임맥과 독맥처럼 독립된 경락일 뿐 12정경에 예속되지 않음을 추정할 수 있다.

7. 경혈론 經穴論

경락의 지정된 곳에 있는 침 자리를 경혈이라 한다. 국제침술학회가 정한 혈은 361개인데, 오상체질의학에서는 근본치료용으로 오수혈(五輸穴:오행혈이라고도 함)과 락(絡)혈을 쓴다. 오수혈과 락혈은 四肢以下에 있는데, 그중에서도 본의학에서 진단 및 치료에 쓰는 오수혈은 36개, 락혈 12개다. 그리고 대증치료용의 경혈은 임맥, 독맥, Y′ 반응대에 출현하는 혈을 쓴다(보조치료론 참조). 나머지 혈은 압통점(壓痛點)이 나타나는 곳에 한해 자상부항(刺傷附缸)을 위한 대증치료용으로만 사용한다.

(1) 경혈經穴이란 무엇인가?

경혈(Meridian point)은 경락에 분포한 침을 놓는 자리를 말한다. 고대의 동양의학자들은 경락설을 체계화했을 뿐만 아니라, 경혈의 위치를 정확히 찾으려고 노력했다. 이 경혈에 침이나 뜸을 적절히 놓으면 기혈의 운행을 원활히 할 수 있고, 장부의 허실을 조절해 질병을 다스릴 수 있다. 장부가 터미널이리면, 경락은 시내버스 노선, 경혈은 노선에 있는 정류장으로 비유할 수 있다.

1) 경혈의 분포 상황과 수

12정경과 같이 인체의 전면과 후면의 중심세로선(즉, 임맥과 독맥 CV, GV)을 중심으로 하여 좌우대칭으로 경락이 분포되며 경혈도 대칭을 이루어 한 쌍씩 분포되어 있다. 단, 임맥과 독맥은 몸의 앞면과 뒷면의 중간선을 따라 한 줄로 이어지는데, 실제로 임맥의 주선(主腺)은 하나이며, 경혈도 혈마다 위아래로 분포된다.

　　정경과 기경에 분포된 경혈의 총 숫자(대칭을 이룬 2개의 경혈을 1혈로 계산하여)는 국제침구학회가 정한 바 361개다.

2) 경혈의 크기와 겉모양

경혈의 크기는 위치하는 부위에 따라 다르다. 예컨대 손목 안쪽의 심경락에 분포된 바와 같이 경혈 간 간격이 좁은 부분이나 손가락이나 손끝, 발가락이나 발끝같이 가느다란 부위에 있는 경혈들은 지름이 3~5mm 정도로 작고 모양은 원형이나 타원형이다. 반면에 둔부나 허리, 허벅지, 등이나 어깨같이 살집이 많고 면적이 너른 부위에 분포된 경혈은 지름이 10~20mm 또는 이보다 더 크다. 모양은 원형이나 삼각형, 타원형이며, 원형도 사각형도 오각형도 아닌 모양을 한 경혈도 있다(경혈의 모양은 압통을 느끼는 곳만 그려보는 방법에 의거했다). 경혈이 크다고 해도 압통을 가장 강하게 느끼는 곳은 중앙 부위의 한 점이므로, 그곳이 진정한 경혈이라 할 수 있다.

3) 경혈의 종류

361개의 경혈은 각기 어느 조직이나 어느 기관 또는 어느 장, 어느 부에 연결되어 서로 밀접한 관계를 갖는다. 이들을 연관된 것끼리 구분하면 장과 장, 부와 부 사이의 기를 교류하는 내부의 혈과 관련된 경혈, 침 놓은 장부를 해소(解消)할 수 있는 경혈, 장이나 부 또는 장부에 연결된 기관의 상태가 반영되는 경혈, 경혈이 위치한 주위의 조직과 연관되는 경혈, 그 밖의 경혈의 5가지로 분류할 수 있다.

① 장과 장, 부와 부 사이의 기를 교류하는 혈과 관련된 경혈

이 경혈을 오수혈 또는 오행혈이라 한다. 임상실험을 근거로 한 연구에 따르면, 6장의 경우 각 장마다 발생한 고유의 기를 일차적으로 장과 장끼리 교류하기 위해 내부 경락이 서로 연결되어 있다. 각 장은 자체에서 발생한 기를 다른 장으로 보내기 위한 출구가 하나씩 있다. 반면 다른 장에서 보내온 기를 받아들이는 입구는 4개다. 출구는 출혈(出穴)이라 하고, 입구를 입혈(入穴)이라 한다.

6장 중 비장을 예로 들어 설명해보면(간, 심장, 심포, 폐, 신장은 비장의 설명을 참조),
- 비장에서 간, 심장, 심포, 폐, 신장으로 기를 보내는 비장의 출혈과 연관되는 외부의 경혈은 토혈(土穴)인 태백(太白, SP. 3)이다.
- 간[木]에서 온 기를 받아들이는 비장의 입혈과 연관되는 외부의 경혈은 목혈(木穴)인 은백(隱白, SP. 1)이다.
- 심장과 심포[火, 火]에서 온 기를 함께 받아들이는 비장의 입혈과 연관되는 외부의 경혈은 화혈(火穴)인 대도(大都, SP. 2)이다.[10]

---

10) 장부론에서 심포는 심장과 함께 오행 가운데 火에 속하며, 두 장기는 한 집에 두 가구가 사는 것과 같다고 비유한 바 있다. 심포의 출혈(出穴)과 연관되는 외부의 경혈은 노궁(勞宮, PC. 8)이다. 심장의 출혈과 연관되는 외부의 경혈은 소부(少府, HT. 8)이다. 다른 장들의 출혈과 입혈은 각각 따로 있으나, 심포와 심장만은 출혈과 입혈을 겸한다. 다시 말해 노궁은 심포의 출구와 연관된 외부 경혈인 동시에 심장에서 온 기를 심포가 받아들이는 입구의 역할을 담당한다. 또한 소부혈도 마찬가지로 심장의 기를 보내는 출구인 동시에 심포에서 온 기를

- 폐[金]에서 온 기를 받아들이는 비장의 입혈과 연관되는 외부의 경혈은 금혈(金穴)인 상구(商丘, SP. 5)이다.
- 신장[水]에서 온 기를 받아들이는 비장의 입혈과 연관되는 외부의 경혈은 수혈(水穴)인 음릉천(陰陵泉, SP. 9)이다.

6부 중 담을 예를 들어 설명하면(다른 부도 담의 해설을 참조),
- 담[木]의 출혈과 연관되는 외부의 경혈은 목혈인 임읍(臨泣, GB. 41)이다.
- 방광[水]에서 온 기를 받아들이는 담낭의 입혈과 연관되는 외부의 경혈은 수혈인 협계(俠谿, GB. 43)이다.
- 대장[金]에서 온 기를 받아들이는 담낭의 입혈과 연관되는 외부의 경혈은 금혈인 규음(竅陰, GB. 44)이다.
- 소장과 삼초[火, 火]에서 온 기를 함께 받아들이는 담낭의 입혈과 연관된 외부의 경혈은 화혈인 양보(陽輔, GB. 38)이다.
- 위[土]에서 온 기를 받아들이는 담낭의 입혈과 연관되는 외부의 경혈은 토혈인 양릉천(陽陵泉, GB. 34)이다.

다음 도면은 외부의 비장 경락과 내부의 비장과의 연관 그리고 다른 장부와의 연관을 추정한 것이다. 비장을 제외한 나머지 장도 외부 경락과 내부의 장을 바꾸어본다면 같은 그림이 될 것이다. 6부의 경우도 마찬가지이며, 장과 부의 내부 경락 도면도 별도로 그릴 수 있을 것이다.[11]

받아들이는 입구의 역할을 겸한다. 삼초와 소장도 심장과 심포의 예와 같다.

11) 고전의 경혈도해를 보면 손끝에서 팔꿈치까지, 발끝에서 무릎까지 위치한 경혈 중에는 경혈 이름 옆에 木, 火, 土, 金, 水 또는 金, 水, 木, 火, 土의 순서로 오행이 표시되어 있다. 이는 그 장과 부의 경락과 다른 장과 부의 교류관계를 나타낸 것으로 그 장과 부가 소속된 오행을 표시한 것이다.

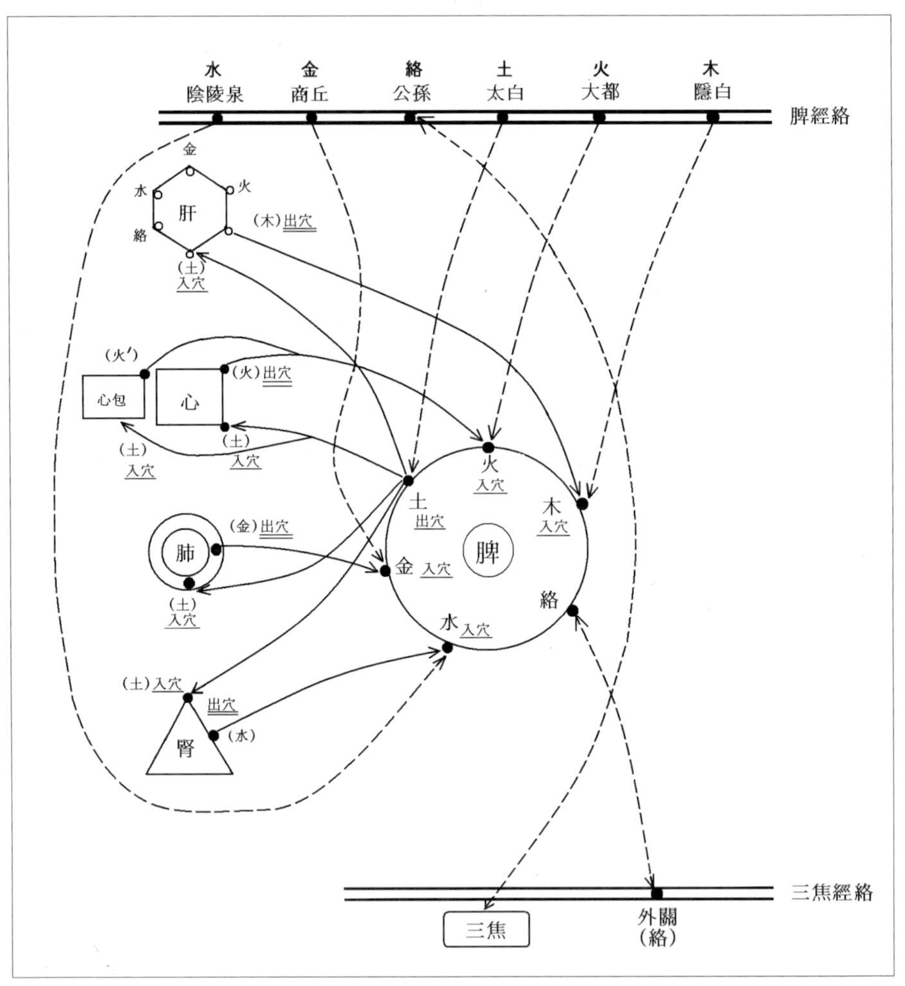

가) 양경락의 오행혈 배치 및 해설

육부의 경락인 양경은 만세 부르는 자세에서 모두 손끝에서 발끝으로 기가 흐르지만, 오행혈은 이 같은 기의 흐름과는 관계가 없다. 손과 팔에 분포된 양경의 경우, 손가락 끝에 있는 경혈은 오행혈 가운데 金 소속이고, 그 다음은 水, 다음은 木이다. 그리고 하나의 경혈을 넘어가서 火에 소속되기도 하고, 몇 개의 경혈을 지나 팔꿈치 부위 바깥쪽 또는 뒤쪽에 있는 土에 소속되기도 한다.

한편 발과 다리에 분포된 양경의 오행혈은 발가락 끝에 위치한 경혈이 金에 결부되고, 그 경혈이(발가락으로 올라가서) 水에, 다시 위로 올라가 하나의 경혈을 넘어 그 다음 경혈인 木에 결부되며, 위로 올라가 하나 또는 3개의 경혈을 건너 뛰어 火에 결부된다. 그리고 무릎 주위까지 올라가서 土에 결부된다. 즉, 손과 팔의 양경은 손끝에서 팔을 향해 金, 水, 木, 火, 土의 순서로 오행이 나열되고, 발과 다리는 발끝에서 무릎 주변을 향해 올라가면서 金, 水, 木, 火, 土의 순서로 오행이 나열된다. 여기서 金은 대장, 水는 방광, 木은 담낭, 火는 소장과 삼초, 土는 위를 뜻한다. 그런데 출혈과 연관이 있는 경혈은 반드시 그 경락이 소속된 오행과 일치한다. 즉 오행 중 金에 소속된 대장은 金에 결부된 경혈이 출혈이 되고, 화에 소속된 소장은 火에 결부된 경혈이 출혈이 되며, 木에 소속된 담낭은 木에 결부된 경혈이 출혈이 된다. 이외의 경혈은 모두 입혈이 된다.

나) 음경락의 오행혈 배치 및 해설

음경의 경우도 기의 흐름과 관계없이 손가락 끝에 있는 경혈에서부터 오행이 나열되기 시작해 팔꿈치의 안쪽에 있는 경혈에서 끝난다. 그러나 양경과 달리 손가락 끝의 경혈이 오행 가운데 木에 결부되며 팔 쪽으로 올라가면서 木, 火, 土, 金, 水의 순서로 나열된다. 木은 〈장부론〉과 〈오행론〉에서 다룬 바 간을 뜻하고, 火와 火′는 심장과 심포를 뜻한다. 출혈도 양경처럼 그 경락이 소속된 오행과 경혈이 결부된 오행이며, 나머지는 모두 입혈과 관련된 경혈이다.

다음은 6장, 6부의 오행혈 일람표이다.[12]

---

12) 오상체질의학에서 보면, 국제침술학회에서 결정한 경혈의 세계 공용명칭 중 오행혈에 대한 부분만은 별도로 이명(異名)이 있다면 이해하기 쉽고 사용하는 데 일목요연한 공통성이 있으므로 습득하고 응용하는 데 이점이 있을 것이다. 이명은 다음과 같이 하면 좋을 것이다. 장부의 약자는 그대로 쓰되 일련번호 대신 오행의 소속을 뜻하는 약자를 첨부한다. 예를 들면 위경의 경우 ST. 45는 ST.g.(금. Geum)으로, ST. 44는 ST.W.(SU)로, ST. 43는 ST.T.(Mok)으로, ST. 41은 ST.F.(HWA)로, ST. 36은 ST.S.(TOU)로, 장의 경우 간경의 LR. 1은 LR.T.(MOK)으로, LR. 2는 LR.F.(HWA)로, LR. 3은 LR.S.(Tou)로, LR. 4는 LR.G:I.(GEUM)로, LR. 8는 LR.W.(SU)로 하는 것이 편리하다.

六　臟	木 Mok:Wood, Tree Liver	火 Hwa, Fwa :Fire, Fire' Heart. PC.	土 Tou:Earth, Soil Spleen	金 Geum:gold, Iron Lung	水 Su:Water Kidney
肺經 Lung M.	소상(少商) LU. 11.	어제(魚際) LU. 10.	태연(太淵) LU. 9.	경거(經渠) LU. 8.	척택(尺澤) LU. 5.
腎經 Liver M.	용천(湧泉) KI. 1.	연곡(然谷) KI. 2.	태계(太谿) KI. 3.	부유(復溜) KI. 7.	음곡(陰谷) KI. 10.
肝經 Liver M.	대돈(大敦) LR. 1.	행간(行間) LR. 2.	태충(太衝) LR. 3.	중봉(中封) LR. 4.	곡천(曲泉) LR. 8.
心經 Heart M.	소충(少衝) HT. 9.	소부(少府) HT. 8.	신문(神門) HT. 7.	영도(靈道) HT. 4.	소해(少海) HT. 3.
心包經 Pericadium M.	중충(中衝) PC. 9.	노궁(勞宮) PC. 8.	대릉(大陵) PC. 7.	간사(間使) PC. 5.	곡택(曲澤) PC. 3.
脾經 Spleen M.	은백(隱白) SP. 1.	대도(大都) SP. 2.	태백(太白) SP. 3.	상구(商丘) SP. 5.	음능천 (陰陵泉) SP. 9.

六　腑	金 Geum: gold, Iron L.Intestine	水 Su: Water Bladder	木 Mok: Wood, Tree Gallbladder	火 Hwa,FWA :Fire, Fire' S.Intestine TE.	土 Tou: Earth, Soil Stomach
大腸經 LI. M.	상양(商陽) LI. 1	이간(二間) LI. 2	삼간(三間) LI. 3	양계(陽谿) LI. 5	곡지(曲池) LI. 11
膀胱經 BL. M.	지음(至陰) BL. 67.	통곡(通谷) BL. 66.	속골(束骨) BL. 65.	곤륜(昆侖) BL. 60.	위중(委中) BL. 40.
膽經 GB. M.	규음(竅陰) GB. 44.	협계(俠谿) GB. 43.	임읍(臨泣) GB. 41.	양보(陽輔) GB. 38.	양릉천 (陽陵泉) GB. 34.
小腸經 SI. M.	소택(少澤) SI. 1.	전곡(前谷) SI. 2.	후계(後谿) SI. 3.	양곡(陽谷) SI. 5.	소해(小海) SI. 8.
三焦經 TE. M.	관형(關衝) TE. 1	액문(液門) TE. 2	중저(中渚) TE. 3	지구(支溝) TE. 6	천정(天井) TE. 10
胃經 Stomach. M.	여태(厲兌) ST. 45.	내정(內庭) ST. 44.	함곡(陷谷) ST. 43.	해계(解谿) ST. 41.	삼리(三里) ST. 36.

② 침 놓은 장부를 해소할 수 있는 경혈

전자계산기에 AC(all cancle)라고 쓰인 버튼을 누르면 그동안 계산한 수치가 모두 지워진다. 인체에도 이와 유사한 작용을 하는 경혈이 있다. 락혈이 그것인데, 12경락에 모두 한 혈씩(좌우 한 쌍) 있다. 일설에 따르면 임맥의 구미혈(鳩尾穴, CV. 25)과 독맥의 장강혈(長强, GV. 1), 그리고 비장의 대포혈(大包穴, SP. 21)도 락혈이라 하는데, 저자는 이를 인정하지 않는다.[13] 레이저침이 없던 시절, 락혈의 작용을 검토하기 위해 저자는 자신과 가족에게 여러 차례 시험해보았다. 예컨대 재래침으로 대장을 補하면, 5개의 경혈마다 4회씩 침을 놓는다(1회는 침을 한 번 찌른 후 뽑는 것을 말함). 2~3분 후 체내에서 요구하지 않는 침을 맞은 데 대한 부작용이 일어나기 시작한다. 등에 가벼운 오한이 일어나고, 탈력감과 가벼운 두통도 생긴다. 10분 후에는 팔다리 관절에 가벼운 통증이 느껴지고 몸이 무거워지며 감기가 드는 것 같은 기분이 든다.

이때 (대장과 연관되는) 락혈인 대종혈(大鍾穴, KI. 4)에 침을 4회 놓으면 그때까지 생긴 증상들이 사라지기 시작한다. 약 80%가량은 해소되고, 완전히 사라지는 데는 30분 이상 걸린다. 이러한 방법으로 1~3일에 한 차례씩 12개의 장부를 모두 BO, SA하고 그때마다 락혈에 침을 놓는다. 이는 저자처럼 민감한 사람들만이 느낄 수 있는 것으로, 장부를 BO 또는 SA하고 다시 해소할 경우 모든 증상이 사라진다.

다음은 장부를 BO, SA할 경우 그 장부와 연관되는 락혈 일람표이다.

---

13) 락혈의 용도에 대해서는 문헌마다 대동소이하지만 위에서 말한 바와 같은 작용을 한다는 설을 발표한 사람은 권도원 선생이 처음이다. 그는 1965년 세계 제1차 동양의학학술대회(東京)에 발표한 〈A study of Constutition-Acuponture〉라는 논문에 도식화한 설명으로 락혈의 작용을 언급했다. 다시 말해 락혈의 용도는 어느 장부를 침으로 補 또는 瀉했는데, 그것을 원상 복귀해야 할 때, 그 장부와 연관된 락혈에 침을 놓으면 이전 상태로 환원할 수 있다는 것이다. 저자는 그의 락혈에 대한 연구 업적에 동의하며 갈채를 보내고 싶다. 오상체질의학에서는 락혈을 체질 및 치료소를 진단하는 데 적절히 사용하고 있다(〈진단론〉참조).

장부(경락)	연관표시	연관된 경락	경혈이름
폐	→	방광경	비양(飛揚)
대장	→	신경	대종(大鍾)
간	→	소장경	지정(支正)
담	→	심경	통리(通里)
비장	→	삼초경	외관(外關)
위	→	심포경	내관(內關)
신장	→	대장경	편력(偏歷)
방광	→	폐경	열결(列缺)
심장	→	담경	광명(光明)
소장	→	간경	려구(蠡溝)
심포	→	위경	풍융(豊隆)
삼초	→	비경	공손(公孫)

③ 장부의 상태가 반영되는 경혈

　등과 허리 부분의 방광경락에 분포된 수혈(腧穴: shupoint) 가운데 장부의 이름이 붙은 것과 가슴, 옆구리, 배에 분포된 모혈(募穴: mupoint)은 장부의 기혈 순환 상태를 반영하는 경혈들이다. 수혈은 장부 뒤쪽의 상태를 나타내고, 모혈은 장부의 앞쪽 상태를 반영한다. 장부의 기가 결체(結滯: 기가 맺히고 정체된 것)될 경우, 그 장부와 연관되는 모혈이나 수혈을 손가락 끝으로 눌러보면 환자들은 통증을 호소한다. 이때는 그 장부에 기의 결체가 원인이 되어 나타난 병변이 있거나 그런 종류의 병변이 발생할 우려가 있다. 모혈은 그 장부가 있는 주변에 분포되어 있으며, 대개 그 장부의 것이 아닌 다른 경락에 위치한다. 수혈은 모두 허리와 등 부위로 지나가는 방광 경락에 소속된다.

　다음 표는 모혈과 수혈의 이름과 연관되는 장부 그리고 소속 경락의 알림표이다.

장부 이름	모혈 (募穴, MU, point)	수혈 (俞穴, Shu, point)
폐 (LU)	중부(中府, LU. 1)	폐유(肺兪, BL. 13)
대장 (LI)	천추(天樞, ST. 25)	대장유(大場兪, BL. 25)
위 (ST)	중완(中脘, CV. 12)	위유(胃兪, BL. 21)
비장 (SP)	장문(章門, LR. 13)	비유(脾兪, BL. 20)
심장 (HT)	거궐(巨闕, CV. 14)	심유(心兪, BL. 15)
소장 (SI)	관원(關元, CV. 4)	소장유(小腸兪, BL. 27)
심포 (PC)	잔중(膻中, CV. 17)	궐음유(厥陰兪, BL. 14)
삼초 (TE)	석문(石門, CV. 5)	삼초유(三焦兪, BL. 22)
신장 (KI)	경문(京門, 휴. 25)	신유(腎兪, BL. 23)
방광 (BS)	중극(中極, CV. 3)	방광유(膀胱兪, BL. 28)
담 (GB)	일월(日月, CV. 24)	담유(膽兪, BL. 19)
간 (LR)	기문(期門, LR. 14)	간유(肝兪, BL. 18)

　장부의 일부분과 연관되거나 또는 장부에 연관된 기관의 상태를 반영하는 경혈은 대부분 임맥과 독맥에 분포되어 있다. 예를 들어 곡골(曲骨, CV. 2)은 요도의 기 운행 상태를 반영하고, 중극(中極, CV. 3)은 방광의 상태를, 관원(關元, CV. 4)과 신궐(神闕, CV. 4)은 소장의 상태를, 천돌(天突, CV. 22)과 염천(廉泉, CV. 23)은 인후나 성대의 상태를 반영한다. 독맥에서 대추(大椎, GV. 14)나 도도(陶道, GV. 13)는 식도와 인후 뒤쪽의 상태를, 신도(神道, GV. 11)나 지양(至陽, GV. 9)은 분문부 뒤쪽의 기 운행 상태를, 아문(瘂門)은 코의 상태를 반영한다.

④ 경혈이 위치한 주위의 조직과 연관되는 경혈

　장부나 기관과는 아무 상관이 없고, 경혈이 위치한 주위 조직의 상태를 반영하는 경혈의 무리를 말한다.

예를 들어 지창(地倉, ST. 4), 거료(巨髎, ST. 3), 사백(四白, ST. 2), 대영(大迎, ST. 5), 협차(頰車, ST. 6) 등의 경혈은 안면 부위에, 복토(伏兎, ST. 32), 비관(髀關, ST. 31), 음시(陰市, ST. 33), 독비(犢鼻, ST. 35), 은문(殷門, BL. 37), 승부(承扶, BL. 36) 등의 경혈은 대퇴부에, 견료(肩髎, TE. 14), 소록(消濼, TE. 12), 노회(臑會, TE. 13), 견정(肩貞, SI. 9), 노유(臑兪, SI. 10), 병풍(秉風, SI. 12), 극천(極泉, HT. 1), 청령(靑靈, HT. 1) 등의 경혈은 팔과 어깨 부위의 조직과 관련된다.

⑤ 그 밖의 경혈

고전인 《내경》과 그 이후에 출간된 침구(鍼灸) 서적에 수록된 경혈의 해설은 재고의 여지가 많다. 〈장부론〉에서 주지한 바와 같이 내경의 온전함에 의문이 들기 때문이다. 따라서 《신판 내경》을 신봉하는 학자들이 해설한 경혈 부문은 아류의 학설로 간주된다. 극혈과 원혈은 《내경》 및 각 문헌에 나와 있으나 저자의 견해로는 다시 살펴봐야 하는 문제가 있으므로 그 밖의 경혈로 취급했다.

가) 극혈(隙穴, Xi point)

극혈은 12경락에 각기 1혈(좌우 2혈)씩 있다. 극이란 글자는 '틈'이라는 뜻으로, 뼈와 근육(또는 표피의 주름)을 지칭한다. 틈에는 기혈이 고여 정체할 수 있는데, 그 부위가 딱딱해진다고 학자들은 말한다. 이때 극혈에 굵은 침을 놓거나 또는 삼능침(三稜鍼, Three-edged needle)을 찔러 혈액을 한두 방울 뽑아내면 효력이 있다는 것이다. 특히 극혈은 급성 질환에 잘 적용된다고 한다.

각 경락 가운데 극혈의 주요 적응증을 발췌한 몇 가지를 예로 들면 다음과 같다.

㉠ 심장 부위의 협심증[疼痛]에는 심경락의 극혈인 음극혈(HT. 6)이나, 심포경락의 극혈인 극문(隙門, PC. 4)에 침을 놓는다.

㉡ 급성 설사에는 위경락의 양구혈(梁丘穴, ST. 34)에 침을 놓는다.

㉢ 치질로 의한 출혈(하혈을 말함)에는 폐경락의 공최혈(孔最穴, LU. 6)에 침을 놓

는다.

㉣ 위 부위의 급격한 동통(疼痛) 발작에는 비경락의 지기혈(地機穴, SP. 8)에 침을 놓는다.

㉤ 월경통이 극심할 때는 방광경의 극혈인 금문혈(金門穴, BL. 63)에 침을 놓는다.

나) 원혈(原穴: Source point)

원혈도 극혈처럼 각 경락마다 1혈(좌우 2혈)씩 분포한다. 양경락에는 원혈이 별도로 있으나 음경락에는 없으며, 오행혈 중 土에 해당하는 경혈과 함께 겸한다.

고전에서는 원혈에 대해 다음과 같이 말한다.

"원혈은 오장의 기를 받아 기혈을 순환하게 하거나 집산(集散)하는 대표적인 수혈이므로 오장에 질병이 생기면 그 병의 반응이 체표(體表)의 십이원혈(十二原穴)에 나타난다."

그러므로 "오장육부에 병이 난 경우에는 모두 그 원혈을 사용하라"라고 한다.

한편 고전 이후의 많은 학자들은 원혈의 적응증을 임상 정리하여 저서에 남겼다. 그중 임상 시에 가장 많이 사용되는 대장 경락의 원혈인 합곡혈(合谷穴, LI.4)의 예를 모아보면 이비인후과 질환, 치과 질환, 마비 질환 및 신경계 질환, 동통 질환(관절통, 감기 및 전염병), 소아과 질환, 소화기 질환에 적용된다.

저자는 기회가 주어질 때마다 극혈과 원혈의 역할을 재검토해봤다. 예를 들어 협심증의 일종인 심통(心痛)이 일어난 환자에게 심장 극혈에 삼능침을 놓아 혈액을 한두 방울 빼낸 후 20여 분 기다려본다. 통증이 멎지 않으면 다시 심포경의 극혈에 침을 놓아 혈액을 빼낸 후 20여 분 기다려본다. 또 월경통이 있는 환자에게는 문헌에 지시된 대로 방광경의 극혈에 침을 놓아 피를 낸 후 20여 분 기다려 통증이 멎는가를 검토해보는 것이다.

이와 같이 각 경락의 극혈과 그 적응증을 시험해본 결과, 고전이나 그 이후의 학자들의 의견과 달리 만족할 만한 효력을 보지 못했다. 한편으로는 원혈을 고전과

그 이후의 문헌에 따라 사용해보고 다른 방법으로도 검토해봤으나, 원혈의 실제
는 달랐다. 검토 방법은 체질진단기(오상체질의학의 진단법)에 따라 대장이 허하거
나 또는 실하다고 진단된 사람에게 먼저 합곡혈에 수직으로 침을 놓아보기도 하
고(〈보사론〉에 언급된) 補하여 보기도 하고 瀉하여 보기도 했다. 또는 가장 많이 쓰
이는 적응증을 목표로 합곡혈에 침을 놓기도 했다. 또는 대장에 병변이 생겼다고
인정될 때나 대장이 허하거나 실하다고 진단됐을 때, 각각 합곡혈을 눌러 보아 반
응을 조사하거나 침을 놓아 결과를 관찰했다. 이 또한 원혈이 그 경락에서 어떠한
역할을 담당하는가에 대한 확실한 답을 얻지 못했다.[14]

---

14) 서자는 극혈과 원혈을 기존의 이론과는 다른 견지에서 연구하고 있는 중이다.

8. 침론 鍼論

앞서 설명한 내용은 모두 침을 놓기 위한 확실한 준비(기본이론의 습득) 과정이었다. 앞으로 해설할 이론도 침으로 병을 진단하고 치료하기 위한 방법인 것이다. 침을 놓는 것은 경락에 간단한 기술을 가해 상처를 주는 것에 불과하지만 수많은 병을 치료한다. 저자는 재래의 침이 주는 불편함과 혐오감을 모두 없앤 레이저침을 본 의학의 진단과 치료에 적합하도록 고안하고 제작해 사용하고 있다. 또 한 가지의 침은 피하의 어혈을 제거하기 위해 새롭게 고안한 전자식 삼능침을 사용한다(〈보조요법론〉 참조).

오상체질의학의 진단 및 치료에는 이 2가지의 침이면 충분하다. 레이저침의 출현은 가히 혁신적이다. 시술이 신속하고 간편하며 침을 여러 번 맞아도 무통, 무출혈, 무소독, 무흔적이다. 또한 재래침에 비해 부작용이 거의 없거나 매우 미미하다. 무엇보다 효과가 매우 우수하다.

(1) 침술이란 무엇인가?

침술이란 침으로 경혈을 찔러서 낸 상처로 기의 운행을 조절해 질병을 다스리는 의술이다.

1) 침과 그 작용

침은 어떠한 약물도 첨가하지 않은 가느다란 쇠꼬챙이다. 침을 처음 대하는 사람은 쇠꼬챙이 하나로 피부와 살을 찔러 병을 고친다는 것에 대해 의아함과 신비감을 갖는다. 일반인의 침에 대한 인식은 간단한 소화불량, 손 또는 발목 염좌치료, 침술에 의한 마취, 기타 동통 질환을 고치는 것으로 알고 있는 정도다. 그러나 침의 치료범위는 약물로 치료할 수 없는 여러 질병을 치료한다. 또한 침의 효능은 약물보다 신속하고 정확하다.

어떻게 하여 침으로 질병을 다스릴 수 있는 것일까?

침을 찌르면 일차적으로 피부와 피하 조직에 상처가 생긴다. 피부층과 피하층에는 경락의 대간선과 지선이 그물처럼 분포되어 있는데, 여기에는 항상 기가 흐르고 있다. 그 부위에 상처를 주면 기의 흐름에 변화가 생긴다. 침을 찌른 부위가 경혈일 때에는 그 변화가 더 뚜렷하다. 뚜렷한 변화란, 상처를 중심으로 기(氣)가 분산반응을 일으키는 것을 말한다.

상처가 났을 때 분산되는 기의 양상은 경혈에 따라 2차적인 작용이 발생해 그 경혈과 연관된 부위에 자극이 전달된다고 여겨진다. 또한 경혈에 침이 어떠한 방향으로 상처를 냈느냐에 따라 연관되는 부위에 다른 작용이 일어날 수 있다. 예를 들어 상처가 수직으로 났을 때와 경락이 흐르는 방향으로 사각(斜角)을 이루었을 때, 반대로 경락이 흐르는 방향을 거슬러 사각을 이룬 상처가 전달하는 영향은 각기 다르다. 이러한 생채기를 이용해 장부나 조직을 조절하면(동양의학에서는 질병이 발생하는 원인을 기의 운행 장애 또는 기의 전반적인 균형 장애로 본다) 질병을 치료할 수 있다. 한마디로 경혈이 위치한 피부 및 피하에 상처를 내는 도구가 침이다.

2) 오상체질의학에서 사용하는 침의 종류

옛날에는 침을 용도에 따라 9종류로 구분하여 사용했지만, 오상체질의학에서는 2종류의 침만 사용한다. 그 가운데 하나는 레이저침이고, 다른 하나는 피부에 자상(刺傷)을 내어 어혈을 배출시킬 목적으로 만들어진 전자식 삼능침을 사용한다.

삼능침은 자상을 낼 때 통감(痛感)이 심한 것이 결점이었는데, 최근에 스프링과 전자석을 이용해 1/16∼1/20초 정도로 빠르게 자상을 내어 통증을 줄였다. 그리고 자상을 많이 내야 할 때에는 국소마취연고를 바른 후 실시한다. 또한 일회용 침과 교체용 캡 덕분에 세균 감염의 문제도 해결됐다.

장부의 허실을 진단하고 겸하여 치료하는 데에는 레이저침이 필수적이다. 본 의학의 진단은 主로 여러 차례 침을 놓고 다시 풀어버리는 방법을 사용하기 때문에 재래침은 적합하지 않다. 치료 면에서도 장부의 허실을 다스리는 경혈이 사지 이하와 수족에 위치하므로 재래침으로는 피가 더 많이 나고 통증도 심하다.

금세기에 이르러 침술연구가들은 재래침의 결점인 침 맞을 때의 따가움과 출혈 그리고 상처를 극소화하기 위해 여러모로 연구했지만 만족할 만한 성과를 거두지 못했다. 저자가 아는 바에 따르면 50여 년 전 소련의 침술가인 일류신이라는 사람의 예언에 따라 독일에서 헤륨 레이저침이 개발됐다. 이 레이저침은 무통, 무출혈, 무소독(無消毒), 무흔적(無痕迹)이 장점이었다. 미약한 레이저 광선을 피부에 쏘이면 피부층에 보이지 않고 통증도 없는 일종의 생채기가 생겨 재래침으로 상처를 낸 것과 같은 효과를 낸다.

저자는 레이저침을 30년 이상 사용하고 있다. 20여 년 전부터는 헤륨 레이저 대신 반도체 레이저침이 개발됐다. 헤륨 레이저는 광선이 광섬유의 케이블을 통해 전달되기 때문에 케이블의 유연성이 좋지 않아 사용하기에 불편하고, 고장이 잦으며, 수명이 짧은 단점이 있다. 반도체 레이저는 이러한 단점이 없을 뿐만 아니라, 저자는 연구팀에게 부탁하여 체질과 제1치료소의 진단 및 치료에 적합하도록 고안해 적절히 사용하고 있다.

※Laser침이 없을 때는 일반 호침(毫鍼)으로 영수보사하면 된다. Laser침을 4초 조사(照射)한 것과 호침을 한 번(40〜40°∠으로) 찔렀다가 뽑는 것이 비슷한 자극의 양으로 판단된다. 찌를 때 혈관이나 건(腱) 또는 骨조직에 닿지 않게 침 놓아야 한다. 오수혈은 四肢以下에 있으므로 손가락, 발가락은 따갑고 다소 출혈을 하게 된다 침 놓기 전후에 소독용 알코올로 穴부위를 반드시 소독하여야 한다.

9. 체질론 ^{體質論}

체질설은 인간의 성질과 생긴 바탕 또는 사람에 따라 쉽고도 흔하게 발생하는 유전적인 질환이나 자극에 대한 과민반응(알레르기), 교감신경의 항진 혹은 부교감신경의 항진 등에 따라 분류한다. 그중 오상체질의학에서 다루는 체질은 동양사상을 근간으로 한 장부의 허실을 근거로 생리, 병리, 약리(또는 침의 반응)가 다른 부류를 5종류로 분류하여 질병 치료에 임한다.

(1) 체질의학體質醫學의 유래由来

1) 사상의학(四象醫學)의 출현(出現)

고대 횡하문명의 주역들이 체계화했다고 여겨지는 동양의학은 3,000~4,000년 간 빌딜했으나 징부의 히실을 근거로 한 체질학설이 탄생한 것은 불과 100년을 조금 넘은 근세에 이르러서다. 이제마(李濟馬,1838~1900) 선생은 《동의수세보원(東醫壽世保元)》이라는 자신의 저서를 통해 인류의 체질은 4종이라고 발표했다. 이것이 장부의 허실을 근거로 한 체질설의 최초 출현이다. 4종 체질이란 소음인(少陰人), 태음인(太陰人), 소양인(少陽人), 태양인(太陽人)이며 장부의 생리는 다음 표와 같다.

체질 구분	실장부	장 부	허장부	장 부
소음인		신장		비장
		대장, 방광		위
소양인		비장		신장
		위		대장, 방광
태음인		간		폐
		소장		위완
태양인		폐		간
		위완 (胃脘, 위의 분문부 또는 식도에 해당됨)		소장

이상의 4체질은 각각 표병(表病)과 리병(裏病)으로 다시 나누어져서 임상 시에는 아래와 같이 8가지 형태로 나타난다.

① 소음인

신수열표열병(腎受熱表熱病)

위수한리한병(胃受寒裏寒病)

② 소양인

비수한표한병(脾受寒表寒病)

위수열리열병(胃受熱裏熱病)

③ 태음인

위완수한표한병(胃脘受寒表寒病)

간수열리열병(肝受熱裏熱病)

④ 태양인

외감요척병(外感腰脊病)

내촉소장병(內觸小腸病)

체질 진단법

성격, 용모, 체형 기상(體形 氣像), 대변, 소변, 땀, 배설물, 체질마다 발생하는 고유의 병증 등을 관찰해 진단한다.

치료법

각 체질에 적합한 약물로 치료하는데, 기존의 동양의학에서 전하는 처방을 수정하고 보충하여 작성한 처방과 이제마가 독창적으로 작성한 새로운 처방을 합해 250여 종의 처방으로 치료한다. 그러나 희귀한 태양인과 같은 체질의 처방은 미비하며, 다른 체질의 치료약도 조금 부족하다고 언급하고 있다.

이제마 선생의 사상(四象)의학설에서 주목할 만한 이론은 4개의 체질은 각기 장부의 생리가 다르므로 병리 또한 다르며, 이에 따라 약리(藥理)도 달라진다는 것이다. 이러한 학설은 몇 천 년 동안 전해 내려온 동양의학 역사상 처음으로 체계화된 체질 이론이다. 예를 들면 인삼은 수천 년 동안 기력이 허약한 사람이 복용하면 기(氣)가 보충된다는 학설이 정설로 굳어져 있었다. 그러나 이제마는 인삼이란 약물은 소음인이라는 체질에 한해 기력이 보충될 뿐 다른 체질에는 해가 된다는 반론을 제시했다. 이와 같은 새로운 학설이 옳다면, 몇 천 년 동안 내려온 전통동양의학의 약물학이 재검토돼야 할 것이다.

2) 8체질론의 등장

1965년 동경에서 개최된 제1회 세계침술대회에서 권도원 선생은 〈A study of constitution-acupuncture〉이라는 논문을 통해 8체질을 발표한 바 있다. 8체질이란 Hespera I(대장이 실한 체질), Hespera II(간이 허한 체질), Saturna I(위가 실한 체질), Saturna II(신장이 허한 체질), Jupita I(간이 실한 체질), Jupita II(대장이 허한 체질), Mercuria I(신장이 실한 체질), Mercuria II(위가 허한 체질)이다.

권도원 선생은 8체질을 진단하는 방법으로 진단자가 수진자의 맥을 감지하는 맥진법을 연구했고, 치료 방법으로는 침을 이용해 각 체질의 실장부와 허장부를 다스리는 침치법(鍼治法)을 제시했다. 맥진법과 침치법은 이제마의 《동의수세보원》에서는 시도해보지 못한 새로운 영역을 개척한 것이라 할 수 있다.

8체질은 Hespera, Saturna, Jupita, Mercuria의 4체질을 I과 II타입으로 재분류한 것 같지만 실제로는 그렇지 않다. 권도원 선생은 Jupita 체질이라도 I타입과 II타입은 평생 바뀔 수 없음을 주장한다. 즉, 간이 실한 Jupita I은 평생 간이 실하다. 대장이 허하다는 Jupita II는 평생 대장이 허하다. 그러므로 간이 실한 경우와 대장이 허한 경우는 한 개체에 동시에 존재할 수 없으나 J I은 J I과 J II의 2세를 낳을 수 있고, J II 역시 J II와 J I의 2세를 낳을 수 있다. 나머지 체질도 마찬가지로 I타입과 II타입은 한 개체에 동시에 존재할 수 없으나 I, II 타입의 2세를 낳을 수 있다고 한다.

1985년을 전후해 권도원 선생은 앞서 발표한 (1965년도의) 학설을 더 깊이 연구해 과거와는 다른 체질분류 및 침 처방을 내놓았는데, 사상체질의학의 장부생리를 분리한 듯하다. 내용을 요약하면 다음과 같다.

목양인(木陽人) = 간실(肝實) 체질

목음인(木陰人) = 폐허(肺虛) 체질

수양인(水陽人) = 신실(腎實) 체질

수음인(水陰人) = 비허(脾虛) 체질

금양인(金陽人) = 간허(肝虛) 체질

금음인(金陰人) = 폐실(肺實) 체질

토양인(土陽人) = 신허(腎虛) 체질

토음인(土陰人) = 비실(脾實) 체질

이상의 8체질은 일생 변하지 않으며 각기 그 체질을 다스리는 기본 침 처방이 있고, 병형에 따라 염증방, 세균방, 활력방, 마비방, 정신방을 입방(立方)하고 기본방에 1~2회씩 추가 치료하도록 했다.

(2) 장부의 허Heo, 虛와 실Sil, 實 그리고 오상체질의 성립

오상체질의 성립에 대해 설명하기 전에 저자가 오상체질의학을 연구하게 된 동기와 배경을 소개하겠다.

저자는 1969년에 한의과대학을 졸업하고 즉시 한의원을 개업했다. 당시에는 대학교에서 집중적으로 습득한 기존의 전통동양의학으로 병을 치료했다. 몇 달 간 임상하는 동안 저자의 의술에 심각한 문제점이 있음을 절감했다. 동일한 병명으로 같은 증상을 보이는 환자들에게 처방을 투약해보면(당시에는 침치료를 등한시했다), 어떤 사람은 잘 치료되는가 하면 누구는 효과가 없거나 더 악화되는 등 한의사로서 난처한 입장에 처하는 날이 많아지기 시작했다.

결국 사람은 몇 종류의 생리·병리·약리가 다른 체질이 있음을 시인하기에 이르렀다. 그 해결책으로 사상체질의학을 집중적으로 공부하기 시작했다. 다행히도 체질에 적중했을 때는 예상을 뒤엎는 경이로운 효과가 나타났고, 반대로 적중하지 못했을 때는 부작용이 발생하여 답답하고 막연했다. 사상의학은 기존의학의 고정관념을 여지없이 깨트린 전대미문의 위대한 발상임은 분명하다. 그러나 체질 진단의 어려움과 완비되지 못한 약 처방까지 겹쳐서 진단을 하고 투약할 때마다 적중되기를 기원하는 형편이었다.

그러던 중 권도원 선생의 8상체질의학 강의를 듣게 됐다. 그는 체질을 8상으로 분류했고, 경락과 체질을 연관 지어 체질침을 창시했다. 진단은 선생이 연구한 독특한 맥진법을 적용했다. 그리고 사정상 침치료를 자주 받을 수 없는 사람들에게는 이제마 선생이 입방한 약 처방을 적절히 사용했다.

체질침이 적중됐을 때, 저자는 정확하고 신속하며 강력한 효과에 놀랐다(체력을 보강하는 효력은 이제마 선생의 약 처방이 더 우수했다). 희대의 두 명의가 베풀어준 엄청난 의술 덕에 과거에는 치료가 어려웠던 병들을 척척 해결하게 됐다. 몇 달 동안 의욕에 넘쳐 임상하던 중 사상의학과 팔상체질의학의 학설에 견해를 달리해야 하는 문제점을 발견했다. 그리하여 저자는 부득이 새로운 이론을 성립해 진료하게 됐고, 이를 더 연구하고 정리하여 1982년에《대한한의학회》지에〈사상의학의 재고(再考)〉라는 논문을 발표했다. 1992년에는 연구한 바를 더해〈사상의학의 再考Ⅱ〉라는 논문을 발표해 세부적인 골격을 마무리했다. 이 새로운 이론의 성립이 곧 오상체질의학이다.

오상체질에 대한 생소함을 덜기 위해 새로운 견해 몇 가지를 간략히 제시하겠다.

첫째, 장(臟)은 소중한 내장으로 여겨 중시하고 부(腑)는 장의 부속기관 정도로 취급하면 진료 시 오류를 범하게 된다. 장과 부는 음과 양이라는 상반된 속성을 갖고 있으므로 대등하다. 6장 중 하나만 없어지면 곧 절명된다. 그러나 6부는 하나를 제거해도(소장은 예외) 보조기능만 갖추면 여생을 살 수 있다. 이런 속성이 주(主)와 종(從)의 관계로 오인될 수 있지만, 이들을 동등하게 봐야 바른 이론이 확립된다.

둘째, 심장과 심포, 소장, 삼초(火, 火)의 4장부도 체질을 구성하는 장부의 일원으로 취급돼야 한다.

셋째, 단 하나의 장이나 부가 허하거나 실할 경우, 그 장부 하나만으로 체질이 성립되지 않는다. 반드시 대립하는 장부가 있을 때 체질이 형성된다.

넷째, 체질을 구성한 장부 중에는 필연적으로 체질 내의 장부 중에서 주도권을 쥐는 장부(제1치료소라 함)가 있고, 이것이 병과 밀접한 관계를 갖는다. 어떤 경우는 몇십 년 동안 제1치료소가 어느 장부 하나로 유지되기도 하고, 또는 제1치료소가 상황에 따라 몇 차례 교체되는 경우도 있다. 전자(약 20%)보다는 후자(약 80%)의 경우가 더 많으며, 전자도 언젠가는 제1치료소의 자리를 내어줄 소질을 잠재하고 있다.

다섯째, 장부가 상모(相侮)관계에 놓일 때 상호대립이 이루어지며, 그 대립은 평생 유지된다. 상승(相乘)관계에 놓일 때는 허한 장부가 패주하므로 상호대립이 이루어지지 않는다. 그러므로 상승관계에 놓인 장부 간에는 체질이 성립되지 않는다.

1) 장이나 부는 모두 허증이나 실증이 될 수 있다

6개의 장들은 각기 허할 수도 있고 실할 수도 있다. 다시 말해 간은 간허증이 될 수도 있고, 반대로 간실증이 될 수도 있다. 심장도 심허증이 될 수도 있고, 반대로 심실증이 될 수도 있다. 이와 같이 심포, 비장, 폐, 신(腎)도 허증과 실증의 상반된 입장이 될 수 있다. 그리하여 장은 6개의 허증과 6개의 실증이 있다.

6개의 부도 장과 마찬가지로 6개의 허증과 6개의 실증으로 나뉜다. 그러므로 장과 부의 허증, 실증을 합해 24개의 허실증이 있을 수 있다.

2) 부부(夫婦)장부는 허실의 소속을 같이한다

앞서 간과 담, 심장과 소장, 심포와 삼초, 비장과 위, 폐와 대장, 신장과 방광을 부부 장부라고 했다. 저자는 침을 놓아 부부장부 간에는 허증과 실증의 관계가 어떠한가를 고찰해보았다. 그 결과 부부장부는 입장을 같이하는 성향이 있는 것으로 나타났다. 예를 들면, 간이 허증일 때 담도 허증으로 나타나거나 허증의 성향을 보인다. 또한 담이 허증이면 간도 허증으로 나타나거나 허증의 성향을 띤다. 허증의 성향을 띤다는 말은 언젠가는 허증으로 나타날 수 있다는 뜻이다. 물론 평생 한 번도 나타나지 않을 수도 있다. 그러나 그런 경우는 드물다. 그러므로 간이 허증으로 나타날 때 담이 실증으로 나타난다거나, 간이 실증으로 나타날 때 담이 허증으로 나타나는 일은 발견되지 않는다.

따라서 다른 부부장부도 장이 허증이면 부도 허증이 되고, 반대로 장이 실증이면 부도 실증이 되어 허실상의 소속을 함께한다.

3) 상극 관계에 놓인 부부장부 간에는 대립 상태가 지속된다

부부장부는 ㉠ 木의 부부장부 ㉡ 火의 부부장부 ㉢ 火´의 부부장부(심장과 소장, 심포와 삼초는 제1 火와 제2 火의 관계이므로 각기 독립된 부부장부이면서 소속은 함께한다) ㉣ 土의 부부장부 ㉤ 金의 부부장부 ㉥ 水의 부부장부의 6종으로 구분된다. 체내에 허장부가 있다면 그 장부가 허해지도록 몰아세운 실장부(夫婦)가 존재할 것이다. 왜냐하면 허증과 실증은 상대성을 띠기 때문이다. 부부장부 간의 상대관계를 침놓고 진단 기기로 검증 고찰해보면 허실은 다음과 같이 일목요연하게 상모관계를 이룬다.

① 木장부(간담)가 허증으로 나타날 때, 土장부(비위)는 실증으로 나타난다. 또는 실증의 성향을 띤다(木克土).

② 土장부(비위)가 허증으로 나타날 때 水장부(신장, 방광)는 실증으로 나타난다. 또는 실증의 성향을 띤다(土克水).

③ 水장부(신장, 방광)가 허증으로 나타날 때, 火와 火´장부(심장, 소장과 심포, 삼초)는 실증으로 나타난다. 또는 실증의 성향을 띤다(水克火).

④ 火와 火´장부(심장, 소장과 심포, 삼초)가 허증으로 나타날 때, 金장부(폐, 대장)는 실증으로 나타난다. 또는 실증의 성향을 띤다(火克金).

⑤ 金장부(폐, 대장)가 허증으로 나타날 때 木장부(간담)는 실증으로 나타난다. 또는 실증의 성향을 띤다(金克木).

이상 5종의 부부장부는 생리적으로 한편이 氣는 虛하나 陽性을 띠어 공격력을 갖게 되면, 상대편은 陰性을 띠게 되고 이를 방어하기 위해 기를 쌓아두어 실하게 된다. 그러므로 ① ~ ⑤까지를 뒤집어서 표현할 수 있다. 다시 말해 ①의 경우는 土장부가 실할 때 木장부는 허증으로 나타난다. 또는 허증의 성향을 띤다고 해도 된다. ②~⑤도 마찬가지로 뒤집어서 표현할 수 있다. 그리고 ①~⑤까지의 허장부와 실장부는 일생 허와 실의 입장을 지속하려는 성향이 있다.

4) 한 사람의 체내에 대립관계에 놓인 부부장부는 한 경우만 존재한다

지구상에 살고 있는 인류는 종족과 피부색깔, 남녀노소를 막론하고 3)항의 ①타입 같이 木장부(간, 담)가 허하고 土장부(비장, 위)가 실한 사람이 존재할 경우, 나머지 장부인 火와 火′장부(심장, 소장, 심포, 삼초), 水장부(신장, 방광), 金장부(폐, 대장)는 비록 상극 관계에 놓인 상대 장부가 있다 해도 (예:水장부와 火와 火′장부, 火와 火′장부와 金장부의 경우) 서로 대립 상태를 형성하지 못하며, 허실중간대(《체질병리론》의 도표 1, 2 참조) 내에 평생 머물게 된다. 허실중간 선상에 머문다는 말은 장부가 허하지도 실하지도 않은 허실중간의 입장이 된다는 뜻이다.

　이해를 돕기 위해 3)항의 ② 타입을 예로 들어 설명하겠다. 土장부(비, 위)는 허하고 水장부(신장, 방광)는 실하여 뚜렷하게 대립 상태를 이루는 사람이 있다고 하자. 이 경우 허실 중간선상에 평생 놓이는 장부는 木장부(간, 담), 金장부(폐, 대장), 火와 火′장부(심장, 소장, 심포, 삼초)가 된다. 나머지 3)항의 ③, ④, ⑤ 타입도 이상의 예를 참작하면 허실중간 선상에 놓이는 장부를 알 수 있을 것이다. (앞의 3)항에서는 대립하는 부부장부가 5개의 유형으로 나타날 수 있다고 한 바 있다. (환자가 3)항의 ①~⑤의 유형 중 어디에 소속됐는가를 알아내는 방법은 기기로 진단할 때 검증되기도 하고, 침으로 치료할 때 진위를 파악할 수도 있다.

5) 부부장부의 허실은 유전된다

부부장부의 대립 상태는 2세에게 그 성향의 소질이 정확히 유전된다. 온 가족이 저자의 한의원에서 진료를 받는 경우 부모와 자녀의 체질을 진단해보면, 부부장부의 허실이 유전됨을 확인할 수 있다. 유전 양상은 다음과 같다.

예를 들어 아버지와 어머니 모두 3)항의 ①유형이면 자녀들은 3)항의 ①유형이 된다. 아버지는 3)항의 ①유형이고 어머니는 ②유형이면, 자녀들은 3)항의 ①유형과 ②유형의 2가지 형태로 나타난다. 다시 말해, 아버지와 어머니가 동일한 유형이면 자녀들은 모두 같은 유형으로 결정된다. 아버지와 어머니가 각기 다른 유형이면, 자녀들은 아버지 유형과 어머니 유형의 2가지로 결정된다. 이때 아버지나 어머니 유형 이외의 것은 나타나지 않는다.

아버지와 어머니가 유형이 다를 때, 자녀들의 유형 비율은 일정하지 않다. 그 원인은 금세기에 이르러 수태를 인위적으로 조절할 수 있고, 대체로 자녀를 한두 명만 낳기 때문에 자연스러운 비율에 차질을 불러왔기 때문이라고 본다.

즉, 장부허실은 개체의 장부 형태로 유전되며, 유전되는 장부의 허실은 5개의 형태로 나뉜다. 즉 3)항의 ①, ②, ③, ④, ⑤의 5유형이 그것이다.

6) 오상체질의 성립

장부의 허실을 근거로 나누어진 5개의 그룹(형태)은 각기 장부생리의 구성이 다르듯이 이들 병리와 약리도(침의 반응도) 각기 다르며, 그 유전됨을 본 의학의 진단 방법으로 입증할 수 있다면 이를 5개의 체질이라 할 수 있을 것이다. 또한 5종 체질의 유전적인 장부의 허실을 다스림으로써 질병이 치유된다면, 그것을 체질의학이라 칭할 수 있을 것이다.

저자는 이러한 체질을 오상체질 그리고 오상체질이론에 따라 치료에 임하는 의학을 오상체질의학이라 이름 지었다.

(3) 오상체질의 생리

1) 오상체질의 이름과 장부의 생리

다음은 오상체질에 속한 5개 체질의 이름과 장부의 생리, 즉 허한 장부와 실한 장부를 표식화한 것이다.

체질 이름	허장부	실장부
土虛 수실인	비장, 위	신장, 방광
水虛 화실인	신장, 방광	심장, 소장, 심포, 삼초
火虛 금실인	심장, 소장, 심포, 삼초	폐, 대장
金虛 목실인	폐, 대장	간, 담
木虛 토실인	간, 담	비장, 위

다음은 5개의 체질이름과 장부를 오상체질의학 고유의 알파벳 용어와 세계 통용 장부 표기로 바꾸어 쓴 것이다.

CONS. name	HEO Viscera Bowel	SIL Viscera Bowel
SU-SIL-IN	SP, ST	KI, BL
HWA-SIL-IN	KI, BL	HT, SI PC, TE
GEUM-SIL-IN	HT, SI PC, TE	LU, LI
MOK-SIL-IN	LU, LI	LR, GB
TOU-SIL-IN	LR, GB	SP, ST

위 표의 체질이름 중 TOU-HEO-SU-SIL-IN은 SU-SIL-IN으로, 앞부분의 허장부를 편의상 생략했다. 그러므로 SU-HEO-HWA-SIL-IN은 HWA-SIL-IN으로, HWA-HEO-GEUM-SIL-IN은 GEUM-SIL-IN으로, GEUM-HEO-MOK-SIL-IN은 MOK-SIL-IN으로, MOK-HEO-TOU-SIL-IN은 TOU-SIL-IN으로 줄였다. 마찬가지로 한자를 표기한 체질 이름에서도 앞부분의 두 글자를 편의상 생략하기로 한다.

예 : 土虛水實人 → 水實人 / 金虛木實人 → 木實人

도표 1은 위의 수실인(SU-SIL-IN)의 장부생리와 다른 장부, 즉 수실인을 구성한 비장, 위와 신장, 방광이 허장부와 실장부의 자리에 있을 때 나머지 장부인 심장, 소장, 심포, 삼초, 간, 담, 폐, 대장이 허실중간대의 안에 머무는 상태를 도식화한 것이다.

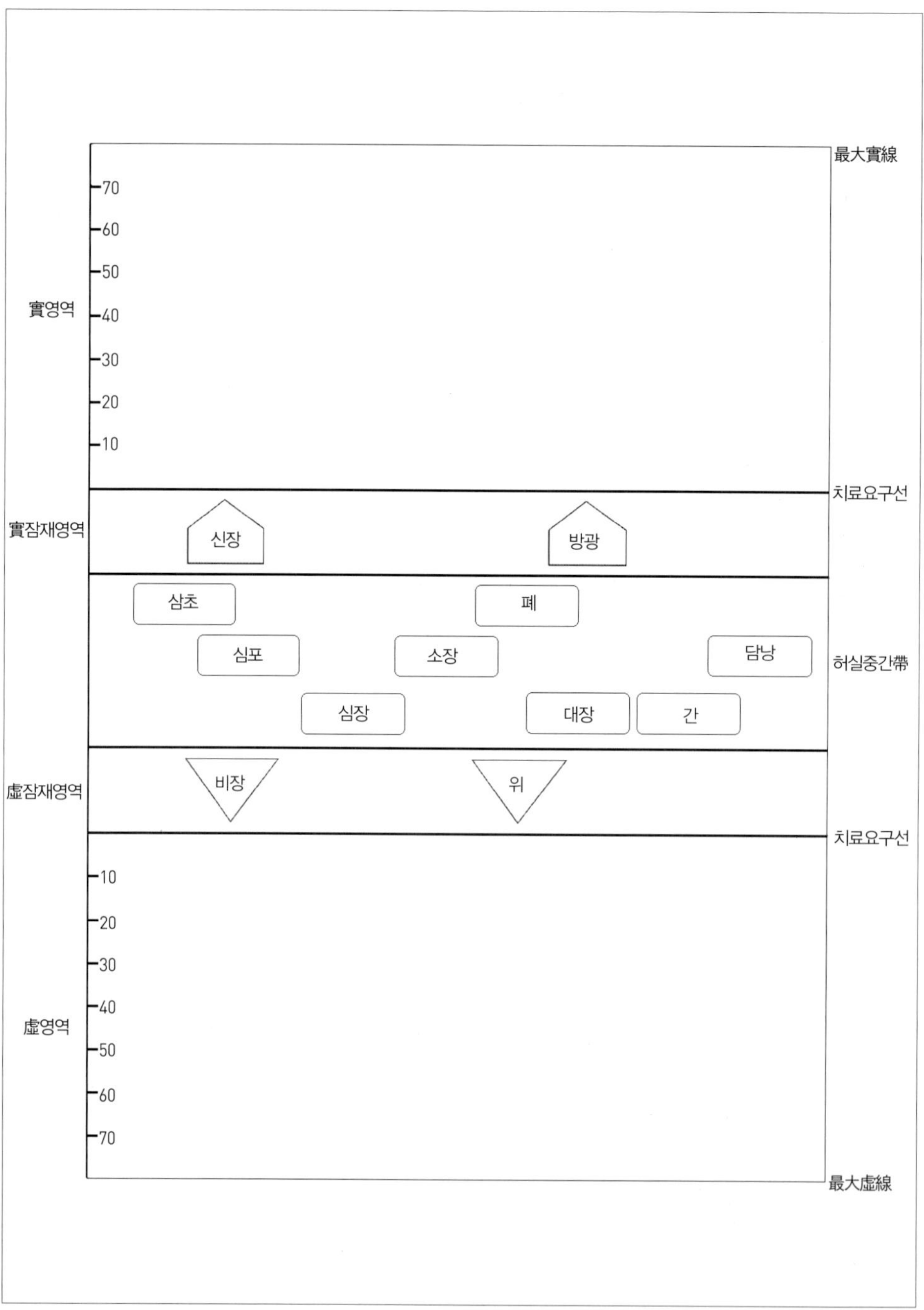
最大實線
70
60
50
40
30
20
10
實영역
치료요구선
實잠재영역
신장
방광
삼초
폐
심포
소장
담낭
허실중간帶
심장
대장
간
虛잠재영역
비장
위
치료요구선
10
20
30
40
50
60
70
虛영역
最大虛線

[도표2] 화실인 장부생리

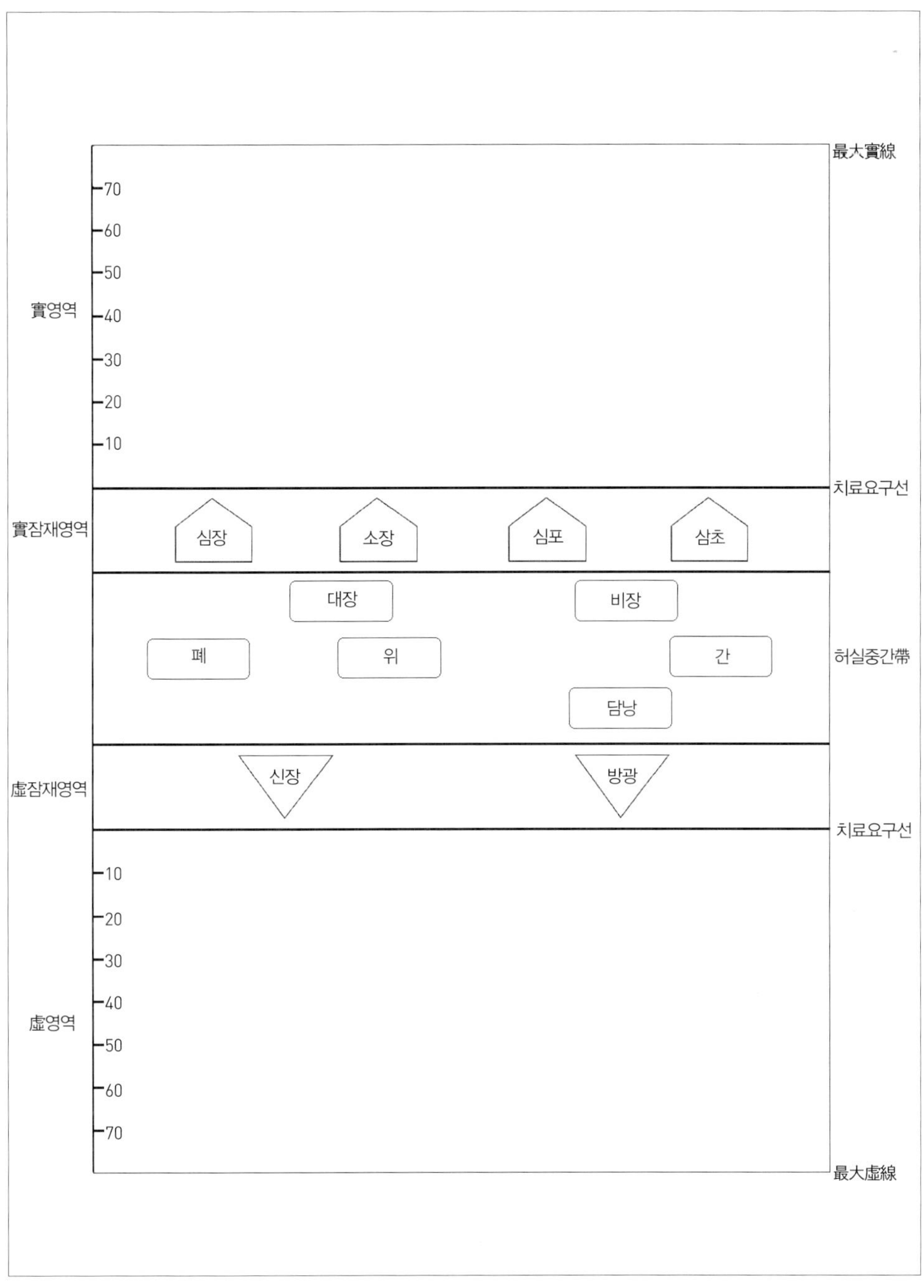

도표 2, 3, 4, 5는 화실인의 장부생리와 목실인, 금실인, 토실인의 생리도표이다.

[도표3] 목실인 장부생리

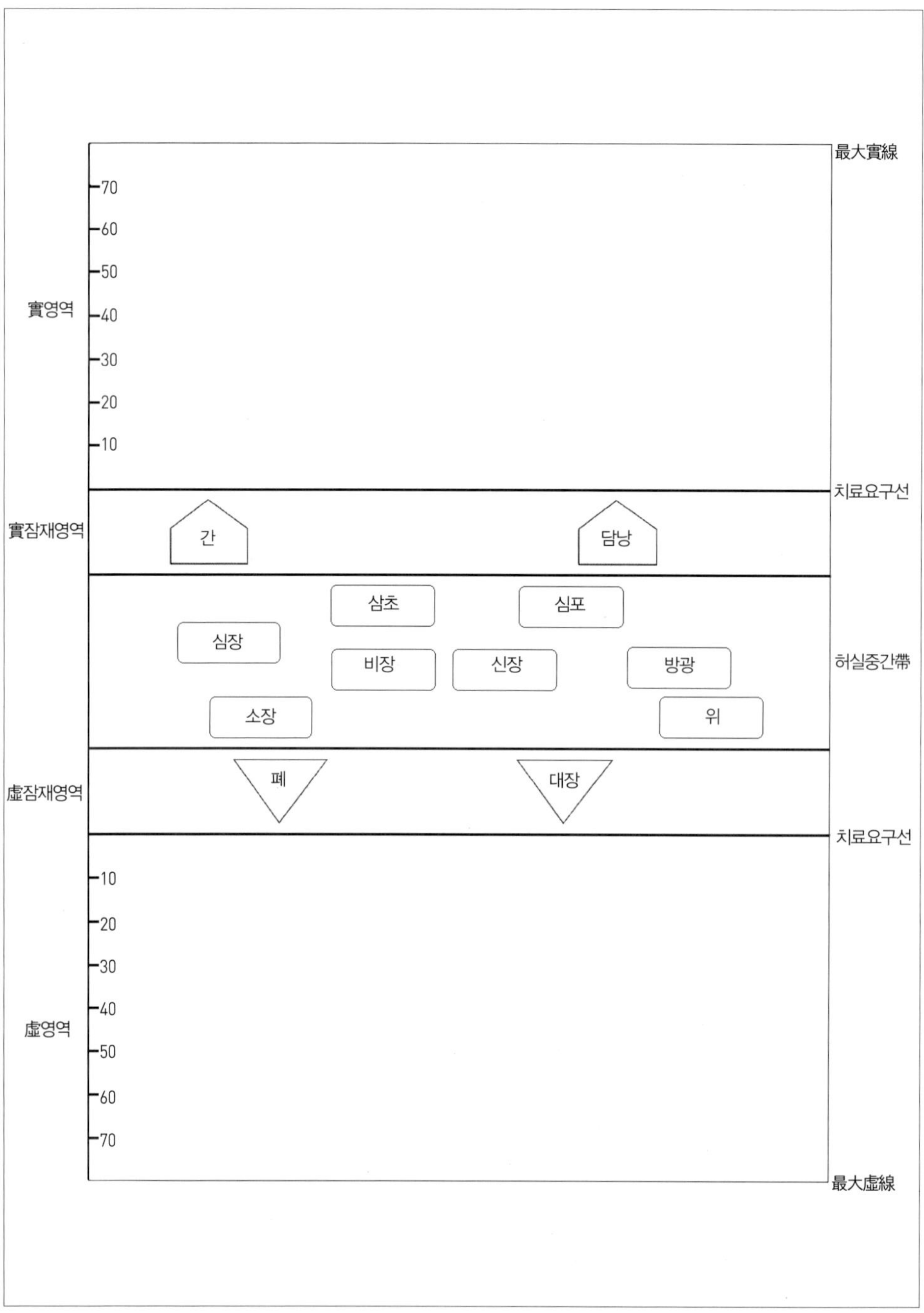

80

[도표4] 금실인 장부생리

最大實線
70
60
50
實영역
40
30
20
10
치료요구선
實잠재영역
폐
대장
신장
간
담낭
허실중간帶
방광
위
비장
虛잠재영역
심장
삼초
소장
심포
치료요구선
10
20
30
40
虛영역
50
60
70
最大虛線

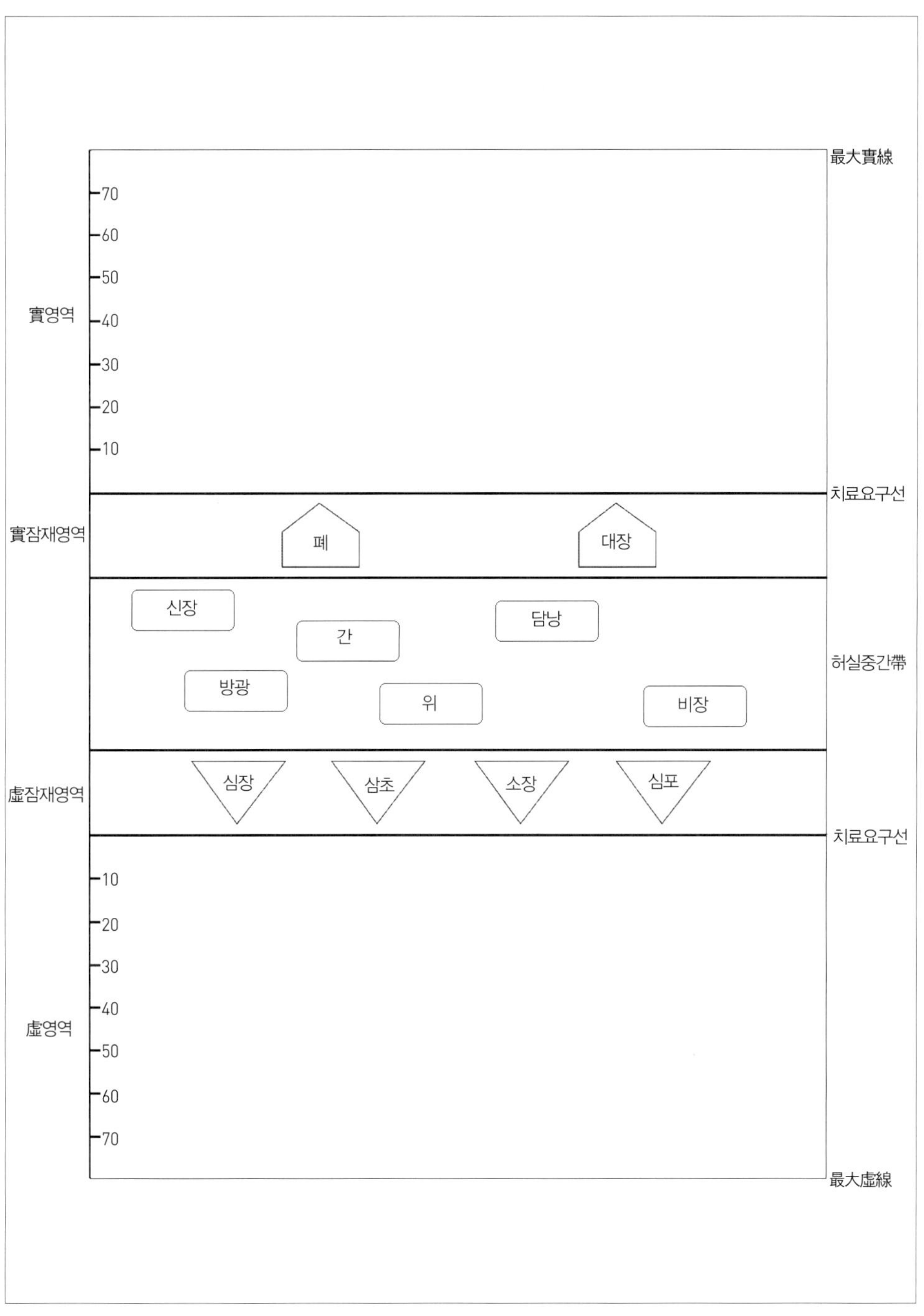

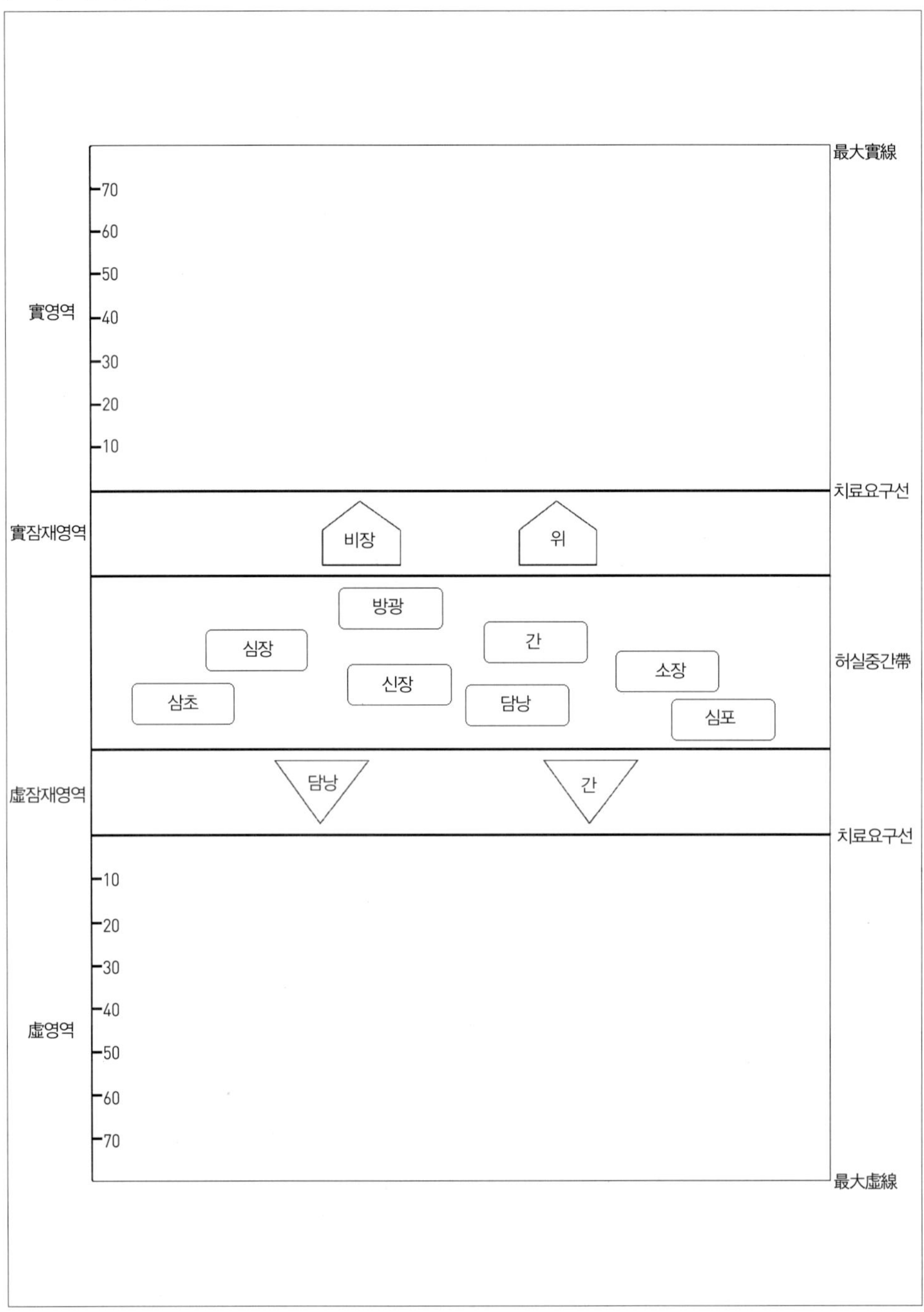
最大實線
70
60
50
實영역
40
30
20
10
치료요구선
實잠재영역
비장
위
방광
심장
간
허실중간帶
신장
소장
삼초
담낭
심포
虛잠재영역
담낭
간
치료요구선
10
20
30
40
虛영역
50
60
70
最大虛線

2) 장부생리의 특색

① 체질의 허장부는 허영역을, 실장부는 실영역을 벗어나지 않는다

도표 1을 보면, 수실인의 신장과 방광은 실장부이므로 實의 잠재영역에 위치한다. 비장과 위는 허장부이므로 虛의 잠재영역에 위치한다. 그런데 실의 잠재영역에 위치한 신장과 방광, 허의 잠재영역에 위치한 비장과 위는 모두 치료요구선 안에 머물러 있다. 이러한 장부를 잠재장부라 한다. 그리고 허장부나 실장부 모두 잠재된 상태를 체질생리의 기본상태 또는 건강상태라고 한다.

잠재된 장부는 병의 원인이 되는 어떠한 자극을 받으면 치료요구선을 이탈하게 된다. 이를테면 실장부는 최대 실선을 향해, 허장부는 최대 허선을 향해 이탈한다. 단, 실의 영역에 있던 장부가 허의 영역으로 넘어가서 허장부로 바뀐다거나 반대로 허의 영역에 있던 장부가 실의 영역으로 넘어가서 실장부로 바뀌는 일은 있을 수 없다. 즉, 허장부는 허의 영역을, 실장부는 실의 영역을 평생 벗어나지 않는다. 그 이유는 선천적인 소질(또는 素因)을 간직하기 때문이다. 이는 곧 체질을 의미한다.

② 허실중간대에 놓인 장과 부는 허실중간대를 벗어나지 않는다

예를 들어 도표 1과 같이 수실인의 경우에는 허실중간대에 머무는 장부가 심장, 소장, 심포, 삼초, 간, 담, 폐, 대장의 8장부가 된다. 이들 8장부는 수실인 체질인 경우에만 중간대에 위치하며 평생 허실중간대를 이탈하지 않는다.

화실인의 경우에는 허실중간대에 머무는 장부가 간, 담, 폐, 대장, 비장, 위의 6장부가 된다. 이들 장부도 화실인의 경우에만 적용되며 평생 이탈하지 않는다. 토실인, 금실인, 목실인의 경우도 허실중간대의 장부는 그 범위를 이탈치 않는다.

(4) 오상체질의 유전법칙

앞서 언급한 바 있듯이 오상체질은 부모 중 각기 자신의 체질을 자녀에게 유전한다. 예를 들면 화실인은 화실인만을, 금실인은 금실인만을, 목실인은 목실인만을 유전하는 식으로 자기의 체질을 유전한다. 만약 부모가 모두 화실인이라면, 자녀는 모두 화실인만 태어난다. 아버지가 화실인이고 어머니가 금실인이라면 자녀는 화실인 또는 금실인이 태어난다.

오상체질의 유전은 성별과는 무관하다. 부모가 체질이 다를 때 두 유형의 비율은 일정치 않다. 오상체질의 유전은 1세(자녀)에만 직접 유전되므로 자녀에게 부모의 체질 이외의 다른 제3의 체질은 나타날 수 없다. 이는 40여 년간 침치료에 의한 임상을 통해 전 가족을 진단한 결과로 어떠한 예외도 발견할 수 없었다.

단, 체질병리상 건강한 사람은 치료요구선을 이탈한 장부가 나타나기 전에는 체질을 추정하기만 할 뿐 확인할 수는 없다.

(5) 오상체질의 병리 발병 (경로와 체질의 법칙)

1) 오상체질의학에서 보는 질병 발생의 원인

허장부와 실장부가 도표 1, 2, 3, 4, 5와 같이 치료요구선 안에 잠재되어 있을 경우, 실장부나 허장부는 허하거나 실한 소질만을 잠재하므로 허실중간대에 머무는 장부들보다 뚜렷하게 실하거나 허하지는 않아 장부 간의 균형이 그런대로 정상을 유지한다. 그러나 정서의 과도, 부적합한 기후나 환경에 과도한 노출, 적합지 않은 음식, 약물 남용, 과로, 과음, 과식, 노화, 외상, 바이러스나 세균의 침입, 기생충의 감염 같은 자극을 세차게 또는 지속적으로 받으면 치료요구선 내(잠재영역)에 머물던 잠재장부들이 체질병리의 속성상 치료요구선을 이탈하는 것으로 추정된다. 그리하여 허장부는 더 허해져서 최대 허선을 향해 이탈하고, 실장부도 더욱 실해져서 최대 실선을 향해 이탈하게 된다.

이와 같이 치료요구선을 이탈한 장부를 치료소라 한다. 부적절한 조건이 가해질수록 치료요구선과 이탈한 장부와의 폭이 점차 커지므로 허장부와 실장부 간의 균형도 큰 차이로 깨진다. 이로써 기혈의 운행(신진대사)이 저조해지고 장부의 기능과

작용도 비정상적인 상태가 된다. 이러한 상황이 지속되면 체내의 자체 치유력(저항력, 방어력, 회복력의 종합)이 저하된다. 그로 인하여 선천 또는 후천적인 취약처(장과 부 또는 그 밖의 조직)에 병이 생길 수 있다. 자체 치유력이 저하되면, 세균이나 바이러스에 노출되므로 감염성질환이 발병할 수도 있다.

오상체질의학에서 발병에 이르는 경로를 정리해보면 다음의 2가지로 구분된다.

㉠ 비감염성 질환 (非感染性 疾患)

오상체질 중 어느 체질의 개체 → 부적절한 조건 → 치료소의 출현 → 자체치유력의 저하 → 선천 또는 후천적으로 취약한 부위에 발병.

㉡ 감염성 질환

오상체질 중 어느 체질의 개체 → 부적절한 조건 → 치료소의 출현 → 자체치유력의 저하 → 바이러스나 세균에 노출 → 선천 또는 후천적으로 취약한 부위에 감염성질환 발병 또는 전신감염.

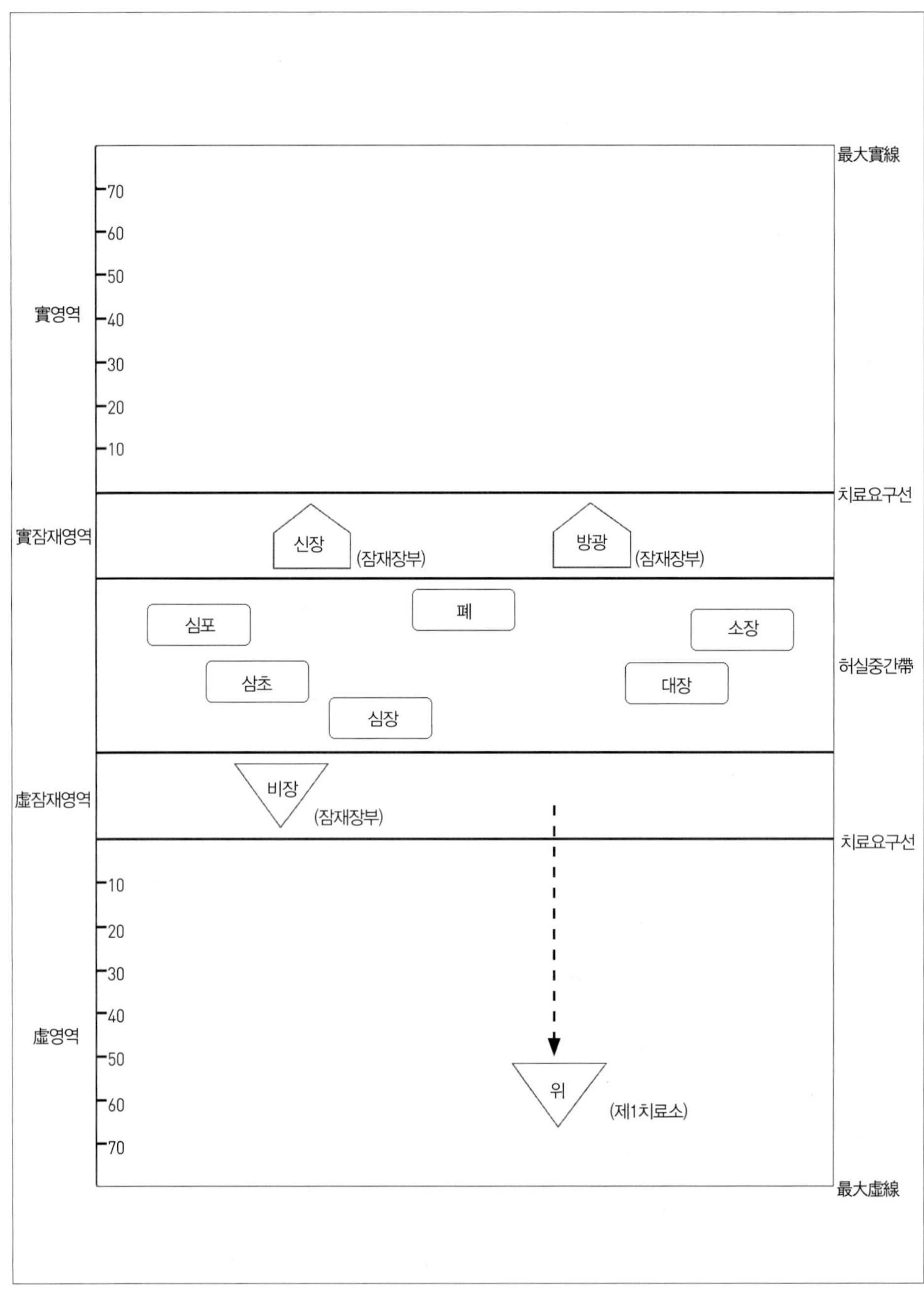

15) 도표에서 보이는 실영역과 허영역의 수치는 치료요구선을 이탈한 장부의 이탈 정도를 비교하고, 여러 장부가 이탈했을 경우 순위를 정하기 위해 저자가 진단기기에 나타난 수치를 이해하기 쉽게 정리하여 표현한 것이다.

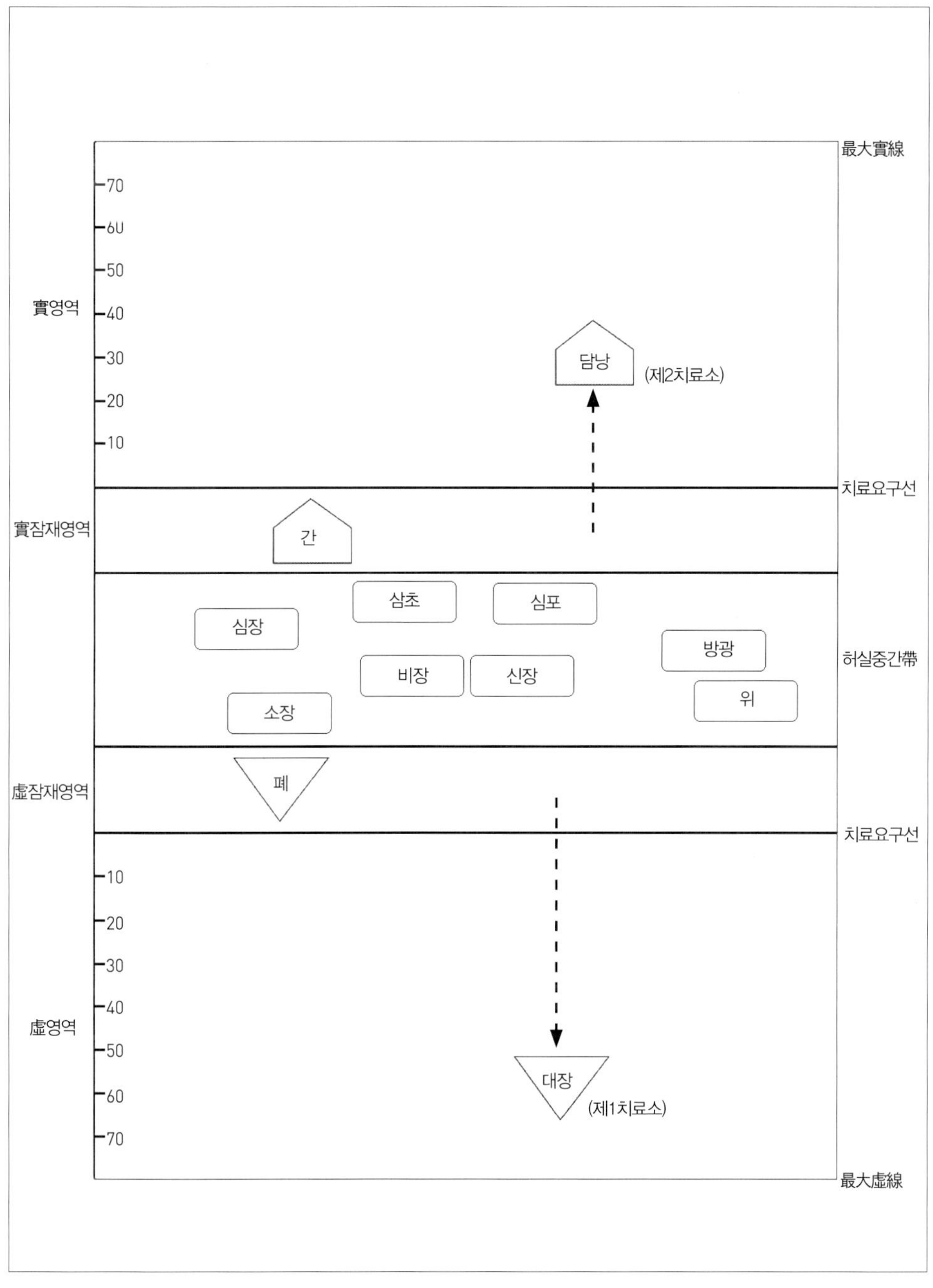
最大實線
70
6U
50
實영역
40
30
담낭
(제2치료소)
20
10
치료요구선
實잠재영역
간
삼초
심포
심장
방광
허실중간帶
비장
신장
위
소장
虛잠재영역
폐
치료요구선
10
20
30
40
虛영역
50
대장
60
(제1치료소)
70
最大虛線

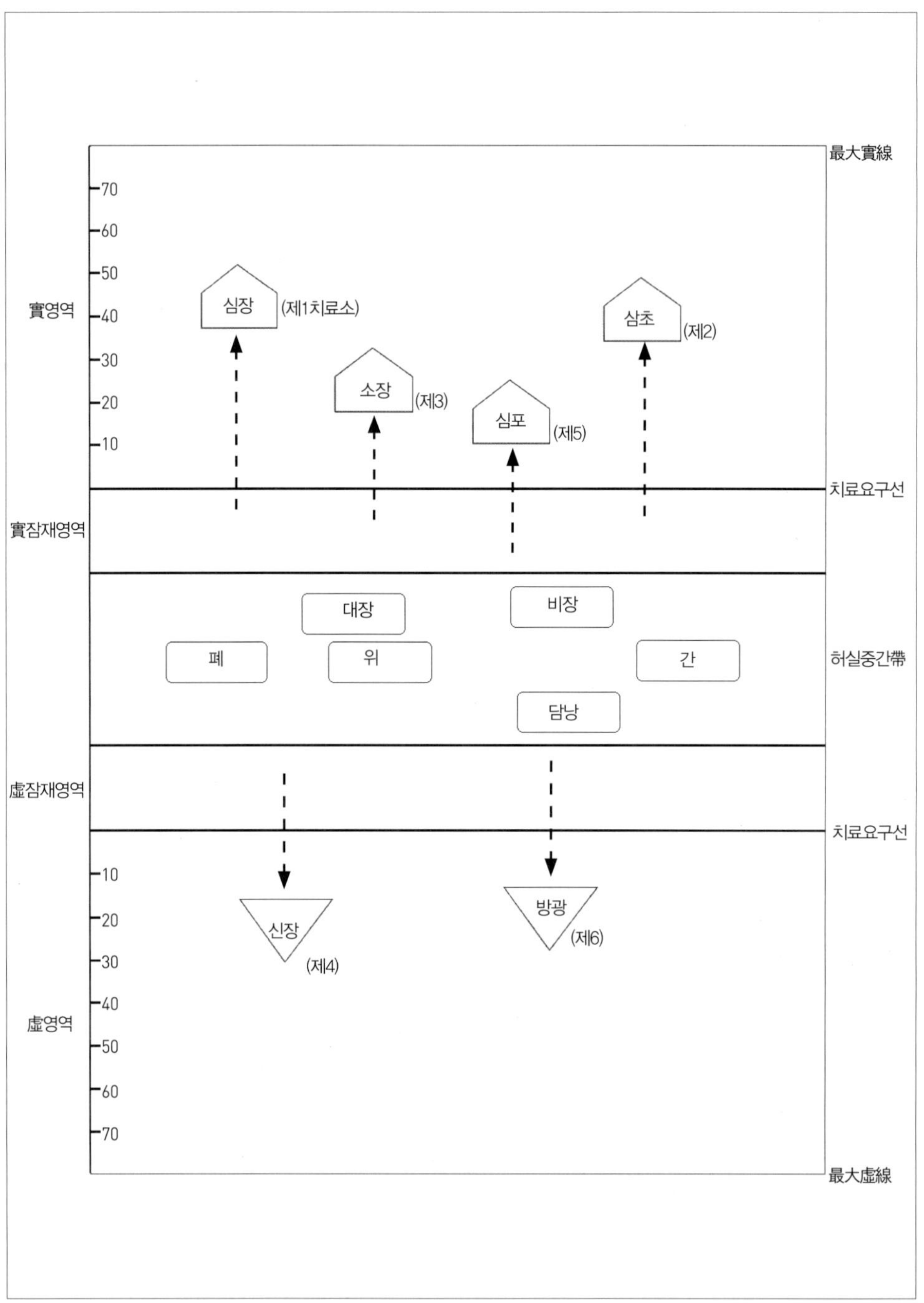
最大實線
70
60
50
實영역
40
30
20
10
심장 (제1치료소)
소장 (제3)
심포 (제5)
삼초 (제2)
치료요구선
實잠재영역
대장
비장
폐
위
간
허실중간帶
담낭
虛잠재영역
치료요구선
10
20
30
신장 (제4)
방광 (제6)
40
50
虛영역
60
70
最大虛線

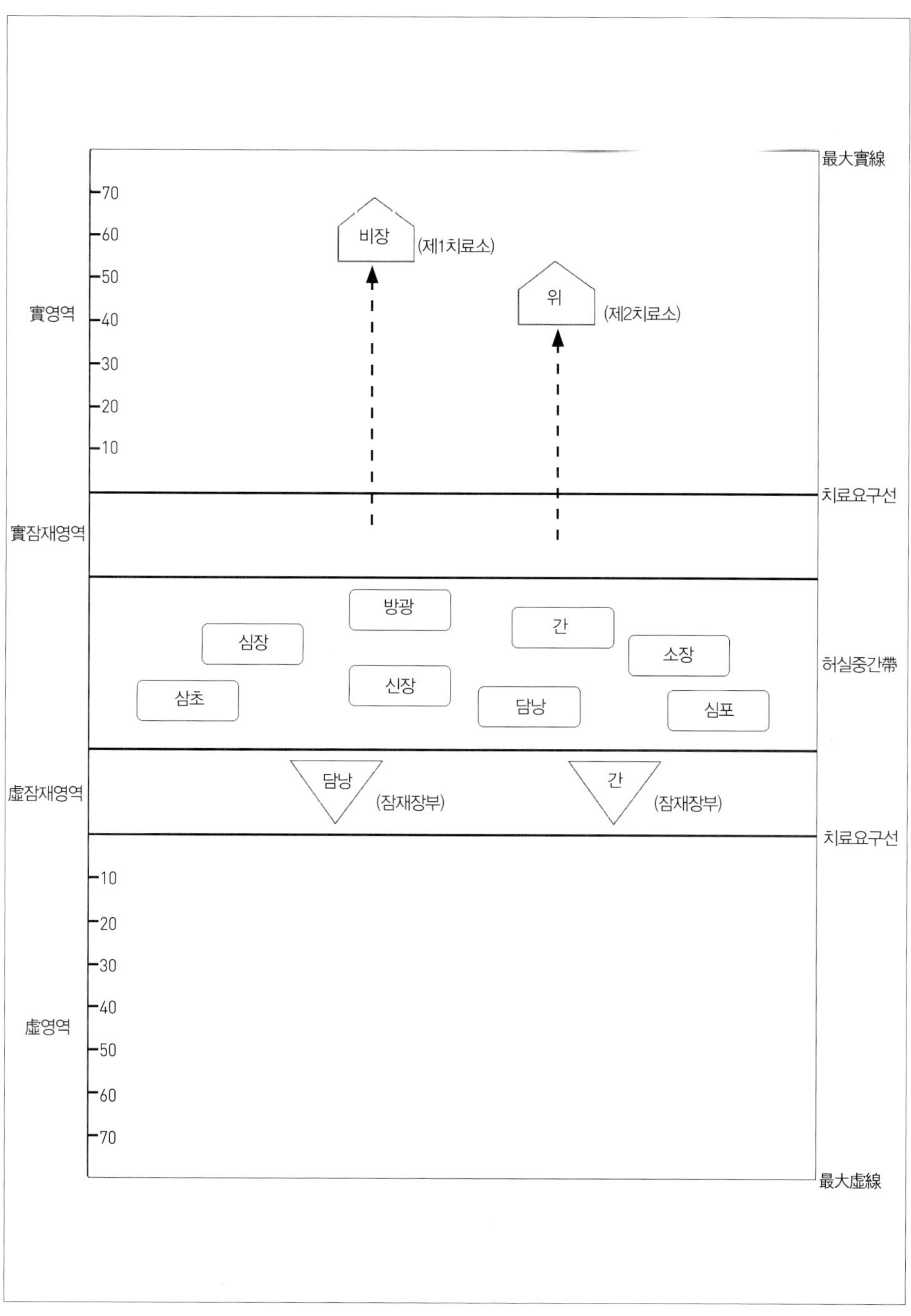
最大實線
70
60
비장
(제1치료소)
50
위
(제2치료소)
實영역
40
30
20
10
치료요구선
實잠재영역
방광
심장
간
소장
삼초
신장
담낭
심포
허실중간帶
담낭
(잠재장부)
간
(잠재장부)
虛잠재영역
치료요구선
10
20
30
40
虛영역
50
60
70
最大虛線

[도표 10] 금실인의 치료소 발생

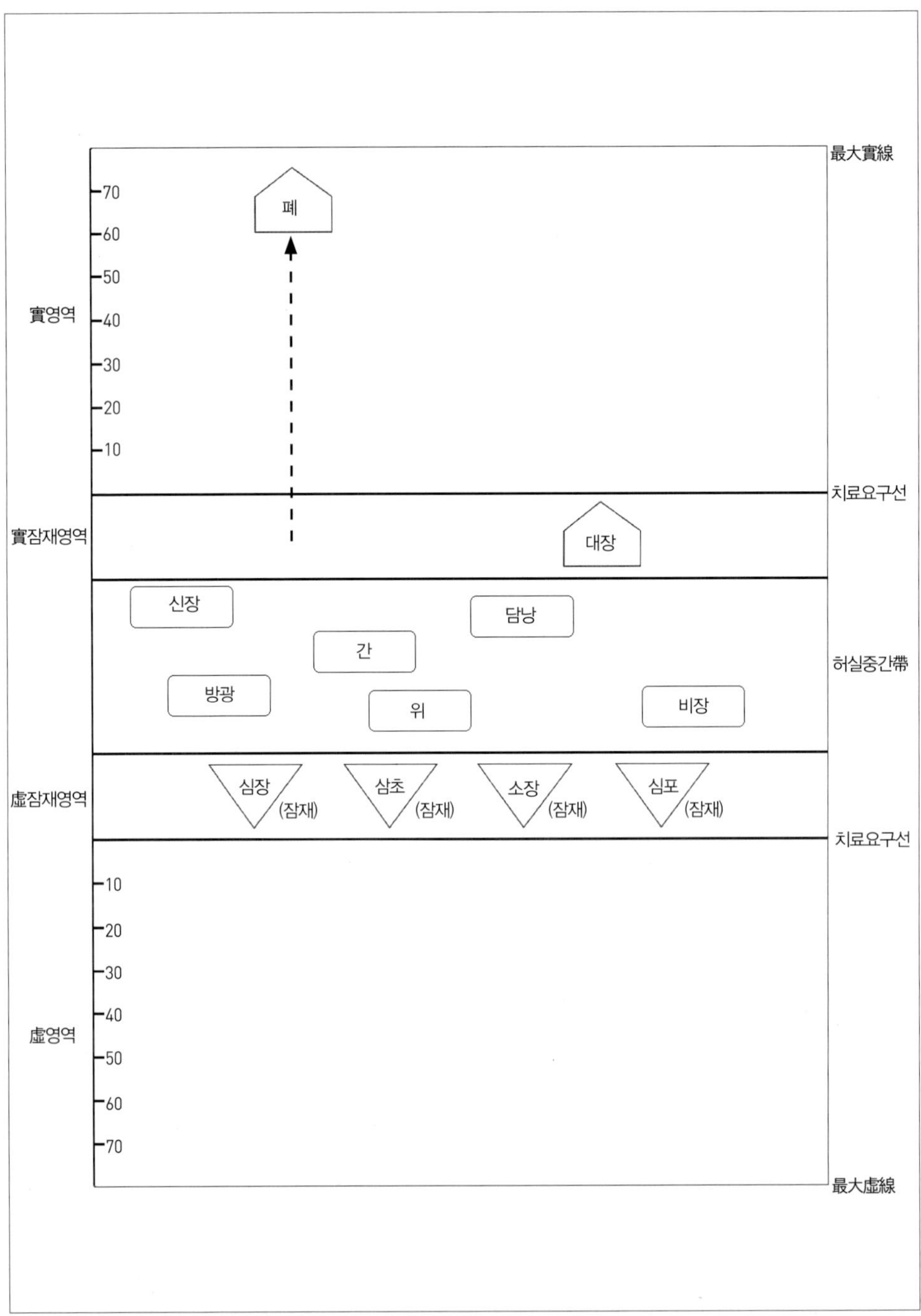

90

2) 치료요구선을 이탈하는 5가지 양상

1)항에서 언급한 바와 같이 부적절한 조건을 당하면 환자가 처한 입장, 혹은 가족력 같은 상황에 따라 치료요구선 이내(잠재영역)에 머물던 허장부나 실장부는 다음의 5가지 형태로 치료요구선을 이탈한다.

첫째, 실장부는 치료요구선 이내에 그대로 머물러 있고, 허장부 중 하니만 이탈할 수 있다(수실인, 도표 6).

둘째, 첫째의 경우와는 반대로 허장부는 머물러 있고, 실장부 중 하나 또는 그 이상의 장부가 이탈할 수 있다(토실인, 도표 9).

셋째, 허장부와 실장부가 함께 이탈하며, 각각 하나 또는 그 이상의 장부가 치료요구선을 이탈할 수 있다(목실인, 도표 7).

넷째, 허장부와 실장부 모두 치료요구선을 이탈할 수 있다(화실인, 도표 8).

다섯째, 실장부 하나만이 치료요구선을 이탈하고 나머지 장부는 잠재할 수 있다(금실인, 도표 10).

3) 발병처(發病處)의 4가지 형태

① 체질을 구성한 허장부나 실장부에 병이 생기는 예

위와 같은 형태로 장부가 치료요구선을 이탈하면 비감염성 질환 또는 감염성 질환의 발병경로에 따라 병이 발생하는데, 수실인의 경우 비장과 위(허장부), 신장과 방광(실장부) 중 하나 또는 그 이상의 장부에 병이 생긴다. 예: 신부전증, 위무력증, 방광염, 신장결석증, 위염, 췌장염(비장을 췌장으로 봄)에 걸릴 수 있다(체질을 구성한 장부 자체에 병이 생기는 경우다).

② 허실중간대에 위치하는 장과 부에 병이 생기는 예

체질을 구성하는 허장부나 실장부가 치료요구선을 이탈했을 때, 이들 허장부나 실장부가 아니라 허실중간대에 있는 장이나 부에 병이 발생할 수 있다. 목실인을 예로 들면, 체질을 구성한 폐와 대장, 간과 담에는 병이 생기지 않고 허실중간대에 있는 심장, 심포 혹은 삼초나 소장, 비장과 위 아니면 신장이나 방광 중 한두 장부 또는 그 이상의 장부에 병이 발생할 수 있다. 실제로 체질을 구성하는 장부보다 허실중간대에 있는 장과 부에 병이 생기는 경우가 더 많다. 구체적으로는, 예: 심부전증, 심장판막증, 췌장염, 신장염, 신부전증, 위궤양에 걸릴 수 있다.

위의 예와 같이 목실인이 아니고 화실인의 경우에는 허실중간대에 머무는 장부가 간, 담, 폐, 대장, 비장, 위이므로 이들 중 한두 장부 또는 그 이상의 장부에 병이 발생한다(도표 8). 수실인, 토실인, 금실인은 위의 두 체질을 참작하면 된다.

③ 장과 부가 아닌 다른 부위에 병이 생기는 예

체질을 구성하는 허장부나 실장부가 과도하게 부적절한 조건을 받아들여 치료요구선을 이탈했을 때, 허장부나 실장부 그리고 허실중간대에 있는 장부가 아니라 신체의 어느 부위나 조직에 병이 발생하는 것을 말한다. 임상 시에 이러한 양상으로 병이 생기는 경우가 가장 많다. 이때 발병한 부위는 허장부나 실장부와는 직접적으로 연관성이 없는 제3의 부위, 즉 평소에 취약했던 곳에 병이 생기는 것으로 보인다.

토실인의 경우 퇴행성관절염, 뇌경색, 뇌출혈, 아토피성 피부염 등에 걸릴 수 있다.

여기서 한 가지 중요한 사실은, 토실인이 무릎관절에 퇴행성 질환이 발생하거나 뇌혈관 발작이 일어났다고 할 때, 다른 체질에게도 같은 질환이 생길 수 있다. 이는 같은 질환이 체질에 따라 각기 다른 장부의 치료요구선 이탈로 발생할 수 있음을 뜻한다. 오상체질의 입장에서 볼 때는 같은 병이라도 체질에 따라 각기 발병 경로가 다르다.

④ 복합적으로 병이 생기는 예

체질을 구성하는 장부와 허실중간대에 놓인 장부 그리고 어느 부위에 함께 병이 발생하는 경우를 말한다.

예: (목실인의 경우)

1. 간염, 궤양성 대장염, 폐결핵

2. 당뇨병

3. 퇴행성관절염, 뇌경색, 파킨슨병, 메니엘병, 아토피성 피부염 등 여러 가지 병이 생길 수 있다.

4) 질병의 발생과 치료요구선을 이탈한 장부와의 관계

① 치료요구선을 이탈한 장부의 명칭

치료소가 여러 개일 경우 순위가 결정되는데, 도표 8의 심장과 같이 허장부나 실장부를 막론하고 치료요구선을 가장 멀리 이탈한 장부를 주치료소 또는 제1치료소라고 한다. 의료인들이 임상 시에 제1치료소가 심실증이라고 하면, 체질이 화실인이라는 뜻이다. 심장이 실한 경우는 화실인밖에 없기 때문이다.

두 번째로 멀리 치료요구선을 이탈한 장부를 제2치료소라 한다. 도표 8의 삼초가 이에 해당한다. 세 번째로 치료요구선을 멀리 이탈한 장부(소장)를 제3치료소라 하고, 네 번째 신장을 제4치료소, 다섯 번째 심포를 제5치료소, 여섯 번째로 치료요구선을 이탈한 장부인 방광을 제6치료소라 한다. 도표 6의 신장, 방광, 비장처럼 치료요구선 이내의 잠재영역에 머무르는 장부를 잠재장부라 한다.

② 질병의 발생과 치료소와의 관계

제1치료소는 체질을 구성하는 허장부나 실장부 중에서 병의 원인을 가장 민감하게 그리고 가장 많이 받아들인 장부이므로 제일 심하게 균형이 깨진 상태다. 따라서 체내에 이미 병이 발생했거나 발생하려는 병과 가장 밀접한 관계를 가지며, 발병의 주 원인인 동시에 체질 내에서 주도권을 갖는 장부가 된다. 제2치료소부터는 순서대로 발병 원인이 되며, 순위가 앞설수록 발병을 보조하고 더 깊이 관여하는 장부가 된다.

잠재장부는 치료요구선에 머무는 장부이므로 발병에는 아무런 영향을 끼치지 않는다. 그러나 부적절한 조건을 받으면 언제든지 치료요구선을 이탈해 치료소로 변할 수 있다.

③ 각 체질에 나타날 수 있는 치료소의 수

화실인은 체질을 구성하는 허장부가 2개이고 실장부가 4개이며, 금실인은 체질을 구성하는 허장부가 4개이고 실장부가 2개이다. 따라서 이 두 체질에 치료소가 가장 많이 나타날 때는 각기 6개씩이다. 수실인, 목실인, 토실인의 3체질은 허장부가 2개이고 실장부가 2개씩이므로 치료소가 가장 많이 나타낼 때는 각기 4개가 된다. 그러나 대부분 1~2개 정도 나타난다.

④ 나타나는 치료소의 수 및 수치와 발생 질병의 경중

대개 치료소의 수가 많으면 그에 비례해 허장부나 실장부가 치료요구선을 이탈한 날짜가 오래된 것으로 볼 수 있으며 병의 정도도 중하다. 또한 치료소의 수치도 병의 증상이나 상태가 중하거나, 이탈의 수치가 높은 것으로 추정된다(치료소와 잠재 장부의 여부 그리고 제1치료소의 확인 방법은 〈진단론〉 참조). 따라서 호소하는 증상이 다양하고 복잡하다. 반면에 치료소의 수가 적을수록 병의 증상이 단조롭다.

⑤ 장부 허실증과 고유(固有)한 증상의 유무

질병에 따라 각기 고유한 증상이 있게 마련이다. 그러므로 진단자는 고유증상으로 병을 진단할 수 있고 유사한 병과 구별하기도 한다. 예부터 동양의학 연구가들은 사진법(四診法)을 적용해 고유증상을 찾아냄으로써 집증(執證)하려고 노력했다. 《동양의학대사전》에 수록된 간(肝)이 실한 경우의 예를 들어 맥과 증상을 증거로 진단하는 경우를 검토해보자.

간실(肝實)하면, "화를 잘 내고 명치 밑이 뜬뜬하면서 더부룩하며 양쪽 옆구리가 아프고 상기되어 머리가 어지러우면서 눈자위가 벌겋고 목이 경직된다. 등살이 바르고 뻣뻣하여 다급하다. 맥은 관상맥이 크고 빠르게 띈다."

저자는 지난 5년을 전후해 진료한 기록부를 들춰내 주효했고 2주 이상 치료를 받았으며, 치료소가 오직 하나였고 제1치료소가 끝나는 날까지 교체되지 않은 간실증 환자 38명을 찾아냈다. 그리고 맥과 주소증과 부수증상이 《동양의학대사전》과 일치하는 예를 찾아보았다.

그 가운데 위의 증상 모두가 일치하지는 않으나 2명이 유사한 증상을 보였고(간경변증, 늑간신경통), 나머지는 3차신경마비증, 뇌졸중, 노인성 치매, 메니엘병, 전립선비대증, 기관지확장증, 강박관념, 요추간판탈출증, 대상포진, 불면증 등으로 각양각색이었다. 이들은 간실증이면서도 증상이 달랐다. 그러나 간을 사하는 침 처방으로 치료하여 주효했으며 여러 날 동일한 처방으로 치유됐다.

저자는 이미 간실증과 증상이 흡사한 늑간신경통 환자를 보비방(補脾方)으로 침치료하여 치유한 치험예가 있으며, 오랫동안 섬유조직염으로 간실증과 유사한 증상을 보인 환자를 자상부항과 보폐방(補肺方)으로 침치하여 치유한 바 있다.

이상의 임상 검토한 여러 예로 보아 간실증의 고유증상은 없다고 단정 지을 수 있다. 다시 말해서 장부의 허와 실이나 상대허실이란 장이나 부의 기력이 허실중간장부보다 과잉한가 부족한가만을 의미할 뿐 그 자체는 질병이 아니므로 어떤 증상도 내재되어 있지 않다.

그런데 목실인 중 체력이 실한 사람이 부적절한 조건을 받아 지나치게 간이 실해지면 상대장부(폐, 대장)는 허해져서 균형이 깨진다. 이로써 체내에는 자체 치유력이 저하되어 선천 또는 후천적으로 취약한 장부나 어느 부위에 비감염성질환 또는 감염성질환(자체 치유력의 저하로 병원체의 침입을 허용하기 때문에 감염됨)이 걸릴 수 있다. 전자나 후자 모두 개체에 따라 취약 부위나 처한 상황이 다르므로 각기 다른 병이 생길 수 있고, 병이 다르면 증상 또한 다른 양상을 띤다. 그러므로 간실증은 고유증상이 없다. 이는 다른 장부의 허 또는 실한 경우에도 동일하게 적용된다.

구체적으로 설명하면 어느 장부도 과하게 허하거나 실하면 1차로 자체치유력의 저하라는 공통적인 과정을 거쳐야 하고, 2차로는 개체마다 각기 다른 취약한 장부나 부위를 갖게 되는 상이점(相異點)에 도달하여 다른 병이 생긴다. 따라서 어느 장부의 허실이든 간에 고유증상은 없다. 어느 체질에만 발생한 고유한 병도 있을 수 없다. 단, 임상적으로 체질에 따라 발생 빈도가 높은 병은 있을 수 있다.

⑥ 동일한 병명에도 개체에 따라 24개의 원인이 있을 수 있다

오상체질의학에서는 같은 병임에도 원인은 24가지가 존재한다고 본다. 여러 가지 부적절한 조건을 받으면 치료요구선 內에 머물던 장부(잠재장부)는 치료요구선을 이탈해 도표 6, 7, 8, 9, 10에 나타난 것과 같이 치료소로 변한다. 부적절한 조건을 지속적으로 받으면 허(虛) 치료소들은 최대 허선을, 실(實) 치료소는 최대 실선을 향해 근접하며 장부 간 허실의 격차가 커진다. 그러고는 자체치유력이 저하되기 시작한다. 자체치유력이 저하되면 체내의 취약 부위에 저절로 병이 발생한다. 이미 병이 생겼기 때문에 외부의 자극에 쉽사리 손상되거나 세균이나 바이러스의 감염을 허용하게 되어 감염성 질환이 발병될 수도 있다.

뇌경색이 발병되어 병원에 입원한 환자 들 중에는 체질이 목실인인 무리가 있을 것이다. 그리고 그 가운데에는 제1치료소가 간실증인 사람도, 폐허증인 사람도, 담실증인 사람도, 대장허증인 사람도 있을 것이다. 이처럼 체질이 같으면서도 (개인에 따라) 목실인의 경우 제1치료소가 4가지 양상으로 나타날 수 있다.

수실인 무리 중에는 제1치료소가 비허증인 자, 위허증인 자, 신실증 그리고 방광실증의 4부류의 환자가 있을 수 있다. 화실인 무리 중에서는 제1치료소가 신허증인 자, 방광허증인 자, 심실증인 자, 소장실증인 자, 심포실증인 자 그리고 삼초실증인 자의 6가지 양상으로 진단될 수도 있다. 숫자는 적지만 토실인의 무리에는 제1치료소가 비실증, 간허증, 담허증, 위실증으로 각기 다른 양상이 나타날 수 있다. 금실인의 무리에서도 대장실증, 폐실증, 심허증, 소장허증, 심포허증, 삼초허증의 6가지 양상으로 진단될 수 있다.

이와 같이 한 가지 병에도 발병 원인은 24가지나 있을 수 있다.

⑦ 하나의 장과 부가 실하거나 허해도 수백 가지의 병으로 나타날 수 있다

⑥ 항과 달리, 체질이 같고 주원인인 장부(제1치료소)가 하나이면서도 병명은 수백 가지로 나타나기도 한다. 어느 장이나 부 하나가 부적절한 조건을 지속적으로 받아 과하게 허해졌거나 실해졌을 때, 예를 들어 신장이 과하게 허해져서 치료요구선을 넘어 자체치유력이 저하될 경우 환자의 선천 또는 후천적인 장부나 어느 부위에 취약점이 있느냐에 따라 뇌졸중이 발생할 수도 있고 루머티즘, 담낭염, 요추간판헤르니아, 신부전증, 간염, 치매, 폐결핵, 퇴행성 관절염, 파킨슨병, 아토피피부염, 위궤양 등 무수한 병이 생길 수 있다. 또는 폐가 허해서 혹은 실해서 아니면 대장이 실하거나 담이 허하거나 삼초가 실하든 간에 어떠한 장부든 제1치료소가 될 경우, 자체치유력이 저하되고 환자마다 한 가지 또는 그 이상의 취약점을 갖고 있다면 (환자마다 취약점이 다르므로) 온갖 병이 생길 수 있다.

⑧ 병의 심도와 제1치료소 이탈폭의 커짐은 비례한다

㉠ 병이 중할수록 제1치료소가 치료요구선을 이탈한 폭이 커지고 치료 기간이 길어지는 반면, 병이 가벼울수록 제1치료소의 이탈폭은 작아 치료 기간이 짧아진다. 병의 경중은 제1치료소의 이탈폭의 크기에 비례한다고 추정된다.

㉡ 병이 발병한 지 오래 될수록 제1치료소의 이탈폭은 커지는 반면, 발병한 기간이 짧을수록 이탈폭이 작다고 추정된다. 발병 기간에 따라 이탈폭은 비례한다.

㉢ 병의 증상이 다양할수록 치료소는 여러 개가 되고, 병의 증상이 한두 개 이내면 치료소도 단조롭게 나타난다. 증상의 다양성에 따라 치료소 숫자는 비례한다.

㉣ 올바른 치료로 주소증(主訴症)이 경감됨에 따라 제1치료소의 이탈폭이 점점 작아지는 반면, 잘못 치료했을 때는 주소증이 더 악화되어 제1치료소의 이탈폭이 점차 커진다. 이것은 진단기기상의 수치로 나타난다.

　㉤ 병증이 모두 사라지면 제1, 제2, 제3 등의 치료소는 모두 치료요구선 안으로 환원하는 것으로 간주된다. 따라서 증상의 소멸 여부는 치료소의 잠입 여하에 비례하는 것으로 생각된다.

⑨ 제1치료소는 교체될 수 있다

초진 시에 제1치료소였던 장부가 치료 기간 중 혹은 몇 년 후 재진 시에 체질 내의 다른 장부로 교체되기도 한다. 목실인의 경우, 초진 시에 간실증이 제1치료소였던 사람이 사간방(瀉肝方)으로 주효하여, 1~2주 치료하던 중 제1치료소가 돌연 교체되어 폐허증 또는 담실증 아니면 대장허증으로 교체되는 경우가 흔하다. 대개는 여러 달 치료하는 동안에 3~4차례 교체되면서(또는 3~4차례 교체되다가 다시 처음으로 되돌아오기도 한다) 치유된다. 교체가 빈번한 부류는 하룻밤 사이에 또는 오전에서 오후 사이에, 가장 빠른 경우는 기기의 진단이 끝나면서(진단하는 40~50분 동안에) 제1치료소였던 장부가 교체된다.

　반면, 1~2주에 1회 치료 또는 몇 달 만에 3~4일씩 간헐적으로 치료받는 사람 중에는 5~6년이 지나도록 제1치료소가 항상 같은 장부인 경우도 있다. 한 중년 남자는 17개월간 일주일에 5~6일씩 치료받았는데 치유될 때까지 제1치료소가 한 차례도 교체되지 않았다. 대개의 환자들은 어느 정도 호전되면 스스로 치료를 중단하는 예가 많고, 가벼운 질환은 3~4회 치료로 치유되므로 집계의 기준을 정하기가 어렵다. 그리하여 제1치료소가 교체되는 부류를 약 80%, 그렇지 않는 부류를 대략 약 20%로 추산하고 있다. 환자가 장기간 치료를 받거나 30년간 같은 사람을 진료할 기회가 많아진다면 대부분 제1치료소가 교체되는 부류로 집계될 것으로 판단된다.

　제1치료소가 교체되는 까닭을 비유하자면, 산에서 해수(害獸) 떼가 밭으로 내려와 곡식을 해치우므로 이를 구제(驅除)하기 위해 해수들이 사는 산에서 소탕작전을 벌인다고 할 때 일부는 포획되고, 일부는 달아나 다른 산으로 거처를 옮긴다. 그러면 애초의 서식지에서는 해수를 볼 수 없다. 해수들이 옮겨간 산에서 또다시 소탕작전을 벌이면 몇 마리는 잡히고 나머지는 또 다른 산으로 달아날 것이고, 결국에는 모두 구제될 것이다.

치료도 이와 마찬가지다. 목실인, 수실인, 토실인은 옮길 수 있는 산이 4곳이고, 화실인과 금실인은 6곳이다. 여기서 산을 체질의 장부로, 해수 떼가 가장 많이 집결된 곳을 제1치료소로 생각하면 된다. 해수가 없어진 산은 잠재장부가 된다.

이밖에 수실인, 토실인, 화실인, 금실인의 제1치료소가 교체되는 형식도 목실인의 경우와 같다. 다만 정해진 순서는 없고, 대개 제2치료소가 다음 교체의 우선순위가 되는 경우가 많은 편으로 나타난다.

⑩ 제1치료소가 2장부 또는 그 이상 나타날 수도 있다

기기로 진단해보면, 제1치료소가 한 체질 내에 2장부 또는 3, 4장부씩 나타나는 경우가 있다. 제1치료소가 2장부로 나타났을 때는 두 장부에 좌우 16초씩 침놓아 다스리고 하루이틀 후에 재검사하면, 그 중 한 장부는 제1치료소의 자리에서 물러난다. 또는 2장부 모두 물러나고 제1치료소가 아니었던 다른 장부가 제1치료소로 교체되기도 한다. 제1치료소가 3장부 이상으로 나타날 때는 각 장부마다 16초씩 모두 레이저침을 놓고 하루이틀 후 재검사하면 1, 2장부가 제1치료소로 남거나 제1치료소의 자리에서 물러난다. 만약 2장부가 남았을 경우에는 한 번 더 16초씩 침을 놓고 다음날 또는 며칠 후 재검사하면 1장부가 남거나 체질 내의 다른 장부가 제1치료소로 교체되기도 한다. 그리고 최후에 남는 제1치료소가 진정한 제1치료소로 인정된다.

10. 침 처방론 鍼處方論

여기서 말하는 침 처방이란 오로지 6장 6부만을 보하고 사하는 처방들에 한한다. 지금까지 전해져 성행하고 있는 침에 의한 장부 보사방은 통계에 의해 만들어진 것이 아니고, 동양의학의 근간이 되는 원리를 적용해 입방의 공식을 성립하고 그것에 대입해 얻은 처방들이다. 그런데 《내경》 이후의 동양의학자들이 《내경》에 쓰인 공식이 미비하다고 판단했는지, 여기에 새로운 공식을 더해 처방을 만들었다. 새로 만들어진 처방은 지금까지 완성된 처방으로 인정받아 널리 사용되고 있다.

저자가 오상체질의학을 연구한 후 치료용으로 그 처방들을 여러 해 사용하던 중 그 처방의 불완전함을 발견했다. 이와 같은 결함은 감각이 예민한 환자에게는 며칠만 치료해도 부작용을 일으키고, 제1치료소의 진단에 오진을 불러왔다. 저자는 이를 재삼 검토하여 그 처방들을 수정했다. 저자가 수정한 처방은 외과질환, 체질병리상의 건강인, 불치병, 또는 병의 말기에 이른 환자, 제1치료소의 오진 그리고 극소수에 해당하는 침에 대한 알레르기가 있는 부류와 경혈이 제 위치에 자리하지 않은 사람들을 제외하고는 그 효능이 정확하고 신속하며 확고하다.

본 의학에서는 침 처방(장부보사방, 또는 BO, SA, 方이라고도 한다)을 진단용으로도 쓰고, 치료용으로도 사용한다. 이와 같은 처방은 12개의 경락에 분포된 경혈 중 5행혈만을 이용해 작성하게 된다. 침 처방, 즉 장부 보사방은 6개의 장을 각각 보하는 처방과 사하는 처방 6개가 있다. 또한 부를 보하는 처방 6개와 사하는 처방이 6개로 작성되어 도합 24개의 장부 보사방이 있다. 침에 의한 장부의 보사방은 고전에서 이미 연구해둔 장과 부의 보사 원칙에 오행혈을 사용해 처방을 작성한다.

(1) 보사補瀉란 무엇인가?

보(補 BO＝B.)라는 말은 허한 대상을 보충한다, 보강한다는 뜻이다. 사(瀉 SA＝S.)는 실한 대상을 삭감한다, 사출(瀉出)한다는 뜻이다. 이와 같이 보한다와 사한다는 상반된다. 부호로 표현하면 보한다는 것은 "＋"와 같고, 사한다는 것은 "－"와 같다. 고대의 의학자들은 "허한 것은 보하고, 실한 것은 사하라"라고 치료의 가장 기본적인 원칙을 세웠다.

1) 장부(臟腑)의 보와 사에는 한계가 있다

보나 사를 하는 데에는 한계가 있다. 장과 부의 경우(상대허실에 해당됨) 허한 것을 보하면 그 대상은 보충되기 시작한다. 그러나 이를 한없이 보하면 문제, 즉 부작용이 발생한다. 반면에 실한 것을 사하면 그 대상은 세력이 줄어들기 시작한다. 마찬가지로 이를 한없이 사하면 부작용이 발생한다. 그러므로 허한 것은 보하되 최대 한계는 허영역의 치료요구선까지이다. 실한 것도 사하되 최대 한계는 실영역의 치료요구선까지이다.(〈체질생리론〉, 〈체질병리론〉의 도해 참조) 그리고 그 한계는 진단기기의 측정으로 여부를 판독하게 된다.

2) 장부의 보와 사 그리고 침(鍼)의 기법(技法)

고대의 의학자들이 보와 사의 개념을 치병(治病)에 도입한 주목적은 치료 처방의 선택과 장부 간의 불균형을 바로잡기 위함이었다. 침으로 보사하려면 오행혈 중에서도 치료 대상이 되는 장부와 관계가 있는 경혈만 선택해야 한다. 그리고 침을 찌를 때 특별한 기교를 더해 장부를 보할 수도 사할 수도 있다. 이와 같이 침에 기교를 더해 찌르는 것을 침의 기법 또는 보사기법이라 한다.

이해를 돕기 위해 장부와 오행혈 그리고 침의 기법을 비유해보면, 장이나 부는 (12개의) 물탱크와 같고 오행혈은 각각의 탱크에 연결된 배출용 파이프 하나와 흡입용 파이프 4개에 장착된 밸브로 보면 된다. 침은 밸브에 달려 있는 핸들과 같다. 기법은 핸들을 상하 또는 좌우로 움직임으로써 파이프로 흐르는 물이 조금씩 또는 많이 흐르게 할 수 있는 것과 흡사하다.

(2) 침 기법의 종류

침을 경혈에 찌르면서 기법을 가하면 배관의 물 흐름이 조절되는 것과 마찬가지로 기를 많이 또는 조금씩 흐르게 할 수 있으며, 흐름을 촉진할 수도 억제할 수도 있다. 이러한 작용은 오행혈과 락혈에 한해 가능하다. 침 기법의 종류는 다음과 같다.

1) 회전기법

① 일명 회전보사법이라고도 하는데, 침을 경혈에 수직으로 찌른 후 엄지와 검지를 사용해 침체(鍼體)를 우측 방향, 즉 시계바늘이 돌아가는 방향으로 회전시키면 보의 작용이 일어나고 반대로 회전시키면 사의 작용이 일어난다는 기법.

② 음경락에 소속된 경혈에 침놓을 때와 양경락에 소속된 경혈에 침놓을 때는 침체의 회전 방향이 서로 반대가 돼야 한다. 다시 말해 음경락에 소속된 경혈은 침체를 우측으로 회전하면 보가 되고, 양경락에 소속된 경혈에는 좌측으로 회전해야 보가 된다. 따라서 사하는 작용은 반대로(각기) 회전시켜야 한다는 기법.

③ 하루 중 오전은 양에 속하므로 침체를 우회전하면 보가 되고, 오후는 음에 속하므로 침체를 좌회전해야 보가 된다는 기법(사의 작용을 일으키려면 반대로 하면 된

다).

④ 남자는 양에 속하므로 침체를 우회전하면 보가 되고, 여자는 음에 속하므로 좌회전해야 보가 된다는 기법(사의 경우는 반대로 하면 된다).

⑤ 남·녀, 오전·오후, 음경락·양경락과 관계없이 침체를 우측으로 9회전하면 보가 되고, 좌측으로 6회전하면 사가 된다는 기법.

2) 호흡기법

 일명 호흡보사법이라고 하는데, 수진자의 호흡에 따라 침을 찌르므로 보나 사가 이루어질 수 있다. 숨을 내쉴 때 침을 찌르면 보가 되고, 숨을 들이마실 때 침을 찌르면 사가 된다는 기법.

3) 그 밖의 기법

① 침을 찌른 후 오랫동안 두면(꽂은 채로) 보가 되고, 침을 찌르기가 바쁘게 뽑아버리면 사가 된다는 기법.

② 침을 찌를 때 거의 자극을 느끼지 못하도록 부드럽게 찌른 후, 뽑을 때에 자극을 느끼지 않게 살며시 뽑으면 보가 되고, 반대로 강한 자극을 주면서 아픔을 느끼게 찌르면 사가 된다는 기법.

③ 극히 가느다란 침을 따뜻하게 데워 찌르면 보가 되고, 그보다 배 이상 굵은 침을 차갑게 냉각시켜서 찌르면 사가 된다는 기법.

④ 시술 전에 경혈 부위를 충분히 마사지한 후 침을 찔렀다가 뽑은 후에 기가 빠져나가지 않게 지압하면 보가 되고, 반대로 경혈 부위를 마사지 하지 않고 대뜸 침을 찔렀다가 뽑은 후에 지압하지 않으면 사가 된다는 기법.

4) 경락(經絡)의 흐름에 따라 찌르고 거슬러 찌르는 기법

일명 영수보사법 또는 p.r.기법이라고 하는데, 음경락으로 흐르는 기의 방향과 양경

락으로 흐르는 기의 방향이 상반된다는 이론에 입각해 기가 흐르는 방향에 따라[隨]
침체를 약 40°∠ ~45°∠로 빗겨 찌르면 보가 되고(그림 A 참조), 반대로 기가 흐르
는 방향을 거슬러[迎] 약 40°∠~ 45°∠로 빗겨 찌르면 사가 된다는 기법(그림 B 참
조).

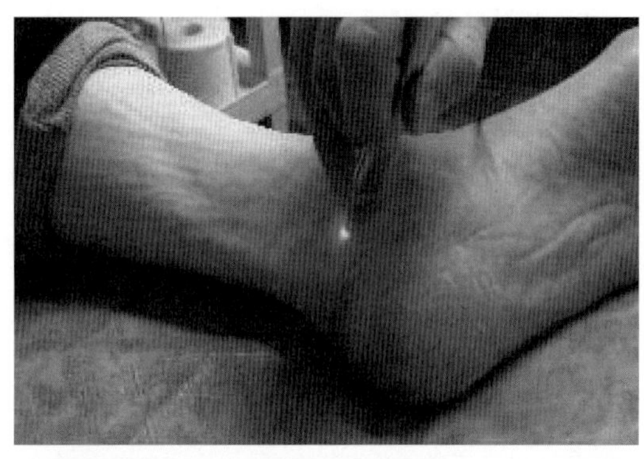

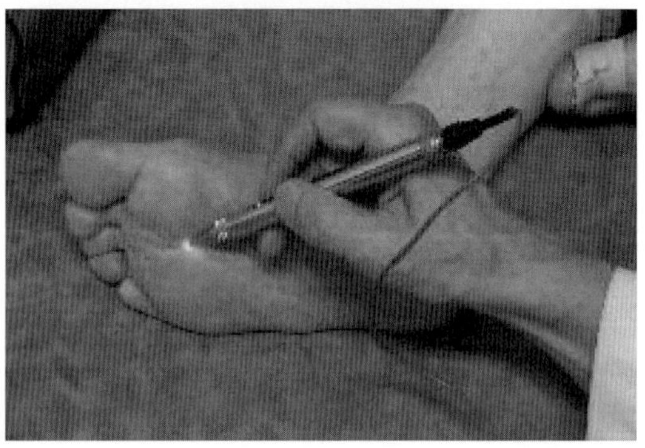

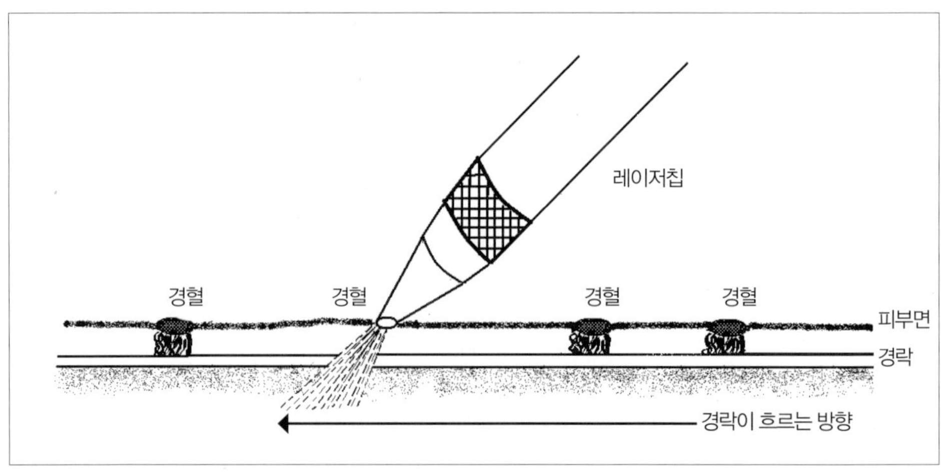

[그림A] promotion=p.

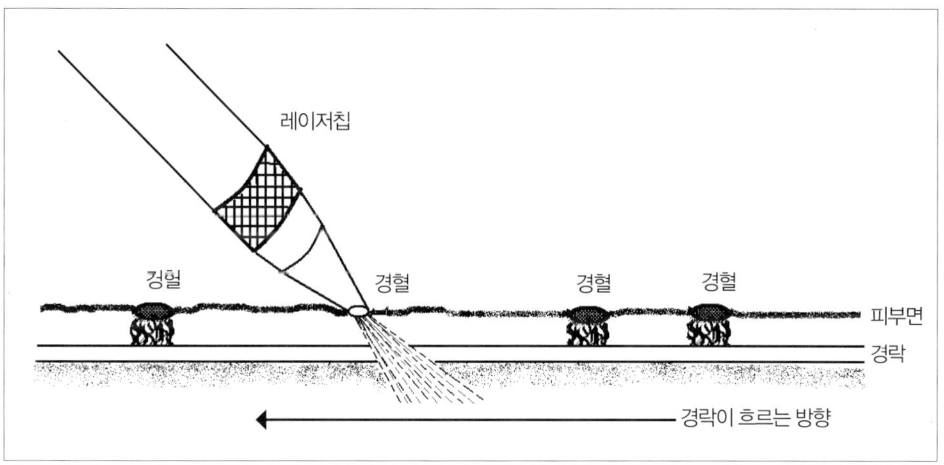

[그림B] repretion=r.

이와 같이 여러 가지 기법이 전하며 침술가에 따라 위의 기법들이 사용되고 있다. 저자는 기법들을 기회가 주어질 때마다 임상실험하고 다음과 같은 결론을 얻었다.

첫째, 위의 1), 2), 3), 4)항에서 '보가 된다'는 적절치 못하므로 '기의 흐름을 촉진한다'로, '사가 된다'는 '기의 흐름을 억제한다'로 수정돼야 한다.

둘째, 1), 2), 3)항에 열거한 기법들은 침을 경혈에 수직으로 찌르는 것일 뿐 정확한 작용을 얻지는 못한다. 그러나 병을 물리치려는 본능이 강한 수진자들 중에는 기의 흐름을 촉진하는 방향으로 또는 억제하는 쪽으로 놓지 않고 다만 수직으로 찔러도 직침의 자극을 자신의 치료에 유리하게 받아들이는 경향이 있다. 이때 1), 2), 3)항의 기법을 사용하는 사람들은 보사가 잘 이루어진다고 착각하는 것 같다.

셋째, 침을 사용해 기의 흐름을 촉진하거나 억제하는 방법은 4)항뿐이며 올바른 기법이라 할 수 있다.

(3) 장과 부를 보사하는 처방

장이나 부를 보 또는 사하는 처방은 장부를 보사하는 법칙에 오행혈을 사용하여 작성한다. 주지해야 할 점은 장을 보사하는 처방을 작성할 때는 음경락에 소속된 오행혈만을 사용해야 하며, 부를 보사하는 처방을 작성할 때는 양경락에 소속된 오행혈만을 사용해야 한다는 것이다.

장부를 보사하는 법칙을 언급하기에 앞서 오행이 상생 관계일 때나 상극 관계일 때 오행혈은 각기 역할에 따라 모(母), 자(子), 관(官), 민(民)이라는 별칭(육친이라고 하는데, 점술에서 점패를 볼 때 사용되는 용어와 혼돈되므로 내용과 뜻이 같은 모, 자, 관, 민으로 표현한다)이 부여된다.

○모(母)는 부모 또는 부모와 같은 입장이므로 자를 번성시키고 항상 협조하려는 속성을 갖는다. 나무에 비유하면 뿌리와 같다.

○자(子)는 자녀 또는 자식과 같은 입장으로 모에게 도움을 받는 속성을 갖는다(특히 허해 졌을 때). 나무에 비유하면 줄기와 잎과 같다.

○관(官)은 관료, 특히 탐관오리를 뜻한다. 약탈자, 지배자, 파괴자, 천적(天敵) 같은 속성을 갖는다.

○민(民)은 백성, 특히 선량한 백성을 뜻한다. 피해자 또는 피해를 받는 위치에 있는 대상을 말한다.

다음은 오행의 상생 관계와 상극 관계를 나열하여 설명한 것이다.

■ 상생(相生) 관계일 때

SU(水) ⟶ MOK(木) ⟶ HWA,FWA(火) ⟶ TOU(土) ⟶ GEUM(金) ⟶ SU(水)

화살표의 꼬리 부위에 위치한 水는 화살표의 머리 부위에 위치한 木에 대해 모의 입장이 되고, 목은 자의 입장이 된다. 다시 木은 화살표의 머리 부위에 위치한 火와 火′의 모가 되고, 火와 火′는 목의 자가 된다. 다시 火와 火′는 土에 대해 모가 되고, 土는 火와 火′의 자가 된다. 앞서 자였던 土는 金을 대상으로 모의 기능을 하고, 金은 土의 子가 된다. 金이 水과 상생 관계에 놓일 때는 土의 자였던 金은 모가 되고 水는 자가 된다. 이와 같이 오행이 상생 관계로 나열될 때는 대상에 따라 모가 될 수도 있고 자가 될 수도 있다.

■ 상극(上克) 관계일 때

> SU(水) - - -> HWA, FWA(火) - - -> GEUM(金) - - -> MOK(木) - - -> TOU(土) - - -> SU(水)

점선 화살표의 꼬리 부분에 위치한 水는 火와 火′에 대해 관이 되고, 火와 火′는 水에 대해 민이 된다. 그러나 火와 火′는 金에 대해서는 관이 되고, 金은 민이 된다. 또한 金은 木에 대해서는 관이 되며, 木은 민이 된다. 木은 土에 대해서는 관이 되고, 土는 민이 된다. 민이었던 土는 수에 대해서는 관이 되고, 水는 민이 된다. 이와 같이 오행이 상극 관계로 나열될 때는 대상에 따라 관이 될 수도 있고 민이 될 수도 있다.

1) 장부를 보사하는 처방 만들기

고전에 언급된 장부의 보사 원칙은 다음과 같다.

① 장부를 보하려면

- 그 장부에 소속된 경혈 중 모격(母格)경혈을 촉진(promotion)하고 (또는 隨라고도 함 : 《내경》),

- 그 장부에 소속된 경혈 중 관격 경혈을 억제(repretion)하라(또는 迎이라고도 함 : 《내경》 이후에 첨가된 것)고 했다.

② 장부를 사하려면

- 그 장부에 소속된 경혈 중 자격(子格)경혈을 억제하고(《내경》),

- 그 장부에 소속된 경혈 중 관격 경혈을 촉진하라(《내경》 이후에 첨가된 것)고 했다.

고전 이후의 침술연구가가 또다시 이를 보완한 처방을 만들어 전하고 있다. 그 장부에 소속된 경혈만으로 부족하다고 판단했는지 타경(他經)의 경혈을 인용한 것이다. 이와 같은 처방은 한국의 침술가들이 통칭 사암방(舍岩方)이라 하는 것과 오행보사방이라 하는 것 두 가지가 성행하고 있다. 후자는 사암방에 그 장부에 소속된 출혈(出穴)을 하나 더한 것이다. 그 장부를 보할 경우 그 출혈을 p.(촉진)하는 것이고, 사할 경우에는 그 장부의 출혈을 r.(억제)하는 것이다. 저자는 오상체질의 진단 및 치료에 이들 처방을 사용해봤는데 전자는 결함이 많았다. 후자를 선호하여 임상 예가 많아지고 연구가 깊어졌지만, 이 처방에도 몇 가지 문제점이 있음을 발견했다. 그리고 새 처방을 작성했다.

결함이란 다음과 같다.

첫째, 진단 및 치료 시에 가반응(假反應)이 속출한다(가반응이란 민감한 사람에게 오침치(誤鍼治))했을 경우, 처음에는 병의 증상이 호전되다가 2~3일 후 부작용이 일어나거나 평소보다 더 악화되는 반응이다.

둘째, 효율이 낮다.

셋째, 본 의학의 진단에 사용할 경우 이유 없이 오진이 발생한다(사암방(舍岩方)이 더 심하다).

사암의 사담방(瀉膽方)과 보간방(補肝方)과 오행보사방(五行補瀉方)을 예로 든다.

사암의 사담방(S.GB方)

㉠ 양보(陽輔) (GB.담의 火穴) r.

㉡ 양곡(陽谷) (SI. 소장의 火穴) r.

㉢ 규음(竅陰) (GB.담의 金穴) p.

㉣ 상양(商陽) (LI. 대장의 金穴) p.

4항까지 사혈(四穴)을 쓰면 사암사담방이고, 사암의 사하는 처방에 木穴인 임읍혈

(臨泣穴)을 r.하고, 보하는 처방에는 p.로 하면 오행보사방이 된다.

사암의 보간방(B.LR方)

㉠ 곡천(曲泉) (LR. 肝의 水穴) p.

㉡ 음곡(陰谷) (KI.腎의 水穴) p.

㉢ 중봉(中封) (LR. 肝의 金穴) r.

㉣ 경거(經渠) (LU. 肺의 金穴) r.

4항까지 사혈을 쓰면 사암보사방이고, 사암의 사하는 처방에 木穴인 대돈혈(大敦穴)을 r.하고 보하는 처방에는 p.로 하면 오행보사방이 된다.

③ 장부를 보사하는 새 처방 공식(사하는 장부의 새로운 공식: 자경(自經)만 침놓는다)

보하는 처방

- 그 장부에 소속된 자격혈(子格穴)을 r.(억제 또는 迎)하며,
- 그 장부에 소속된 관격혈(官格穴)을 p.(촉진 또는 隨)한다.

④ 장부를 보하는 새 처방(자경만을 침놓는다)

사하는 처방

- 그 장부에 소속된 경혈 중 모혈(母穴)을 p.하고,
- 그 장부에 소속된 경혈 중 관혈(官穴)을 r.한다.

참고사항

• 침으로 장부를 보했거나 사한 것이 올바르다면 다음의 그림A와 같은 모양으로, 침 끝이 서로 마주보거나 그림B와 같이 침 끝이 서로 등을 돌리는 사각을 형성한다.

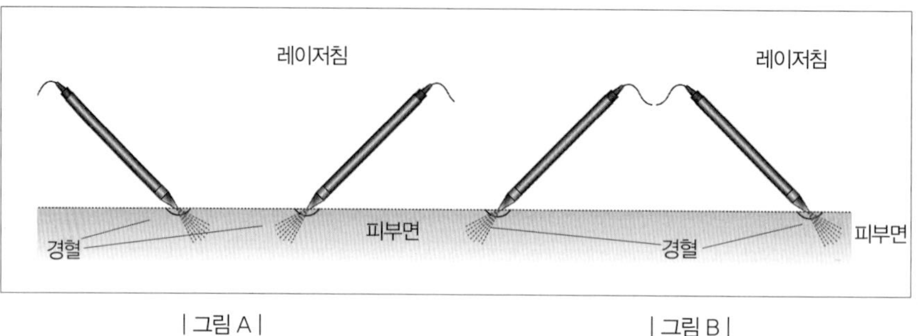

• 장부를 보하거나 사하는 데 잘못 침놓았다면 아래의 그림 C나 D처럼 침 끝이 같은 방향으로 나란히 사각을 형성한다. 두 혈 가운데 하나가 p.나 r.의 방향이 잘못된 것이다.

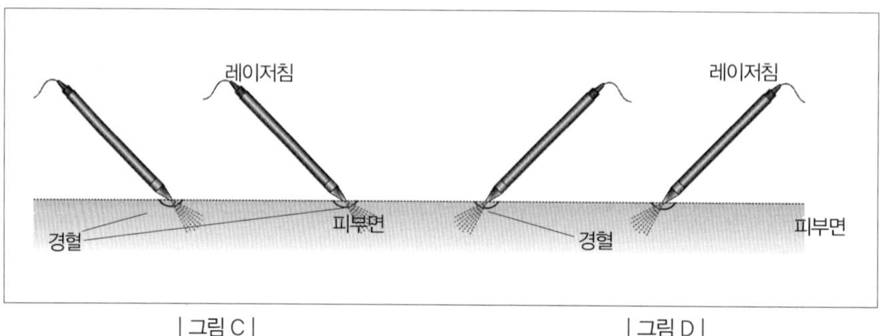

• 경락도해는 해당되는 락혈을 포함해 金LU, LI, 水KI, BL, 木LR, GB, 火HT, SI, PC, TE, ±SP, ST의 순으로 전개했음.

장부허실 영문표기	장부허실 한글(韓字) 표기	경혈(經穴) 이름 한글(韓字) 표기	경혈(經穴) 이름 한글(韓字) 표기	락 혈 (絡穴)
B.KI	보신(補腎)	부유(復溜) p.金	태계(太谿) r.土	편력(偏歷) r.
S.KI	사신(瀉腎)	용천(湧泉) r.木	태계(太谿) p.土	편력(偏歷) p.
B.BL	보방광(補膀胱)	지음(支陰) p.金	위중(委中) r.土	열결(列缺) r.
S.BL	사방광(瀉膀胱)	속골(束骨) r.木	위중(委中) p.土	열결(列缺) p.
B.LR	보간(補肝)	곡천(曲泉) p.水	중봉(中封) r.金	지정(支正) r.
S.LR	사간(瀉肝)	행간(行間) r.火	중봉(中封) p.金	지정(支正) p.
B.GB	보담(補膽)	협계(俠谿) p.水	규음(竅陰) r.金	통리(通里) r.
S.GB	사담(瀉膽)	양보(陽輔) r.火	규음(竅陰) p.金	통리(通里) p.
B.HT	보심(補心)	소충(少衝) p.木	소해(少海) r.水	광명(光明) r.
S.HT	사심(瀉心)	신문(神門) r.土	소해(少海) p.水	광명(光明) p.
B.SI	보소장(補小腸)	후계(後谿) p.木	전곡(前谷) r.水	여구(蠡溝) r.
S.SI	사소장(瀉小腸)	소해(小海) r.土	전곡(前谷) p.水	여구(蠡溝) p.
B.PC	보심포(補心包)	중충(中衝) p.木	곡택(曲澤) r.水	풍융(豊隆) r.
S.PC	사심포(瀉心包)	대릉(大陵) r.土	곡택(曲澤) p.水	풍융(豊隆) p.
B.TE	보삼초(補三焦)	중저(中渚) p.木	액문(液門) r.水	공손(公孫) r.
S.TE	사삼초(瀉三焦)	천정(天井) r.土	액문(液門) p.水	공손(公孫) p.
B.SP	보비(補脾)	대도(大都) p.火	은백(隱白) r.水	외관(外關) r.
S.SP	사비(瀉脾)	상구(商丘) r.金	은백(隱白) p.水	외관(外關) p.
B.ST	보위(補胃)	해계(解谿) p.火	함곡(陷谷) r.水	내관(內關) r.
S.ST	사위(瀉胃)	여태(厲兌) r.金	함곡(陷谷) p.水	내관(內關) p.
B.LU	보폐(補肺)	태연(太淵) p.土	어제(魚際) r.水	비양(飛揚) r.

---

16) 이 장부 보사 처방은 저자가 자경만 분리해 사용하는 처방이다. 안의 오행 표시는 그 혈의 오행 소속을 알리기 위함이다. B＝Bo, 보(補) S＝Sa, 사(瀉), p.(presend)＝수(隨), r.(represend)＝영(迎)

S.LU	사폐(瀉肺)	척택(尺擇) r. 水	어제(魚際) p.水	비양(飛揚) p.
B.LI	보대장(補大腸)	곡지(曲指) p.土	양계(陽谿) r.水	대종(大腫) r.
S.LI	사대장(瀉大腸)	이간(二間) r.水	양계(陽谿) p.水	대종(大腫) p.

오상체질의학에서 쓰이는 臟腑補瀉用 經穴 및 絡穴

■ 五像体質의학의 장부보사용 經穴 36穴 및 page 찾기

金	肺 經	–	魚際 (LU-10, 火)	–	page 115
			太淵 (LU-9, 土)	–	page 116
			尺澤 (LU-5, 水)	–	page 117
	大腸經	–	二間 (LI- 2, 水)	–	page 118
			陽谿 (LI- 5, 火)	–	page 119
			曲池 (LI-11, 土)	–	page 120
水	腎經	–	湧泉 (KI- 1, 木)	–	page 121
			太谿 (KI- 3, 土)	–	page 122
			復溜 (KI- 7, 金)	–	page 123
	膀胱經	–	至陰 (BL-67, 金)	–	page 124
			束骨 (BL-65, 木)	–	page 125
			委中 (BL-40, 土)	–	page 126
木	肝 經	–	行間 (LR- 2, 火)	–	page 127
			中封 (LR- 4, 金)	–	page 128
			曲泉 (LR- 8, 水)	–	page 129
	膽 經	–	竅陰 (GB-44, 金)	–	page 130
			俠谿 (GB-43, 水)	–	page 131
			陽輔 (GB-38, 火)	–	page 132
火	心 經	–	少衝 (HT- 9, 木)	–	page 133
			神門 (HT- 7, 土)	–	page 134
			少海 (HT- 3, 水)	–	page 135
	小腸經	–	前谷 (SI - 2, 水)	–	page 136
			後谿 (SI - 3, 木)	–	page 137
			小海 (SI - 8, 土)	–	page 138

■ 絡穴및 page 찾기

LU – 10, 魚際, 火

【取穴】

- 손허리손가락관절 뒤 노뼈쪽 赤白肉際

- 첫째 손허리뼈 위짧은엄지벌림근의 赤白肉際에서 취함.

- 첫째 손허리뼈의 가운데 魚際 부위의 바닥쪽 赤白肉際

- 손바닥을 위로 향하여 取穴

On the palm, radial to the midpoint of the first metacarpal bone, at the border between the red and white flesh.

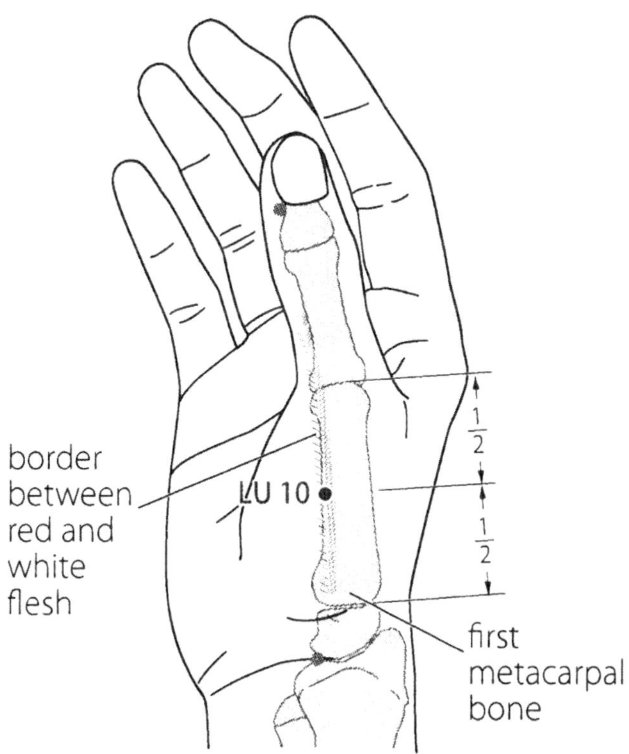

첫째 손허리뼈 위짧은엄지벌림근의 赤白肉際에서 취함.

LU－9, 太淵, 土

- 腕關節 노뼈 붓돌기 안쪽(바닥쪽노손목인대)

- 腕關節上 0.5寸 노뼈쪽 동맥이 뛰는 곳

- 經渠穴下 0.5寸 列缺穴下 1寸

- 寸關尺 三部脈中 寸部脈으로 노동맥이 뛰는 곳

On the anterolateral aspect of the wrist, between the radial styloid process and the scaphoid bone, in the depression ulnar to the abductor pollicis longus tendon.

Note: On the radial side of the palmar wrist crease, over the radial artery.

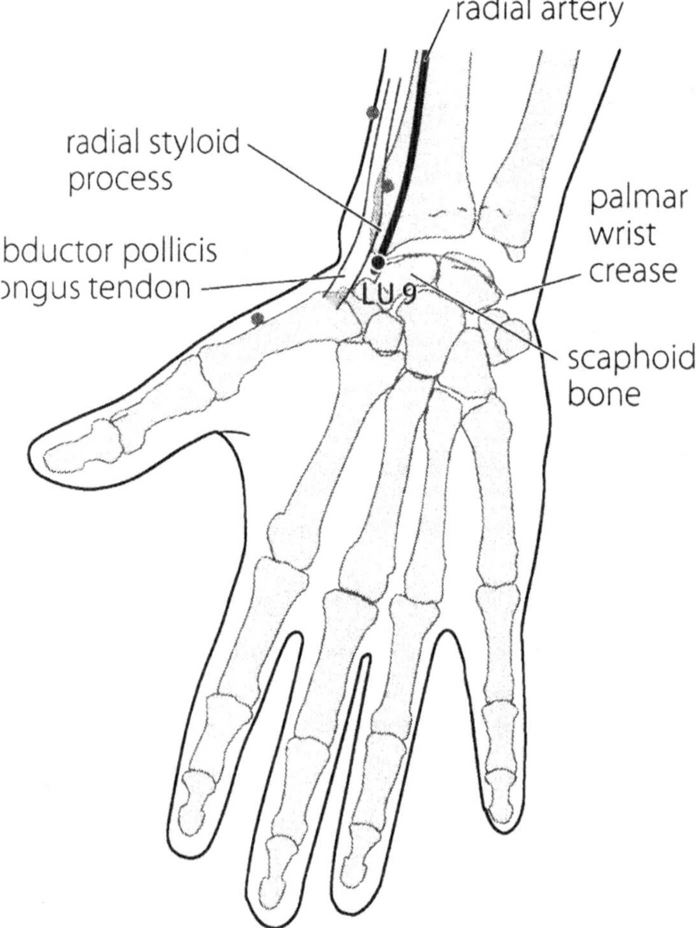

LU－5, 尺澤, 水

【取穴】

■ 주먹을 쥐고 팔을 굽힌 상태에서 위팔두갈래널힘줄(上腕二頭筋腱)의 노뼈쪽 오목에서 尺澤穴을 취함

■ 팔을 굽혀 팔오금 끝에서 曲池穴을 취하고 曲池穴에서 노뼈쪽으로 0.5寸에서 취함

On the anterior aspect of the elbow, at the cubital crease, in the depression lateral to the biceps brachii tendon.

Note: With the elbow flexed, LU5 is located at the cubital crease, between LI11 and PC3, separated from PC3 by the biceps brachii tendon.

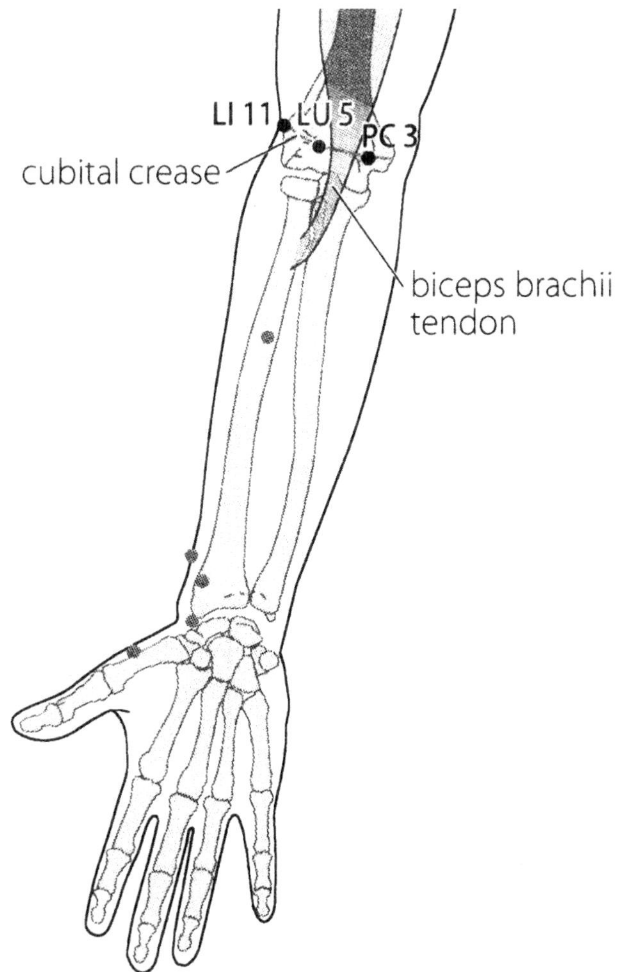

LI－2, 二間, 水

【取穴】

■ 주먹을 쥐었을 때 검지 손가락 本節 앞의 노쪽 橫紋外端 赤白肉際 (本節은 中手骨과

基節骨間의 관절부를 지칭함)

■ 손가락을 굽힌 상태에서 취혈

On the index finger, in the depression distal to the radial side of the second

metacarpophalangeal joint, at the border between the red and white flesh.

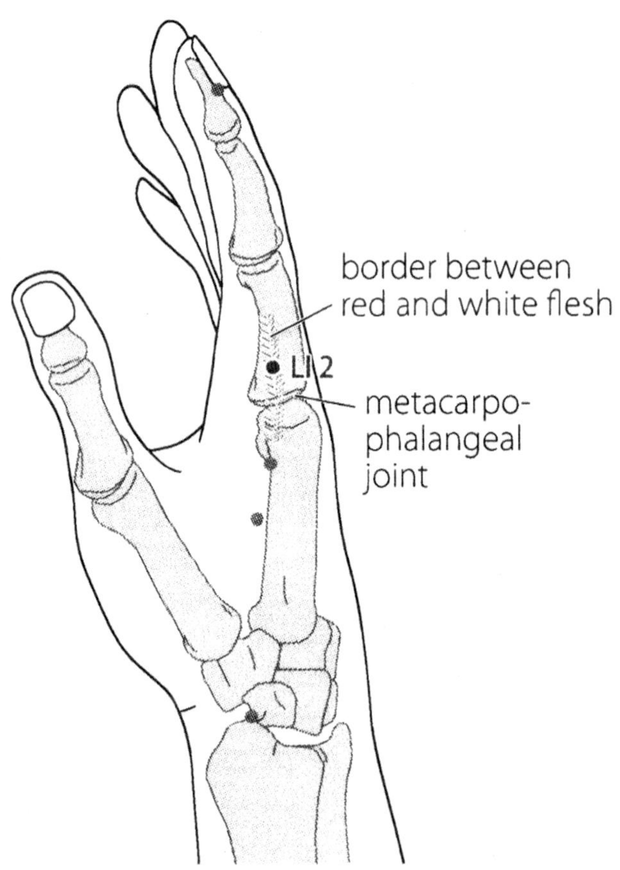

LI − 5, 陽谿, 火

【取穴】

■ 腕關節 손등의 노쪽으로, 엄지손가락을 위로 펼 때 긴엄지폄근과 짧은엄지폄근에 의해 노뼈과 舟狀骨의 腕關節에 생기는 함요처 중앙.

On the posterolateral aspect of the wrist, at the radial side of the dorsal wrist crease, distal to the radial styloid process, in the depression of the anatomical snuffbox.

Note: the depression of the anatomical snuffbox is formed when the thumb is fully abducted and extended between the tendons of the extensor pollicis longus and the extensor pollicis brevis.

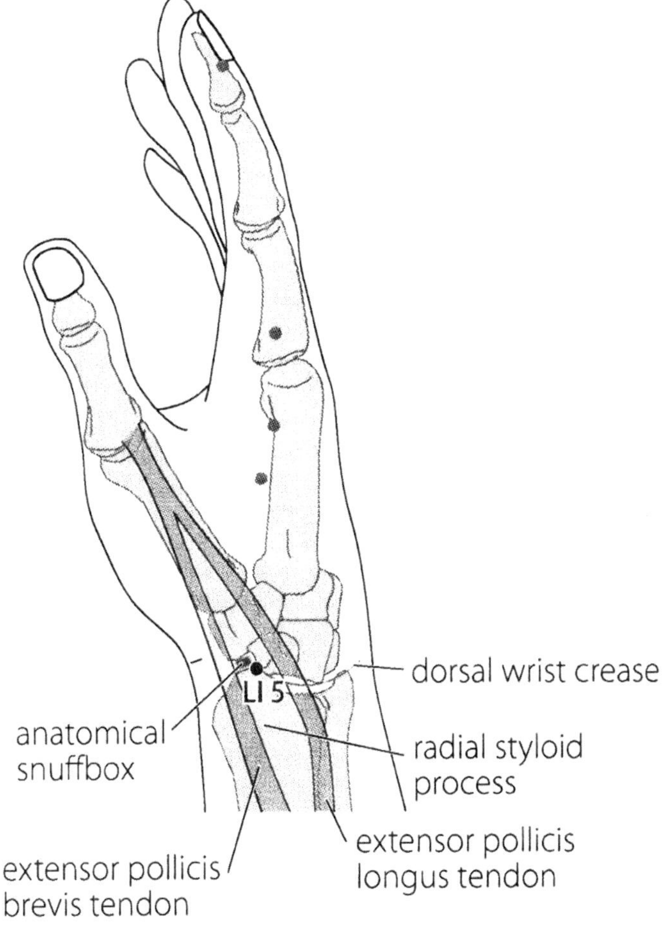

LI－11, 曲池, 土

【取穴】

■ 팔꿈치를 굽히고 손바닥을 가슴에 붙일 때 생기는 팔꿈치관절의 횡문 끝의 안쪽 오목한 곳에서 취함.

■ 팔꿈치 안쪽각이 60~90°가 되도록 굽혀서 취혈한다.

On the lateral aspect of the elbow, at the midpoint of the line connecting LU5 with the lateral epicondyle of the humerus.

Note: When the elbow is fully flexed, LI11 is located in the depression on the lateral end of the cubital crease.

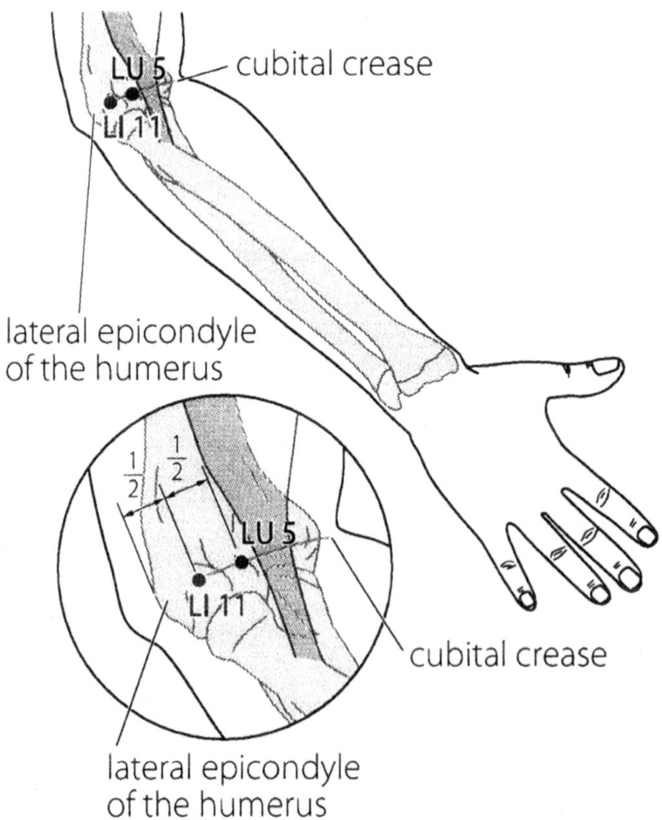

KI − 1, 泉湧, 木

【取穴】

- 발가락을 굽혀 니타니는 발바닥 앞쪽 중잉힘요처

- 두 번째 발가락과 세 빈째 빌가락 사이

- 발바닥에서 검지발가락 끝과 발꿈치를 이은 선의 2/5되는 점

On the sole of the foot, in the deepest depression of the sole when the toes are flexed.

Note: When the toes are flexed, KI1 is located approximately in the depression at the junction of the anterior one third and the posterior two thirds of the line connecting the heel with the web margin between the bases of the second and third toes.

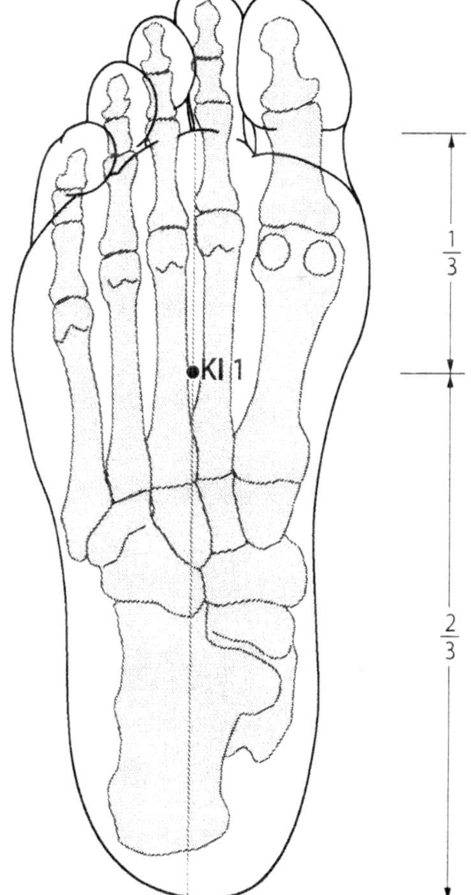

KI－3, 太谿, 土

【取穴】

■ 足內踝尖과 아킬레스建 後緣의 사이의 중간

■ 足內踝後 0.5寸으로 崑崙穴과 內外 상대혈

■ 正坐垂足取穴

On the posteromedial aspect of the ankle, in the depression between the prominence of the medial malleolus and the calcaneal tendon.

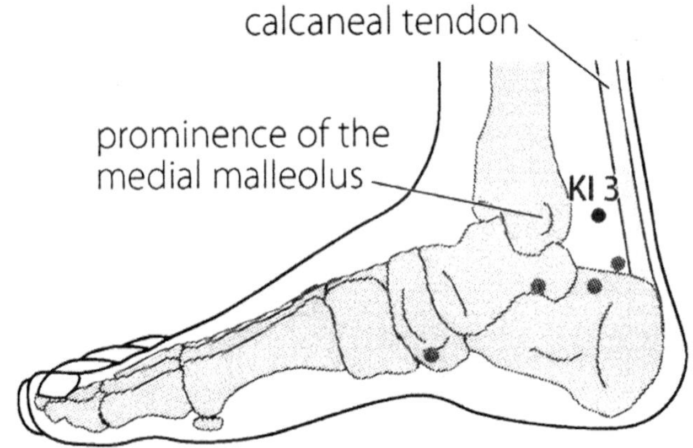

KI－7, 復溜, 金

【取穴】

■ 太谿穴上 2寸

■ 交信穴後 0.5寸

※膝窩橫紋內端〜太谿穴：13寸

On the posteromedial aspect of the leg, antreior to the calcaneal tendon, 2 Bcun superior to the proninence of the medial malleolus.

Note: At the same level and posterior to K18.

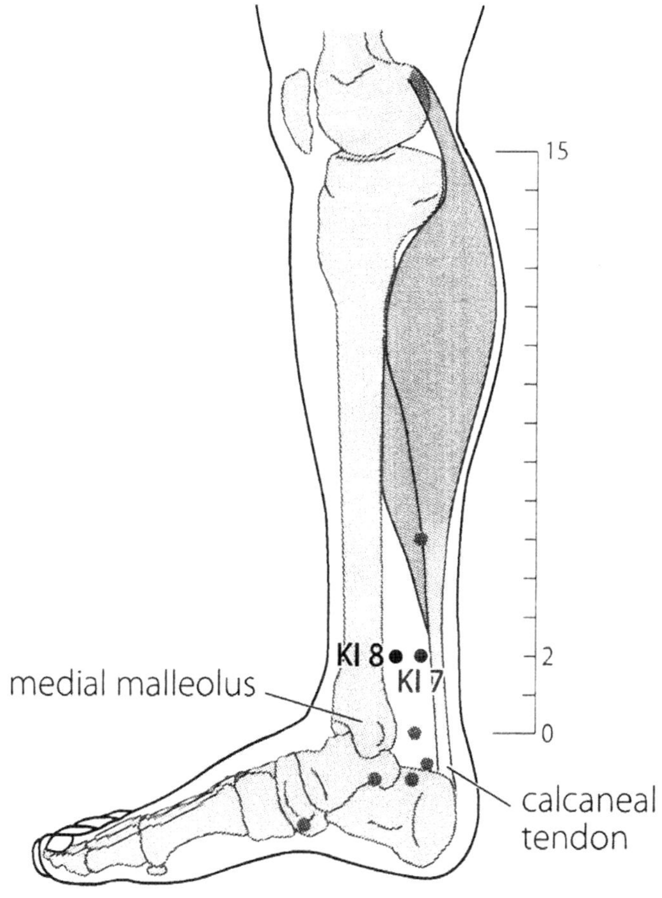

BL – 67, 至陰, 金

【取穴】

■ 새끼발가락의 가쪽, 발톱뿌리각에서 0.1寸 부위.

On the little toe, lateral to the distal phalanx, 0.1 Fcun proximal to the lateral corner of the toenail; at the intersection of the vertical line of the lateral side of the nail and the horizontal line of the base of the toenail.

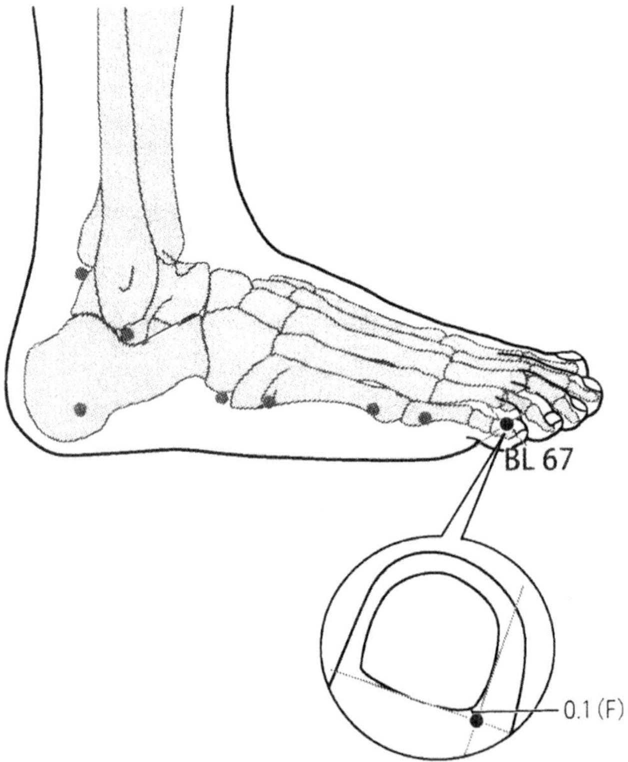

BL – 65, 束骨, 木

【取穴】

■ 제5발허리발가락관절(the 5th metatarsophalangeal joint) 의 몸쪽(proximal) 모서리

의 赤白肉際 부위

On the lateral aspect of the foot, in the depression proximal to the fifth metatar

sophalangeal joint, at the border between the red and white flesh.

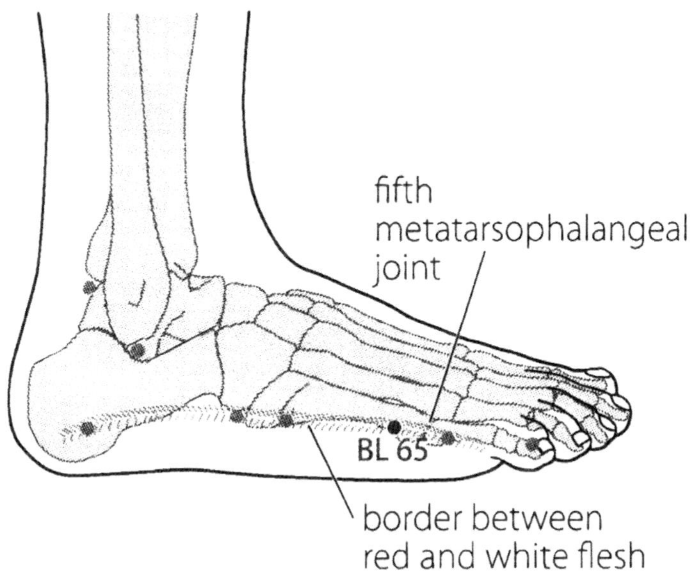

BL－40, 委中, 土

【取穴】

■ 슬와횡문 중앙으로 맥이 느껴지는 곳

On the posterior aspect of the knee, at the midpoint of the popliteal crease.

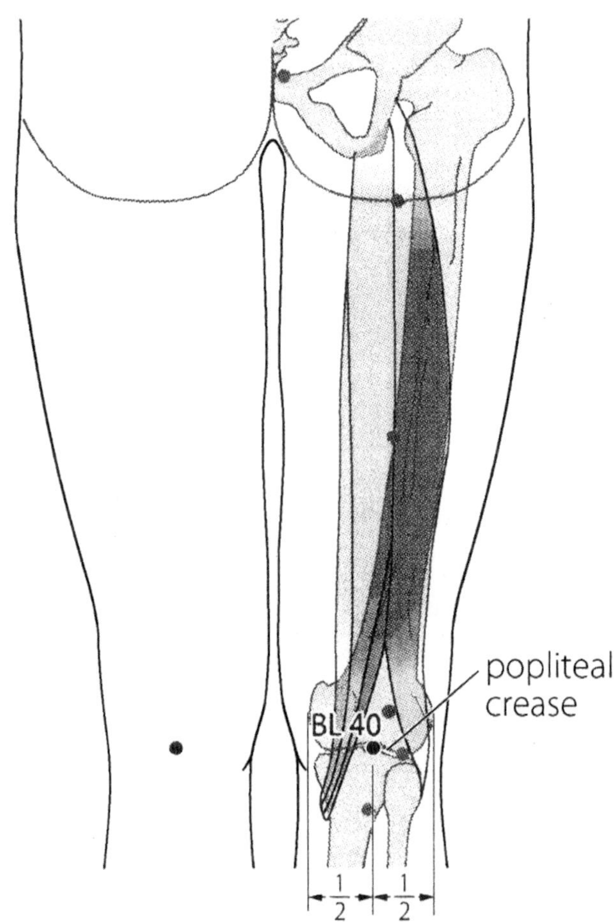

LR − 2, 行間, 火

【取穴】

■ 첫째와 둘째 발가락 사이, 발등과 발가락의 경계면

■ 첫째, 둘째 발가락 肢骨 사이로 中足骨과 基節骨의 관절부(本節)前 발등쪽

On the dorsum of the foot, between the first and second toes, proximal to the web margin, at the border between the red and white flesh.

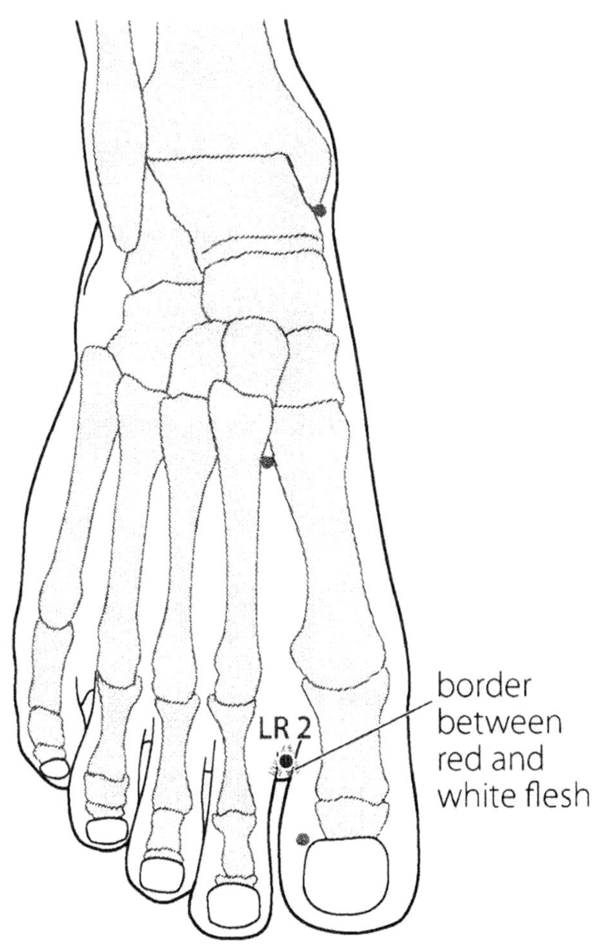

LR - 4, 中封, 金

【取穴】

■ 足內踝尖의 수평선과 앞정강근 힘줄안쪽 모서리가 만나는 오목한 곳

On the anteromedial aspect of the ankie, in the depression medial to the tibialis anterior tendon, anterior to the medial malleolus.

Note: LR4 is located midway between SP5 and ST41.

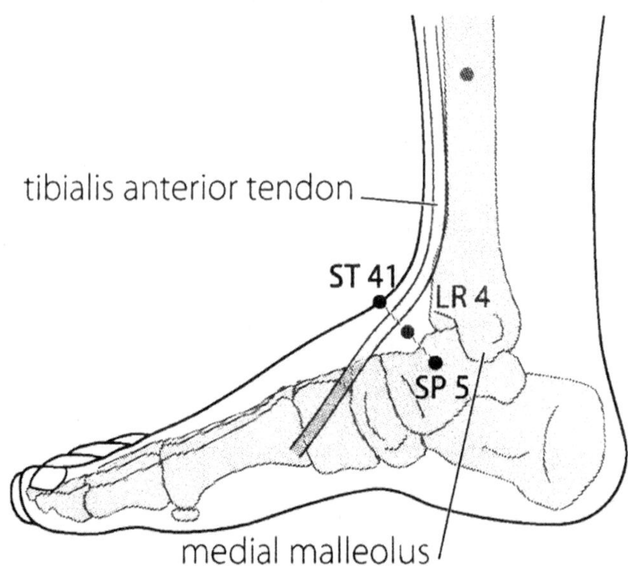

LR − 8, 曲泉, 水

【取穴】

■ 90°로 무릎을 굽히고 오금 橫紋 안쪽 끝으로 脛骨 內側髁 後方과 반막모양근 사이의 함요저

■ 무릎관절의 안쪽 부위, 무릎을 굽혔을 때, 넙다리뼈(femur)의 안쪽위관절융기(medial epicondyle)와 정강뼈(Tibia)의 안쪽관절융기(medial codyle) 사이로, 넙다리빗근(sartorius m.)과 반막모양근(semimembranosus m.), 두 덩정강근(gracilis m.)의 사이

On the medial aspect of the knee, in the depression medial to the tendons of the semitendinosus and the semimembranosus muscles, at the medial end of the popliteal crease.

Note: With the knee flexed, LR8 is located in the depression medial to the most prominent tendon on the medial end of the popliteal crease.

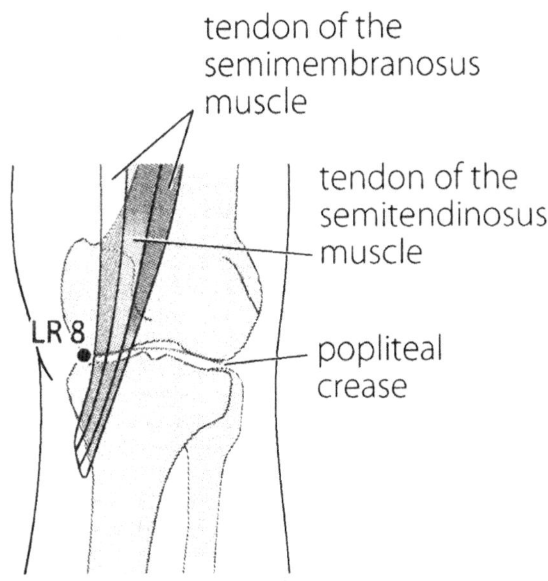

GB − 44, 足竅陰, 金

【取穴】

■ 넷째발가락의 가쪽, 발톱뿌리각에서 0.1寸

On the fourth toe, lateral to the distal phalanx, 0.1 Fcun proximal to the lateral corner of the toenail, at the intersection of the vertical line of the lateral side of the nail and the horizontal line of the base of the fourth toenail.

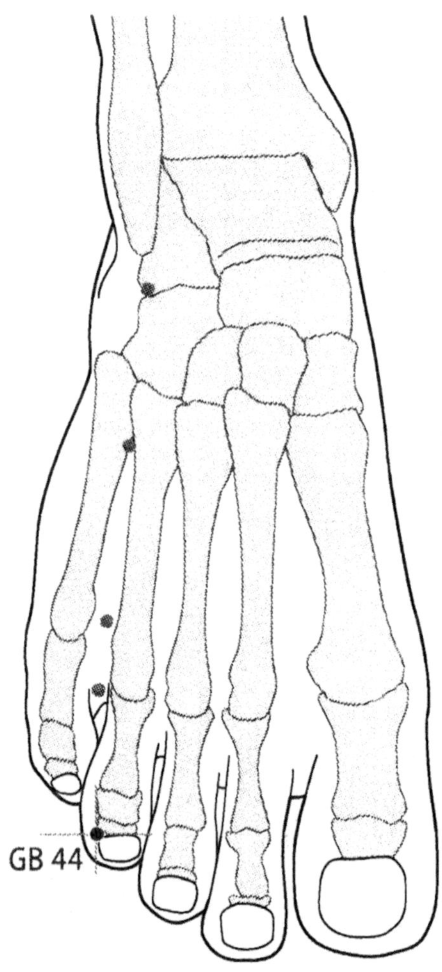

GB － 43, 俠谿, 水

■ 넷째, 다섯째 발가락 岐骨 사이로 넷째, 다섯째 발가락 基節骨 사이 함요처

On the dorsum of the foot, between the fourth and fifth tocs, proximal to the web margin, at the border between the red and white flesh.

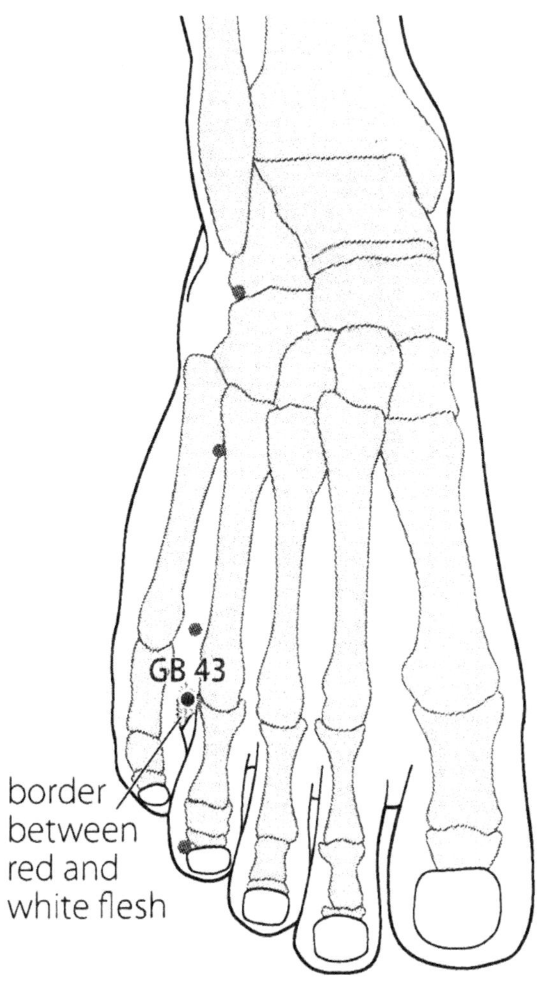

GB - 38, 陽輔, 火

【取穴】

■ 外踝尖에서 4寸, 종아리뼈의 앞 모서리 1/4로 표시한 금에서부터 3～5mm 前上方까지의 범위 이내에는 모두 허용된다.

■ 絶骨위 1寸에서 胃經絡을 向한 대각선상으로 3～5mm지점이 더 정확한 陽輔穴이 된다.

On the fibular aspect of the leg, anterior to the fibula, 4 Bcun proximal to the prominence of the lateral malleolus.

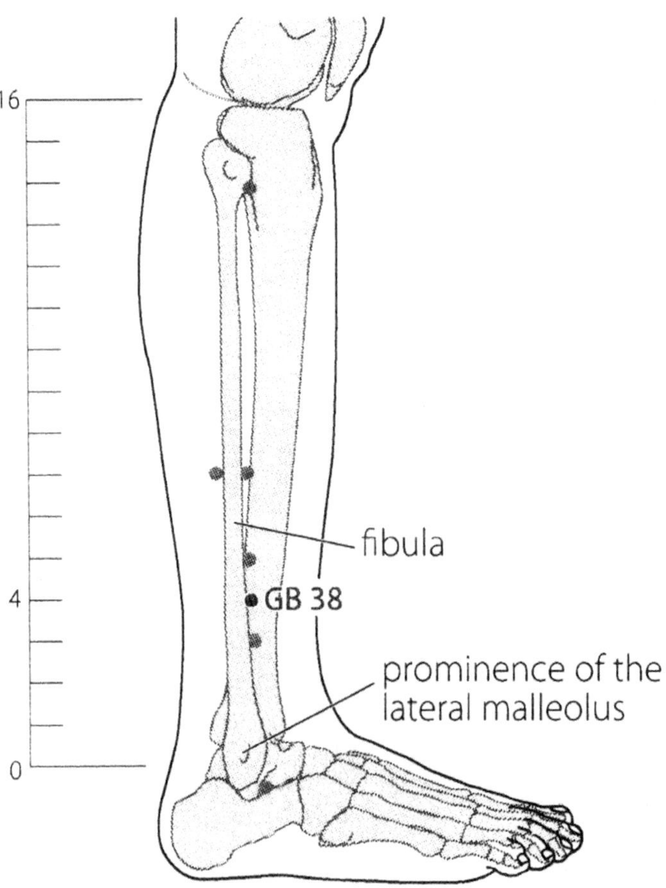

HT－9, 少衝, 木

【取穴】

■ 새끼손가락의 노쪽(橈側) 손톱뿌리각에서 0.1寸

■ 俯掌取穴

On the little finger, radial to the distal phalanx, 0.1 Fcun proximallateral to the radial corner of the little fingernail, at the intersection of the vertical line of the radial border of the nail and horizontal line of the base of the little fingernail.

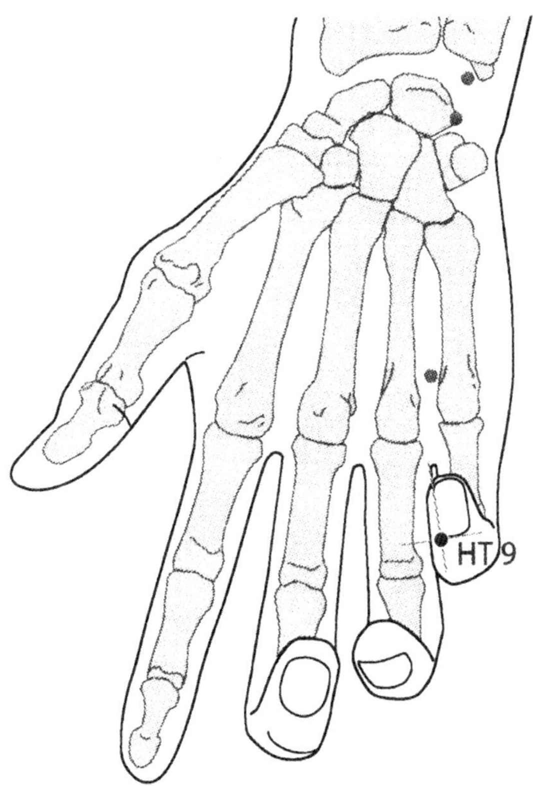

HT－7, 神門, 土

【取穴】

■자쪽손목굽힘근힘줄(the tendon of flexor carpiulnaris)의 노쪽모서리로, 손목관절횡문에 取함.

On the anteromedial aspect of the wrist, radial to the flexor carpi ulnaris tendon, on the palmar wrist crease.

Note: In the depression radial to the proximal border of the pisiform bone, on the palmar wrist crease.

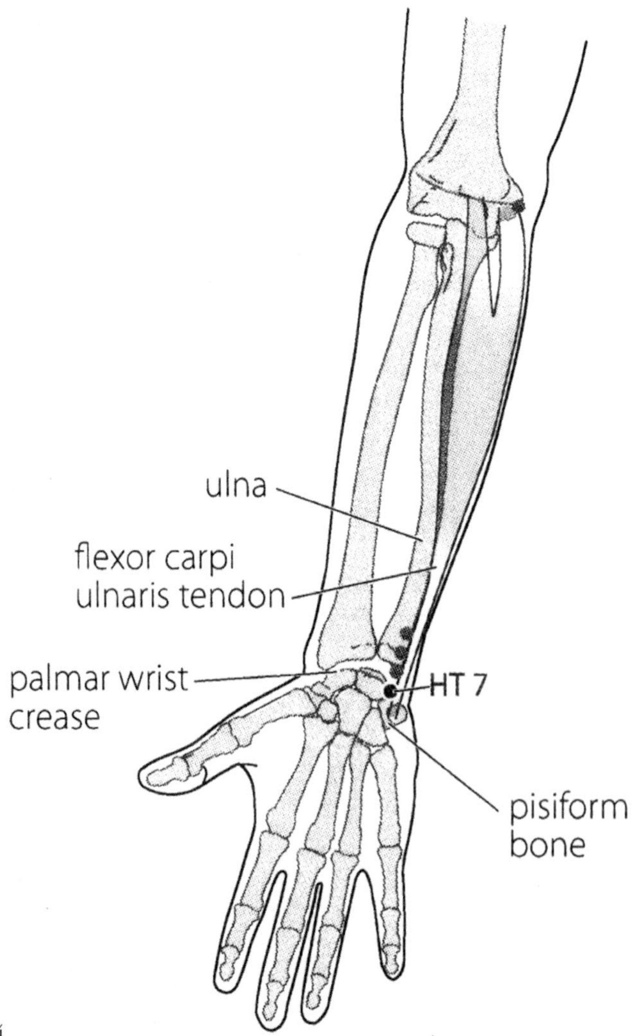

■자쪽손목굽힘근힘줄(the tendon of flexor carpiulnaris)의 노쪽모서리로, 손목관절횡

HT－3, 少海, 水

【取穴】

■ 위팔뼈안쪽위관절융기(medial epicondyle of humerus) 앞모시리의 오목한 곳

■ 팔꿈치를 굽혔을 때 팔오금 橫紋 內端(자쪽)

■ 正坐 혹은 仰臥位로 屈肘擧臂 取穴

On the anteromedial aspect of the elbow, just anterior to the medial epicondyle of the humerus, at the same level as the cubital crease.

Note: With the elbow is flexed, HT3 is located at the midpoint of the line connecting the medial end of the cubital crease and the medial epicondyle of the humerus.

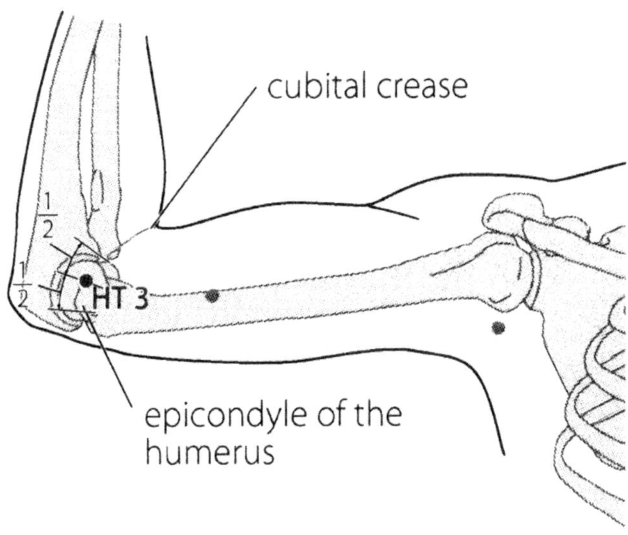

SI－2, 前谷, 水

【取穴】

■다섯 번째 손허리손가락관절(metacarpophalangeal joint) 자쪽의 먼쪽(distal) 모서리에서 赤白肉際에서 取함.

■주먹을 쥐었을 때 새끼손가락 尺側으로 本節前에 橫紋이 생기는데 橫紋端의 赤白肉際에서 取함.

On the little finger, in the depression distal to the ulnar side of the fifth metacarpophalangeal joint, at the border between the red and white flesh.

Note: When the hand is slightly flexed, the point is located at the ulnar end of the palmar metacarpophalangeal crease of the little finger.

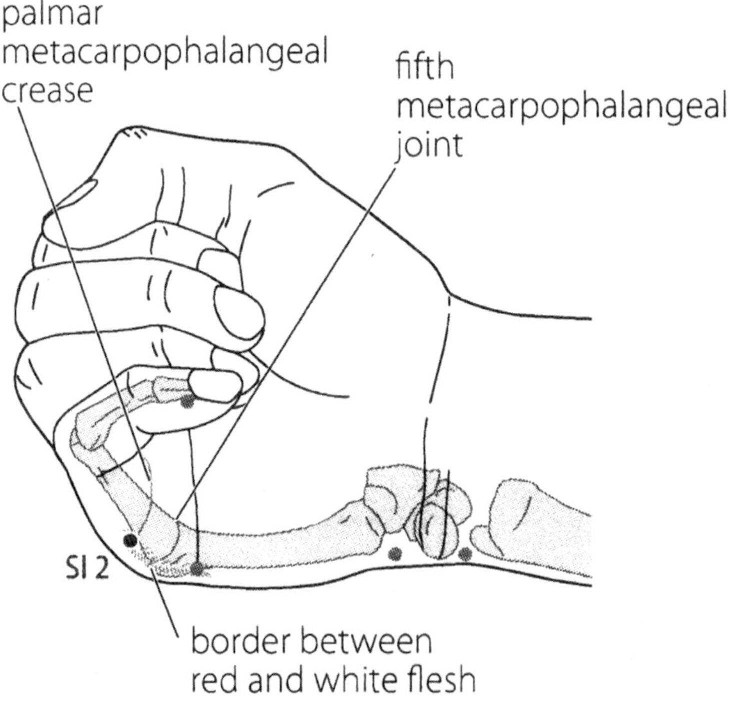

SI－3, 後谿, 水

【取穴】

■ 제5손허리손가락관절(metacarpophalangeal joint) 자쪽의 봄쪽(proximal) 모시리에서 赤白肉際에서 取함.

■ 주먹을 쥐었을 때 새끼손가락 尺側으로 本節前에 橫紋이 생기는데 橫紋端의 赤白肉際에서 取함.

On the dorsum of the hand, in the depression proximal to the ulnar side of the fifth metacarpophalangeal joint, at the border between the red and white flesh.

Note: When the hand is slightly flexed, the point is located at the ulnar end of the distal transverse skin crease of the palm, at the border between the red and white flesh.

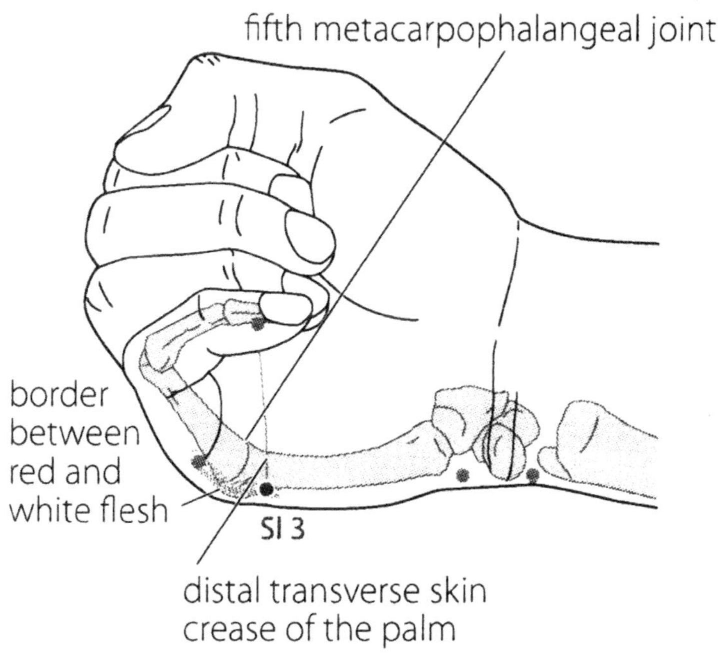

SI − 8, 小海, 土

【取穴】

■ 팔꿈치의 안쪽, 자뼈팔꿈치머리(olecranon of ulna)와 위팔뼈안쪽위관절융기 (medial epicondyle of humerus) 사이의 오목한 곳

■ 팔꿈치의 약간 구부려서, 자신경고랑에 해당하는 곳을 취혈한다. 손가락으로 두드리면 전기 통하는 느낌이 새끼손가락으로 전해진다.

On the posteromedial aspect of the elbow, in the depression between the olecranon and the medial epicondyle of the humerus bone.

Note: When the elbow is slightly flexed, SI8 is located in the groove for the ulnar nerve.

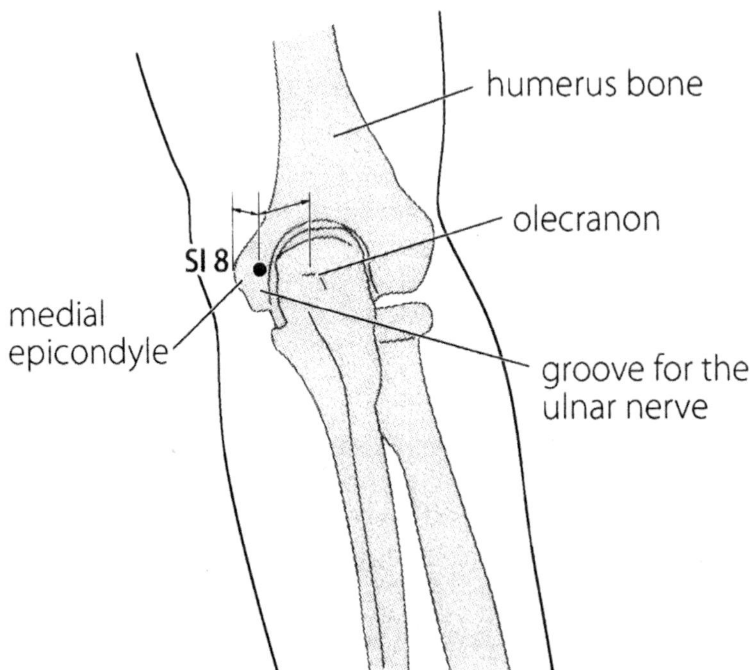

PC－9, 中衝, 木

【取穴】

■ 가운데손가락의 노쪽(橈側) 손톱뿌리각에서 0.1寸

■ 俯掌取穴, 坐位 혹은 臥位取穴

On the middle finger, at the centre of the tip of the middle finger.

Remarks: Alternative location for PC9 On the middle finger, 0.1 Fcun proximal to the radial corner of the middle fingernail, at the intersection of the vertical line of the radial side of the nail and the horizontal line of the base of the fingernail.

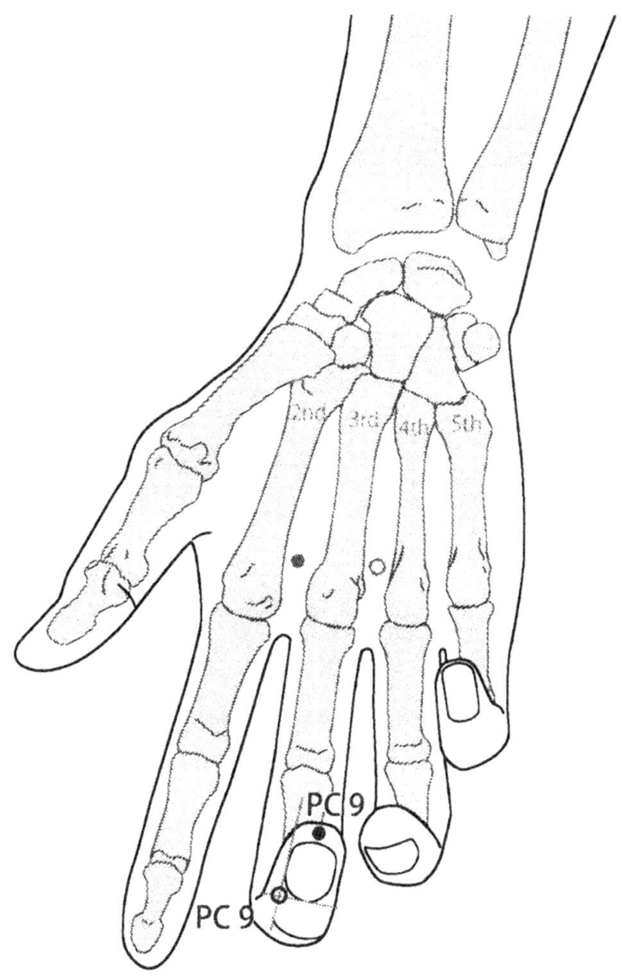

PC - 7, 大陵, 土

【取穴】

■ 손목관절에서 손바닥측 횡문의 중앙으로 긴손바닥근힘줄(장장근건, the tendon of long palmar m.)과 노쪽굽힘근힘줄(수근굴근건, the tendon of radial flexor m.)의 사이

On the anterior aspect of the wrist, between the tendons of palmaris longus and the flexor carpi radialis, on the palmar wrist crease.

Note: With the fist clenched, the wrist slightly flexed, the two tendons become more prominent. PC7 is located at the midpoint of the palmar wrist crease, between the tendons of palmaris longus and the flexor carpi radialis, at the same level as HT7, at the proximal extremity of the pisiform bone.

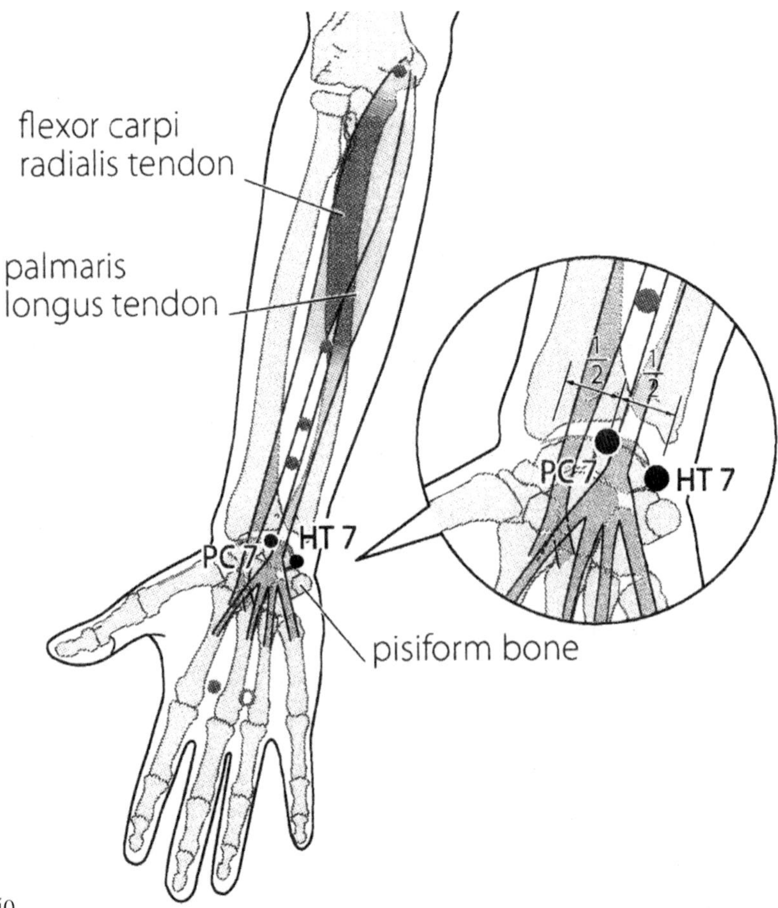

PC－3, 曲澤, 水

【取穴】

■ 팔꿈치횡문의 위팔두갈래널힘줄 자쪽 함요처

■ 주먹을 쥐고 팔꿈치를 굽힌 상태에서 上腕二頭筋腱의 尺骨側 陷中에서 曲澤穴을 取하고 橈骨側 陷中에서 尺澤穴을 取함.

On the anterior aspect of the elbow, at the cubital crease, in the depression medial to the biceps brachii tendon.

Note: When the elbow is flexed at 45 degrees, PC3 is located medial to the biceps brachii tendon.

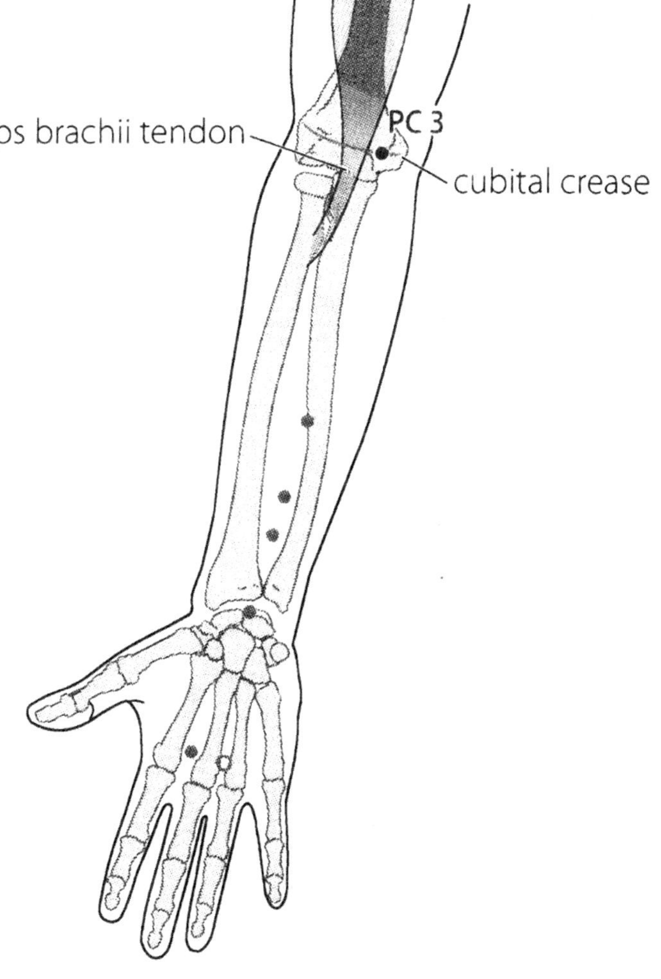

TE－2, 液門, 水

【取穴】

■ 주먹을 가볍게 쥐고 넷째와 다섯째손가락 사이의 접합부(적백육제의 물갈퀴부위)

오목한 곳

On the dorsum of the hand, in the depression superior to the web margin

between the ring and little fingers, at the border between the red and white flesh.

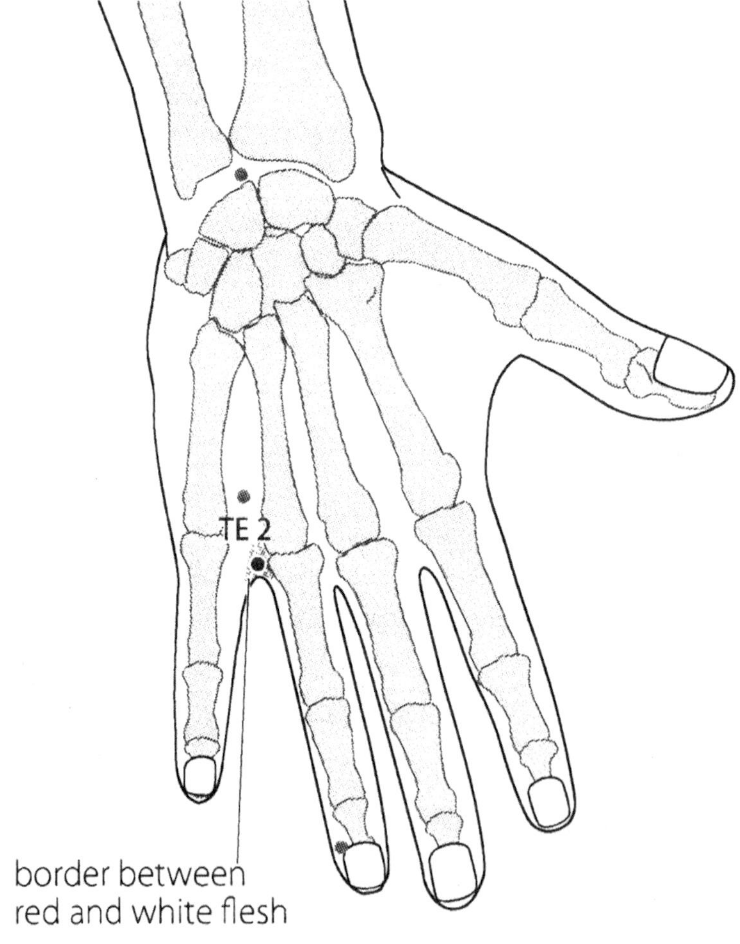

TE - 3, 中著, 木

【取穴】

■ 손등부위의 제 4, 5손허리뼈(중수골) 사이에서 손허리손가락관절의 몸쪽 (proximal)

오목한 곳

On the dorsum of the hand, between the fourth and fifth metacarpal bones, in the

depression proximal to the fourth metacarpophalangeal joint.

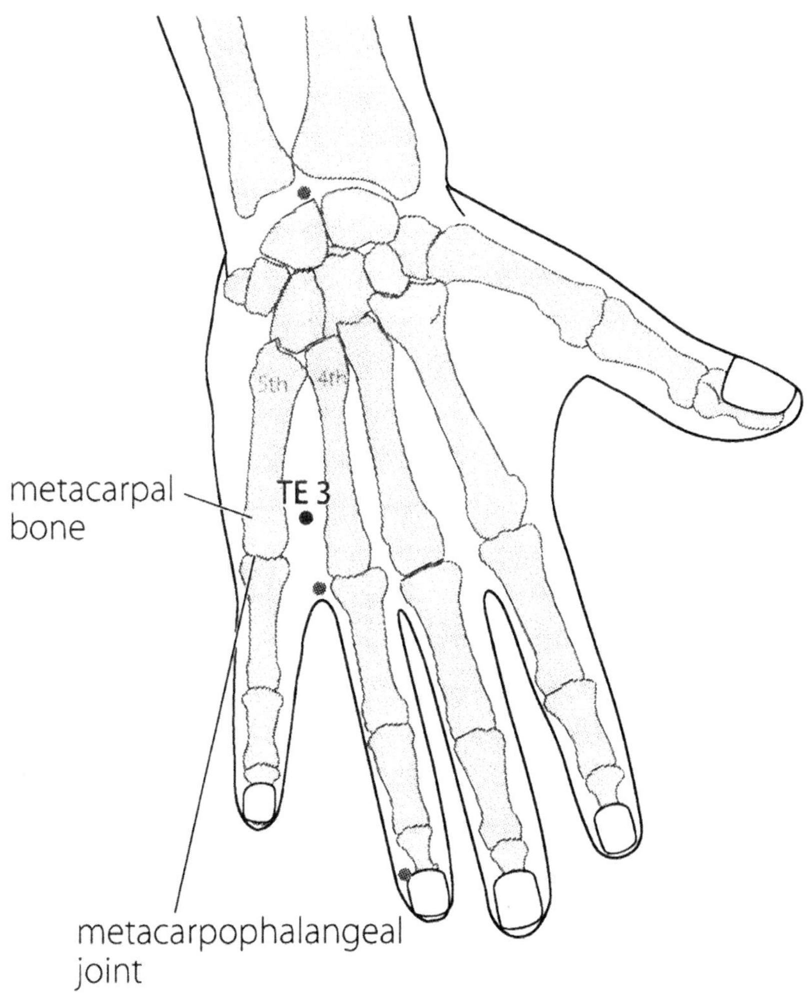

TE‒10, 天井, 土

【取穴】

■ 팔꿈치를 굽히고 肘尖上 1寸의 함요처

■ 屈肘擧臂取穴

On the posterior aspect of the elbow, in the depression 1 Bcun proximal to the prominence of the olecranon.

Note: When the elbow is flexed, TE10 is located in the olecranon fossa.

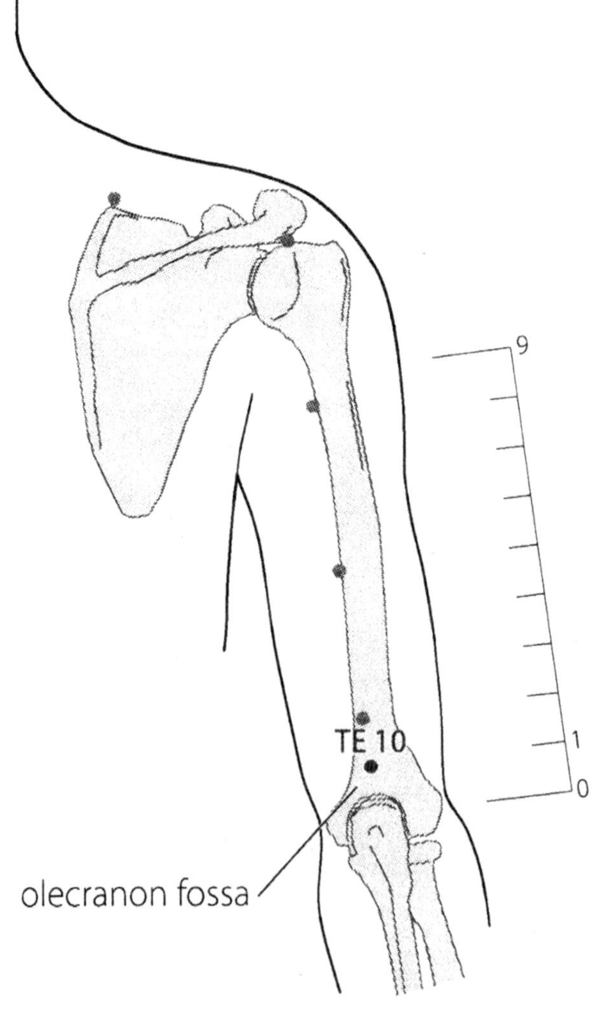

SP – 1, 隱白, 木

【取穴】

■ 엄지발가락의 안쪽 발톱뿌리각에서 內側 0.1寸

■ 正坐取足 取穴

On the great toe, medial to the distal phalanx, 0.1 Fcun proximalmedial to the medial corner of the toenail, at the intersection of the vertical line of the medial border and horizontal line of the base of the toenail.

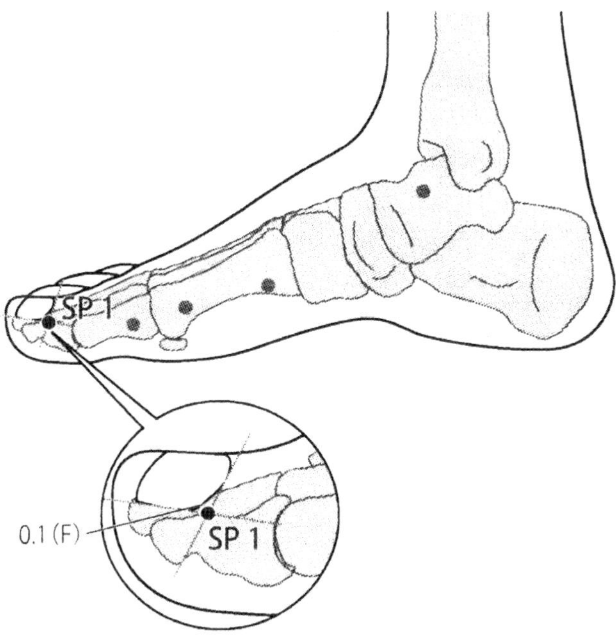

■ 엄지발가락의 안쪽 발톱뿌리각에서 內側 0.1寸

SP − 2, 大都, 水

【取穴】

■ 첫째발허리발가락관절(metatarsophalangeal joint)의 먼쪽(distal) 모서리의 赤白肉際 부위

■ 엄지발가락의 中足骨과 基節骨의 關節部 內側緣에서 前方 基節骨 陷中으로 赤白肉際 부위

On the great toe, in the depression distal to the first metatarsophalangeal joint, at the border between the red and white flesh.

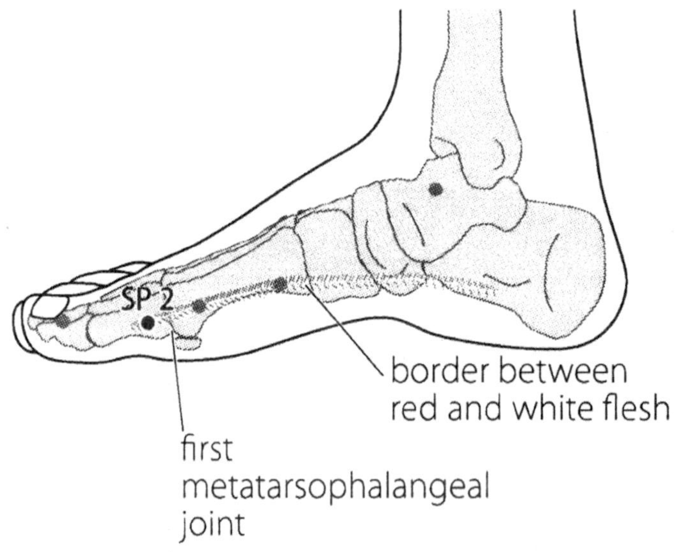

SP-5, 商丘, 金

【取穴】

- 足外踝 前下方(약1寸촌) 함요처
- 內踝 앞모서리의 수직선과 아래모서리의 수평선이 만나는 점
- 中封穴과 照海穴의 중간
- 正坐垂足 또는 翹起大趾取穴

On the medial aspect of the foot, anteroinferior to the medial malleolus, in the depression midway between the tuberosity of the navicular bone and the prominence of the medial malleolus.

Note: SP5 is located at the intersection of two imaginary lines: the vertical line of the anterior border of the medial malleolus and the horizontal line of the inferior border of the medial malleolus.

Note 2: SP5 is located posterior to LR4 and anterior to KI6.

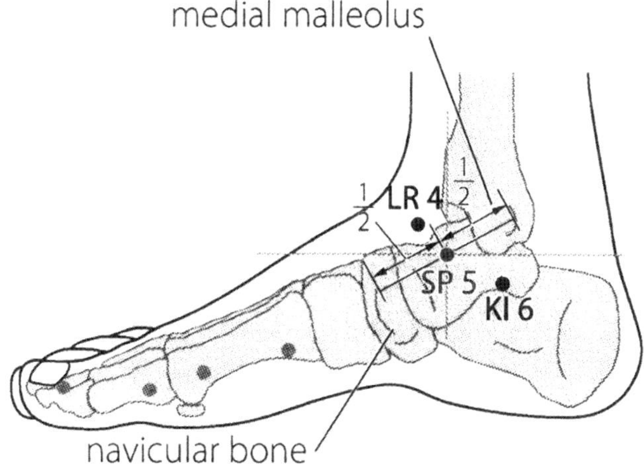

ST – 45, 厲兌, 金

【取穴】

■ 둘째발가락의 가쪽 발톱뿌리각에서 外側 0.1寸

On the second toe, lateral to the distal phalanx, 0.1 Fcun proximallateral to the lateral

corner of the second toenail, at the intersection of the vertical line of the lateral border

and the horizontal line of the base of the second toenail.

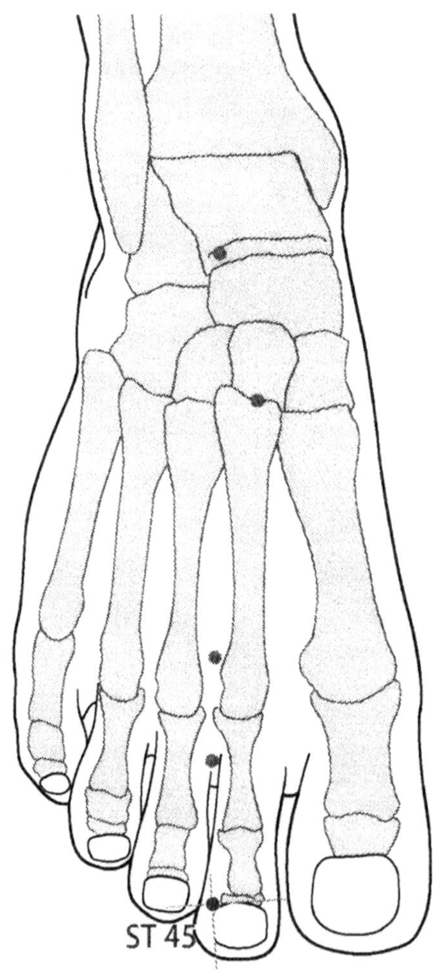

■ 둘째발가락의 가쪽 발톱뿌리각에서 外側 0.1寸

ST − 43, 陷谷, 木

【取穴】

■ 둘째와 셋째 발허리뼈의 사이, 둘째발허리 발가락관절의 몸쪽(Proximal) 오목한 곳

■ 內庭穴上2寸촌

■ 正坐垂足取穴

On the dorsum of the foot, between the second and third metatarsal bones, in the depression proximal to the second metatarsophalangeal joint.

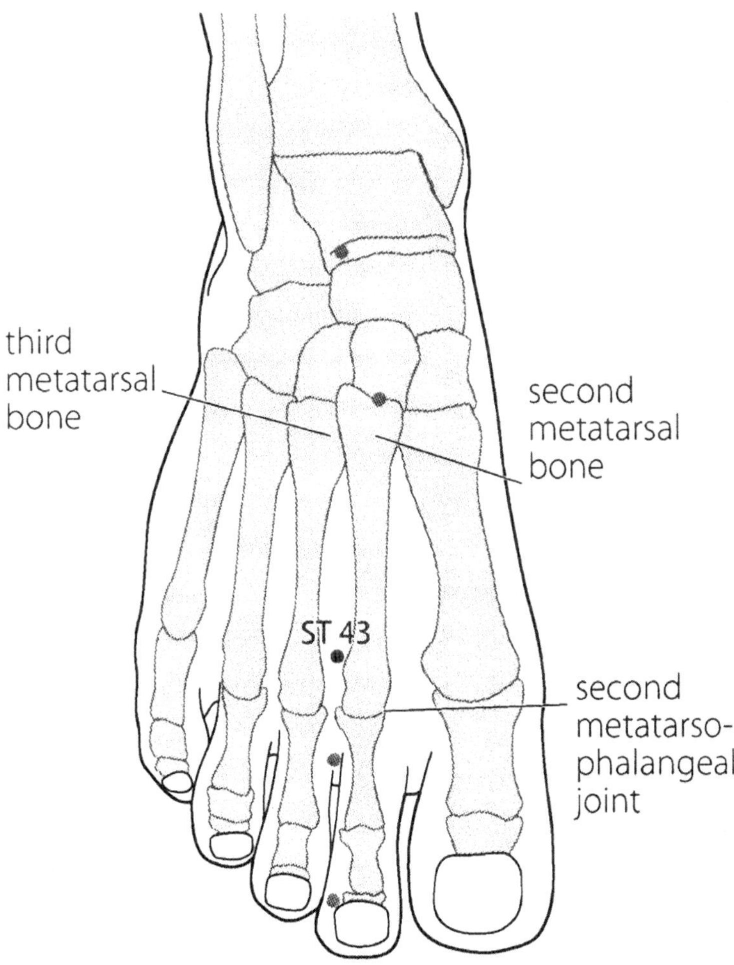

ST − 41, 解谿, 水

【取穴】

■ 발목관절의 앞쪽 횡문의 오목한 곳으로, 긴엄지폄근힘줄(the tendon muscle)과 긴 발가락폄근힘줄(the of extensor hallucis longus tendon of extensor digitor um longus muscle of toes)의 사이

■ 足內踝와 足外踝를 발목관절 앞쪽으로 이은 선과 긴엄지폄근힘줄 바깥 모서리가 교차하는 지점

■ 衝陽穴 後 1.5寸

On the anterior aspect of the ankle, in the depression at the centre of the front surface of the ankle joint, between the tendons of extensor hallucis longus and extensor digitorum longus.

Note: ST41 is located between two tendons on the dorsum of the foot which are more distinct when the ankle is in dorsiflexion, and is at the midpoint of the line connecting the prominences of the lateral malleolus and the medial malleolus.

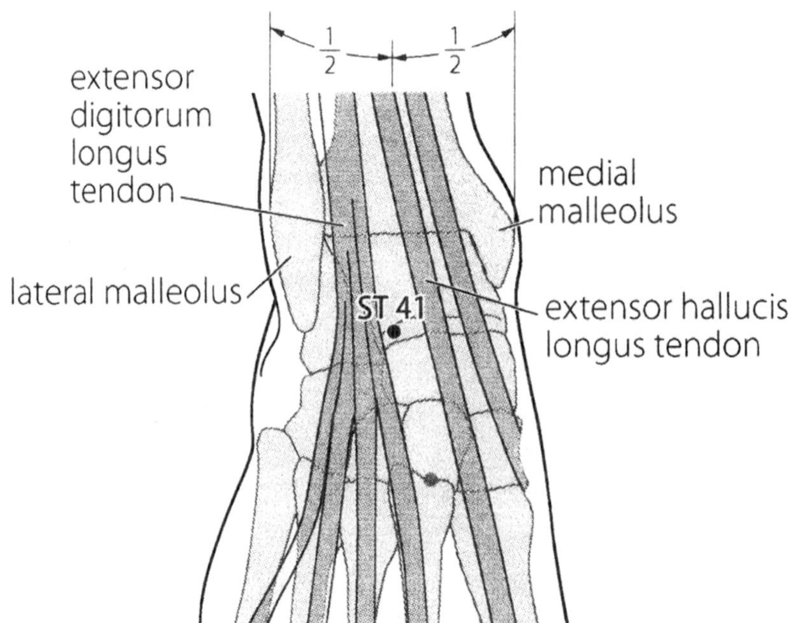

BL－58, 飛陽, 絡

【取穴】

■ 崑崙穴上 7寸촌

■ 承山穴 外下 약1寸

■ 장딴지근의 가쪽갈래에서 取함

On the posterolateral aspect of the leg, between the inferior border of the lateral head of the gastrocnemius muscle and the calcaneal tendon, at the same level as 7 Bcun proximal to BL60.

Note: BL58 is located 1 Bcun lateral and distal to BL57, proximal to BL60.

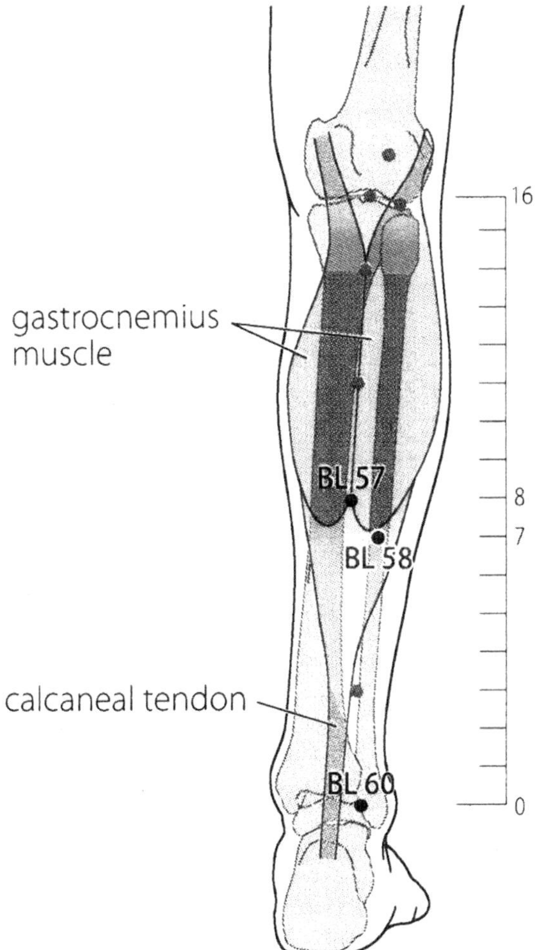

KI−4, 大鍾, 絡

【取穴】

■太谿穴下 0.5 寸(踵骨隆起直下)

※太谿穴～足底面：3 寸

On the medial aspect of the foot, posteroinferior to the medial malleolus, superior to the calcaneus, in the depression anterior to the medial attachment of the calcaneal tendon.

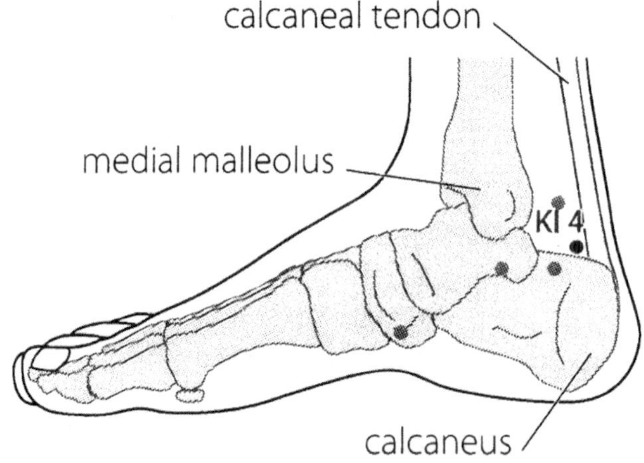

LI－6, 偏歴, 絡

【取穴】

■ 陽谿穴上 3 寸

■ 曲池穴下 9 寸

■ 横肱屈肘取穴

※ 陽谿穴～曲池穴: 12 寸

On the posterolateral aspect of the forearm, on the line connecting LI5 with LI11, 3 Bcun superior to the dorsal wrist crease.

Note: LI6 is located at the junction of the upper three fourths and the lower one fourth of the line connecting LI5 with LI11.

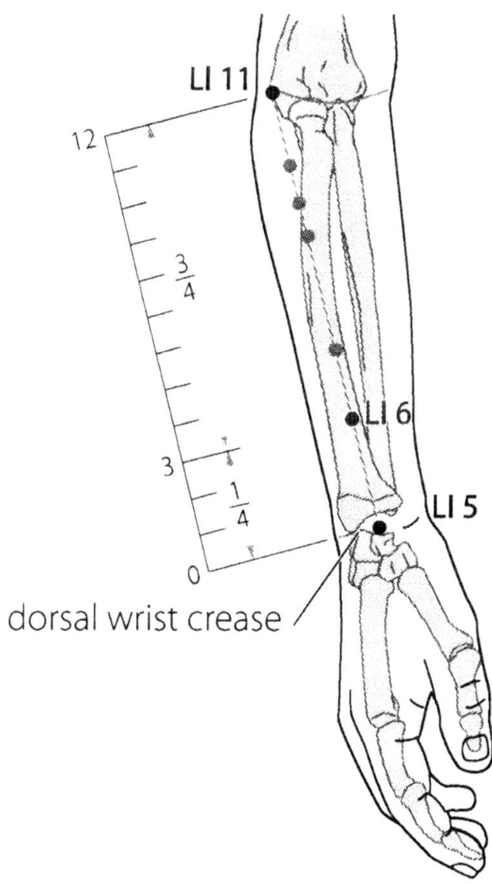

LU - 7, 列缺, 絡

【取穴】

■ 손목관절에서 위로 1.5寸, 노뼈쪽에서 取穴취혈한다

■ 노뼈붓돌기와 긴엄지폄근사이로 두 손을 교차하여 둘째손가락 끝이 닿는 부위

■ 太淵穴上 1寸, 尺澤穴下 10.5寸

On the radial aspect of the forearm, between the tendons of the abductor pollicis longus

and the extensor pollicis brevis muscles, in the groove for the abductor pollicis longus

tendon, 1.5 Bcun superior to the palmar wrist crease.

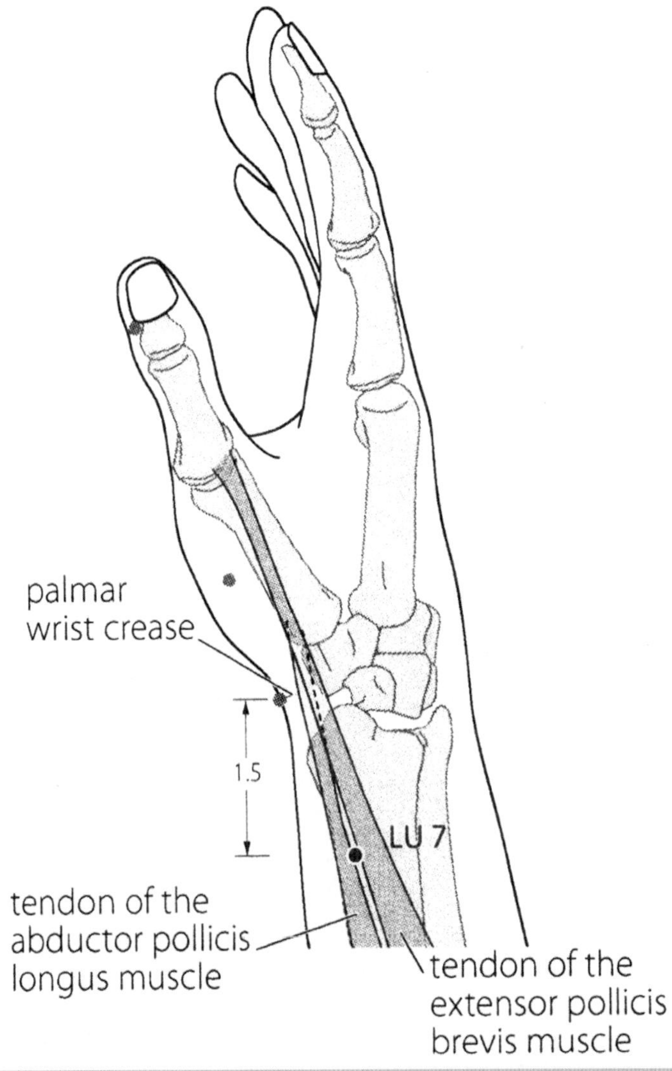

SI－7, 支正, 絡

【取穴】

■陽谷穴 上5寸, 小海穴 下7寸

손목관절과 肘尖의 정중간에서 1寸 아래

※ 腕關節〜肘頭: 12寸

On the posteromedial aspect of the forearm, between the medial border of the ulnar bone

and the flexor carpi ulnaris muscle, 5 Bcun proximal to the dorsal wrist crease.

Note: 1 Bcun distal to the midpoint of the line connecting SI5 with SI8.

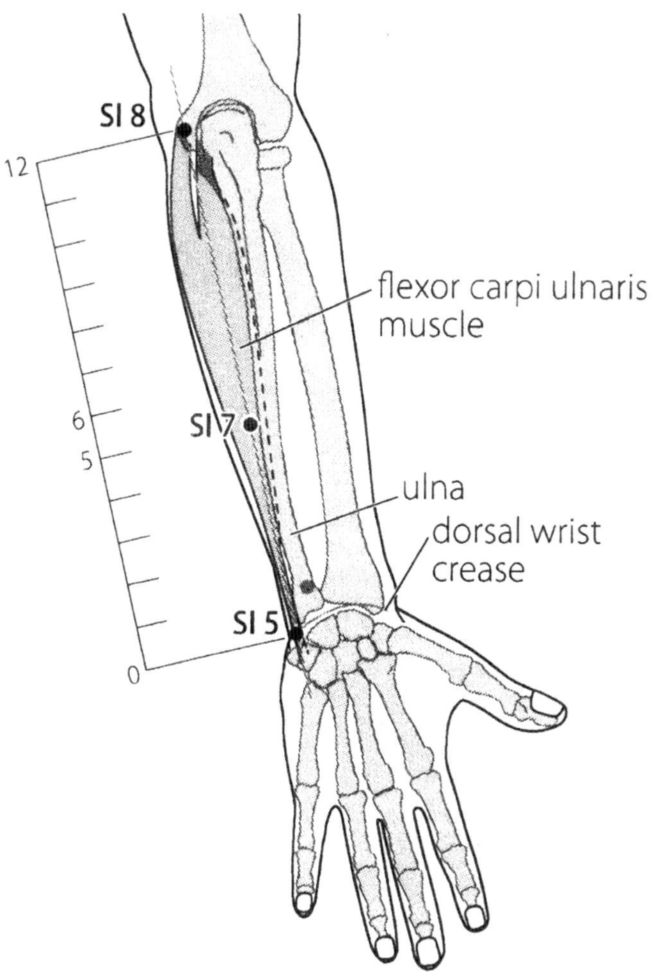

HT－5, 通里, 絡

■ 神門穴上1寸

■ 자쪽손목굽힘근힘줄(the tendon of flexor carpi ulnaris)의 노쪽모서리로, 손목관절 횡문에서 위로 1寸

On the anteromedial aspect of the forearm, radial to the flexor carpi ulnaris tendon, 1 Bcun proximal to the palmar wrist crease.

Note 1: 1 Bcun proximal to HT7. HT4 is located at the level with the root of the head of the ulna, HT5, the body of the head of the ulna and HT6, the base of the head of the ulna.

Note 2: 1 Bcun proximal to the radial side of the proximal border of the pisiform bone.

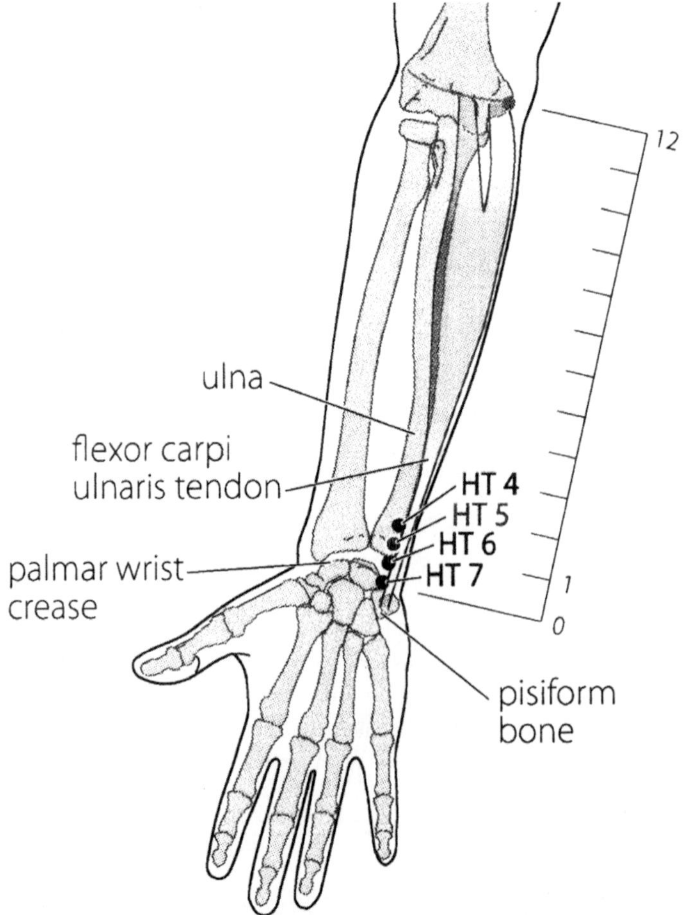

GB – 37, 光明(rack), 絡

【取穴】

■ 外踝尖에서 5寸, 종아리뼈의 앞 모서리

■ 懸鍾위 2寸

On the fibular aspect of the leg, anterior to the fibula, 5 Bcun proximal to the prominence of the lateral malleolus.

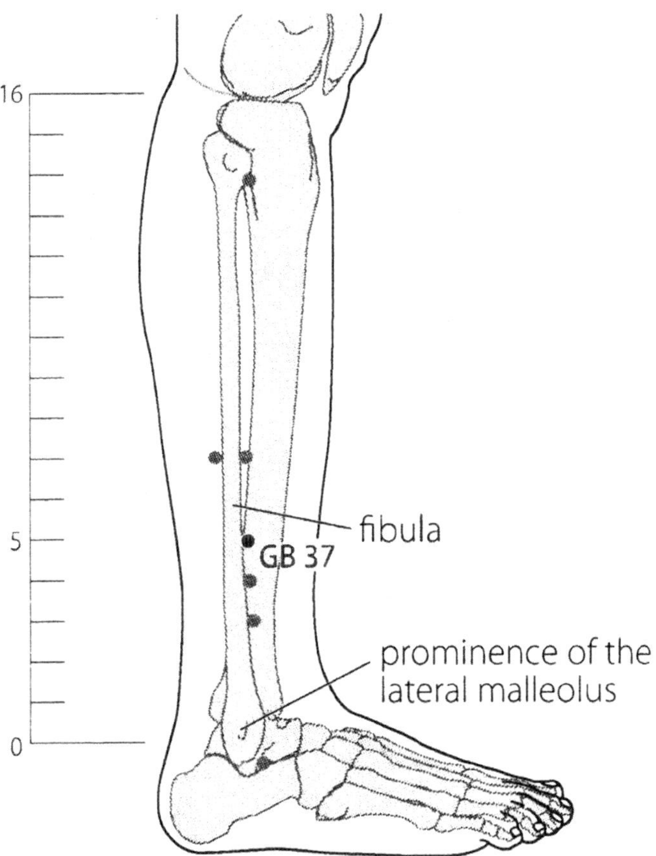

LR−5, 蠡溝, 絡

【取穴】

■ 종아리 안쪽 부위, 안쪽복사 꼭대기에서 위로 5寸, 정강뼈 안쪽면의 중앙

■ 中都穴下 2寸

■ 三陰交穴(足內踝上 3寸)上 2寸(前方脛骨側)

※ 陰陵泉穴(內輔骨下廉)～足內踝 : 13寸

On the anteromedial aspect of the leg, at the centre of the medial border(surface) of the tibia, 5 Bcun proximal to the prominence of the medial malleolus.

Note: LR5 is located at the same level as the upper two thirds and lower one third of the line connecting the apex of the patella with the prominence of the medial malleolus, at the centre of the medial border(surface) of the tibia, at the same level as KI9.

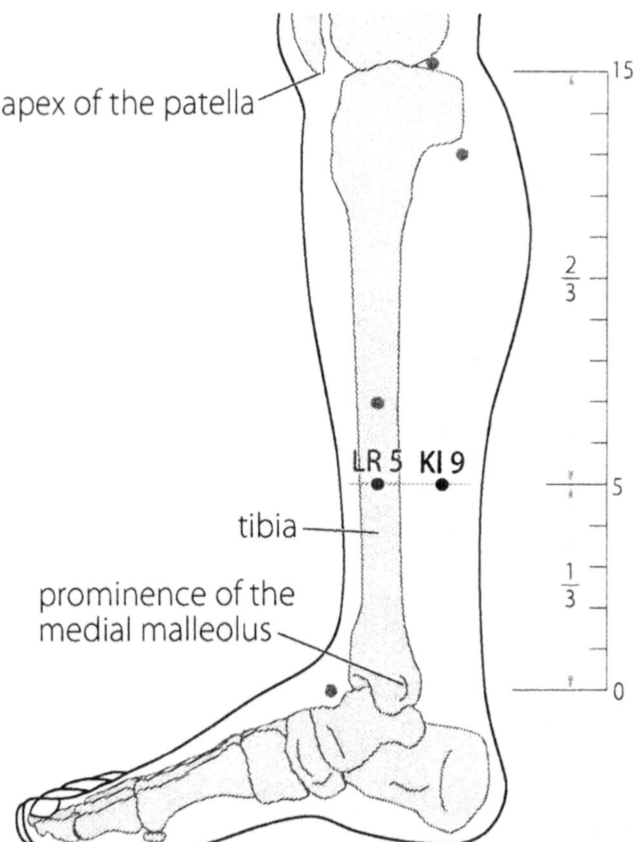

ST – 40, 豊隆, 絡

【取穴】

- 犢鼻穴과 外踝尖 사이의 중점

- 犢鼻穴下 8寸

- 足三里穴下 5寸으로 條口穴 後方 1橫指

※ 犢鼻穴~外踝尖: 16寸

On the anterolateral aspect of the leg, lateral border of the tibialis anterior muscle, 8

Bcun superior to the prominence of the lateral malleolus.

Note: ST40 is one fingerbreadth(middle finger) lateral to ST38.

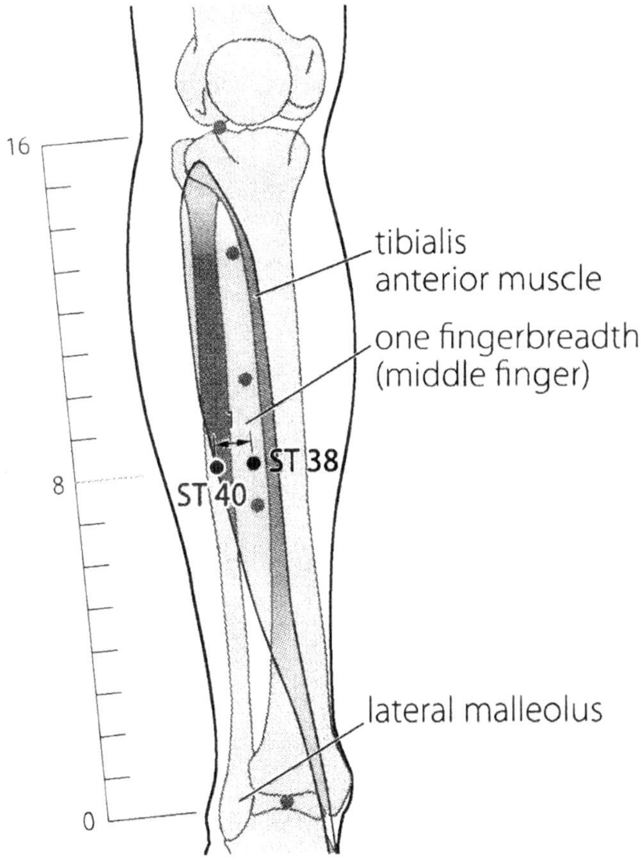

SP – 4, 公孫, 絡

【取穴】

■ 엄지발가락의 발허리뼈(중족골, metatarsal bone)와 쐐기뼈(설상골, cuneiform)의 관절부에서 앞쪽으로 발허리뼈 안쪽의 오목한 곳

■ 第1中足骨 基底部 前下緣의 함요처

■ 太白穴 後方 1寸

on the medial aspect of the foot, anteroinferior to the base of the first metatarsal bone, at the border between the red and white flesh.

Note: A depression can be felt when moving proximally from SP3. SP4 is located in the depression distal to the base of the first metatarsal bone.

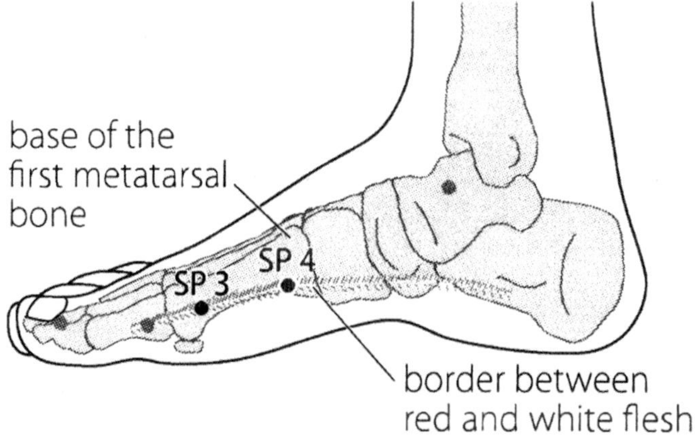

TE－5, 外關, 絡

【取穴】

■ 陽池穴上 2寸으로 자뼈와 노뼈사이 背面 중간

※ 肘尖～腕關節 背面 중앙(陽池穴)∶12寸

■ 腕關節 背面上 2寸 尺橈骨 사이로 內關穴과는 相對穴임

On the posterior aspect of the forearm, midpoint of the interosseous space between the radius and the ulna, 2 Bcun proximal to the dorsal wrist crease.

Note: 2 Bcun proximal to TE4, in the depression between the radius and the ulna.

The anterior point corresponding to TE5 is PC6.

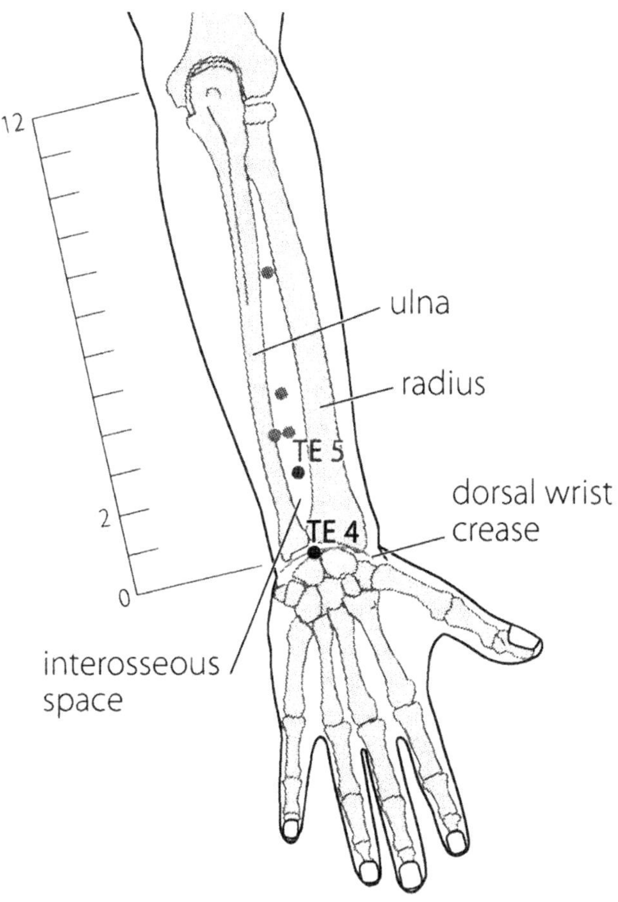

PC－6, 內關, 絡

【取穴】

■ 大陵穴上 2 寸

■ 긴손바닥근힘줄(장장근건, the tendon of long palmar m.)과 노쪽굽힘근힘줄(수근굴근건, the tendon of radial flexor m.)의 사이

On the anterior aspect of the forearm, between the tendons of the palmaris longus and the flexor carpi radialis, 2 Bcun proximal to the palmar wrist crease.

Note 1: With the fist clenched, the wrist supinated and the elbow slightly flexed, the two tendons become more prominent. PC6 is located 2 Bcun proximal to PC7.

The posterial point corresponding to PC6 is TE5.

Note 2: If the palmaris longus tendon is not present, PC6 is medial to the flexor carpi radialis tendon.

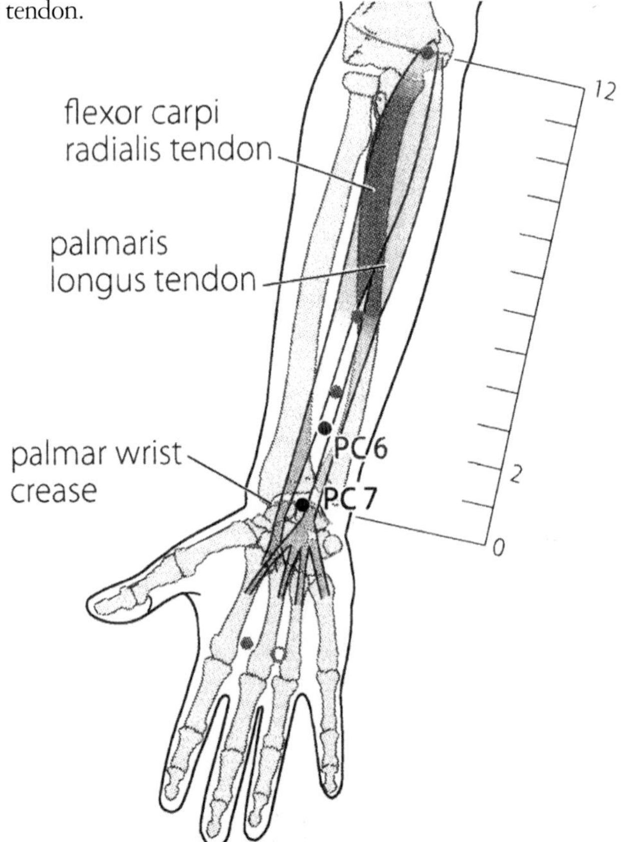

11. 진단론 診斷論

오상체질의학의 진단대상은 병명이 무엇인가 또는 어떤 병증(病證 또는 病症)인가가 아니다. 개체의 체질마다 제1치료소에 해당하는 장부를 찾아내는 것이다. 그러므로 환자의 병명이나 병증을 정확히 제시해도 제1치료소가 어느 장부인지 모른다면 치료에 임할 수가 없다.

본 의학은 병 치료에 접근하는 방법부터 기존 의학과는 다르면서도 특이한 진단을 한다. 저자는 제1치료소를 진단하기 위해 병의 증상별로 ㉠ 빠른반응증상진단, ㉡ 늦은반응증상진단 (침을 놓고 하룻밤을 지나 반응을 보거나 또는 기기를 이용하는 진단) 그리고 일차적으로 체질만이라도 진단하기 위한 ㉢ 오상체질의 유전법칙 적용의 3가지 진단방법으로 분류한 후, 정해진 진단 순서에 따라 레이저침을 놓는다. 그리고 그 반응을 적중, 근중, 비중의 3형태로 구분해 제1치료소를 찾는 진단방법을 사용한다.

오상체질의학의 진단부문은 서양의학이나 전통동양의학(침술도 포함함)이 행하는 진단과는 개념부터 다르다. 본 의학은 수진자의 체질이 5가지 중 어느 것에 속하며 어느 장부가 제1치료소인가를 검증해내는 것이 진단의 목표로, 이러한 개념은 전통적인 의학을 공부하고 그에 따른 진단방법에 익숙한 의료인들에게는 생소하고 납득하기 어려울 것으로 안다.

오상체질을 밭에서 자라는 떨기나무 같은 잡목에 비유해보면, 5개의 다른 밭은 각기 다른 4~6종류의 잡목을 살게 하는 터전이며 배경이라 하겠다. 병의 증상은 잡목의 가시나 잎, 줄기 그리고 피어나는 꽃이나 꽃봉오리라 할 수 있다. 병명은 잡목의 학명과 같다. 만약 잡목을 제거하려고 잎이나 줄기, 꽃, 꽃봉오리를 따낸다면 얼마 후 또다시 돋아나고 자라서 평생 따내기를 시도해야 한다. 이렇게 지속적으로 따내는 방법이 대증(對症)치료다.

잡목을 완전히 제거하려면 뿌리를 뽑아야 한다. 오상체질에서 뿌리는 치료소(치료요구선을 이탈한 장부)다. 뿌리 중에서도 줄기와 연결된 가장 굵고 主根인 뿌리가 제1치료소에 해당한다. 가장 굵은 뿌리를 잘 뽑아낸다면 다시 씨앗이 떨어져서 새로 나지 않는 한 잡목은 학명이나 종류를 막론하고 제거된다.

오상체질의학에서 제1치료소를 진단한다 함은 문제를 일으키는 잡목이 자라는 밭에서 잡목의 가장 굵은 主根을 찾아내는 것과 같다. 다시 말하면 오상체질의학의 진단은 병명이나 병증보다는 병이 발생한 배경(체질)과 원인(제1치료소)의 규명이 진단의 목표가 된다. 진단은 1, 2차 과정으로 구분된다. 1차는 수진자가 5개의 체질 중 어디에 속하는가를 추정하며, 2차는 추정된 체질 내에서 어느 장부가 제1치료소인가를 검증하는 것이다. 이후에 병명을 알아보고 참작한다.

본 의학에서 수진자의 병명을 알아야 할 때는 다음과 같은 경우다. 다시 말해 본 의학으로 치료하여 수진자의 병이 치유가 가능한지 또는 그렇지 않은지를 구분해야 할 때 병명을 알 필요가 있다. 이는 수진자의 병이 외과치료 영역인가 내과치료 영역인가를 알아내 본 의학으로 치유될 수 있는 병인가 아닌가, 또는 보조치료를 겸해야 하는가를 구분해 결정하기 위함이다. 본 의학은 자체치유력을 활성화해 스스로 병을 치료하게 하는 것이므로 수진자의 병명을 확실히 몰라도 체질 및 제1치료소의 진단만 정확하면 치료에 임할 수 있고 좋은 성과를 거둘 수 있다. 반면, 병명을 정확히 알아도 체질 및 제1치료소의 진단을 하지 않으면 전혀 치료에 임할 수 없다.

(1) 레이저침을 이용한 체질 및 제1치료소의 진단

저자는 체질진단 및 제1치료소의 진단을 위해 여러 해 다양한 방법으로 연구했다. 그 결과 레이저침을 이용해 빠른반응증상진단과 늦은반응증상진단으로 구분해 다음과 같은 7가지의 방법을 적용하여 진단한다.

　㉠ 오상체질의 진단에 임하는 순서를 정한다.

　㉡ 수진자의 체력을 통상허실별로 구분한다.

　㉢ 4가지 감각기능을 동원해 진단(검증)의 대상이 될 증상을 선정한다.

　㉣ 제1치료소가 될 장부를 추정한다.

　㉤ 제1치료소로 추정한 장부를 다스리는 레이저침을 놓고 선정한 증상의 변화를 점검한다(여기까지가 빠른 반응 증상 진단과 늦은 반응 증상 진단에 필요한 사항들이다).

　㉥ 기기를 사용해 체질 및 제1치료소를 진단한다(위의 ㉠~㉣까지의 사항을 준수하면서, 별도로 기기진단 방법을 동원하면 체질 및 제1치료소와 늦은반응증상진단의 대상도 즉석에서 진단이 가능하다. 체질병리상의 건강인, 경혈이 비정상적으로 분포된 부류와, 침에 대한 알레르기가 있는 경우의 진단, 치료의 완료 등을 기기로써 점검한다.).

　㉦ 오상체질의 유전법칙을 진단에 적용한다.

　위의 내용을 자세히 풀어보면 다음과 같다.

1) 오상체질의 진단에 임하는 순서를 정해둔다.

저자는 40여년간 오상체질의학을 위주로 진료하면서 저자의 한의원에 오는 환자를 대상으로 각 체질의 분포를 조사했다. 목실인은 약 66%, 수실인이 약 24%, 화실인이 약 4.5%, 금실인이 약 1.4%, 토실인이 약 0.9%로 집계됐다. 체질병리상 건강한 부류와 무슨 체질인지 알수없는 부류를 합하여서 약 3.2%로 나타났다. 여기서 주목할 점은 목실인이 다른 체질에 비해 월등히 많고, 금실인과 토실인이 매우 적다는 것이다. 이와 같은 5체질의 분포특성으로 체질 및 제1치료소의 진단을 위해 1순위를 목실인으로, 2순위를 수실인, 3순위를 화실인, 4순위를 금실인, 5순위를 토실인으로 정한다.

2) 수진자의 체력을 통상허실별로 구분한다.

 통상허실의 구분방법은 〈허실론〉에 언급한 바 있듯이 수진자를 진찰대에 반듯하게 눕힌 후, 상복부의 긴장을 풀게하고 거궐혈(CV.14)에서 상완혈까지 손끝으로 눌러보아(按壓) 저항력이 강하면 실증이고, 저항력이 약하면 허증이며, 그 중간 정도면 허실중간증으로 구분한다.

 다음은 통상허실로 구분했을 때 소속 연관되는 각 체질내의 장부들이다. 괄호안의 내용은 임상결과이며 예외의 부류를 집계한 것이다.

① 목실인(木實人) [17] : G〈M
- 실증(實症) – 간실(肝實) (실증 약 80%, 중간증 약 18.5%, 허증 약 1.5%).

대변은 1~2일 또는 3~4일 혹은 그 이상에 1회 본다.
- 허실중간증 또는 실증 – 폐허(肺虛) (중간증 약 65%, 실증 약 33%, 허증 약 2%).

대변은 1일 2~3회 또는 그 이상이 대부분이며, 1일 1회 보는 사람도 있다.
- 허증(虛症) – 담실(膽實) (허증 약 75%, 중간증 약 22%, 실증 약 3%).

---

17) 목실인은 다른 체질과는 달리 제1치료소의 추정에 대변 상황이 큰 비중을 차지하지만 예외도 있다. 간실이나 담실이면서도 대변(大便)을 하루에 2~3회 보기도 하고, 폐허나 대장허이면서도 변비증이 심한 부류도 드물게 발견된다. 제1치료소가 장부와 관계없이 대변이 1일 1회인 정상적인 부류도 있다.

대변은 1~2일에 1회 또는 3~4일 혹은 더 지나 1회 본다.

- 허증 – 대장허(大腸虛)(허증 약 78%, 중간증 약 18%, 실증 약 4%).

대변은 1일 2~3회 또는 그 이상 여러 번 본다. 반면, 완고한 변비증의 부류도 가끔씩 발견된다.

② 수실인(水實人) : T〈S

- 실증 – 신실(腎實)(실증 약 92%, 중간증 약 6.5%, 허증 약 1.5%)
- 허실중간증 – 비허(脾虛)(중간증 약 82.5%, 실증 약 10.5%, 허증 약 7%)
- 허증 – 위허(胃虛), 방광실(膀胱實)(허증 약 82%, 중간증 약 10%, 실증 약 8%)

③ 화실인(火實人) : H〈T

- 실증 – 심포실(心包實), 심실(心實)(실증 약 91%, 중간증 약 9%, 허증은 아직 발견되지 않음)
- 중간증 – 삼초실(三焦實), 소장실(小腸實)(실증은 아직 발견되지 않음, 중간증 약 95%, 허증 약 5%)
- 허증 – 신허(腎虛), 방광허(膀胱虛)(허증은 약 75%, 중간증 약 20%, 실증은 5%)

④ 금실인(金實人) : H〈G

- 실증 – 폐실(肺實), 대장실(大腸實) (실증 약 75%, 중간증 약 25%, 허증은 아직 발견되지 않음)
- 허실중간증 및 허증 – 심허(心虛), 소장허(小腸虛), 심포허(心包虛), 삼초허(三焦虛)(중간증 약 50%, 허증 약 50%, 실증은 아직 발견되지 않음)

⑤ 토실인(土實人) : M〈T

- 실증 – 비실(脾實), 위실(胃實) (실증 약 80%, 중간증 약 20%, 허증은 아직 발견되

지 않음)

- 허실중간증 및 허증 – 간허(肝虛), 담허(膽虛)(실증은 아직 발견되지 않음, 중간증 약 30%, 허증 약 70%)

3) 4가지 간가기능을 동원해 진단(검증)의 대상이 될 증상을 선정한다

① 질의응답에 의한 것

수진자에게 대변 상황과 현재 느끼고 있는 모든 병 증상을 질문하고, 그중에서 레이저침을 놓은 7～8분(65세 이상의 수진자에게는 8분 후 반응을 본다) 후에 호전 또는 악화 반응이 나타날 수 있는 증상들과 하룻밤을 지나야 결과를 알 수 있는 증상들을 구분한다. 당장은 증상이 없으나 며칠 후에 나타나는 병증과 오상체질의학으로 치료되지 않는 질환을 구분한다(암 같은 질환과 외과질환).

㉠ 대변 상황

대변 상황에 따라 제1치료소로 추정할 장부를 선정하는 경우는 목실인에만 적용된다. 목실인이 진단 1순위이므로 대변 상황은 진단상 큰 비중을 차지한다. 요령은 수진자에게 확실하게 질문하고 차질 없이 응답하게 하며 진료 시에 반드시 기록한다.

ⓐ 평상시 대변을 하루에 1회 보는가?

ⓑ 하루에 2～3회 또는 그 이상 보는가?

ⓒ 2～3일 또는 그 이상에 1회 보는가(하루에 2～3회 또는 그 이상 대변을 보는 경우, 과음이나 과식이 원인일수도 있으므로 반드시 참작한다).

만약 1일에 1～2회 본다면, 1회 볼 때가 더 많은가? 2회 보는 날이 더 많은가를 물어보고 1회 보는 날이 더 많으면 ⓐ항에 해당하고, 2회 보는 날이 더 많으면 ⓑ항에 해당한다. 과민성대장증후군은 변비가 잦으면 ⓒ항에, 설사가 잦으면 ⓑ항에 속한다.

ⓛ 수진자의 여러 가지 병증상 중 침놓은 7~8분 후 변화가 나타날 수 있는 증상들

여러 가지 동통:인통(咽痛), 두통, 이통(耳痛), 안통(眼痛), 요통, 복통, 각종 신경통, 근육통, 협통(脇痛), 배통(背痛), 사지통(四肢痛), 생리통, 통풍, 타박상 등 통증이 있는 질환.

운동장애:수족의 염좌, 오래되지 않은 수족의 마비, 수족 또는 허리와 몸통의 회전 또는 굴신불리(屈伸不利), 두경부의 회전 또는 굴신불리 등 운동장애가 있는 질환.

병증:천식, 심계항진, 심번(心煩), 매핵기(梅核氣), 심하비(心下痞), 소화장애, 복만(腹滿), 보행불리, 피로감, 현훈(眩暈, 뚜렷할 때 한함), 오심, 비색(鼻塞), 구토, 오한, 오풍(惡風) 등 현재 병으로 느끼는 증상.

위에 열거한 병증들은 진단하는 7~8분 동안 침을 맞은 바, 가부의 반응이 나타날 수 있으므로 진단하는 동안에 제1치료소를 검증할 수 있다. 이러한 증상들을 빠른반응증상이라 하고 이에 의한 진단을 빠른반응증상진단법이라 한다.

ⓒ 침놓은 7~8분 후 변화가 나타나지 않는 병증

가려움증[瘙痒症], 기침(빠른반응증상일 때도 있음), 오래된 여러 종류의 마비증, 불면증, 자한(自汗), 발열(침치료 후 곧 내리기도 함), 도한(盜汗), 야뇨증, 고혈압, 당뇨병, 구갈, 이명증, 오래된 퍼킨슨병, 오래된 부종, 건망증, 치매, 전립선비대, 건선, 베체트병, 갑상선비대, 요실금, 유루증(流淚症), 소변불리, 변비, 설사, 진요통(새벽요통) 등의 병증은 침놓은 후 하룻밤을 지나야 증상의 변화를 알 수 있다(제1치료소진단은 별도 해설). 이러한 증상들을 늦은반응증상이라 하고 이에 의한 진단을 늦은반응증상진단법이라 한다.

ⓡ 현재에는 증상이 없는 병증

간질발작, 돌발적인 천식, 며칠 후에 발생할 생리통, 위경련과 같이 현재에는 증상이 없는 병증은 기기를 이용해 진단 및 치료가 가능하므로 늦은반응증상진단

에 포함한다.

㉢ 제1치료소의 검증이 어려운 병

백납, 어루레기, 건선(乾癬, 소라아시스)같은 피부병은 심히 가렵거나 진물이 나거나 아프지 않으면서도 외견상으로 확연히 나타나는 질환이다. 이러한 질병이 오로지 피부병으로만 나타날 때는 제1치료소를 검증할 만한 대상이 되는 증상이 없다(3차 신경마비도 포함). 이때는 기기를 이용해 진단한다. 기기란 악력측정기와 폐활량측정기이다.

㉣ 체질 및 제1치료소의 진단에 차질이 나타날 만한 질환은 진단 대상에서 배제한다.

히스테리 같은 관념적인 증상, 양성 혹은 악성종양, 골절상같이 외과질환에서 발생하는 병의 증상을 진단대상으로 선정할 경우 제1치료소의 진단은 오진을 불러온다. 위와 같은 병에서 발생하는 증상들은 진단의 대상에서 배제하고 오상체질의학이 아닌 대증치료를 위한 진단을 모색해야 할 것이다.

② 안압(按壓) 또는 압진(壓診)에 의한 것

안압이란 제2, 3, 4번째 손가락을 가지런히 모아 뻗은 후 지문이 있는 부위로 가볍고 부드럽게 눌러봄으로써 복력을 측정하는 것을 말한다. 압진은 엄지손가락 또는 가운데손가락 끝 지문이 있는 부위로 불편하거나 통증을 느끼는 피부층을 압박해 통증의 정도나 과민 여부를 확인하는 것이다.

㉠ 수진자의 심하부 즉 거궐혈(巨厥穴), 상완혈(上腕穴) 부위를 안압함으로써 체력을 실증, 허증, 허실중간증의 3단계로 구분한다. 선정한 체질 내에서 구분해 해당하는 장부를 제1치료소로 추정한 후 진단에 임한다(〈허실론〉의 통상허실별 구분 참조).

㉡ 불편한 부위 또는 통증을 느끼는 부위에 해당하는 경혈이나 피부층을 압박했

을 때 수진자가 통증을 호소할 경우, 제1치료소를 검증(진단)하기 전에 먼저 보조치료를 실시한다. 압진할 곳은 임맥, 독맥, Y반응대 및 그 밖의 염좌상, 타박상, 근육통, 신경통 등으로 불편이나 통증을 호소하는 부위 또는 그와 연관된 부위의 경혈에 해당된다. 보조치료(자상부항 또는 Laser 수직침)를 실시해 그 증상을 완화시킨 후, 그 나머지 증상을 대상으로 하여 빠른반응진단방법을 통해 제1치료소를 찾는다. 또는 상황에 따라 기기를 이용해 진단 및 치료하기도 한다.

③ 시각(視覺)에 의한 것

ㄱ 진단하기 전 수진자의 표정, 안색, 동작을 잘 관찰한다. 진단을 위해 침을 놓은 7~8분 후의 상태와 비교함으로써 제1치료소의 검증이 가능하다(빠른반응증상진단을 적용할 경우).

ㄴ 오상체질 진료에 어느 정도 경험이 쌓이면 다음에 설명할 '각 체질의 독특한 성격과 외모의 특징'을 숙지하여 제1치료소의 진단을 더욱 신속하게 실시할 수 있다(빠른반응증상진단을 적용할 경우).

④ 청각(聽覺)에 의한 것

진단하기 전에 수진자의 신음 소리, 기침, 천식, 트림, 딸꾹질, 헛소리, 복명(腹鳴) 가스의 방출, 울음소리(영유아의 경우)를 잘 들어두었다가 진단을 위한 레이저침을 놓은 후에 소리의 변화 여부를 비교함으로써 제1치료소의 진단이 가능하다.

4) 제1치료소가 될 장부를 추정한다

앞의 진단 순서인 1), 2), 3)항과 마지막 항인 4)항을 연결하여 적용하면 다음과 같이 제1치료소가 될 장부를 추정할 수 있다. 진단 순서의 1위인 목실인을 수진자의 체질로 추정한 후 통상허실별 구분과 결부시킨다. 그러면 수진자는 목실인 중에서 실증 또는 허증 아니면 허실중간증 중 어느 하나로 구분된다. 다음은 수진자의 평상시 대변 상황을 알아본다. 수진자가 대변을 1일 1회 또는 2, 3, 4일 혹은 그 이상에 1회 보는 경향이 있고 복력이 실해 통상허실별의 실증으로 구분되면 수진자의 제1치료소는 간실로 추정한다. 만약 같은 대변 상황에서 복력이 허해 허증으로 구분되거나 허실중간이면 그 사람의 제1치료소는 담실로 추정한다.

반면, 평상시에 수진자가 하루에 내변을 2~3회 또는 그 이상 보며 복력이 실하거나 허실중간이면 제1치료소는 폐허로 추정한다. 만약 복력이 허해 통상허실별의 허증으로 구분되고 대변을 하루에 2~3회 또는 그 이상 보면 대장허를 제1치료소로 추정한다. 이와 같이 모든 수진자를 일단 목실인으로 간주한 후 수진자의 어떤 장부가 제1치료소인가를 추정한다.

침을 잘못 놓았을 때의 대응책

침놓기에 숙련되지 못한 초학자나 숙련된 시술자도 침놓을 때 수진자와 대화를 하거나 또는 잠깐 다른 생각을 하면서 침을 놓으면 오침(誤鍼)할 수 있다. 예컨대 취혈은 바로 했는데 영수 보사의 방향을 거꾸로 놓은 경우 대개 첫 혈을 4초씩 2~3회 침놓다가 영수의 방향이 잘못 됐음을 깨닫게 된다. 즉, 처방의 2혈 중 한 혈을 오침하는 경우에 해당된다. 이때는 잘못 놓은 숫자의 배(倍)량을 올바른 방향으로 침놓고 나머지 혈은 맞게 침놓으면 된다.

그러나 2혈 모두 보사 방향을 잘못 놓았거나 보사 방향은 정확했지만 엉뚱한 장부에 침놓았을 때는 해당되는 락혈에 침을 놓아 풀면 된다. 어느 장부를 보했으면 r.방향(迎하는 방향)으로 침놓는다. 침량은 2혈 중 1혈에 놓았던 양만큼 놓는다. 사했다면 p.방향(隨하는 방향)으로 1혈에 침놓은 양만큼 같은 쪽에 놓아 푼다. 그리고 예정했던 침량보다 혈(穴)마다 2초씩 더 추가한다.

덧붙여 제1치료소 진단 시 대개 하루에 4~6장부를 검사하게 되는데, 가급적이면 동일한 장부를 중복하여 보사해야 할 때는 간격을 두어 검사한다. 예를 들어 조금 전에 신장을 보했더니 비중(非中)이었다면, 다음 순서에 신장을 사하는 침을 놓지 않는 것이 바람직하다. 신실에 속한 체질의 방광을 사하거나 비장 또는 위를 보하는 침을 놓아 몇 장부 검사 과정을 거친 후 맨 마지막 순서에 신장을 사하는 것이 효율적인 면에서 바람직하다. 신장이 아닌 다른 장부의 경우에도 같은 방법을 적용함이 옳다.

제1치료소 진단 시에 연령 및 체력(또는 통상허실)에 따라놓는 레이저침의 적정 량(조사(照射) 시간)은 다음과 같다.

- 18세 이상을 성인으로 보며(체중이 성인과 같고, 성인만큼 크면 성인으로 보이도 무방함), 제1치료소의 첫 번째 검사대상 장부가 장일때는 편의상 우측에, 부일때는 좌측에 침놓는다. 한 혈에 4초씩 조사(레이저침 놓는 것)하고, 혈(穴)의 중심점 주위를 1mm 가량 옮겨가면서 5회(모두 20초)를 침놓는다(부득이할 때는 장부를 구별 않고 한쪽에만 침놓는다. 두 번째 검사 때부터는 장부 관계없이 좌우측을 교대로 침놓아 검사한다).
- 성인이라도 통상허실상 체력이 심히 허한 수진자에게는 레이저침을 16초 조사한다.
- 제1치료소에 적중되지 않아 침놓았던 장부를 풀려면 침놓았던 쪽에 있는 관련된 락혈에 (1혈에) 조사했던 조사량만큼 침놓는다. 그리고 침놓은 장부가 보한 것이면 r. 방향(迎방향으로 약 40~45°사각)으로 조사하고, 사한 것이면 p.방향(隨방향으로 약 40~45°사각)으로 조사한다. 부득이한 경우에는 반대편의 락혈에 조사한다.
- 18세미만부터는 1살에 1초씩 줄여 침놓는다. 지극히 허약한 수진자일 경우에는 조사량을 감량하여 침놓는다.
- 영아의 경우 3개월 미만일 때는 1.5초씩 조사하는데 레이저침에 장착된 조절 볼륨을 1번(평상시에는 2번에 고정해두고 사용함)으로 낮춰 사용한다.
- 4~12개월은 레이저 조절 볼륨을 2번에 놓은 상태로 1.5초씩 조사한다. 생후 1년은 2초씩 침놓는다.
- 생후 3~4개월은 낮춘 볼륨으로 1초씩 조사한다.
- 제1치료소가 진단됐다고 판단되면 반대편 경혈에 진단 시에 침놓은 양의 4분의 1초로 줄여 조사하고 끝낸다.

5) 제1치료소로 추정된 장부를 다스리는 침을 놓고 대상으로 한 증상의 변화를 점검한다

진단대상으로 선정한 증상을 목표로 하여, 제1치료소로 추정한 장부를 다스리는 레이저침을 놓은 후에 나타나는 반응을 적중, 근중, 비중의 3가지로 구분한다. 이는 빠른반응증상진단을 적용할 때 쓰이는 진단방편이다.

① 적중(適中, 的中)

수진자에게 진단대상으로 선정한 병 증상을 목표로 하여 제1치료소로 추정한 장부를 다스리는 침을 놓은 7~8분 후 병 증상이 뚜렷하고 만족하게 호전된 상태를 적중이라 한다. 적중은 이론상으로 레이저침을 놓은 장부가 제1치료소임이 검증된 것이라 하겠다.

　이해를 돕기 위해 진단 전에 선정한 증상에 보조요법을 실시할 것인가에 대해 점검하고 유념할 기본사항들에 대해 살펴보자.

　수진자에게 진단대상으로 선정한 병 증상이 요통일 경우, 요통증에 대한 보조요법을 실시 여부를 점검하기 위해 제1~5요추, 兩 Y'10, 반응점에 압진을 해본다. 압통점이 없으면 보조요법을 실시할 필요가 없다. 압통점이 있다면 그 부위에 자상부항 요법을 실시(2~3부위 미만으로 한다)해 결체된 어혈의 일부를 제거함으로써 확실하게 진단할 수 있도록 보조한다(압통점이 가벼울 때는 자상부항을 실시하지 않아도 된다). 그 다음에는 수진자를 반듯이 누웠다가 일어나게 또는 일어났다가 눕게 하고, 허리를 좌우상하로 움직이게 해보아 어떤 동작을 할 때 불편하고 통증이 남아 있는가를 분명하게 알아둔다. 이와 같이 보조요법의 가부를 점검하고 처리한 후 잔여 증상을 진단대상으로 삼아야 한다.

　진단 시에 제1치료소로 추정한 장부가 간실이면 사간방(瀉肝方, S.LR방)을, 대장허라면 보대장방(補大腸方, B.LI방)을, 폐허라면 보폐방(補肺方, B.LU방)을, 담실이라면 사담방(瀉膽方, S.GB방)을 좌측 또는 우측에 16~20초 레이저침을 놓는다. 수실

인의 제1치료소가 신실이면 사신방(瀉腎方, S.KI방)을, 위허라면 보위방(補胃方, B.ST방)을 침놓고 7~8분 후에 통증을 일으킨 동작을 다시 하게 하여 적중 여부를 판단한다. 추정한 장부가 제1치료소로 적중되면 더불어 체질 진단도 이루어진다.[18]

② 근중 (近中)

제1치료소로 추정한 장부를 다스리는 레이저침을 놓은 7~8분 후 대상으로 삼았던 증상이 조금 경감되는 것 같지만 만족감을 주지 못하는 상태를 근중이라 한다. 근중은 이론상으로 침놓은 장부가 제1치료소가 아닌 제2 또는 제3치료소에 해당될 때 나타나는 반응이다.

예를 들어 검증의 대상으로 삼은 증상이 팔꿈치의 염좌이고 팔꿈치를 굽히고 펴기 어렵다고 하자. 압통 부위에 자상부항요법을 한 후 움직여본다. 처음보다는 조금 가볍지만 펴고 굽히기가 여전히 불편하다면 그 정도를 잘 기억하고 제1치료소로 추정한 장부에 침을 놓아(체력이 실증이나 중간증인 성인의 경우 2혈을(한 장부의 처방) 각각 20초로 하고, 심한 허증은 16초를 조사함) 7~8분 후 다시 팔을 굽혔다 펴게 한다. "굽히는 동작은 약간 호전된 듯하지만 펴는 동작은 여전히 불편하다", "불편하던 곳이 좌우나 상하 중 어느 곳으로 이동했다", "이쪽은 덜하나 저쪽은 마찬가지로 불편하다"(이때 시간을 7분 정도 더 둔다. 그래도 호전되지 않으면 침을 더 놓아도 호전되지 않는다). 이와 같이 미미하게 호전된 것 같으나 만족스럽지 않은 경우를 근중이라 한다.

근중은 적중만은 못하지만 반가운 신호다. 근중 반응을 나타낸 장부가 소속된 체질이 곧 수진자의 체질에 해당하므로 그 체질의 나머지 장부를 점검하면 제1치료소를 진단할 수 있기 때문이다.[19]

---

18) 마비증상이나 가려움증, 기침, 이명, 발열 같은 병증(늦은반응증상)은 하루가 지나야 적중 여부를 알 수 있다. 이때 침놓은 장부가 제1치료소일 때에는 침치료를 한 다음 날 뚜렷하고 만족스럽게 병 증상이 호전된다. 만성질환의 경우 증상이 소극적이고 가벼울 때는 침치료 받은 날 밤에 "평소보다 잠을 잘 잤다"든가, 다음날 "기분이 좋아졌다"는 등 긍정적인 느낌을 갖는다. 이러한 반응도 적중으로 간주한다.
19) 수진자(受診者)가 근중으로 간주된 경우, 가끔 오진되기도 한다. 진단의 대상으로 삼았던 증상이 소극적이

　침은 7~8분 분명 적중반응으로 나타나서 동일한 처방을 8~12초 추가해 침놓았는데(추가해 침놓으면 치료 과정을 실시한 것이다), 다음 날 수진자는 "어제는 호전되는 것 같았으나 지금은 그렇지 못하다", "하나도 나은 것이 없이 그대로다"라며 전날 잠깐 호전됐던 기억을 잊어버리는 경우가 있다. 이런 사례가 나타나는 이유는 다음과 같다.[20]

　㉠ 침놓았던 장부가 제1치료소가 아닌 제2 또는 제3치료소였는데, 그것이 순간적으로 적중반응처럼 느껴져 잠깐 호전된 경우.

　㉡ 침놓았던 장부가 분명히 제1치료소였으나 몇 십 분 또는 몇 시간 후에 제1치료소였던 장부가 제2 또는 제3치료소나 혹은 잠재장부로 교체되는 예.

　㉢ 드물지만 수진자가 진단자를 지나치게 신뢰하여 긍정적인 선입견이 순간적으로 착각을 일으키게 해 호전됐다고 느끼는 부류.

　위의 ㉢항을 제외하고 ㉠, ㉡항은 근중에 해당한다. 근중반응이 나타나면 침놓았던 장부가 속한 체질이 수진자의 체질이므로 그 체질의 나머지 장부를 하나씩 침놓아 검진하면 그중에 분명 제1치료소가 나타난다.

③ 비중(非中)

비중이란 적중도 근중도 아니다. 비중은 이론상으로 레이저침을 놓은 장부가 제1, 제2, 제3치료소가 아니며, 침놓은 장부가 그에 소속된 체질에 속하면서도 잠재장부일 수도 있다. 대개는 침놓은 장부와 소속을 달리하는 체질 가운데 어느 장부를 다스렸을 때 비중의 양상이 더 많이 나타난다. 비중은 다음의 3가지 형태로 구분된다.

고 뚜렷하지 못해 진단자가 호전의 여부를 물어볼 때 수진자가 오판(誤判)해서 "조금 좋아진 듯하다"라고 경감되지 않은 결과를 잘못 답할 때 오진이 된다(대개 다른 치료기관에서 준 치료약을 복용 중이어서 그 약물이 작용할 때나 증상이 현저하지 않을 때 많이 나타나는 반응이다).

20) 이때 오상체질의학 진료에 경험이 적은 의료인은 당황하게 된다. '오진인가?', '혹시 침놓을 때 취혈(聚穴)을 잘못한 것일까?', '이 의학이 신뢰할 수 없는 것인가?' 같은 의문을 갖는다.

㉠ 아무 반응이 없다: 레이저침을 놓은 7~8분 후 비중의 약 93%는 아무 반응이 없다. 침 맞기 전의 증상이 7~8분이 지나도 호전되지 않고 그대로 느껴진다. 침을 제1치료소나 제2치료소가 아닌 장부에 놓았는데도 약 93%에 해당하는 수진자들의 증상이 악화되지 않음은 수진자가 오수혈이 비정상으로 분포된 부류이거나, 적절치 못한 침의 자극에 대한 방어력이 작용하기 때문인 것으로 추정된다.

㉡ 병 증상이 악화된다: 침을 맞은 7~8분 후에 대상으로 선정한 증상, 그밖에 수진자가 느낀 병 증상 중 일부가 더 악화된다. 예를 들어 평소에 두통을 앓았다면 "두통이 더 심하다" 요통이라면 "허리가 더 아프다" 발목에 염좌라면 "걷기가 더 힘들어졌다"는 등의 악화된 증상을 느끼는 것이다. 하룻밤을 지나야 반응이 나타나는 병증은 그 다음 날 악화됨을 알 수 있으므로 진단자는 비중임을 알게 된다. 침 맞은 몇 시간 후 이유 없이 감기몸살을 앓기도 하는데 이때도 비중으로 볼 수 있다.

㉢ 새로운 병 증상이 나타난다: 침 맞는 도중이나 7~8분 후 지금까지 없었던 증상이 나타난다. 예를 들면 "잠깐 어지러워지더니 멎는다", "가슴이 답답하다", "피곤하다", "머리가 무겁다" "눈 또는 귀, 코, 다리나 손의 일부가 잠시 따갑게 느껴진다 혹은 아팠다가 사라졌다", "기력이 떨어지는 것 같다", "속이 메스껍다" 등 병적인 증상이 잠시 나타났다가 사라진다. 감각이 둔한 부류는 그 다음 날에 부작용의 증상이 나타난다.

(2) 각 체질별의 독특한 성격과 외모의 특징

체질 진단을 좀 더 쉽고도 빠르게 하기 위해서 각 체질마다 독특한 성격과 외모의 특징을 알아두면 도움이 된다. 오상체질 중 가장 많은 체질인 목실인과 그 다음으로 많은 체질인 수실인은 외모나 성격에 특징이 잘 엿보여 체질을 추정해 진단하는 데 이롭다. 그러나 세 번째 체질인 화실인(약 4.5%)은 뜻밖에도 이렇다 할 특징이 없다. 1~2년에 4~5명 정도 발견되는 토실인이나 금실인은 특징은 있으나 만나볼 기회가 너무 적어 체질 추정의 적중률이 낮다. 단, 목실인이나 수실인 중에도 예외가 있다. 그러므로 외모와 성격은 체질 및 제1치료소를 진단할 때 참고 사항으로 이해하면 좋을 것이다. [21]

① 木實人(MOK-SIL-IN) : G〈M

목실인은 3가지 부류로 구분되는데, 일생 환경과 치료와 섭생 여하에 따라 유형이 변할 수 있으며, 대변 상황에 따라서도 간실, 폐허, 담실, 대장허증으로 제1치료소가 교체되기도 한다.

유형 1

■ 외모

· 얼굴은 원형, 정사각형, 직사각형으로 넓적하고 큰 편이다.

· 흉각(胸角)은 둔각(鈍角)이다.

· 통상허실별로 실증이다.

· 대개 체격이 크다. 작아도 다부지며 비만의 경향이 있다.

· 팔다리의 육질이 단단하다.

■ 성격

근면하고 씩씩하며 외향적이고 적극적이다. 목소리에 힘이 있고 체력이 좋아서 힘든 일을 마다하지 않는다. 지능이 발달된 사람은 설득력과 추진력이 있고 서둘지 않는다. 명예와 윗자리를 좋아하나 교만하지 않다. 풍부한 것을 좋아한다.

유형 2

■ 외모

· 얼굴은 1타입과 같으나 힘찬 느낌이 적고 얼굴색이 어둡다.

---

21) 각 체질별 유형을 종합하여 제1치료소의 빠른반응증상진단을 실시한다.

· 흉각은 둔각 또는 둔각과 예각의 중간이다.

· 통상허실별로 허실중간이 대다수이다.

■ 성격

근면하고 내성적이다. 음성은 조용하고 말수가 적다. 신의가 두텁고, 교우 관계가 꾸준하다. 상대방의 질문에 서둘러 답하지 않는다. 예절과 격식을 갖추며 의젓한 느낌을 준다. 상대방의 험담을 피하며, 함부로 남의 앞에 나서지 않는다(교양정도에 따라 차이가 있다). 속마음을 쉽게 털어 놓지 않는다.

유형 3

■ 외모

· 얼굴형은 유형 1, 2와 같으나, 육질이 부드럽고 어두운 경향이 있다. 안광(眼光)이 부드럽고, 팔다리의 근육이 부드럽다. 어딘가 서글픈 느낌을 준다. 흉각은 둔각, 예각, 둔각과 예각의 중간형의 3형태가 있다.

· 통상허실별로 허증에 속한다.

· 체격은 크고 비만형, 중간형, 작고 마른형 등 다양하다.

■ 성격

느리며 조심성이 많다. 부드럽고 온순하며, 겁이 많고 조용하다. 목소리는 힘차지 못하며 내성적이고 말수가 적다. 적극적이지 못하다. 사람을 대하는 태도가 부드럽고 직선적인 지적은 피한다. 생각이 많고, 불면증의 경향이 있다.

② 水實人(SU-SIL-IN) : T〈S

수실인은 두 가지로 구분되는데, 수실인은 통상허실과 제1치료소의 장부 연관성과 관련해 예외가 약 7% 집계되며, 약 2%에서 성격이나 외모상 목실인으로 추정되지만 진단 결과 수실인으로 검증되기도 한다.

유형 1

■ 외모

· 얼굴은 계란형, 가늘고 긴 형, 작으며 둥근형이다.

· 흉각은 예각 또는 보통각이다.

· 통상허실별로 실증이다.

· 체격은 보통이며 육질은 단단한 편이다.

· 눈동자에 싸늘하고도 동요되지 않는 광채가 있다.

■ 성격

외향적이며, 교양 정도에 따라 차이는 있지만 상대가 경우에 맞지 않은 언행을 하면 곧 분노하여 힐책하며 직선적이고 당돌히 시정을 지시한다. 주변에 대한 의심이 많고, 자주 불안해한다. 그러나 어려운 일을 당할수록 침착 냉정해지며 슬기를 발휘한다. 특히 불리한 입장임에도 불구하고 자신에게 유리한 요구를 제시하는 맹랑한 면이 있다. 매사에 솔직하고 비밀을 모두 털어놓는 듯하지만 결정적인 비밀은 철저히 간직하는 양면성이 있다.

유형 2

■ 외모

· 얼굴형은 유형 1의 부류와 동일하다.

· 흉각은 예각의 체형이 대부분이다.

· 통상허실별로 허실중간증 또는 허증이며, 육질은 보통이거나 마른 편이며 연약하다.

· 첫인상이 너그럽거나 구수한 느낌은 없고 좀 허약해 보인다.

· 눈동자가 싸늘한 느낌을 준다.

■ 성격

내성적이며 냉정하고 침착하다. 상대방이 서둘러도 함부로 동요되지 않으며, 자세를 흐트러뜨리지 않는다. 논쟁이 벌어질 경우, 상대방이 먼저 말하게 하고, 자신은 경청하는 자세를 취한다. 상대방의 발언이 모두 끝난 후 찬찬히 반문하며 또박또박 따지고, 사리에 맞지 않음을 조목조목 지적하면서 할 말을 다 하는 여유가 있다. 공상이 많고, 자신의 비밀을 철저히 간직한다. 외출을 싫어하고, 남과 어울림을 피하는 경향이 있다.

목실인의 경우처럼 일생 환경과 섭생에 따라 유형이 서로 교체될 수도 있으며, 제1치료소가 체질 내의 다른 장부로 교체되기도 한다.

③ 火實人(HWA-SIL-IN) ： S〈H

■ 외모

외모가 다양하여 공통성을 발견할 수 없다. 흉각도 둔각, 예각, 중간각 등 여러 타입이 있다.

■ 성격

화실인은 사상의학에서 말하는 소양인과 유사한데 예상과 달리 조용하고 차분하다. 그러나 수실인처럼 냉정하고 눈동자의 싸늘한 느낌은 없다. 성급하지도 않으며 비교적 솔직하게 속마음을 털어놓는 경향이 있다.

외부의 자극에 대해 전달과 반응이 가장 신속하다. 예를 들어 뜻밖의 난처한 질문을 받아도 즉각 유리한 해명으로 대처하는 능력이 있다. 또한 찰나에 스쳐가는 물체도 정확히 알아보며, 속셈도 다른 체질의 사람들보다 신속히 할 수 있다. 침(레이저침도포함)에 대한 반응이 빠르고 속마음을 표출하기 좋아하므로 침치료 도중에 "나빠진다", "머리가 가벼워진다"라고 침의 반응을 감지하여 표현하는 사람이 많다. 화실인의 내면에는 항상 불안이 도사리고 있는 것으로 생각된다. 화실인들은 약속시간보다 몇 분 빨리 움직이는 경향이 있는데, 실은 그 시간을 넘길까 봐 불안하기 때문에 미리 나오는 것으로 풀이된다.

■ 특기사항

PC Sil(心包實)증이 제1치료소일 때에는 관절이나 건(腱)의 경직, 즉 팔이나 다리가 구부러져서 펴지지 않는다거나, 펴져서 구부러지지 않는 증상이 자주 일어난다.

④ 土實人(TOU-SIL-IN) ： M〈T

토실인도 2가지 유형으로 구분된다.

유형 1

■ 외모

눈동자에 영롱한 광채가 있다. 대개 마른 체형이다.

■ 성격

유형1은 전통과 격식을 무시하며 혁신을 도모한다. 성급함과 침착함, 비관과 낙관, 잔인함과 너그러움, 온정과 냉정, 증오와 사랑, 웅변과 침묵 등 극단적인 양면성이 기분에 따라 변한다. 사색적이며 이상을 추구하는 감성적인 색채가 짙다.

■ 특기사항

맞지 않는 음식이 많아 가리는 편이며, 흔히 일반에게 사용되는 약물 또한 부작용을 일으키는 예가 흔해 서양의학이나 전통적인 동양의학의 치료로는 잘 낫지 않는 희귀하고 특이한 지병을 앓는 사람이 대부분이다.

유형 2

■ 외모

별 다른 특징이 없으며 체형은 다양하다.

■ 성격

유형2의 부류는 사교적이며 이해를 잘하며 원만하다. 눈치가 빠르고, 상대방의 생각을 곧 터득하여 풀리지 않는 일을 해결하는 지혜가 있다. 상식이 풍부하고 예언을 잘하며 적중률도 높다.

■ 특기사항

이 체질의 수진자는 진료자의 지시를 잘 따르며 진단 전에 자신의 병명을 예측하기도 한다.

⑤ 金實人(GEUM-SIL-IN) : H〈G

금실인도 2가지 유형으로 구분된다.

유형 1

■ 외모

골격이 큰 장사형, 거인형이며, 키는 작아도 유난히 뼈대가 굵고 손끝이 뭉탁하며 흉각이 매우 넓은형이다. 공통적으로 얼굴이 유난히 크고 용모가 넓적하다.

■ 성격

긍정적이며 이해롭고, 온화하며 협조적이고 관대하다. 조급하지도 느리지도 않다. 말을 많이 하지도 적게 하는 편도 아니다. 교만하지도 않고 그렇다고 비굴하지도 않다. 대화할 때 빙긋이 미소를 지으므로 친근하고 편안한 느낌을 준다. 인정이 많은 편이며 물질을 베풀 때도 후하다. 좀처럼 화를 내지 않으나 한번 분노가 폭발하면 감당하기 어려운 일면도 있다. 금실인이 수진자일 경우, 자신의 진료 순서를 바쁘다는 사람에게 양보하는 여유를 보인다. 외모나 성격으로 보아서 목실인과 금실인 중 어느 편인가를 구분 짓기 어려운 예가 있다. 목실인은 금실인에 비해 더 정적이며 매사에 신중하고 대화 중에 미소 짓는 예가 드물며 비밀을 간직하려는 속성이 뚜렷하다.

유형 2

■ 외모

골격이 가늘고 적거나 보통 이하의 체형이다.

■ 성격

유형1과 유사하나 체격이 작은 만큼 마음 씀씀이도 유형1보다는 작다. 그러나 이해를 잘하고 완급이 균형을 이루는 좋은 성품을 갖고 있다.

■ 특기사항

서양의학이나 전통적인 동양의학으로 잘 치유되지 않는 지병을 앓는 사람이 많다.

(3) 제1치료소 진단의 실시

다음은 진단 시에 유의할 사항을 정리하고 보충한 것이다.

㉠ 제1치료소를 진단하기 전 임맥, 독맥, Y′반응대(〈보조치료론〉 참조)를 압진해 압통점이 발견되면 그것을 먼저 처리한 후 잔여 증상(실제로는 주된 병)을 대상으로 제1치료소 진단에 임한다(단 압통점의 압통 정도가 심하지 않을 때는 곧바로 제1치료소를 다스리면 압통점이 사라진다).

㉡ 제1치료소의 진단은 레이저침으로 한다.

㉢ 맨 처음 점검대상이 되는 장부가 장일 경우에는 우측에, 부일 경우에는 좌측에 침놓아 검사한다. 두 번째 점검 대상인 장부는 (장부의 구별없이) 처음에 점검한 장부의 반대편에 침을 놓는다. 세 번째 점검 장부도 마찬가지로 두번째 장부를 침놓은 반대편에 놓아 좌우 교대로 놓으면 된다. 이는 한쪽 편에만 놓는 편중을 피하기 위해서이다. 락혈도 침놓았던 편에 침놓는데 이 또한 혼선을 피하기 위해서이다. 부득이한 경우에는 좌우의 교체를 무시해도 된다.

㉣ 점검한 장부가 제1치료소가 아닐 경우, 다음 장부를 점검하기 전에 반드시 락혈을 사용해 먼저 놓았던 침을 풀어야 한다.

㉤ 하루 전에 침 놓았던 장부가 제1치료소가 아닐 경우, 락혈을 사용해 풀지 않아도 된다.

㉥ 제1치료소의 진단 시 체력이 보통 또는 실한 18세 이상(한국 나이) 수진자에게는 레이저침을 4초씩 5회(모두 20초)를 침놓고, 체력이 매우 허약한 수진자에게는 4초씩 4회(모두 16초)를 침놓는다(그 이하의 연령층은 〈진단론〉의 173쪽 참조).

㉦ 4초씩 조사하고 침의 효율을 높이기 위해 1mm가량 침놓은 부위를 옮겨가면서 4∼5회 침을 놓는다.

㉧ 영수(迎隨)보사의 침놓는 사각(斜角)은 레이저침의 레이저 조사(照射)기를 약 40∼45° ∠의 사각으로 조사한다.

㉨ 점검(진단) 중에 통처(痛處)가 경감되지 않으면서 통처 부위가 이동하면 비중 또는 근중으로 간주한다.

(4) 빠른반응증상의 진단방법

초보적인 습득을 위해 단순한 질환을 예로 들었다(다음에 나오는 치험예는 목실인과 수실인을 진단하는 방법만을 예로 들었다).[22]

1) 木實人

목실인은 통상허실의 구분과 대변 상황이 진단에 적용된다.

① 일반적인 목실인의 사례

[예 1] 47세 남자, 이름: 박ㅇ영, 제1치료소: 간실

이 수진자의 주소증은 오른손의 염좌상으로 이틀 전부터 손등이 많이 붓고 손가락이 잘 펴지지 않았다. 복진은 실하고, 흉각은 둔각(폭넓은 각)이다. 대변은 1일 1회 본다. 진단 순서상 체질을 목실인으로 보고, 복진과 대변 상황을 보아 간실이 제1치료소로 추정됐다. 먼저 손등이 붓고 압통점이(지름 6cm가량 된다) 있는 부위에 자상(刺傷)부항요법을 실시해 어혈을 제거한 후 손가락을 구부려 보게 했다. 구부림이 한결 편해졌지만 불편함이 조금 남아 있다 하여 잘 기억해 두게 했다.

제1치료소를 다스려 만족할 만큼 치료를 하기 위해 S.LR방(사간방)을 우측에 레이저침으로 20초 조사했다(저자는 제1치료소를 찾아내거나 치료할 때 모두 레이저침만 사용한다). 7분 후 오른쪽 손가락을 구부렸다 펴게 했다. S.LR방이 적중돼 손가락의 구부림이 한결 편해졌다. S.LR방을 좌측에 8초 더 놓고, 부종을 소감시키는 데 도움을 주기 위해 S.LR방에 해당하는 한약인 열다한소탕을 1포 주었다. 다음 날은 부종이 많이 빠졌고 손놀림도 호전됐으나 오른쪽 제4, 5번째 손가락이 조금 불편하다고 했다. 그 부위에도 압통점이 발견되므로 그곳에 자상부항을 한 번 더 실시하고 다시 움직여 보게 했다. 여전히 불편함이 남아 있다고 하여 S.LR방을 좌측에 20초 침놓고

---

22) 나머지 체질인 화실인, 토실인, 금실인은 〈치료론〉 참조.

7분 후 또 다시 움직여 보게 했다. 불편함이 거의 없어졌다. 우측에 12초를 더 침놓았다. 다음 날은 제4, 5번째 손가락도 호전됐다. 같은 방법으로 S.LR방을 좌우에 16초씩 침놓았다. 그때 수진자의 제1치료소는 간실이었다.

[예 2] 38세 남자, 이름: 원○연, 제1치료소: 폐허

이 수진자는 서울에 살며 저자의 한의원에 귀향길에 들렸다. 송년회에서 소위 폭탄주를 여러 날 과음하고, 배고픈 김에 설렁탕을 과식한 후부터 상복부의 팽만감과 자통감(刺痛感)이 일주일이 넘도록 사라지지 않았다. 그동안 이것저것 양약을 복용했는데도 효과가 없다고 했다. 상복부, 특히 임맥 부위를 압진해본 바 압통점은 하나도 없었다. 복진 결과 흉각이 둔각이고, 복진은 허실중간이며 대변은 1일 2~3회 본다.

주소증인 상복부의 팽만감과 자통감은 모두 빠른반응증상에 해당된다. 체질을 목실인으로 볼 때 이 수진자의 제1치료소는 (대변과 복진으로 보아) 폐허이며, 만일 폐허가 아니라면 대장허이다. B.LU방을 오른손에 20초 침놓았다. 7분 후 트림이 나더니 팽만감과 자통감이 없어졌다고 했다. B.LU방이 적중한 것이다. 좌측에 추가해 B.LU방을 20초 침놓았다. 평소에 잠은 잘 자는데 간혹 잠드는 데 제법 시간이 걸린다 하여 B.LU방에 해당하는 한약인 태음조위탕에서 마황을 빼고 마황 한 가지만을 녹두大로 만든 환 10환(丸)씩을 함께 복용하게 했다. 만약 잠이 잘 들지 않거나 자주 깨면 마황환을 복용하지 말라는 당부를 하고 10일분을 주었다. 그 후 잘 치유됐다. 그때 수진자의 제1치료소는 폐허였다.

[예 3] 7세 남자 아이, 이름: 원○우, 제1치료소: 담실

이 어린이는 예2 수진자의 아들이며, 어머니는 수실인으로 진단된 바 있다. 어린 수진자의 어머니는 가끔 제1치료소가 위허 또는 방광실로 바뀌었지만 그때마다 치료해 잘 나았다. 2년 전에는 수진자를 수실인으로 치료한 바 있다. 어머니와 용모나 성격이 비슷하기 때문이다.

수진자는 야뇨증이 있었는데, 그때는 기회가 날 때마다 한 차례씩 S.KI방, S.BL방, B.SP방을 침놓고 소건중탕을 주었지만 별 효과가 없었다(근자에는 성장해서인지 야뇨증이 자연치유됐다고 한다). 이번에는 두통과 인통(咽痛)이 있고, 표정이 침울했다. 감기가 든 것이다. 양약을 복용해서 발열은 없어졌다.

소년의 아버지는 체격이 크고 흉각이 둔각인데 비해 아들은 흉각이 예각이고 체형이 호리호리하다. 복진은 허하다. 12세 미만의 소아는 누구나 복진이 허하다. 그러므로 복진을 참작할 수는 없다. 대변은 1일 1회 본다.

수실인으로 치료해 효과가 없는 것으로 보아 목실인일 것이며 허증 또는 중간증으로 추정했다. 대변 상황에 근거해 S.GB방을 좌측에 10초 침놓았다. 양 Y'3혈 부위에서 느끼는 두통이나 인통은 압통점이 없으므로 보조치료는 필요 없었다. 이는 모두 빠른반응증상에 해당된다. 7분 후 두통이 덜하다고 했다. 침을 삼켜보더니 인통도 사라졌다고 했다. 그리고 표정이 밝아지고 웃고 잘 놀기 시작했다. 적중한 것이다. S.GB방을 우측에 10초를 추가해 침을 놓았다. 사담탕을 성인의 반 분량으로 줄여 3일분을 주었더니 감기 증상이 모두 나았다. 이 어린이는 그때의 제1치료소가 담실이었다.

[예 4] 47세 남자, 이름: 이ㅇ준, 제1치료소: 대장허

수진자는 사흘 전에 허리를 삐어서 누웠다가 일어나기가 매우 힘들고, 좌측 대퇴부가 땅긴다고 했다. 압진해본 결과 좌측 Y'10혈 부위에 길이 7cm, 폭 2.5cm가량의 압통점이 민감하게 나타났다. 요추에는 압통점이 한 곳도 없었다. 이러한 증상을 전통동양의학에서는 풍(風)요통이라 하고, 서양의학에서는 요추간판탈출증의 초기 증상으로 진단하리라 판단된다. 복진은 허증이며 대변은 1일 2~3회 보는데 과음하면 더 여러 번 본다고 했다.

체질을 목실인이라고 볼 때 수진자는 복진과 대변 상황으로 보아 제1치료소가 대장허로 추정됐다. 먼저 좌 Y′10혈 압통점 부위에 자상(刺傷)부항요법을 실시한 후, 반듯이 누웠다가 진료대를 양손으로 잡고 일어나보게 했다. 애써서 겨우 일어나며 조금 덜하다고 했다. 좌 Y′10혈에 실시한 자상부항의 효과다. 여전히 남아 있는 불편함을 기억하도록 하기 위해 한 번 더 일어나보게 한 후 제1치료소를 다스렸다. B.LI방을 좌측에 20초 침놓았다. 7분 후 일어나게 하니 통증이 한결 가벼워졌다고 한다. B.LI방이 적중한 것이다. 이번엔 우측에 8초를 추가해 침놓고, 다음 날 다시 내원하라고 했다. 내복약을 원하므로 보대장탕을 2일분(6포) 주었다. 이틀 후에 다시 왔는데 한결 좋아졌다고 했다. B.LI방을 좌우 16초씩 이틀간 침놓았는데 견딜 만했는지 다시 내원하지 않았다. 이 수진자는 그때 대장허가 제1치료소였다.

② 통상허실이 적용되지 않는 목실인의 사례

[예 5] 51세 남자, 이름: 엄ㅇ원, 제1치료소: 담실

수진자는 좌측 족외과 전방(복사뼈 앞 부위)의 염좌상으로 압통점이 길이 5cm 폭 2cm이고 종대(腫大)했으며, 굽히고 펴기가 매우 불편했다. 압통 부위에 자상부항을 실시한 후 발목을 상하좌우로 움직여 보게 하니 조금 가벼워졌다고 했다. 흉각은 둔각이며 복진은 실증이고, 대변은 2~3일에 1회 본다.

체질을 목실인으로 볼 때 제1치료소는 간실이다. 우측에 S.LR방을 20초 침놓았다. 7분 후 발목을 움직이게 하니 내원하기 전보다 낫다고 했다. 저자는 자상부항으로 혈액을 뽑아낸 후 움직여봤을 때보다 Laser침을 맞은 후가 더 나아졌는지를 물었는데, 수진자는 그 말을 이해하지 못했다.

염좌상 환자들은 대부분 자상부항을 하면 움직임이 좋아져 그 호전된 상태만으로도 신기하고 놀라워한다. 그리고 그것이 침 효과의 전부로 인식한다. 오상체질의학에서는 그 정도의 호전은 주효한 것으로 취급하지 않는다. 질문의 의도를 제대로 파악한 환자는 그제야 부항을 했을 때보다 더 나아진 것은 없다고 했다. 우측 락혈(支正穴)에 20초 침놓아 S.LR 한 것을 풀었다. 복진은 실하나 대변이 2~3일에 1회이므로

B.LU방보다는 S.GB방일 가능성이 높았다. S.GB방을 우측(좌측에는 담경락이 지나는 곳에 자상부항을 했으므로 S.GB방을 침놓지 않음)에 20초 침놓았다. 7분 후 같은 동작을 반복하게 하니 확실히 편해졌다고 했다.

이 경우 복진은 실증이면서도 제1치료소는 닭실인 예에 해당한다. 우측에 8초를 추가해 침놓고 다음 날 내원하라 하고 사담탕을 1포 주었다. 자상부항과 S.GB방을 하루 더 치료하고 치유됐다.

③ 복진과 대변 상황이 진단에 도움이 되지 않는 목실인의 사례
[예 6] 69세 남자, 이름: 김○선, 제1치료소: 대장허

이 수진자는 이틀 전 추락하여 좌측 족외과 전하방에 길이 5cm, 폭 1.5cm 정도의 바나나형의 압통점이 발생했으며, 발목을 좌우로 움직일 때 통증이 있었다. 환처에 자상부항을 실시하고 7분 후 움직여보게 했더니 조금도 아프지 않다고 했다. 더는 찾을 증상도 없고 구태여 제1치료소를 찾아낼 필요가 없으므로 자상부항만으로 치료를 끝내면 된다. 하지만 걸어보게 했더니 수진자는 아프다고 했다. 그렇다면 제1치료소를 다스려야 한다. 복진한 결과 흉각이 둔각이고 실증이며, 대변은 1일 1회 보지만 과음하면 2회 본다고 했다. 최근에는 상복부가 팽만하고 소화장애도 있다고 했다.

목실인으로 볼 때 간실이 제1치료소로 추정됐다. 우측에 S.LR방을 20초 침놓고 7분 후 걸어보게 했지만 조금도 나아지지 않았다. 다시 우측 락혈에 침을 놓아 풀고, 복진이 실하므로 좌측에 B.LU방을 20초 침놓았다. 7분 후 또 걸어보게 해도 여전히 아프다고 했다. 이번에는 좌측 락혈(비양혈)에 침놓아 B.LU한 것을 풀고 S.GB를 놓을까 하다가 우측에 B.LI방을 20초 침놓았다. 7분 후 다시 걸어보게 하니 괜찮아졌다고 했다. 왼쪽 팔에 B.LI방을 추가해 8초 놓고 보대장탕을 1포 주었다. 다음 날 다시 내원한 수진자는 많이 좋아졌다고 했다. 환처에 압통점이 조금 남아 있으므로 공(空)부항을 하고 B.LI방을 좌우에 16초씩 침놓았다. 이 수진자는 복진이 실하고 대변을 1일 1회씩 보는데 제1치료소는 대장허인 사례이다.

[예 7] 54세 남자, 이름: 주○근, 제1치료소: 폐허

이 수진자는 사흘 전 허리를 심하게 다쳐서 간신히 진료대에 올라오고 힘겹게 돌아누웠다. 압진을 한 바 요추 부위에는 압통점이 없고, 좌 Y'10혈 부위에 폭 2.5cm 길이(上下) 5cm의 압통점이 발견됐다. 우선 그 부위에 자상부항을 실시해 다량의 어혈을 뽑아냈다. 그러고 나서 돌아눕게 했더니 부항요법을 실시하기 전보다 수월하게 움직였다. 다시 한 번 반복해봐도 호전된 게 보였다. 양손으로 진료대 가장자리를 잡고 바로 일어나게 해보았다. 상체를 수직으로 세울 때까지는 그런대로 일어나더니 상체를 아래로 굽히는 동작은 매우 불편하다고 했다.

홍각은 둔각이며 실증이고, 대변은 1일에 1회이다. 목실인 체질로 볼 때 제1치료소는 간실로 추정된다. S.LR방을 20초 오른발에 침놓았다. 7분 후 다시 일어나 상체를 굽혀 보게 했다. 비명을 지르며 더 아프다고 했다. 너무 급작스럽게 일어나서 그런가 하여 다시 살며시 일어나 앉아서 굽혀보게 했지만 마찬가지로 수진자는 매우 아파했다. 이는 비중이다.

락혈에 침놓아 S.LR방 20초한 것을 풀었다. 복진이 허하거나 중간증이면 S.GB를 하겠는데, 홍각이 둔각이고 실하므로 대변 상태를 무시하고 좌측에 B.LU방을 20초 침놓았다. 7분 후 다시 일어나 앉은 후 굽혀 보게 했다. 수월하게 굽혀졌다. 폐허가 제1치료소였다. 추가해 8초를 놓고 밤에 금방 잠이 드느냐고 물으니 잠자려면 한참을 기다려야 한다고 했다. 마황을 뺀 태음조위탕을 3일분을 주고 다음 날 내원하게 했다. 다음 날은 전날의 압통 부위가 덜 아프고 허리를 구부리기도 좋다고 했다. 체력도 실하고 자주 올 수도 없다 하여 침량을 조금 늘렸다. B.LU방을 24초씩 좌우에 침놓고 Y'10혈에는 공(空)부항요법을 실시했다. 그리고 같은 약을 3일분 처방했다. 이 경우는 대변이 1일 1회이지만, 그때의 제1치료소는 폐허였다.

2) 水實人

수실인은 오상체질 중 두 번째로 많다. 그러므로 오상체질의학의 진단순서상 목실인의 4장부를 모두 점검(진단)해 그 중에 제1치료소가 되는 장부가 없으면 그 다음 수실인의 장부를 점검한다.

만약 목실인의 4장부를 모두 점검해도 제1치료소가 없다면 4장부를 점검하는 데 소요되는 시간과 수고가 아깝다. 이를 최소화하기 위해 목실인을 점검할 경우, 통상 허실별 등급과 대변 상황별로 구분한 다음 그에 해당하는 1, 2장부를 점검하고, 그 것이 근중이나 적중 반응을 나타나지 않으면 나머지 장부의 검사를 보류하고 수실인의 장부를 (통상허실별 등급에 해당되는 장부를) 점검한다.

그래도 근중이나 적중 반응이 없으면 다시 목실인 장부로 돌아와 나머지 장부를 마저 점검하거나 수실인의 나머지 장부를 확인하는 체질의 교체진단법을 적용하면 근중이나 적중 반응을 찾아내는 데 드는 시간을 단축할 수 있다(이는 본의학의 진단이 좀더 숙련되면 시도하게 될 것이다).

[예 8] 31세 남자, 이름: 김ㅇ호, 제1치료소: 신실

수진자는 무거운 물건을 급히 들다가 허리를 삐었다. 허리를 굽히고 펴기가 매우 힘든데 비해 요추부나 양 Y′10혈 부위에 압통점이 단 한 군데도 없었다. 허리의 내부 어디가 아픈 것이다. 압통점이 없으므로 당연히 자상부항을 하거나 허리에 침을 놓아서는 안 된다.

흉각은 보통이고 복진은 실증이며 대변은 1일 1회 본다. 천장을 보고 바로 누운 자세로 좌우로 돌아눕는 동작과 양손으로 진료대를 잡고 일어나는 동작이 모두 어려웠다. 불편한 정도를 잘 기억하라고 일러둔 후 S.LR방을 우측에 20초 침놓았다. 7분 후 같은 동작을 하게 했더니 더 불편해졌다고 했다. 이는 비중 반응이다.

목실인의 침을 놓아 더 악화된데다 대변 상황으로 보아 폐허일 확률은 조금 낮다. 락혈에 침놓아 풀고 수실인의 S.KI방을 20초 침놓았다. 그리고 7분 후 다시 움직여

보게 했다. 한결 나아졌다고 하여 다시 한 번 같은 동작을 하게 했더니 잘 돌아눕고 제법 빨리 일어나 앉는다. 이 수진자는 수실인이며 제1치료소는 신실이다. 좌측에 S.KI방을 12초 놓고 여신탕을 1포 주면서 다음 날 내원하라고 했다. 다음 날은 더 좋아졌다. 다시 S.KI방을 좌우에 16초씩 침놓고 여신탕을 1포 준 후 치료를 완료했다. 수진자는 그때 제1치료소가 신실에 머물러 있었다.

[예 9] 31세 여자, 이름: 홍○아, 제1치료소: 위허

이 여인은 산후 5개월에 전신의 뼈마디가 아프고 손발이 차며 가슴속과 목구멍[咽中]에 무엇이 걸리고 막힌 듯[梅核氣]하다고 했다. 산후조리를 잘 못했고 사료과도하여 기가 울결(鬱結)된 것으로 판단됐다.

복진은 허증이고 흉각은 예각이다. 대변은 1일 1~2회 보며, 압진상 잔중혈을 중심으로 상하 10~15cm의 압통점이 있다. 먼저 염천, 천돌혈 부위부터 잔중혈 그리고 구미혈 부위에 이르는 압통점에 레이저침을 수직으로 5초씩 3~4mm 간격으로 3회 오르내리며 침을 놓았다. 체력이 너무 허약하여 자상부항을 하지 않고 레이저 침만 놓았다. 10여 분 기다려봐도 여전히 가슴이 막힌 듯하다고 했다. 대변을 하루에 한 번 볼 때가 더 많은가 두 번 볼 때가 더 많은가를 물어보았더니 반반인 듯하다고 했다.

이 수진자의 3가지 병증 중 빠른반응증상은 10여 분 전에 임맥에 침을 놓아 별 효과가 없었던 증상인 가슴답답증과 매핵기로 볼 수 있다. 일단 목실인으로 보고 B.LI방을 좌측에 20초 침놓았다. 7분 후에도 여전히 가슴이 답답하다고 하여 락혈(편력혈)에 침놓아 풀고 S.GB방을 우측에 20초 침놓았다. 7분 후에도 마찬가지로 불편하다고 했다. 우측 락혈(通理穴)에 침놓아 풀고, 이번에는 수실인으로 넘어가 B.ST방을 좌측에 20초 침놓았다. 7분 후 가슴이 조금 트이는 것 같다고 했다. 근중이거나 적중이다. B.ST방을 12초 추가해 침놓았다. 다음 날은 가슴과 목구멍의 막힌 듯한 느낌뿐 아니라 전신의 골절통도 조금 덜하다고 했다. 적중 반응이다. B.ST방을 좌우에

16초씩 침놓고 1~2일에 한 차례씩 침을 맞고 약을 복용하라고 했다. 한약 처방은 백하오부자이중탕 2포와 정기천향탕 1포이다. 그때 이 수진자의 제1치료소는 위허이다.

[예 10] 20세 여자, 이름: 송○미, 제1치료소: 비허

수진자는 왼쪽 발등을 다쳐서 부었고 압통점이 지름 5cm 정도로 나타나 발가락과 발목을 굽히고 펴는 데 불편했다. 먼저 압통점 부위에 자상부항을 실시한 후 발가락과 발목을 굽히고 펴게 해보았다. 조금 가벼워졌지만 여전히 불편하다고 했다. 불편한 정도를 기억해두라고 일러둔 후, 복진을 해본 바 흉각은 보통 각이고 복력은 허실중간에 가까운 허증이었다. 대변은 1일 1회 본다.

목실인으로 볼 때 담실이 제1치료소로 추정됐다. S.GB방을 우측에 20초 침놓고 7분 후 굽히고 펴게 해보았지만(수진자의 좌측 담경이 지나는 곳에 자상부항을 했으므로 좌측 S.GB방에 침놓는 것을 피했음) 별로 나아지지 않았다고 했다. 대변이 1일 1회인 것은 맞으나 복진이 허증에 가까운 중간증인 것으로 보아 간실이 제1치료소일 가능성은 희박했다.

수실인으로 넘어가 복진상 비허로 보고 좌측에(자상부항한 곳이 아닌) B.SP방을 20초 침놓았다. 7분 후 움직임이 한결 좋아졌다. 적중된 것으로 판단됐다. 다시 우측에 8초 추가해 B.SP방을 침놓고, 부종을 다스리기에 적합한 처방인 십이미관중탕을 3포 주었다. 다음 날은 부종이 많이 사라졌고 움직임도 수월해졌다. B.SP방을 좌측에 16초 우측에 14초 침놓았다. 수진자의 그 당시 제1치료소는 비허였다.

[예 11] 34세 여자, 이름: 이○미, 제1치료소: 방광실

수진자는 산후 3개월째이며 수유부(授乳婦)이다. 병 증상은 좌우의 팔과 손가락 끝이 모두 저린데, 특히 왼손 1, 2, 3번째 손가락은 가벼운 지각마비와 운동마비로 움직임이 둔했다. 경기도 용인시에 살고 있으며 직장에 나가야 하므로 나흘밖에 치료받을 시간이 없다고 했다. 압진 결과 양 Y´5번, 양 Y´7번, 8번에 길이 5∼6cm, 폭 2.5∼4cm가량 되는 극심한 압통점이 나타났다. 약한 체력으로 아기를 안고 젖을 먹이는데다가 틈틈이 안아주다 보니 어깨와 팔 근육에 문제가 생긴 것으로 판단됐다.

체력이 허하므로 우선 양 Y´5혈에만 자상부항을 실시했다. 복진은 허하고 흉각은 예각이며, 대변은 1일 1회이다. 손발이 저린 것과 왼손 1, 2, 3번째 손가락의 마비감이 빠른반응증상진단 대상이 될 만했다. 목실인의 S.GB방을 좌측에 20초 침놓았다. 마비 증상이 풀릴 시간을 감안해 9분 후에 반응을 살펴보았다. 왼손 1, 2, 3번 손가락을 움직이게 해보았는데 여전했다. 락혈(通里穴)에 침놓아 풀었다. 복진이 허하므로 간실일 가능성은 희박했다. 대변이 1일 1회이니 대장허의 점검은 보류하기로 하고 수실인의 장부로 넘어갔다.

허증의 경우 수실인에는 위허와 방광실의 2장부가 진단(점검)대상이다. 손발이 차갑지 않고 소화 장애가 없으므로 B.ST방보다는 S.BL방이 제1치료소가 될 가능성이 높았다. 우측에 S.BL방을 20초 침 놓고 9분 후 다시 움직여 보게 했다. 왼손 1, 2번째 손가락의 마비감이 조금 사라지고 움직임도 나아졌다. 그런데 세 번째 손가락의 끝부분은 조금도 나아지지 않았다. 팔과 손가락의 저린 증상에 대해 물어보니 조금 나아졌다고 했다. 이 정도면 적중이다. 주말이 끼어 있으므로 가부간의 반응을 확실히 보기 위해 체력에 비해 조금 과하게 좌측에 S.BL방을 20초 추가해 침놓았다.

이틀 후 수진자는 두 팔과 손의 저림이 조금 덜하고 1, 2번째 손가락의 마비감은 나아졌으나 세 번째 손가락은 여전하다고 했다. 우선 이틀 전에 하지 못한 양 Y´7혈과 우 Y´8혈의 세 부위에 자상부항부터 실시했다. 그러고 나서 왼손 세 번째 손가락의 마비감이 사라지지 않는 이유를 알아보기 위해 우측에 B.SP방을 20초 침놓고 9분 후 움직여보게 했다. 그래도 마비감은 여전했다. 락혈(외관혈)에 침놓아 풀고 B.ST방을 좌우 20초씩 침놓았다. 그리고 황기소엽탕에 녹용 5g을 가해 10일분을 처방했다.

다음 날 팔의 저림은 더 니아졌으나 왼손 세 번째 손가락의 마비감은 좀처럼 사라지지 않았다. 우 Y′5혈과 좌측 Y′8혈 자상부항을 실시한 후 S.KI방을 우측에 20초 좌측에 16초 침놓았다. 다음 날에도 세 번째 손가락은 전혀 나아지지 않았다. 이제 는 시간이 다 되어 침치료를 마쳐야 했다. 세 번째 손가락 끝부분 지문 부위에 스프 링식 삼릉침으로 자상을 준 후 자상부항을 했다. 그리고 즉석에서 왼손 1, 2번째 손 가락 마비를 푼 S.BL방을 다시 제1치료소로 보고 좌우 32초씩 침을 놓았다. 수진지 는 그때의 제1치료소가 방광실로 믿어졌다.

(5) 기기器機를 이용하는 진단법의 실시 (늦은반응증상에 적용)

저자는 15∼16년 전에 기기를 이용하여(악력측정기와 폐활량측정기) 체질 및 제1치 료소의 진단에 사용했었다. 그런데 원리와 다르게 오진이 속출했다. 따라서 이 두 기기는 뒤로 제쳐두고 또 다른 체질진단기의 연구에 몰두했지만 그마저도 만족할 만한 결과를 거두지 못했다. 그리고 항상 기대를 걸고 악력기나 폐활량기를 구입했 던 한의사분들에게 죄송한 마음이 떠나질 않았다. 그 후에 빠른반응증상진단법을 연구해 보편타당성이 있는 진단법으로 좋은 성과를 거두었으나, 늦은반응증상진단 을 해야 할 부류들은 제1치료소의 진단에 적지 않은 시일이 소요됐다.

이러한 난제를 해결하지 못해 고심하던 중, 기기를 사용하던 때의 차트에 적힌 진단내용을 보게 됐다. 그리고 당시 실패했던 이유를 깨달았다. 첫째는 기기를 작동 하기 전후에 장부를 다스리는 레이저침의 양이 턱없이 부족했다. 둘째는 수치의 풀 이를 너무 깊이, 지나치게 앞지른 예측과, 셋째는 경혈이 제 위치에 분포되지 않은 부류가 있음을 간파하지 못해 정답을 흩트려 놓았던 것이었다.

기기를 사용해 진단할수 있는 추정원리는 간단하다. 치료요구선을 이탈한 장부 를 침놓아 다스리면 수진자는 자체치유력이 활성화되며 병증이 호전된다. 더불어 근육의 기력도 증가한다. 따라서 악력이나 횡경막의 신축성 및 탄력도 증가한다. 그 치료소가 제1치료소라면 자체치유력이 제일 왕성해지므로 병증이 호전되면서 기력 이 가장세게 증가한다. 따라서 악력이나 폐활량도 그에 비례하여 증가한다. 제2치료소를 침놓아 다스리면 제1치료소보다 적게 증가하고, 제3치료소는 제2치료소 보다 더 적게, 제4치료소는 제3치료소보다 적게 증가한다.

반대로 허실중간선(체질의 생리 및 병리도해 참조)과 치료요구선내에 잠재하는 장부나 수진자의 것과는 다른 체질의 장부를 다스리면 병증이 악화되고 기력도 저하되어 악력이나 폐활량이 저하된다. 이 증가와 저하를 수치로 나타낼 수 있는 간단하고 편리한 기기가 악력측정기와 폐활량측정기이다. 저자는 과거의 이러한 문제점을 수정, 보충해 새롭게 측정 방법을 고안해 즉각 치험에 돌입했다. 예상은 적중되어 놀라운 성과를 거두었다.

1) 악력측정에 의한 진단의 준비 과정과 수칙

㉠ 진단전 수진자에게 오늘 몇시에 무슨 양약을 복용했는가를 물어본다. 양약이 한창 작용할 때 측정하면 근육에 영향을 주므로 수치에 혼란을 일으켜 오진하게 된다. 호르몬제, 진통제, 안정및 수면제, 항히스타민제, 혈압강하(복용 후 5~6시간을 지나야함)제, 해열제, 진통및 비스테로이드항염제, 항부정맥제, 당뇨병 치료약제일 경우에는 사용한지 3~5시간 후에 기기진단이(그런대로) 가능하다. 항경련제는 경험한바 없지만 오전 동안 복용을 중단하고 진단에 임한 후에 복용하는 것이 좋겠다. 커피나 녹차, 카페인이 함유된 드링크제는 마신지 5~6시간이 지나야하고, 진단전에 커피를 이미 2잔 이상 마셨을 때는 그날은 본서에 기재된 보조치료만 하고 다음날 진단하는것이좋다. 골다공증 치료약 중에는 일주일에 한차례씩 복용하는것이 있는데, 7일째 되는 날 복용을 잠시 미뤘다가 기기진단을 받고 난 후 내복하면 된다. 여성호르몬제는 하루 정도 중단한 후 진단에 임하면 좋다. 가장 문제가 되는것은 스테로이드제제이다. 당일 복약했을 경우 용량에 따라 잔류량이 달라지는 것으로 판단되는데, 6~10시간 또는 3일 이상 지나야 체내에서 거의 배출되어 정상적인 진단을 할 수 있다. 장기간의 효력을 발휘하도록 관절이나 근육에 주사한 경우는 여러 날의 시간이 지나야 스테로이드제제의 반응이 소

변검사에 나타나지 않는다. 이때는 소변 반응을 기다릴 여유가 없으므로 유전법칙을 적용해 체질을 확인하거나, 특정 체질로 추정하고 매일 한 장부씩 침을 놓아가며 결과를 보고 제1치료소를 찾아가며 치료해야 한다(늦은반응증상진단). 행여 진단의 대상이 될 만한 증상이 있는 환자라면 빠른반응증상을 적용하면 쉽게 제1치료소를 진단할 수 있다. 소양질환에 스테로이드를 복용했을 경우, 대개 약 복용 후 2~3일이면 다시 가려워진다. 이는 체내에 스테로이드제제 성분이 거의 배출됐음을 뜻한다. 이때는 기기진단 전까지 양약을 중단하고 체질이나 제1치료소를 진단한다. 심히 가려우면 양약(스테로이드제제)을 복용할 수밖에 없지만, 가려움이 조금 진정되었다면 그날 밤은 양약의 복용을 참으면 치료에 도움이 된다.

더 바람직한 방법은 양약 또는 커피를 복용했다면 가급적이면 그날은 보조치료나 대증치료만 하고 다음 날 진단 전까지 금기물을 일체 중단하는 것이다. 그리고 기기진단이 끝난 후에 다시 내복하면 된다. 양약을 중단해도 몇 시간 내지 하루 이틀은 여유가 있으므로 큰 영향은 끼치지 않는다.

ⓛ 기기진단에 시간이 40~50분 정도 소요되는데, 시간 여유가 있는가를 물어본다. 용변을 볼 필요가 있는 사람은 보고 오게 한다.

ⓒ 수진자를 진료대에 천장을 향해 반드시 눕게 한 후 복진하여 실·허실중간·허로 구분한다.

ⓔ 수진자의 체질을 진단순위별로 악력 측정의 대상 장부를 정하고 대변 상황을 알아본다. 대변이 1일 1회, 대변이 2~3일에 1회 또는 대변이 1일 2, 3, 4회(과음, 과식이 원인일 때는 제외. 단, 대변 상황은 진단순위 1위인 목실인에만 해당)로 구분하여 확인한다.

ⓜ 좌우의 어깨, 팔, 팔꿈치, 손목, 손가락에 류머티즘이나 퇴행성관절염의 유무, 불구 여부도 알아보아 건강한 손을 사용해 악력을 측정한다.

ⓗ 다리를 쭉 뻗고 누운 자세로 악력 측정하는 손에 자상부항할 때 사용하는 진공펌프(사진 1)를 쥐어주고 손바닥을 천장을 향하게 (사진 2)한다. 천천히 펌프를 끝

까지 쥐게 했다가 다시 놓기를 3번 한다(이는 악력기를 수축하기 전에 예비 동작을
하여 근육의 급격한 손상을 방지하기 위함이다. 펌프는 부드러운 것을 택한다.)

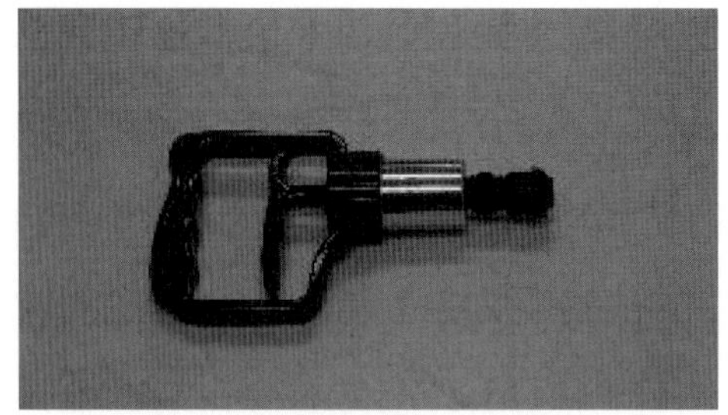

| 사진 1 |

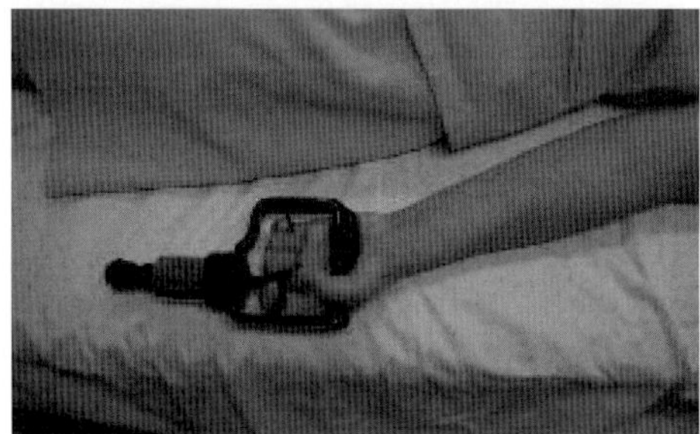

| 사진 2 |

ⓢ 숨을 크게 들여 마시게 한 다음 7초가량 참게 했다가 숨을 뱉게 한다. 선택된
손에 악력기(사진 3)를 사진 2처럼 손에 쥐어준 다음, ON 버튼을 눌러 스위치를
켜서 0.0이란 수치가 나오게 한다. 숨을 또다시 한껏 마시게 한 다음 호흡을 중단
함과 동시에 수치가 15.0 정도 되게 악력을 가하게 한다. 20.0이 넘어가기 전후에
악력을 중단하게 한 다음 자연스럽게 숨 쉬게 한다(악력측정기가 예상외로 강하다
는 것과 악력을 가하는 요령을 인식시키기 위해서다). 악력기를 잡은 손을 들어 수치
를 수진자에게 보여주고 OFF 버튼을 눌러 전원을 끈다.

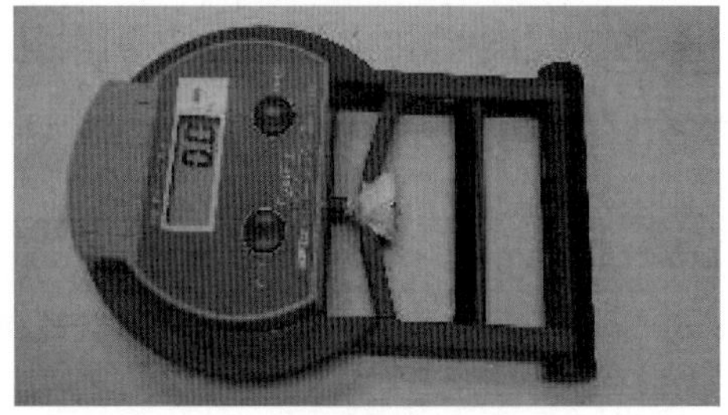

| 사진 3 |

◎ 악력기 수축으로 인한 근육의 긴장을 풀기 위해 진공펌프를 다시 쥐어주고 천천히 수축했다가 천천히 풀어주는 동작을 3회 반복시킨다. 그리고 악력기를 사용한 손이 우측인가, 좌측인가를 기록한다.

ⓩ 불편한 점을 물어 주소증과 부수 증상을 기록하고 악력 측정상의 수칙을 설명한다. 손에 악력을 가할 때마다 진단자는 온 힘을 다하고 연이어서 세게 하라고 독려해야 한다(그렇지 않으면 잊어버리거나 소홀히 할 우려가 있다. 또한 세게 쥐느라 악력기를 진료대에서 들어 올리거나 옆으로 비틀지 못하게 하고 수평상태로 악력을 가하게 한다. 만약 힘이 든다는 이유로 잠시 쉬었다가 다시 힘을 주거나 악력을 주는 도중에 손가락이 아파서 잠깐 다시 가다듬어 쥐면 오진이 발생하므로 유의해야 한다). 진단자는 악력기를 선택한 손에 잘 쥐어준 후 ON 버튼을 눌러 계기판에 0.0 수치가 나오게 한다. 진단자는 '준비' 신호를 주어 수진자에게 숨을 한껏 들어 마시게 한 후 잠시 호흡을 멈추게 하고 즉시 악력을 가하게(사진5) 한다(악력을 가하는 동안 수진자는 숨을 내뱉어서는 안 된다. 손의 좌우를 바꿔 측정해서도 안 된다). 수진자가 중단하지 않고 연속해서 점점 더 힘을 주게 한다. 더는 힘이 가해지지 않으면 4초가 넘도록 수치가 더 오르지 않으면 이로써 악력 측정이 끝나며 손에 힘을 살짝 빼면서 악력기를 손에서 놓게 한다(탄력을 주어 세게 놓으면 진동으로 수치에 혼란이 와서 지워진다).

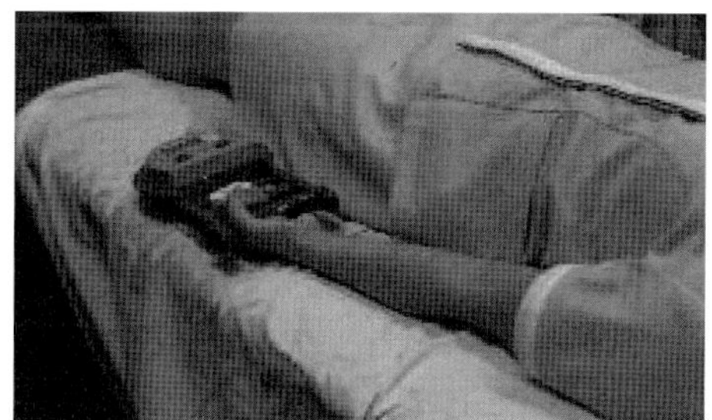

| 사진 4 |

ⓒ 진단자는 수진자가 듣도록 수치를 크게 읽어준다.

ⓚ 처음 악력을 측정한 수치는 기준 수치이다. 기준 수치란에 기록하고 OFF 버튼을 눌러 전원을 끈 뒤, 곧바로 예정한 부위에 장부를 다스리는 침을 놓는다. 침놓

은 처방은 보기1과 같이 진단표(진단 전에 작성해둔다)를 작성한다. 시점부터 수진자가 이것저것 질문하지 않도록 한다(간호사를 시켜 저지해도 좋다). 또 진단자는 침놓는 동안에 다른 생각에 잠겨서도 안된다. 성인은 20초씩(15세 미만이나 심히 허약한 사람은 16초씩) 두곳(鍼穴)에 침놓는다(14세 미만은 〈진단론〉 참조).

ⓔ 침을 놓은 다음 레이저침기에 장착된 타이머를 작동시켜 70세 이상은 8분, 그 이하 연령대는 7분간 휴식시간을 준다. 그 사이 한쪽 또는 양쪽 종아리 외측, 내측에 담경(膽經)의 양보혈(陽輔穴), 광명혈(光明穴), 방광경의 비양(飛揚, 폐의 락혈), 여구혈(소장의 락혈)같이 취혈하는데 시간이 걸리는 곳을 찾아 볼펜으로 표시해둔다.[23]

ⓟ 휴식을 끝내는 벨이 울리기 20초 전에 레이저침기에서 삐-하는 신호음이 나고, 동시에 STOP표시 부분에 하얀 불빛이 깜박이면 악력기의 스위치를 켠 후 수진자의 손에 쥐어주고 측정준비를 한다. Laser침에서 벨이 울리면서 불이 깜박이면 하얀버튼의 스위치를 눌러서 끄고 측정을 시작한다. 측정방법은 앞서와 마찬가지로 숨을 한껏 마신 다음 호흡을 일단 멈추고 즉시 악력기에 악력을 가하게한다. 진단자는 수진자가 멈춤없이 계속해서 악력을 가하게 "좀더세게! 중단하지 말고, 더세게 힘껏 당기세요!"라고 독려한다. 악력이 더오르지 않은 채로 4초가 경과되면 힘을 살며시 빼며 악력기에서 손을 떼게 한다(측정을 마친 후에는 수진자에게 잘했다는 칭찬의 말로 독려한다).

ⓗ 수치를 기록하고 예정했던 장부를 보기 1과 같이 기록한다. 편의상(보기 1)의 악력기 숫자판에 나타난 수치에서 소수점을 생략하고 기록한다(예 28.9 → 289).

---

23) B.LU하는 것과 S.GB를 할 경우 편의상 같은 쪽에 볼펜으로 미리 락혈의 경혈 표시를 해두고 침놓는 것이 좋다. 그러면 폐의 락혈인 비양혈, 심장의 광명혈, 심포의 풍융혈(豐隆穴), 담경의 火혈인 양보혈(陽輔穴) 등은 취혈하느라 시간에 안쫓긴다. 단, 락혈을 그려둔 쪽에 그와 관계되는 장부에 침을 놓아야 한다. 보기1의 수진자는 S.LR방이 제1치료소이고, 나머지 장부는 모두 제2치료소로 수치가 같았다. 제1치료소만 치료하므로 제2치료소는 무시해도 된다. 제2치료소인 마지막 S.GB방은 반드시 락혈에 침놓아 풀고 제1치료소를 좌우에 침치료하고 진료를 끝낸다(그밖의 자세한 내용은 〈진단론〉 후미에 경혈의 비정상적인 분포와 함께 상세히 해설한다).

다음부터 나오는 수치는 이를 따른다. 또한 S.LR방 20초, 락혈인 지정 p.20초에서 '초'자를 생략하고 표기한다.

보기 1 오른손 악력 측정

기준 수치	289	락혈
S.LR 20	310	지정(支正) 20. p
B.LU 20	307	비양 20.r
B.LI 20	307	편력 20.r
S.GB 20	307	통리 20.p

※ 〈진단론〉에 수록한 치험예는 진단이 확인되는 과정까지를 서술하고 남은 부분은 〈치료론〉에 이어서 치험예를 수록하여 연결하기로 하겠다.

보기 1의 수진자는 39세의 남성으로 통풍이 발병됐다. 흉각은 보통이며 양약 복용 여부를 알아보고(6시간전에 소염진통제를 복용함), 먼저 기준 수치로 악력을 가해 측정했다. 289가 나왔다(진단순서와 복진, 대변상황에 따라 목실인의 S.LR방을 첫 검사의 대상으로 결정했다). 곧이어 S.LR방을 20초 우측에 침놓고 , 레이처침기에 장착된 타이머를 작동시켜 7분의 휴식시간을 주었다. 휴식이 끝나는 벨이 울리기 20초 전 신호음과 함께 하얀 불빛이 깜박이자, 악력기를 수진자의 손에 쥐어주었다(ON 버튼을 누르면 숫자판에 0.0이란 숫치가 뜬다). 앞서 설명한 방식대로 악력을 측정해 S.LR 한 것의 결과가 나왔다. 310이었다. 수치를 기록하고 락혈인 우측 지정혈에 p.(promotion)방향으로 20초 침을놓아 S.LR 20초 한 것을 풀었다. S.LR방 20초 침놓은 수치가 기준 수치보다 높아 이미 체질진단은 됐다. 그러므로 해당 체질의 나머지 장부를 마저 검사해서 제1치료소를 찾아야 한다.

여기서 주의할 점은 이미 체질이 진단된 후에는 다른 체질의 장부에 침을 놓을 필요도 없고 놓으면 혼돈을 불러 일으키므로 해당 체질에 속한 장부만 검사해야 한다. 이어서 해당 체질의 제2 검사대상인 B.LU방을 좌측에 20초 놓고(좌우 교대로 침을 놓는다) 타이머를 작동시켜 수진자에게 7분 휴식을 주었다. 7분 후 다시 같은 방식으로 악력을 측정했다. 수진자에게 수치를 크게 읽어준 뒤 기록하고, 락혈인 비양혈에 r.(repretion)방향으로 좌측에 침을 놓았다. 이어서 다음으로 검사할 장부(B.LI)에 침을 놓고 7분 휴식 후 다시 악력을 측정했다. 악력결과를 기록한 다음 우측의 락혈인 편력혈을 r.방향으로 20초 침놓아 풀었다. 네 번째 검사장부는 좌측에 침을 놓고 같은 방식으로 악력을 측정했다. 이 경우 제1치료소는 肝實이었다.

※ 통풍증은 진단 시에도 통증이 발생하고 있으므로 빠른반응증상진단으로 제1치료소가 진단된다. 보기1의 수진자는 여러 시간 전에 소염진통제를 복용해서인지 악력진단 시에는 통증이 뚜렷하지 않아서 이튿날 기기에 의한 진단을 했다.

---

2)기기진단의 장점과 단점

① 기기진단의 장점

기기진단을 하면 빠른반응증상진단보다는 여러 가지 확고한 장점이 있다. 병증이 없는 상태에서도 체질 및 제1치료소를 진단할 수 있고, 제2 또는 제3치료소까지도 알 수 있다. 수진자의 선입견이나 지나친 신뢰로 발생하는 가반응 내지 오진도 일어나지 않는다. 병의 경중 여부, 비정상적인 오수혈을 보유한 부류와 체질병리상 건강인의 발견 및 확인, 치료의 완료 여부를 확인할 수 있다.

② 기기진단의 단점

㉠ 수진자가 커피나 양약을 복용했을 경우, 영향을 받아 오진을 일으키는 단점이 있다(양약의 진통제, 소염제, 안정제, 항히스타민제, 호르몬제, 항경련제가 한참 작용 중일 때는 기기의 진단이 불가능하다).

ⓛ 기기진단 결과 제1치료소를 찾아 침을 놓아도 호전 반응이 없는 예가 있다(오수혈이 비정상적으로 분포된 부류와 양약 복용 후 진단한 경우는 제외). 여기에는 중요한 두 가지 이유가 있다. 첫 번째는 제1치료소로 진단된 장부가 진단 과정이나 침 치료 후에 스스로 제1치료소의 수치가 낮아져서 잠재장부 또는 제2, 3치료소로 변해, 다음 날 호전 반응이 나타나지 않는 것이다.

두 번째는 침을 놓지 않은 상태에서 악력이나 폐활량을 여러 차례 실시한 결과 횟수를 더할수록 수치가 점차 낮아지는 경향이 있거나 개인에 따라 수치가 조금 높아졌다가 낮아지는 부류는 실제 측정 수치에 현저한 차이가 나지 않고 5미만으로 제1, 제2, 제3 치료소가 정해질 경우 순위에 간혹 오차를 일으킨다. 이러한 경우에는 체력이 허한 부류이므로 검사시에 지치는 기색이 있으면 2, 3장부만 검사하고 몇 시간 후 또는 이튿날 나머지 장부를 검사하는 것이 바람직하다.

※ 수진자가 매우 허약해서 기기진단이 어려우면 수진자와 상의해서 녹용(鹿茸) 한가지만을 한번에 5g씩(하루에 10g, 재탕까지 3회 복용한 후 기기진단을 실시하면 하루에 3, 4장부의 검사를 거뜬히 해낸다.)

3) 기기진단과 늦은반응증상진단, 그리고 빠른반응증상진단의 상호협조관계

제1치료소가 자주 교체되는 부류는 기기로 체질 및 제1치료소를 진단한 후, 자주 재측정하지 말고 늦은반응증상진단을 적용해 이튿날 교체된 제1치료소를 찾아 치료하면 진단과 치료가 한결 간편해진다(만약, 치료 중에 병증이 뚜렷이 있으면 빠른반응증상진단을 적용해서 교체된 제1치료소를 찾아낸다).

진단자는 한 번에 몇 명이나 기기진단할 수 있을까?

진단자가 초보일 경우, 기기진단을 하려면 빠른 시간에 목표한 장부의 보사에 해당되는 경혈을 정확히 포착해 보사의 (p.r) 방향을 향해 침을 놓아야 한다.

락혈을 기억해두었다가 올바르게 풀고 타이머를 작동시켜 수진자에게 휴식시간을 주며, 기기 측정 요령을 수진자에게 알려줘야 한다. 또한 신속하고도 정확하게 하나도 빼놓지 않고 측정해야 하므로 40~50분 동안에 1명을 진단하는 것이 고작이다(간호사의 도움이 있어도 다른 환자의 치료와 빠른반응증상 진단도 해야 하므로).

숙련되면 진단 시작 시간을 3, 4분씩 두고 시작하여 2명의 수진자를 40~50분 내에 진단할 수 있다. 단 간호사의 협력이 필요하며, 틈틈이 다른 환자들을 진료할 수도 있다. 다른 환자 없이 기기진단을 요하는 수진자만 있을 경우, 3명을 40~50분 내에 진단할 수 있다. 이 또한 간호사의 협력이 있어야 하며 2, 3분의 간격을 두고 진단을 시작하면 가능하다.

---

4) 기기진단 시 나타나는 수치의 의미와 진단상의 법칙

기준 수치란 기기를 (침을 맞지 않은) 평소의 상태에서 악력을 측정하거나 폐활량을 측정하는 것을 말한다. 기준 수치를 측정하자마자 예정한 장부의 침을 놓고 7, 8분 후 재측정하는 수치는 체내에 근력의 변화가 일어나 악력이나 폐활량이 증가 내지 감소했는지를 나타낸다. 이 수치가 기준치보다 1 이상 높으면 침놓은 장부가 소속된 체질에 적중함을 뜻한다.

반대로 기준치보다 재측정 수치가 낮으면 체질에 적중되지 않은 것이다. 재측정 수치가 기준 수치와 똑같을 때에는 체질에 적중되지 않은 것으로 간주한다. (예외의 경우도 있으나) 침놓은 장부가 기준 수치에 가까울수록(5~10미만) 그에 소속된 장부의 체질이 될 가능성이 높으며, 반대로 기준 수치보다 많이 낮을수록(11~20이하) 가능성이 낮다. 그러므로 체질의 진단 순서와 수진자의 복진, 대변 상황에 따라 첫 번째 검사는 목실인으로 정하되, 복진 결과와 체질 진단 순위를 참작한다. 그 다음에는 체질부터 진단해야 하므로 나타난 수치가 기준 수치보다 얼마나 낮고 높은가에 따라 진단할 체질의 순서를 바꿀 수 있다. 예컨대 측정한 수치가 기준 수치보다 15~20이상 낮으면 측정한 수치가 소속된 체질과 반대에 가까운 체질 중 통상허실에 해당되는 장부를 검사 대상으로 삼아볼 필요가 있다.

앞의 언급을 반복하지만, 침을 놓고 휴식시간을 가진 다음 장부 (또는 그 다음 장부)를 진단하는 과정에서 기준 수치보다 (1이상) 높은 장부가 나타나면 그때부터 체질이 진단된 것이므로, 이후부터는 그 체질에 속한 장부만을 검사해 제1치료소기 어느 장부인가를 찾아내야 한다. 검사한 장부의 4, 5번째에서 체질이 진단된다면, 일단 체질 진단만 끝내고 이튿날 그 장부를 필두로 나머지 체질 내의 장부만 진단한다. 아주 기력이 약하거나 피로를 느끼지 않는 한 6개의 장부를 검사해 해당 체질 내의 모든 장부를 확인하여 제1치료소를 찾아낼 수도 있다.

수진자와 진단자 그리고 수진자를 수행한 보호자의 사정에 따라 기기진단을 강행하느냐 마느냐를 결정해야 하는 경우도 있다. 여러 차례 악력을 반복 측정하거나 폐활량을 측정할 때 공기를 들이마시고 내뱉는 과정에서 피로가 쌓일 수 있지만 정도가 그리 심하지는 않다. 제1치료소를 진단한 경우 그 장부를 다스리는 침을 놓게 되므로 피로는 말끔히 회복된다. 오상체질의학에서는 여러 치료소가 나타나도 치료의 대상은 오직 제1치료소 하나뿐이다(진단하다 보면 제1치료소가 2장부 또는 3, 4장부가 나타나는 예가 있다. 자세한 사항은 사례를 통해 설명하겠다).

① 수칙을 어기면 오진이 발생한다

[예 1] 이름: 허○구, 성별: 남성, 생년월일: 1952. 3. 2, 초진일: 2010. 8.2

수진자는 30년 전 뇌졸중이 발생된 바 있고 그 후유증으로 우측 반신에 가벼운 마비가 남아 오른쪽 다리를 조금씩 끌고 다녔다. 3년 전에는 우측의 요추간판탈출증 수술을 받아 때때로 발 부위에 힘을 주면 종아리에 경련이 일어나고, 오른쪽 무릎의 오금과 발바닥이 간질거리며, 요통과 양쪽 고관절 부위가 빈번히 아팠다. 그리고 좌측 두통이 조금 있고 오른쪽 다리가 무력했다. 더 심각한 병증은 2~3회에 한 번씩 쉬었다가 뛰는 맥결대(脈結代, 부정맥)였다.

복진은 허실중간이고 대변은 3일에 1회보며 대변이 매우 단단했다. 이 수진자는 한 달 동안 S.LR방과 열다한소탕에 대황환을 30환 1일 3포씩 복용해 많은 효과를 보았으나, 부정맥은 별 진전이 없었다(초진시에는 빠른반응증상진단으로 제1치료소를 찾아내 치료했다). 기기진단으로 제1치료소의 교체 여부를 확인해 보았다. 보기 2의 검사 결과는 기준 수치와 목실인의 4장부 수치 모두가 똑같았다.

보기 2 왼손 악력 측정		
기준 수치	289	락혈
B.LU 20	289	비양 r.20
S.GB 20	289	통리 p.20
B.LI 20	289	편력 r.20
S.LR 20	289	지정 p.20

이는 저자가 진료가 바빠서 깜빡 잊고 수진자가 여러 해 복용해오던 약에 대해 확인해보지 않고 대뜸 진단을 실시한 탓이다. 약은 아침 9시에 복용했고, 악력 측정은 오전 10시 30분에 시작했다. 복약 후 1시간 반으로 약의 작용이 절정에 이르는 시간이었다. 복용하는 약은 4가지로, SELECTOL T-200mg, ZANIDIP 10mg, OLMETEC PLUS 20/12.5mg, ASPIRIN PROTECT 100mg였다. 1회 투약량 1.00, 1일 투여 횟수 1회, 아침식사 후 30분 복용이었다. 이 중에 아스피린과 또 다른 어떤 약이 진단에 방해를 끼친 것으로 판단됐다. 3일 후인 6일 후 오후 3시에 재측정을 시도했다(보기 3). 제1치료소가 B.LU방으로 교체되어 있었다. B.LU방을 좌우 20초씩 침놓고 마황을 뺀 태음조위탕으로 치료 처방도 바꾸었다.

보기 3 왼손 악력 측정		
기준 수치	375	락혈
B.LU 20	387	비양 r.
S.LR 20	363	지정 p.
B.GB 20	332	통리 p.
B.LI 20	359	편력 r.

그러자 수진자는 이번에는 걸을 때 발이 끌리던 것이 한결 덜하고, 발과 오금의 간지러움이 많이 사라졌다고 했다.

[예 2] 이름: 임○남, 성별: 여성, 생년월일: 1939. 8. 18, 초진일: 2010. 9. 17

수진자는 사나흘 전에 오른쪽에 안면마비가 발병됐고, 오른쪽 눈 주위가 붓고 눈물이 흘렀다. 입을 벌리기가 힘들며, 특히 턱 부위에 지각감각이 둔하다. 복진은 허실 중간이고, 대변은 1~2일에 1회이다. 얼굴 윤곽은 원과 직사각이 조화를 잘 이루고 있었다. 한눈에 전형적인 목실인으로 보였다. 악력 측정에 대한 예비지식과 측정 방법을 자세히 설명하고 진단을 시작했다.

수진자가 잘못 알아듣고 악력을 가하다가 중단했는지, 왼손의 악력이 약한지 보기 4와 같이 기준치가 73이 나왔다. 이는 악력이 지극히 약하거나 악력을 가할 때 수칙대로 하지 않을 때 나타나는 결과이다. 수진자가 고령이므로 재측정하려면 20분 정도 휴식을 취해야 한다. 재측정할 때 수칙을 지키지 못할 경우에 대비해 첫 검사 장부를 수진자와 가장 연관성이 먼 장부를 택했다. 토실인의 B.LR방을 우측에 20초 침놓고 8분 후 결과를 보았다. 보기 4처럼 기준 수치보다 무려 56이나 높았다.

보기 4 왼손 악력 측정		
기준 수치	73	락혈
B.LR 20	129	지정 r.
S.GB 20	171	통리 p.
B.LI 20	163	대종 p.
B.KI 20	119	편력 r.

락혈인 우측 지정혈에 r.방향으로 20초 침놓아 푼 후, S.GB방을 좌측에 20초 침놓았다. 8분 후 수치가 171이 나왔다. 그 다음 B.LI방은 163, 다시 한 번 거리가 먼 B.KI방을 좌측에 20초 침놓았다. 119가 나왔다. 이로써 경혈이 제자리에 없거나 아니면 기준 수치를 수칙대로 측정하지 않았다는 증거가 드러났다.

이튿날 수칙 및 유의 사항을 상세히 일러주고 다시 측정했다. 기준 수치는 158을 나타냈다. 보기 5처럼 수실인의 허실중간인 B.SP방부터 검사했다. 수치의 차이가 24나 낮은 것으로 보아 수실인이 아니므로 목실인으로 넘어갔다. 측정 결과는 B.LU 방, 즉 폐허가 제1치료소로 진단됐다. B.LU방 좌우 24초씩 침놓고 마황을 뺀 태음 조위탕을 10일분 처방했다. 안면의 마비는 하루하루 호전됐다. 첫날에는 눈물이 흐르던 증상이 나아지는가 싶더니 다음 날에는 턱의 감각이 조금씩 돌아왔다.

보기 5 오른손 악력 측정		
기준 수치	158	락혈
BSP 20	134	외관 r.
S.GB 20	157	통리 p.
B.LI 20	159	편력 p.
B.LU 20	170	비양 r.
S.LR 20	123	지정 r.

수진자의 경우 대변이 1~2일에 1회이므로 기기가 아니고는 B.LU방이 제1치료소임을 예측하기도 어려웠을 것이다. 보기 2의 경우는 양약이 한창 작용할 때 침놓아 오진이 났고, 보기 4의 경우는 기준 수치를 측정할 때 수진자가 악력을 계속 가해야 하는데 그렇지 못해서 오진이 일어난 것이다. 기준 수치는 악력 측정을 처음 실시하는 수진자에게는 자칫하면 오진이 발생할 수 있으므로 재차 요령을 숙지하게 하고 미리 연습을 시키고 10분가량 휴식을 한 후 본 측정에 임하는 것이 좋다.

② 제1치료소가 2개 이상인 예가 있다

[예 1] 이름 : 최○구, 성별 : 남성, 생년월일 : 1942. 3. 25, 초진일 : 2010. 9. 11

69세의 수진자는 저자의 초등학교 동기 동창생으로 염좌상이나 타박상을 입으면 1~2년에 한 차례씩 치료를 받고, 조금 나으면 더는 내원하지 않는다.

2005년 11월 9일에는 왼쪽 종아리 타박상으로 왔는데 자상부항을 했더니 거뜬히 나았다. 그래서 장부를 보사할 오상체질침을 놓을 필요가 없었다. 2010년 8월 18일에는 우측 견배통(肩背痛)이 발생했다. 그때는 우 Y′5혈과 6혈에 자상부항을 했더니 호전됐다. 추가로 S.G.B방을 좌우 16초씩 침을 놓았다. 당시에는 평소의 성격으로 보나 복신이 허실중간이고 대변이 1일 1회인 것으로 보이 목실인 담실을 제1치료소로 믿고 있었다. 20여 일 후인 9월 6일에는 견배통이 완쾌되지 않아 치료를 더 받았다. 그때는 기기진단으로 체질과 제1치료소를 확인할 겸 악력기 검사를 해보았다(양약과 커피는 먹지 않았었다).당연히 S.GB방이 제1치료소라고 믿고 있었는데, 뜻밖에 보기 6처럼 기준 수치보다 37이나 낮은 수치가 나왔다.

보기 6 왼손 악력 측정

기준 수치	286	락혈
S.GB 20	249	통리 p.
B.SP 20	289	외관 r.
B.ST 20	289	내관 r.
S.KI 20	289	대종 p.
S.BL 20	289	열결 p.

수실인 체질로 진단된 것이다. 그리하여 수실인 복진의 허실중간에 해당하는 B.SP방을 20초 침을 놓았다. 하지만 4장부의 수치가 모두 같아서 제1치료소가 4개가 됐다. 이럴 때는 4장부를 모두 치료하되 침놓는 양을 각각 10초 정도로 줄여 놓는다. 마지막 장부인 S.BL방은 락혈을 10초만 풀고, 나머지는 모두 10초씩 침놓았다. 10여 분 기다렸다가 팔을 앞뒤 좌우로 돌려보게 하니 확실히 호전됐다.

그러나 하루 이틀 지나면 4개의 제1치료소는 서로 순위가 달라진다(며칠 후 재측정하면 다름이 확인된다). 빠른반응증상진단의 대상이 있을 경우, 한 장부씩 침을 놓아가며 어느 것이 제1치료소인가를 확인하는 것도 좋다.

9월 25일에는 여전히 오른쪽 견배통이 낫지 않아 다시 내원했다. 단번에 시원하게 나을 것 같지 않았다. 그렇지 않아도 4개나 되는 제1치료소가 그 사이 어떻게 변했나 알아보고 싶었다. 악력 측정 결과 첫 번째 침치료 후 제1치료소는 보기 7과 같이 바뀌었다.

보기 7 오른손 악력 측정

기준 수치	326	락혈
B.SP 20	383	외관 r.
S.KI 20	291	편력 p.
B.ST 20	355	내관 p.
S.BL 20		

우 Y′5, 6, 9혈에 자상부항을 하고 B.SP방을 좌우 20초씩 침놓았다. 만약 B.SP방을 치료한 것이 별 효과가 없다면 S.BL방이 제1치료소일 것이다. 아쉽게도 시간상 더 확인하지 못하고 다른 날 확인하기로 했다.

[예 2] 이름: 심ㅇ교, 성별: 남성, 생년월일: 1995. 8. 11, 초진일: 2010. 7.31

수진자는 아토피성피부염을 앓은 지 10여 년이나 됐는데 그리 심한 편은 아니었다. 체질은 목실인이고 팔과 다리에 비해 등과 복부, 목, 얼굴, 특히 눈 주위에 붉은 반점과 여드름 형태의 반진이 많았다. 여름방학 때 치료를 시작했고 그동안 절반은 나은 것 같다. 지금은 쉬는 토요일과 공휴일 오전에만 침치료를 받고 평일에는 1일 2~3회씩 복약 치료를 한다. 그동안 대장허에서 폐허로 제1치료소가 교체됐고, 약도 보대장탕에서 태음조위탕 본방으로 바뀌었다.

보기 8 오른손 악력 측정

기준 수치	279	락혈
B.LU 20	283	비양 r.
B.LI 20	290	대종 r.
S.LR 20	290	지정 p.
S.GB 20	290	통리 p.

기기진단으로 제1치료소를 검토해본 결과 보기 8과 같이 폐허는 제1치료소의 자리에서 물러났고 B.LI, S.LR, S.GB 3장부가 동시에 제1치료소로 나타났다. 수진자는 학교 때문에 자주 침을 맞을 수 없어서 태음조위탕을 중단하고 아침에는 열다한소탕, 점심에는 사담탕, 저녁에는 보대장탕을 복용하게 했다. 좀 많다 싶게 B.LI방을 우측에, S.LR방을 좌측에 그리고 S.GB방을 좌측에 16초씩 침놓았다. 9월 10일에는 먼저 쓴 3가지 한약만 10일분 주었을 뿐 수진자를 볼 수 없어 침치료는 하지 못했다. 9월 25일에 내원한 수진자는 다른 곳보다 목이 무척 가렵다고 했다.

보기 9 오른손 악력 측정		
기준 수치	280	락혈
B.LU 20	320	비양 r.
S.GB 20	359	통리 p.
S.LR 20	338	지정 p.
B.LI 20	320	편력 r.

악력기 검사를 통해 제1치료소는 보기 9와 같이 S.GB방 하나로 줄었다. 기준 수치보다 높은 치료소가 4장부인 것으로 보아 몇 달 더 치료해야 하고, 겨울방학에 침치료를 집중적으로 해야 치유될 것으로 보인다.

이때는 한약 복용이 침치료보다 정확도가 떨어지므로 반드시 침치료를 해야 완치된다. 반면, 체력을 보강하는 치료는 침치료보다 한약 치료가 더 낫다.

[예 3] 이름: 강ㅇ호, 성별: 여성, 생년월일: 1967. 7. 15, 초진일. 2010. 9. 27

이 수진자는 교통사고(접촉사고) 후 그 충격에 의해 요통과 신체 부위별로 통증이 곳곳에 나타났다. 악력기진단으로 체질 및 제1치료소를 진단했다. 복력은 실~중간에 해당하고 대변은 1일 1회, 조금 비만하고 둥근 얼굴이다.

보기 10 오른손 악력 측정		
기준 수치	183	락혈
S.LR 20	165	지정 p.
S.KI 20	193	편력 p.
B.SP 20	200	외관 r.
B.ST 20	200	내관 r.
S.BL 20	190	열결 p.

보기 10에서 보듯 목실인 실증 장부부터 시작했다. S.LR방은 기준 수치보다 18이 낮아서 목실인일 가능성이 적었다. 진단 순위대로 수실인 실증 장부를 검사해보니 수실인이 적중됐다. 제1치료소는 B.SP방과 B.ST방의 2장부가 나왔다.

압통점이 나타난 양 Y′10혈에 자상부항을 한 후에 좌측에 B.SP방 20초, 우측에 B.ST방을 20초 침놓았다. 한약은 당귀수산을 1일 3포, 정기천향탕 10환 1일 3포를 주었다. 다음 날에는 많이 편해져서 왔지만, 여전히 압통 부위가 남아 있는 양 Y′10 혈에 자상부항을 했다. 그리고 전날과 달리 반대편 발의 좌측에 B.ST방을 우측에는 B.SP방을 20초씩 침을 놓았다. 셋째 날에는 좌우 등과 허리 사이에 압통점이 나타나 그곳에 자상부항을 하고, 우 B.ST방 좌 B.SP방을 20초씩을 침놓았다. 사흘 후에는 왼쪽 무릎과 오른쪽 손목에 압통점이 나타나 그곳에 자상부항을 하고 우측에 B.SP 방 좌측에 B.ST방 20초씩 침놓았다.

저자의 짐작으로는 2개의 제1치료소 중 어느 하나가 분명 물러났을 것으로 여겨졌지만, 재검사할 시간이 없어서 진료할 환자가 한가해질 때만을 기다리며 B.ST방과 B.SP방을 20초씩 좌우 발에 교체해가며 침을 놓았다. 10월 2일에는 상태가 매우 좋아졌지만 왼쪽 다리가 잘 펴지지 않는다고 했다. 압진해보니 좌 Y′12혈에 손바닥 만 한 압통점이 나타났다. 며칠 전만 해도 없던 증상이었다. 이러한 예상 못한 압통 점은 교통사고 환자에게서 흔히 나타난다. 좌 Y′12혈에 자상부항한 B.ST방과 B.SP 방을 20초씩 교체하여 침을 놓았다. 이틀 후에는 왼쪽 대퇴부는 자상부항과 한약,

침치료를 해서 거뜬해진 반면, 왼쪽 종아리가 다시 굽히고 펴기 어려울 정도로 불편하다고 했다. 이는 교통사고 후유증보다는 장부를 오치(誤治)해서 오는 부작용이라 볼 수 있다.

보기 11 왼손 악력 측정		
기준 수치	111	락혈
B.SP 20	133	외관 r.
S.KI 20	141	내관 r.
B.ST 20	185	열결 p.
S.BL 20	194	편력 p.

악력측정검사로 제1치료소의 행방을 진단해보니 보기 11과 같이 예상 밖의 결과가 나타났다. 지난 번 측정 때 제2치료소였던 S.KI방이 제1치료소로, S.BL방이 제2치료소로 나타났다. 압통점이 새로 출현한 좌 Y′10혈과 무릎 그리고 좌 Y′13혈에 나타나서 자상부항을 하여 많은 양의 어혈을 뽑아냈다. 그리고 좌우에 S.KI방을 20초씩 침놓았다.

다음 날에는 왼쪽 다리와 무릎, 종아리는 통증이 줄고 굽히고 펴는 데도 무리가 없었다. 그런데 몸살이 난 것처럼 기운이 없고 잠만 쏟아진다고 했다. 또 걸으면 왼쪽 고관절 부위와 등, 허리가 아프다고 했다. 여러 날 자상부항을 하여 체력 소모가 컸을 것이고 제1치료소도 밤사이 교체된 듯하여 장부를 다스리는 침만 놓았다. 체질은 이미 알고 있고 제1치료소의 향방만 찾으면 되는데다 빠른반응증상진단이 될 대상이 많아 침을 놓아 빠른반응진단을 했다. 전날 제2치료소였던 S.BL방을 좌측에 20초간 침놓고 10여 분 후 앉고 일어서고 걷게 해보았지만 별로 호전되지 않았다. 락혈에 침을 놓아 푼 후 (저자는 진단자가 반드시 지켜야 할 수칙을 깜박하고) B.ST방을 침놓는다는 것이 무심코 B.SP방을 우측에 20초 침놓았다. 어쩔 수 없이 8분 더 기다렸다가 수진자에게 움직여보라고 했다. 수진자는 몸이 매우 가벼워졌고 기운이 없고 졸리던 증상도 말끔히 사라졌다고 했다. 밤사이 비허가 제1치료소로 다시 자리를 잡았고, S.KI방은 제1치료소의 자리에서 물러난 것이다. 이 수진자는 앞으로 빠른반응진단 대상이 있을 때 빠른반응증상진단으로 제1치료소를 찾아도 될 듯하다.

③ 제1치료소는 자주 교체되기도 하고, 한 장부에 오랫동안 머물기도 한다

[예 1] 제1치료소가 자주 교체되는 사례

이름 : 김ㅇ민, 성별 : 남성, 생년월일 : 1936. 8. 20, 초진일 : 2010. 9. 3

수진자는 40년 동안 두통으로 진통제와 안정제가 혼합된 것으로 추정되는 처방약을 하루에 3회 복용했는데, 1년 전부터 더 심해져서 약마저 효과를 보지 못하고 간신히 견디고 있었다. 또한 고민을 많이 하거나 속상하면 두통이 더 심해진다고 했다. 항상 어지럽고[眩暈] 무력증이 심하며, 시시때때로 상복부에 복통이 일어나 복부에 가스가 자주 찼다. 속이 쓰리고 신물이 올라온다고도 했다.

복진은 실한 편에 속하고, 대변은 1~2일에 1회이며, 밤잠을 잘 못 이룬다. 증상으로 보아서는 간실증이나 폐허증, 대장허증 같아 악력기 진단을 실시했다. 양약을 복용한 지 2시간 반가량 지났다고 하여(김ㅇ민 씨가 근간에 사용한 양약 처방은 다음과 같다. Talniflumate 370mg, Afloqualone 20mg, Alprazolam 0.25mg, Tramadol Acetaminophen, Teprenone 50mg) 혈압을 재고 건식부항을 하면서 30분가량 더 시간을 보냈다.

보기 12 오른손 악력 측정		
기준 수치	257	락혈
S.LR 20	255	지정 p.
S.GB 20	253	통리 p.
S.KI 20	242	편력 p.
S.PC 20	251	풍융 p.
S.ST 20	263	

보기 12처럼 처음 S.LR방을 20초 침놓았더니 기준 수치보다 2가 모자랐다. 수치로 볼 때 목실인에 가까우므로 두 번째도 목실인 장부인 S.GB방으로 침놓았다. 그

러나 상황으로 보아 수치가 더 높아야 할 처방이 S.LR방보다 낮게 나와서 검사 장부를 수실인으로 바꾸어 보았다. 실증에 해당하는 장부인 S.KI방, 그 다음에는 화실인의 실장부인 S.PC방으로 바꿔보았지만 모두 아니었다. 다시 목실인의 나머지 장부를 검사하려다가 생각을 바꿔 투실인의 신증 장부를 검사해보았다. S.ST방을 침놓았더니 수치가 6이나 더 높게 나와 적중됐다. 수진자는 토실인으로 진단됐다. 기력이 없다는 노인에게 5장부나 검사했으므로 더는 진행할 수 없고, 체질을 진단한 것만으로도 소기의 목적을 달성했다고 판단하여 좌측에 S.ST방을 16초 추가해서 침놓고 진료를 마쳤다. 다음 날에는 조금 좋아져서 양약 복용을 중단하고 견뎌봤지만 두통으로 고생했다고 했다.

보기 13 왼손 악력 측정		
기준 수치	253	락혈
B.LR 20	267	지정 r.
S.SP 20	249	편력 p.
B.GB 20	254	내관 p.
S.ST 20	244	

토실인의 나머지 장부를 검사하니 보기 13과 같이 제1치료소는 B.LR방이었다. 토실인 체질로 진단한 S.ST방은 침치료 한번에 잠재장부로 바뀌었다. 수진자는 기력이 없어(복진은 실함) 악력기 진단을 겨우 했다면서 매우 어지럽다고 호소했다.

토실인에는 아직 그 당시에는 연구된 이렇다 할 한약 처방이 없다. 생각 끝에 녹용 5g만을 처방해 하루에 2포를 달여 복용하고, 그것을 재탕하여 하루 3번 복용하라고 했다. 가급적이면 양약을 중단하고, 도저히 참지 못하겠으면 양약을 3분의 2로 줄여 복용하라 했다. 그러는 동안에 병은 나을 것이고 오랜 복용으로 의존도가 높아진 양약은 조금씩 줄이는 게 좋겠다고 일러주었다. B.LR방을 좌우 20초씩 침놓고 녹용을 2일분 주었다. 다음 날에는 두통과 어지러움이 호전되어 양약을 1회만 복용하고 지낼 수 있었다고 했다. B.LR방을 좌우 28초씩 침놓았다.

진료를 시작한 지 5일째 되는 날에는 두통은 많이 좋아졌으나 기운이 없고 어지러운데다 숨도 차다고 했다. 침량이 과했던 것으로 판단됐다. B.LR방을 좌우 20초씩 침놓고 녹용을 3일분 주었다. 다음 날에는 두통은 멎었지만 여전히 기운이 없고 어지럽다고 했다. 오래된 병이고 고령이어서 녹용을 여러 날 복용해야 어지러움과 무력증이 나을 것이라고 일러주었다. B.LR방을 좌우 24초씩 침놓았다.

그 다음 날은 두통과 어지러움, 무력증은 좀 나아져서 양약 복용을 중단했지만, 근래 들어 고혈압과 전립선비대증의 초기 증상(양방진단)이 있다고 했다. 그리고 아직 소화 장애가 남았고, 더 급한 건 왼쪽 다리와 발이 저려서 걷기가 불편하다는 것이었다. 소화 장애는 운동이 부족한 결과이며, 우유를 비롯해 요구르트, 버터, 기름진 육류, 치즈, 고구마, 바나나, 과자, 빵, 찰 음식, 초두부 그리고 방부 처리된 음식물을 먹지 말 것을 당부했다. 다리의 저림과 전립선 초기 증세는 지금의 치료로 나을 것이며, 고혈압은 복약을 4~5일간 중단한 후 심히 높으면 혈압강하제를 조금씩 복용하면서 경과를 지켜보자고 일러주었다.

왼쪽 종아리의 Y′13혈에는 압통점이 깊고 부위도 넓었다(폭 2.5cm 길이 6cm). 녹용을 며칠 복용했으므로 기력이 조금이나마 좋아졌으리라고 믿고 자상부항을 하여 암적색의 걸쭉한 혈액을 제법 많이 뽑아냈다(부항단지 1/2씩 2회). 이후 B.LR방을 좌우 24초씩 침놓고 녹용을 3일분 주었다.

이틀 뒤에는 처음에는 말도 안 했던 증상을 또 털어놓았다. 오래전부터 왼쪽 발등이 붓고 아침에는 딛지 못하다가 오후에는 부종이 빠져(늘 오후에 내원했다) 조금씩 걸을 수 있다는 것이다. 또 뒷골[後頭]이 아프고 어지럽다고 했다. 악력 측정 진단을 다시 실시했다.

보기 14와 같이 검사 결과 잠재됐던 위실과 비실은 치료요구선을 넘어 치료소로 변했고(제1치료소는 S.SP방이 됨), 간과 담은 기준선 아래로 잠재됐다. 이와 같이 8일 동안 장부에 따라 2회나 치료요구선을 넘나들고 있었다.

보기 14 오른손 악력 측정		
기준 수치	228	락혈
B.LR 20	221	지정 r.
S.SP 20	310	외관 p.
B.GB 20	218	통리 r.
S.ST 20	309	내관 p.

증상이 호전되다가 중단되거나, 특정 증상이 호전되지 않거나(이때는 보조요법을 써도 호전되지 않음), 새로운 증상이 생기면 재검사를 실시해야 올바른 치료를 할 수 있다. 제1치료소가 몇 달 또는 몇 년 만에 교체되는 부류가 있는가 하면, 치료 기간에 교체되기도 하고, 빠른 경우는 오전과 오후 사이에 교체되기도 하며, 아주 빠른 부류는 기기진단 중에도 교체된다(가장 사례가 많다).

이러한 문제를 해결하기 위해서는 수진자에게 빠른반응증상이 있을 경우 제1치료소로 진단된 장부에 침놓고 10여 분 기다렸다가 호전 여부를 확인해 교체됐으면 제2, 제3 치료소에 차례대로 침을 놓아 교체된 제1치료소를 찾아내 치료를 마무리한다. 늦은반응증상만 존재할 때에는 이튿날에 호전 여부를 확인하거나 그 체질 내의 제2, 제3 치료소와 치료소가 아닌 장부까지 매일 한 장부씩 침을 놓아 확인해야 한다.

[예 2] 제1치료소가 오랫동안 교체되지 않은 예

이름: 최ㅇ재, 성별: 남성, 생년월일: 1939. 7. 10, 초진일: 2010. 7. 9

복진: 실~중간, 대변 : 1일 1회

수진자는 20여 일 전부터 왼쪽에 3차신경마비가 발생하여 이곳저곳에서 치료받다가 병이 더 고질화되어 왔다. 빠른반응증상진단의 대상이 될 아무런 증상이 없었다. 오로지 왼쪽 눈을 감기 어렵고, 입술이 우측으로 처져서 입을 벌리면 어금니와 아래 송곳니가 보이며 입술이 두드러지게 비뚤어진 것 말고는 다른 증상이 없었다. 외모의 느낌이 화실인으로 보여서 처음에는 화실인을, 그 다음은 목실인 장부를 2~3일씩 침놓아가며 호전 또는 악화의 여부를 관찰해 제1치료소를 찾는 데 한 달 걸렸으며 목적은 하나도 달성하지 못한 난처한 상태였다. 이러던 차에 악력측정기기의 진단법이 연구됐다. 침 놓지 않았던 수실인 실증의 장부부터 검사하였다.

보기 15 왼손 악력 측정		
기준 수치	265	락혈
S.KI 20	291	

악력측정기로 제1치료소를 진단해(시간 여유가 없어 체질만 진단) S.KI방을 우측에 20초 침놓았더니 적중되어 수실인으로 진단됐다. 보기 15의 수치로 보아 S.KI방이 제1치료소일 수도 있으므로 당일은 S.KI방을 좌측에 추가해 20초 침놓고 진료를 마쳤다. 이튿날 수진자가 호전 여부를 잘 모르겠다고 하여 제1치료소의 진단을 실시했다.

보기 16 왼손 악력 측정		
기준 수치	290	락혈
B.SP 20	281	외관 r.
S.KI 20	289	편력 p.
B.ST 20	317	내관 r.
S.BL 20	289	열결 p.

보기 16을 보면 전날의 치료소였던 S.KI방은 수치가 1이 낮아 치료요구선(기준선) 아래로 잠입되고, B.ST방이 제1치료소로 나타났다. B.ST방을 좌우 24초 침놓고 잠시 후 8초씩 또 추가했다. 다음 날 수진자가 진료대에 눕는 동작을 자세히 관찰해 보니 말할 때 입 모양이 조금 다르고, 좌우를 둘러보는 왼쪽 눈이 분명히 달라졌다. 수진자는 오늘따라 기분이 상쾌하고 밤에 잠을 잘 잤다며 기분 좋은 미소를 지었다. 백하수오부자이중탕 1포에 정기천향탕 2포, 기를 되돌리기[回氣] 위한 이신환(二神丸)을 10알씩 1일 3포 탕약과 함께 복용하도록 주었다. 그리고 B.ST방을 좌우 32초씩 침놓았다. 마비는 나날이 호전됐다.

같은 침 처방과 약을 20여 일 투여한 후 휘파람을 불어보게 했더니 완전하지는 않으나 소리가 비슷하고 입술 모양이 정상에 가까웠다. 제1치료소를 다시 검사해보았다.

보기 17 왼손 악력 측정		
기준 수치	271	락혈
B.ST 20	322	내관 r.
S.SP 20	311	열결 p.
B.GB 20	312	외관 r.
S.ST 20	319	편력 p.

보기 17에서 보듯 제1치료소는 B.ST방이며 20여 일 전에 없었던 제 2, 3, 4치료소가 나타났다. 안면마비는 현저히 호전됐다. 그러나 이 상황이 무엇을 뜻하는지 알 수 없었다. 제 2, 3, 4 치료소는 별 의미가 없을 수도 있다. 17일 후인 10월 6일 다시 측정해보았다.

보기 18 왼손 악력 측정		
기준 수치	316	락혈
B.ST 20	368	내관 r.
S.SP 20	326	열결 p.
B.GB 20	357	편력 p.
S.ST 20	357	외관 r.

보기 18에서처럼 제1치료소는 교체되지 않았다. 수진자는 다 나은 것 같다면서 치료를 그만 해도 되지 않겠느냐고 물었다. 그러나 아직 입술을 아래로 내릴 때 어금니 하나가 보이는 것이나 제1치료소의 수치를 보나 치료를 더해야 했다. 그래서 침치료만(얼마 전부터 침치료만 했음) 더 해 제1치료소를 낮추어 치매나 뇌졸중 같은 질환을 예방하자고 말했다. 그리하여 B.ST방을 좌우 24초씩 침놓았다.

④ 제1치료소가 없는 부류가 있다 (체질병리상의 건강인)

[예] 이름: 김○원, 성별: 남성, 생년월일: 1951. 3. 5, 초진일: 2010. 9. 14

수진자는 오른쪽 반신이 저리고, 지각신경에 이상이 생겨서 감각이 둔했고, 걸을 때 왼쪽 발을 절름거렸다. 그밖에 다른 병은 없었다. 복진은 허실중간이고, 흉각은 보통이다. 근간에는 양약이나 커피마저도 복용한 바가 없다고 했다. 대변은 1일 1회이다. 압진을 해보았더니 양 Y′4, 5, 7, 8, 10, 12, 13에 압통점이 심하게 나타났다. 그 중 왼쪽이 더 심했다. 악력기에 의한 제1치료소 검사를 했다. 덜 불편한 우측 손에 악력기를 사용했다.

보기 21 오른손 악력 측정		
기준 수치	284	락혈
B.LI 20	242	대종 r.
S.GB 20	248	통리 p.
B.SP 20	247	외관 r.
B.KI 20	241	편력 p.
B.LR 20	242	지정 r.
B.PC 20	242	풍융 r.

검사결과는 보기 21과 같이 기준치보다 높은 수치를 나타낸 장부가 하나도 없었다. 이런 경우는 치료소가 없으므로 체질이나 제1치료소를 따질 것도 없다.

이날은 좌우 Y′5혈(견정혈 주변)에 자상부항만 하고 치료를 끝냈다. 마지막 검사

보기 22 오른손 악력 측정		
기준 수치	282	락혈
S.LR. 20	241	지정 p.
S.KI. 20	248	편력 p.
S.SP. 20	241	외관 p.
S.BL. 20	255	열결 p.
B.ST. 20	267	내관 r.

에 B.PC한 것을 락혈에 침놓아 풀었다. 다음 날에는 전날 자상부항으로 어깨 부분이 편해졌다고 했다. 검사 결과 보기 22에서 보듯 제1치료소나 기준선을 넘어선 장부(치료소)가 나오지 않아 압통 부위 중 일부인 좌 Y´10혈과 제3요추에 자상부항을 하고 진료를 마쳤다.

보기 23 오른손 악력 측정

기준 수치	277	락혈
B.LU. 20	266	비양 r.
S.LI. 20	245	대종 p.
B.HT. 20	243	광명 r.
B.BL. 20	242	열결 r.
S.TE. 20	266	공손 p.
S.PC. 20	256	풍융 p.

마지막 검사인 B.ST방을 20초한 것은 락혈에 침놓아 풀었고 체질과 크게 관계없는 처방인 전통동양의학 처방으로 여신탕을 2일분 주었다. 전날의 자상부항으로 요통은 호전됐다. 진단자의 입장에서 보면 아직 체질 진단도 못 내린 실정이었지만, 수진자는 첫날에는 어깨 통증이 둘째 날은 허리의 통증이 회복됐으니 별 불만이 없었다. 보기 23에서 보듯 9월 16일에도 체질은 진단되지 않았다.

보기 24 오른손 악력 측정

기준 수치	269	락혈
S.SI. 20	248	예구 r.
S.HT. 20	241	광명 p.
B.GB. 20	249	통리 r.
S.ST. 20	230	내관 p.
B.TE. 20	239	공손 r.
B.SI. 20	248	려구 r.
S.LU. 20	232	비양 p.

마지막 검사한 장부는 락혈에 침놓아 풀었고, 왼쪽 다리의 Y′12, 13혈에 자상부항을 해주고 진료를 끝내면서 여신탕을 2일분 주었다. 3일 동안 17장부를 검사했는데, 아직 검사하지 않은 7장부를 찾아서 점검하기로 했다. 그러나 기준 수치보다 높은 수치를 나타내는 장부는 없었다. 보기 24 같은 경우가 체질병리상 건강인임을 확인시켰다. 모든 장부가 치료요구선 이내에 잠재되어 있다.

만약 수진자의 부인과 자녀들에게 체질검사를 실시한다면, 아버지와 같이 체질병리상의 건강인도 있을 것이고, 어머니의 체질과 다른 자녀도 있을 것이다. 그것이 곧 김○원 씨의 체질인 것이다.

좌우 어깨와 왼쪽 팔이 아프다 하여 좌우 Y′5혈과 좌 Y′7혈에 자상부항을 실시한 후, 체질과 관계없는 치견배구급방을 3일분 주었다. 9월 18일 내원할 당시 양손에 저림이 남아 있어서 좌우 Y′8혈에 자상부항을 했다. 통증과 마비감이 거의 나았기에 다른 침은 놓지 않았다. 이 수진자는 나머지 압통 부위를 차례차례 자상부항을 하면 치유될 것이고, 약은 근육에 어혈을 풀어주는 전통한의학의 처방으로 복용하게 하면 된다. 다른 병이 생겨도 대증치료를 하면 될 것이다.

체질병리상 건강인 중 또 다른 부류가 있다. 위의 경우는 모든 체질의 장부를 보사하는 침을 놓을 경우 기기상으로 기준 수치를 넘어서는 장부가 하나도 없는 것으로 나타나지만, 다른 부류는 진단 시 체질을 막론하고 1~3장부를 침놓아 검사할 때마다 번번이 수진자는 즉시 또는 몇 분 후 오심, 두통, 탈력(脫力), 심번(心煩), 호흡장애, 어지러움 같은 불편한 부작용이 한두 가지 발생하여 침에 의한 체질뿐 아니라 제1치료소의 진단을 포기할 수밖에 없다. 이 부류와 침에 대한 알레르기가 있는 부류는 구별된다.

체질병리상 건강인은 장부를 보사하는 처방의 오수혈에 침을 놓았을 때 한해 부작용이 발생한다. 침에 대한 알레르기가 있는 부류는 오수혈이 아닌 경혈 또는 경혈이 아닌 부위에 자상부항이나 침을 놓아도 부작용이 발생하는 것으로 구분할 수 있다.

---

⑤ 오수혈이 비정상적으로 분포된 부류는 침에 의한 진단 시(기기진단도 포함) 오진이 속출한다

[예] 이름: 임○옥, 성별: 여성, 생년월일: 1960. 1. 5, 초진일: 2010. 12. 24

수진자는 1년 전부터 안구건조증으로 두 눈이 모두 아프고 뻑뻑하며 충혈되고 머틀머틀한 느낌이 있다고 했다. 안과의원에서 주는 제이레인이라는 인공눈물약을 5분도 못 넘기고 점안해야 하고, 톨론이라는 안약은 1일 4회 점안하는데 자는 동안에는 점안할 수 없어 수면 중에는 눈의 고통이 가장 심하다고 했다. 저자는 가습기를 틀어 실내 습도를 60% 이상 유지하라고 일러주었다. 수진자는 형편상 한약을 복용할 여력이 안 된다고 하면서 침치료만으로 낫게 해줄 수 없느냐고 했다. 저자는 안구건조증을 몇 번 치료한 바 있어 그렇게 하기로 했다. 진료 시작 전에 양약을 복용하지 않았는지, 커피는 마셨는지를 물었는데 아무것도 먹지 않았다고 했다.

복진을 했더니 실증이며 흉각은 예각이다. 얼굴이나 몸매는 폭이 좁은 편이며, 대변은 1일 1회이다. 수실인 같은 성격과 인상을 풍기지만, 20대 초반인 아들과 딸이 모두 목실인이고 아들은 간실, 딸은 담실로 제1치료소가 확인된 바 있다. 먼저 목실인 실증 장부부터 악력 진단을 실시했다(보기 25).

보기 25 왼손 악력 측정		
기준 수치	181	락혈
S.LR 20	194	지정 p.
B.LU 20	200	비양 r.
B.LI 20	181	대종 r.
S.GB 20	200	

우측에 S.LR방을 20초 침놓고 7분 후 기준 수치보다 13이나 많은 숫자가 나왔다. 이로써 체질은 목실인으로 진단됐다. 나머지 3장부를 더 검사해 제1치료소를 찾아보니 B.LU방과 S.GB방의 두 장부로 나왔다. 이런 경우 매일 치료할 수 있다면 하루

에 한 장부만 다스리고 다음 날 호전되면 그 장부를 계속 치료한다. 제1치료소가 3 장부 이상 나타날 때는 모든 장부에 10초씩 침놓는다. 2~3일 후 재진하면 한 장부 만 남으므로 그 장부만 치료하면 된다.

이 수진자는 맨 마지막 검사장부도 제1치료소였기 때문에 락혈에 침놓아 풀기보 다는 우측에 16초를 추가해 침놓고 그날의 진료를 끝냈다. 만약 다음 날 호전되지 않으면 B.LU방을 침놓고 나서 하루를 지나면 될 일이다. 그런데 수진자는 깜박 잊 었다면서 2개월 가까이 아침마다 호르몬제와 골다공증을 치료하기 위한 칼슘제를 복용했다는 것이다. 시간을 따져보니 복용 후 2시간 만에 진단을 한 셈이었다. 저자 는 호르몬제가 마음에 걸렸으나 이미 진단을 마쳤으므로 그대로 치료하기로 하고 수진자에게 당분간 양약 복용을 중단하라고 했다.

다음 날 수진자는 눈은 조금도 호전되지 않았다고 했다. 이번에는 B.LU방을 좌우 20초씩 침놓았다. 다음 날에도 눈의 불편함은 여전했다. 가습기를 준비하지 못했다 하여 반드시 틀어놓고 지내기를 부탁했다. 그리고 S.LR방을 좌우 20초씩 침놓았다. 다음 날에는 가습기 덕분인지 침 효과인지 밤에 2시간 정도는 눈이 아프지 않았다 고 했다. 하지만 밤새 불면증에 시달렸다는 것이다. 평소에 눈이 아파도 잠을 못 이 루는 일은 없었는데 웬일인지 밤새껏 불면증에 시달렸다고 했다.

저자는 돌연 발생한 불면증이 S.LR방을 침 맞은 데 대한 부작용이 아닌가 하여 이 를 확인해볼 겸 S.LR방을 좌우 28초씩 침놓았다. 그 후 하루 정도는 인공눈물 점안 시간이 조금 늘어났지만 다시 진전이 없다고 했다. 제1치료소가 교체됐나 싶어 B.LI 방을 좌우 20초씩 침놓았지만 나아지지 않았다. 다시 S.LR방을 좌우 24초씩 침놓 고, 처음으로 눈 주위에 레이저침을 수직 조사하여 정명, 승읍, 찬죽, Y′2혈에 8초씩 보조침을 놓았다. 눈의 불편함은 침을 맞기 이전보다는 나아졌지만 더는 진전이 없 다고 했다. 목실인 장부를 모두 치료해봤지만 이런 결과에 이른 것은 지금까지의 치 료가 제1치료소에 적중되지 않았거나 침으로 치료되지 않는 질환 중 하나이다. 처 음 악력측정진단 시 호르몬제와 칼슘제의 복용이 오진을 불러왔을 수도 있으므로 수실인 장부를 검사해 보기로 했다(보기 26).

보기 26 왼손 악력 측정		
기준 수치	182	락혈
S.KI 20	198	편력, p.
B.SP 20	174	외관, r.
S.BL 20	198	열결, p.
B.ST 20	198	내관, r

　이번에는 수진자가 수실인으로 진단됐으며 제1치료소가 3장부나 나타났다. 3장부를 모두 10초씩 놓을까 하다가 통상허실상 복진이 실하므로 S.KI방을 좌우 20초씩 침놓았다. 이튿날 여전히 눈은 호전되지 않았다. 이번에는 S.BL방을 좌우 20초씩 침놓았다. 다음 날 조금 나아진 듯하여 한번 더 S.BL방을 좌우 24초씩 침놓았다. 그러나 또다시 호전되지 않아 세 번째 제1치료소인 B.ST방을 좌우 20초씩 침놓았다. 상황은 여전히 마찬가지여서 마지막 잠재장부로 나타난 B.SP방을 좌우 20초씩 침놓았다. 역시나 효과가 없었다. 수진자의 경혈이 제 위치에 분포되지 않은 부류인 듯하여 화실인 체질을 검사해보았다. 실증에 해당하는 장부인 S.PC방을 검사 대상으로 했다.

보기 27 왼손 악력 측정		
기준 수치	181	락혈
S.PC 20	192	풍융, p.

　보기 27과 같이 검사 결과는 우려하던 대로 나타났다. 첫 번째 진단은 약물복용 탓에 오진됐다 하더라도 두 번째 검사에서는 수실인으로, 세 번째 검사에서는 화실인으로 체질이 제멋대로 진단된 것이다. 수진자의 아들과 딸의 차트를 찾아보니 공교롭게도 둘 다 목실인 간실증, 담실증으로 치료하여 확실히 치유된 기록이 있었다. 이혼한 전 남편의 체질이 목실인이 아니라면 수진자는 목실인일 수밖에 없다. 그러나 전 남편의 체질을 모르므로 토실인 장부에 침놓아 보았다. 실증에 해당하는 S.ST

방과 S.SP방 중 먼저 S.ST방을 검사했다.

보기 28 왼손 악력 측정		
기준 수치	187	락혈
S.ST 20	196	내관, p.

보기 28과 같이 두 번째 장부는 수진자의 체질이 이번에는 토실인으로 진단됐다. 락혈에 침놓아 풀고, 수진자에게 경혈이 보통사람과 달라 엉뚱한 자리에 있고 그것이 어디에 있는지 볼 수도 없으므로 침치료를 할 수 없는 부류로 확인됐다. 열다한소湯 2일분을 무료로 주어 보았다.

수진자의 두 자녀가 모두 목실인이므로 전 남편이 목실인이 아니라 본다면, 수신자가 목실인이 될 확률이 100%가 된다. 여기에 기대를 걸고(복진이 실하고, 대변이 1일 1회이므로) 열다한소탕을 투여한 것이다. 하지만 호전되지 않았다. 이번에는 마황을 뺀 태음조위탕을 마황환(오자大) 10알과 함께 이틀간을 복용하도록 했다. 한약 복용후 호전됐다고 하여 다시 마황환을 20알로 늘려 5일분을 주었다. 다행히도 효과가 있어 인공눈물을 점안하는 횟수가 1일 5회 정도로 줄었고, 톨론이라는 안약은 점안하지 않아도 괜찮았으며, 저녁 이후에 발생하던 안통이 현저히 줄었다고 했다. 저자는 마황을 증량한 것에 관심이 있어 밤에 잠을 잘 이루었는지를 물었다. 밤에 자주 잠을 깬다고 했다. 마황은 생것으로 환을 지었으므로 끓였을 때보다 작용이 강하다. 수진자에게 20알은 좀 과한것 같아서 이번에는 마황丸을 뺀 태음조위탕 5일분 주었는데, 수진자는 환약을 함께 복용할 때가 더 나은 것 같다고 했다. 그리하여 마황을 뺀 태음조위탕에 마황환을 10丸씩 같이 복용하도록 5일분을 또 주었다. 복용 후 처음에 불편하던 것들이 모두 사라지고, 인공눈물만 하루에 3회가량 점안한다고 했다.

차도가 있어 한약은 나중에 약대(약값)가 마련되면 더 복용토록하고 투약을 그쳤다. 기기진단법이 연구된 후 경혈이 비정상적으로 분포된 부류들을 많이 찾아냈다. 경혈이 비정상 분포가 많은 것은 이들 부류가 돌연변이나 기형이 아니며, 경락에 어떠한 결함이 생긴 것으로 봐야할 것이다.

경혈이 제멋대로 분포된 경우를 기타에 비유해보면, 손가락에서 팔꿈치 주변과 발가락에서 무릎 주변까지는 기타의 목주(木柱) 부분에 해당한다. 음계를 정하는 가로로 돌출된 프렛은 나열된 오수혈, 락혈과 그 기능이 흡사하다. 기타의 줄은 경락과 같다. 기타 줄이 느슨해지면 프렛에 정해진 음계가 제 음을 내지 못한다. 마찬가지로 경락이 느슨하게 이완되면 오수혈이나 락혈이 제 위치를 벗어날 수 있다. 반대로 어느 경락이 수축돼도 오수혈의 위치가 달라진다. 이렇듯 경락이 이완되거나 수축되면 경혈의 위치가 상하좌우로 흩어져 비정상적으로 분포될 수 있다. 이는 어떤 원인으로 경락에 이상이 생긴 것으로 추정된다. 이 문제는 분명 연구하고 교정해야 할 부분이다. 위의 치험예로 경혈이 비정상적으로 분포된 부류가 있음을 알 수 있다. 침으로 보폐(補肺)해 호전반응이 없던 수진자에게 보폐하는 한약인 태음조위탕을 투여한 바 효과가 나타난 것이 그 중 하나의 증거라고 하겠다.

'경혈이 비정상적으로 분포된 부류'는 '침으로 장부를 보사할 수 없는 사람들'인 것이다. 이같이 수진자가 침으로 장부를 보사할 수 없는 부류라면 침치료를 전문으로 하는 의료인은 복잡하고 난처한 상황에 처하게 된다. 이들을 진단하는 방법을 다시 한번 설명하면, 진단자는 기기진단의 수칙을 정확히 이행하여 체질과 제1치료소를 진단한 다음 제1치료소만을 침놓아 다스린다. 이튿날 병세가 호전되면 별 문제가 없으므로 그대로 치료를 진행한다. 그러나 호전반응이 나타나지 않는다면 재차 기기진단을 실시한다. 단, 전날 검사한 체질이 아닌 각기 다른 체질의 장부(통상허실을 적용한) 5~6개를 기준 수치와의 근접여부를 비교해가면서 검사한다. 검사하는 동안 그 장부 중에서 기준 수치보다 높은 장부가 나타나면 그 수진자는 경혈이 제 위치에 분포되지 않은 부류에 해당된다. 왜냐하면 어제의 제1치료소와 오늘의 제1치료소가 다르기 때문이다.

반대로 검사한 (5~6개의) 모든 장부가 기준 수치보다 낮으면 수진자는 전날 체질진단은 잘됐지만 제1치료소가 교체된 것이므로, 전날의 그 체질 내의 다른 장부에서(빠른반응증상진단이나 늦은반응증상진단 중 상황에 따라 선택하여서) 제1치료소를 찾아 치료한다. 또는 경혈이 제 위치에 분포되지 않은 수진자의 체질을 찾아내기 위해 유전법칙을 적용할 때, 특히 수진자의 자녀들은 가급적 2명 이상이면 좋다. 배우자(또는 자녀 직계부모)를 검사할 때는 체질을 확인할 때까지만 장부를 검사하면 된다.

또한 경혈이 비정상적으로 분포된 부류와 체질병리상 건강인을 진단해보면 구분되는 점이 있다. 전자의 경우, 기기진단하는 4~5개의 장부는 거의가 기준 수치보다 많이 높게 검사된다. 이들 장부에 침을 놓으면 악화도 호전반응도 없다. 후자는 5체질의 모든 장부를 기기로 진단할 경우 기준 수치보다 낮게 나타난다. 그러나 간혹 침놓아 검사할 때마다, 현훈, 오심, 탈력(脫力), 두통 같은 부작용이 나타나기도 하고 그렇지 않은 경우도 있다. 전자는 유전될 가능성이 약 50%가 있다. 후자는 그 수가 적어서 더 두고 볼 일이지만, 예측컨대 전자와 비슷한 %의 유전이 되리라 생각한다.

※ 정○수라는 69세의 남성은 20여년 간 가끔씩 내원했는데 그때마다 병증이 뚜렷하거나 분명한 증상이 없었으며, 치료해도 시원하게 낫지도 않고 그럭저럭 지나왔다. 최근 이 수진자는 허리와 다리 근육이 아프고 무력하다면서 저자를 찾아왔다. 보조치료와 기기진단으로 제1치료소를 다스렸지만 회복되지 않아 여러 차례 기기진단한 결과 그때마다 다른 체질로 나왔고 치료되지도 않았다. 오히려 자상부항을 여러 차례 한 탓에 허리와 다리가 아프기도 하고 무력해졌다.

저자는 이 사람의 오수혈이 제 위치에 분포되지 않은 부류라 판단하여 자녀와 부인을 진단해본 결과 정씨는 목실인이었다. 침치료는 중단하고 사담탕에 녹용5g을 加한 탕약을 복용하게 해 호전됐다.

두 번째는 64세 여성으로 복진은 허실중간이며 피곤하거나 한냉처에 노출되면 전음(前陰), 후음(後陰)부위가 빠지는 것 같고 잔뇨감을 수반한 소변이상 증세가 나타났다. 그동안 팔이 아프면 압통처에 자상부항을 하고, 체하면 상완과 중완혈 중 압통점에 수직으로 레이저침을 놓으면 나았다. 그런데 체질은 수실인(자녀 중에 수실인이 있다)이 분명한데 S.KI방, B.SP방, B.ST방, S.BL방을 번갈아가며 침놓아도 효과도 부작용도 없어서 오래전부터 경혈이 제자리에 분포되지 않은 부류로 알고 있었다.

기기진단법이 연구된 후 체질검사를 한 다음, B.KI방(화실인)을 20초 침놓았더니 기준 수치보다 높게 나왔다. 다시 며칠후 B.LR방(토실인)에 20초 침놓았더니 기준 수치보다 높게 나왔다. 또다시 며칠후 S.GB방(목실인)을 20초 침놓았더니 이번에도 기준 수치보다 높았다. 이같이 나타난 장부에 침놓아보면 호전되지도 않고 아무런 부작용도 발생하지 않았다. 발병될때마다 적백하오관중탕에 부자4g, 작약8g을 加해 복용하면 나았다. 그러나 수진자는 좀 나아졌다 싶으면 약을 중단하고 급하면 복용하곤 했다. 수실인 체질이면서 침으로 장부를 다스리면 아무런 효과가 없는 수실인에게 그에 해당되는 한약을 투여하면 호전된다. 그러나 경혈이 정상분포된 사람에게 침으로 제1치료소를 다스렸을 때보다는 그 효능이 만족스럽지 못하다. 다른 체질도 그러하다. 단(반복하지만) 허한 사람에 補하는 약을 쓸 경우, 침보다 체력증가에는 한약이 더 우수하다.

 세 번째는 20대의 미혼청년인데, 구갈이 심해 하루에 냉수를 3~4L를 마시며, 두통과 안구의 열감, 코와 입의 열감, 심번, 소변삭(小便數), 현훈(眩暈), 항강(項强), 양쪽귀에 이명이 있었다. 수진자는 유명한 종합병원을 여러 날 다녔지만 당뇨병도 요붕증도 아니었고, 끝내 병명을 알아내지 못했다.

기기진단으로 5체질의 장부를 모두 진단했는데 그때마다 다른 체질로 나타났고, 장부를 다스리면 하루 이틀은 호전되다가 말았다. 수진자는 오수혈이 제 위치에 분포되지 않은 부류로 결정되었으므로 유전법칙을 적용하여 체질을 찾아내 한약치료를 해야 했지만, 연로한 부모는 멀리 있고, 형제자매도 각기 흩어져 살고 있었음으로 유전법칙에 따른 진단도 가능치 못했다. 체질이 화실인의 심실 또는 심장실, 심포실이나 삼초실로 추정되어 전통동양의학의 방풍통성산에 석고를 8g, 현삼(玄蔘)을 8g, 加해 처방을 내려주었다. 그 결과 갈증과 부수증상은 줄어들었지만, 복용한지 20일쯤 지나자 설사를 하루에 여러차례 소변보듯이 한다고 했다. 이번에는 화실인 처방인 사심포탕에 청대(靑黛) 일물환(一物丸, 梧子大)을 20알, 자기뇨(自己尿) 300cc를 1일 3회 복용하도록 했다. 다행히 설사가 멎고 안구의 열감, 심번과 물먹는 량이 1일에 850~900cc로 줄었다. 하지만 코와 입의 열감은 조금 나아졌을 뿐 여전하다고 했다. 지금도 복용 중인데 제1치료소가 가끔 심포실과 심실을 교체하며 나타나는 것으로 추정된다(다른 한명은 보기 25의 수진자임). 이상은 경혈이 제자리에 분포되지 않은 부류의 여러 사례를 진료 시 도움이 될 듯하여 수록한 것이다.

폐활량 측정에 의한 진단의 준비 과정과 수칙

폐활량 측정은 악력 측정과 달리 앉아서 측정하고 FVC 수치만 적용한다.

(㉠~㉣항까지는 악력 측정 기기의 수칙과 일치함)

㉤ 손가락, 손목, 팔꿈치, 어깨에 이상이 있어(퇴행성관절염, 염좌, 류머티즘 등) 악력기의 측정이 불가능할 경우 FVC 진단을 적용한다.

㉥ 기침, 천식, 안면마비, 호흡장애가 있는 부류는 사용할 수 없다.

㉦ FVC 진단은 (수진자를 바른 자세로 앉게 한 다음) 숨을 한껏 들어 마시게 한 후 입을 다물고 오른손 엄지와 검지로 코를 찝어 공기가 새어나가지 않게 하여 10초 동안 숨을 막아도 견딜 수 있는 사람들에게 적합하다.

㉧ FVC 진단이 가능한 수진자를 진단하기 위해 폐활량기의 전원을 켜면 0.00이란 표시가 나온다(그리고 폐활량 측정기에 사용하는 도구는 1회용임을 반드시 수진자에게 알려준다). 이제 등과 허리를 점차 뒤로 젖히면서 숨을 한껏 들어 마신 후, 숨을 불어넣을 대롱을 2~3cm가량 입에 물되, 앞니로 가볍게 물고 입술을 동그랗게 감싸서 공기가 입술 사이로 새지 않게 하고 손으로 코를 막아 마찬가지로 공기가 새어나가지 못하게 한다. 세차게 대롱에 폐 속의 공기를 모두 내뱉게 한다. 공기를 내뱉을 때는 뒤로 젖혔던 등과 허리를 앞으로 숙이면서 최대한 세차게 내뱉게 한다(수진자가 이 동작을 잘하지 못하면 2~3회 반복하여 숙지시킨 후 10여 분 쉬었다가 다시 측정한다).

㉨ 처음에 측정한 FVC 수치는 기준 수치이다. 이를 기록한 후 예정한 장부를 다스리는 레이저침을 놓는다. 즉시 레이저침기에 부착된 타이머를 작동시켜 70세 이하는 7분, 그 이상은 8분간 누워서 휴식하게 한다.

㉩ 휴식시간이 끝나기 20초 전 레이저침기가 알리는 준비 신호와 함께 하얀 불이 깜박이면 수진자를 일어나 앉게 한 뒤, 폐활량측정기 스위치를 작동시켜 수진자의 왼손에 쥐어준다.

㉪ 휴식이 끝나는 벨이 울리면 등과 허리를 점차 뒤로 젖히면서 한껏 숨을 들어마

신 후 대롱을 입에 물고 엄지와 검지 손으로 코를 찝어서 막고 머리와 가슴을 천천히 숙이면서 폐 속의 모든 공기를 세차게 모두 내뱉게 한다.

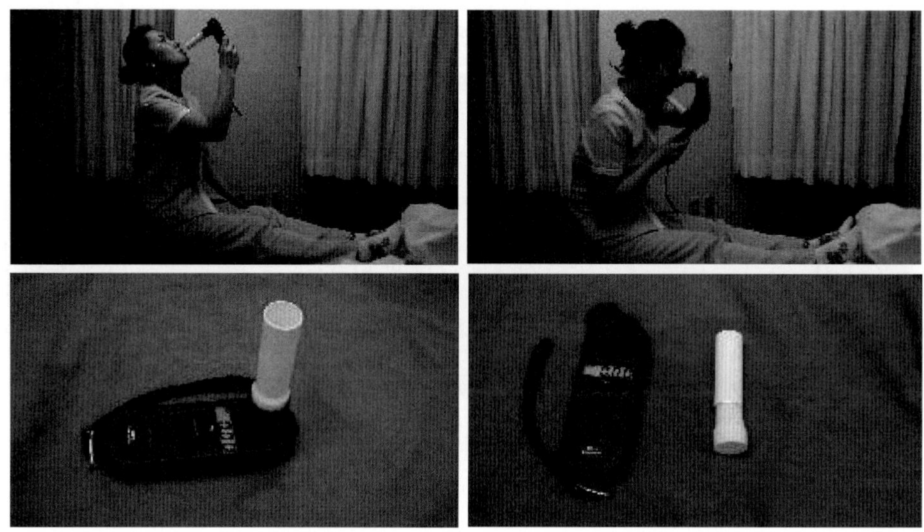

ⓣ 진단자(또는 간호사)는 폐활량기를 받아 FVC 수치를 소리 내어 읽고 기록한 후 스위치를 내린다. 이어서 침놓았던 장부의 해당 락혈에 침놓아 풀고 결과에 따라 예정한 장부를 다스리는 침을 놓는다. 레이저침기의 타이머를 작동시켜 수진자를 7~8분간 누워서 휴식하게 한다.

폐활량 측정 진단 사례

[예1] 이름: 노ㅇ옥, 성별: 여성, 생년월일: 1940. 8. 8, 초진일: 2010. 8. 16

수진자는 30년 전부터 왼쪽 외이(外耳)에서부터 시작해 좌측 정수리로 올라가면서 따끔따끔하게 쏘는 통증이 있었다. 어찌나 심한지 잠을 이룰 수가 없고, 통증이 양쪽 어깨와 팔까지도 뻗친다고 했다. 또 가슴이 답답하고 머릿속이 아프며 일어서려고 하면 더욱 심해진다고 했고, 왼쪽 무릎도 불편하여 걷기가 힘들며, 걸을 때는 몸이 옆으로 기운다고 했다. 당뇨병을 앓은 지가 10여 년이고 갑상선항진증을 앓고 있으며, 소변이 잘 나오지 않고 열 손가락 마디마디가 붓고 구부러졌으며 아파서 물건을 집을 수가 없다고 하였다. 당뇨약을 비롯해 한줌이나 되는 양약을 매일 복용하는

데 이제는 별 효과도 없다는 것이다.

저자는 통증 부위에 매일 자상부항을 해주고 손가락 마디에는 무흔구의 뜸을 떠주면서 알로에베라(1/2Cap. 1일3포)분말을 주었다. 그리고 목실인 장부를 차례차례 침놓아 제1치료소를 찾아보았지만 쉽지 않았다. 게다가 자상부항과 뜸, 알로에베라 중 어느 것에 효과를 보는지 알 수 없어 분별하기가 어려웠다. 반면 뜸뜨는 것과 알로에베라(1일 1.5캡슐)를 복용하여 손가락의 동통은 거의 사라졌다. 알로에 분말은 며칠 후 설사가 발생해서 중단했고, 뜸도 통증이 사라져 치료를 그쳤다.

수진자가 양손가락과 팔, 어깨를 모두 움직이기 어려워하므로 악력측정기 대신 폐활량측정기를 선택하였다. 당뇨치료제 이외의 약은 일단 중단시켰다.

복진은 중간~실증 사이고, 대변은 1~3일에 1회이다. 금실인 S.LI방부터 검사를 시작했지만 첫날은 체질 진단도 되지 않았다(보기 29). 해당 락혈로 마지막 장부까지

보기 29 9월 29일 FVC 측정

기준 수치	263	락혈
S.LI 20	252	대종 p.
S.KI 20	254	편력 p.
B.SP 20	263	외관 r.
S.BL 20	261	열결 p.
B.ST 20	261	내관 r.

보기 30 9월 30일 FVC 측정

기준 수치	266	락혈
B.KI 20	255	편력 r.
B.LR 20	256	지정 r.
B.LI 20	252	대종 r.
B.LU 20	250	비양 r.
B.BL 20	253	열결 r.

모두 풀고 다음날 재차 검사를 실시했다. 두 번째 검사에서도 체질을 알아내지 못했다(보기 30). 5일 후 세 번째 FVC 측정을 또다시 하였다.

보기 31과 같이 토실인 장부부터 시작해서 수실인 장부 중 검사를 하지 않았던 것 그리고 금실인의 4장부를 점검했다. 하지만 체질이 포착되지 않았다. 그 사이 수진자는 양쪽 어깨와 팔의 전면 부위가 심하게 쑤시고 쏘는 듯이 아파서 잠을 이룰 수가 없다고 호소하였다. 여러 종류의 양약 진통제를 복용했지만 효과가 하나도 없고, 통처에 자상부항을 하면 쑤시고 쏘는 아픔이 조금 완화된다고 했다. 매일 자상부항으로 어혈을 뽑아내면, 그중에는 온전한 혈액도 포함되므로 자상부항이 과하면 빈혈이 오고 기력이 떨어지게 마련이다.

보기 31 10월 4일 FVC 측정			
	기준 수치	251	락혈
	B.GB 20	239	통리 r.
左	B.SP 20	247	외관 r.
	B.TE 20	247	공손 r.
	B.HT 20	249	광명 r.
右	B.PC 20	249	풍양 r.
	B.SI 20	247	예구 r.

수진자의 병이 생긴 원인을 추리해보면 다음과 같은 가정 사정이 있어 악조건에 노출되어야 했다. 산후에는 자궁이 수축하려면 여러 날 걸리는데, 수축이 잘되지 않으면 자궁 내의 어혈이 전신으로 흡수되어 조직 내에 머물게 된다. 특히 한국 여성은 이를 막기 위해 오랫동안 온돌방에서 생활했고, 산후에는 온돌을 더 따뜻하게 하여 최소한 20여 일 이상을 누워서 조리한다. 그런데 수진자는 산후에 개울에 나가 찬물에 기저귀를 빨아야 했고, 산에 가서 나무를 구해야 했으며, 잠자는 방에 기저귀를 말리면 고드름이 매달릴 정도로 추운 공기에 노출되었다. 특히 머리와 어깨, 팔 부분은 수유를 위해 자주 드러낸 데다 전신으로 퍼진 어혈로 현재와 같은 심한 동

통질환에 걸린 것으로 추측된다. 30~40년간 조직 속에 도사리고 있던 어혈과 한습(寒濕)이 만들어낸 배출하기 어려운 물질이 조직 내에 병변을 일으킨 것이다(부인들에게서 가끔씩 나타나는 병이다). 이런 까닭에 자상부항을 하면 조금 호전되지만, 산후의 풍습(風濕)병이나, 어혈병(신후 또는 교통사고, 타박상 등)같이 고질화된 병은 자체치유력을 활성화시켜도 조금 경감될 뿐, 통증이 만족할 만큼 낫지 못하며, 제1치료소의 수치도 높지 않은 예가 대부분이다.

사흘 후 또다시 FVC 측정 진단을 시도했다. 지금까지 검사하지 않은 장부를 찾아내 순서없이 침을 놓았다.

	기준 수치	**266**	**락혈**
右	S.LU 20	257	비양 p.
	S.HT 20	266	광명 p.
左	S.PC 20	262	풍융 p.
	S.SI 20	265	예구 p.
右	S.TE 20	268	공손 p.

보기 32에서 처럼 마지막 검사 장부인 S.TE방에서 체질이 진단됐다. 기준 수치보다 2가 높은 제2치료소도 없는 제1치료소였다. 통처에 자상부항을 했다. 빈혈 상태이기는 했지만 통증을 참기 어렵다는 수진자의 요구에 가장 심한 부분만 부항을 실시하고, S.TE방을 20초 추가해 침놓았다.

다음 날에는 S.TE방을 침놓은 것이 별 효과가 없었다. 밤사이 잠재장부로 변한 것으로 판단됐다. 체질이 진단됐으므로 체질 내의 다른 장부를 한 장부씩 침놓고 다음 날 반응을 보는 늦은반응진단방법을 택했다. 한약은 이제마의 입방인 형방패독탕에 유향과 몰약을 반반씩 합해 만든 환을 20알씩 1일 3포 함께 복용하도록 했다. 그리고 B.KI방을 좌우 20초씩 침놓았다. 다음 날 통증이 조금 완화됐다고 했다. 앞으로도 여러 달 치료하면 완치는 어렵지만 견딜 만하게 좋아질 것이다.

[예 2] 이름: 김○중, 성별: 남성, 생년월일: 1966. 3. 7, 초진일: 2010. 9. 27

복진: 실, 대변: 1일 1회

수진자는 17일 전에 교통사고(접촉사고)를 당해 흉결통(胸結痛)과 양견항통(兩肩項痛)이 심해 서고 앉고 돌아눕기가 힘들었다. 흉통이 심한 잔중혈 부위에 압통이 있으므로 자상부항을 하여 움직임은 조금 편해졌지만, 목덜미와 어깨가 불편해 팔을 들거나 고개를 돌리기가 어려웠다. 그 부위에 압통점은 없었다. 이럴 때는 자상부항은 적응증이 아니다. 제1치료소만 다스리면 낫는다. 팔에 힘을 주면 어깨가 아프므로 악력기 진단이 불가능하여 폐활량 진단을 했다(잔중혈 부위에 자상부항을 하여 호흡은 자유로워졌다).

	보기 33 10월 7일 FVC 측정		
	기준 수치	256	락혈
右	S.LR 20	295	지정. p.
左	B.LU 20	292	비양. r.
右	B.LI 20	270	대종. r.
左	S.GB 20	314	

보기 33을 보면 첫 번째 S.LR방 검사에서 기준 수치보다 39나 더 높아 목실인으로 진단됐다. 나머지는 목실인 장부만을 측정해 제1치료소를 진단하면 됐다. 진단 결과 제1치료소가 복진과 달리 S.GB방으로 나왔다(기기의 진단은 복진이나 대변 상황을 참작해 진단하는 방법보다 정확하다). 좌우 Y′4혈에 압통점이 나타나므로 그곳에 자상부항을 하고 S.GB방을 우측에 20초 추가해 침놓았다. 그리고 사담탕을 10일분 처방했다.

교통사고(접촉사고)를 당한 사람들은 대개 사고 당일은 불편한 곳이 없지만 2~3일 지나면 여기저기에서 통처가 발견되고 동작 장애가 나타난다. 수진자도 마찬가지로 사고 다음 날부터 가슴이 답답하고 소화불량이 생겼다. 잔중혈과 이를 중심으로 한 상하에 압통점이 나타나 자상부항을 했다. 그리고 S.GB방을 좌우 24초씩 침놓았다.

　이틀 후에는 심번 증상과 소화 장애는 사라졌으나 오른쪽 등 부분이 아프다고 했
다. 오른쪽 Y´5와 6혈 사이에 압통점이 나타나 자상부항을 하고 S.GB방을 좌우 24
초씩 침놓았다. 그후 사흘간 3차례의 자상부항과 S.GB방을 침놓아 흉통과 양견통,
우배통(右背痛)은 모두 사라졌다. 그러나 하지가 무력하고 온몸에 힘이 빠진다고 했
다. 제1치료소가 교체된 듯하여 6일 후 다시 FVC 검사를 했다(보기 34).

보기 34 10월 11일 FVC 측정		
기준 수치	263	락혈
S.GB 20	290	통리 p.
B.LI 20	323	대종 r.
B.LU 20	309	비양 r.
S.LR 20	307	지정 r.

　기준 수치를 측정할 때 숨을 내뱉는 대롱으로 공기를 다 뱉지 못한 상태에서 입술
을 뗐는지 수치 10정도는 더 더해야 할 것 같은 결과가 나왔다. 그런데 나머지 수치
는 더 높게 나왔고, 제1치료소는 B.LI방으로 교체됐다. B.LI방을 좌우 20초씩 침놓
고 보대장탕에 녹용(鹿茸)2g을 加해 10일분 처방했다. 이튿날 수진자는 호전됐다.
기력이 회복되고 다리에도 전보다 힘이 났다.

　※ 十二경락의 오수혈이 비정상으로 분포된 부류의 발견 및 해설과 상응대책은 편
의상 진단론 후미에 별도로 첨가하여 상세히 설명하기로 하겠다.

⑥ 오상체질의 유전법칙을 적용한다

체질이 둘 중 하나로 추정되거나(부모의 체질이 각기 다른 경우) 이미 결정된 후(부모
의 체질이 동일할 때) 해당 체질 내에서 제1치료소가 어느 장부인가를 찾아내는 것은
필수이다. 제1치료소는 진단의 대상이 되는 빠른반응증상진단과 늦은반응증상진
단 중 어디에 속하는가를 판단해 그것에 따라 침놓아 확인해야 한다.

경혈의 분포가 비정상적인 부류와 침에 알레르기가 있는 사람은 직계의 체질을 역으로 또는 순으로 기기를 이용해 체질을 진단하고 제1치료소로 추정한 장부를 다스리는 한약을 복용함으로써 치료한다. 단, 치료 약물이 현재에 연구되고는 있으나 미완성 상태인 토실인이나 금실인은 본 의학의 치료가 대부분 어려운 상태이다. 이 외의 체질은 유전법칙을 적용하면 체질 및 제1치료소를 진단할 수 있다. 기기 사용이 어렵고 늦은반응증상진단을 해야 하는 고령의 노인과 영아, 유아, 소아들에게 유전법칙을 적용해 체질을 찾아 빠른반응증상진단 또는 늦은반응증상진단으로 제1치료소를 찾아내 다스리면 치병하는 데 큰 도움이 된다.

[예1] 이름: 김ㅇ아, 성별: 여성, 생년월일: 2010. 5. 4, 초진일: 2010. 9. 17

수진자는 백일이 조금 넘은 여아다. 아기는 며칠째 잠잘 때마다 깜짝 놀라 잠을 이루지 못하고 설사를 조금씩 여러 번 했으며, 모유도 잘 먹지 않은 지가 4~5일 됐다. 아기가 좋아한다는 이유로 아빠가 딸을 높이 던졌다가 받기를 5차례 반복한 후 이런 증세를 보인다고 했다. 아기가 까르르 웃은 것은 웃음이 아니라 공포의 표현이다. 이로써 아기는 심하게 놀라 병을 얻은 것이다. 어른에게는 놀이로 보일 수 있는 이런 행동 말고도 아기가 누워 있을 때 이마 쪽에서 거꾸로 들어다 보거나 문을 소리내어 여닫거나 아기 앞에서 큰소리로 고함을 치면 놀란다.

이럴 때는 유전법칙을 적용한 후 빠른반응증상진단을 시도하는 것이 가장 적절한 제1치료소의 진단 방법이다. 다행히 부부는 당일 커피를 마시거나 양약을 복용한 바 없었다. 아버지부터 악력기 진단을 했다. 복진은 조금 실하나 허실중간에 가깝고 대변은 1일 1회이다. 먼저 목실인부터 시작했다. 보기 35와 같이 S.BG방을 검사했더니 기준 수치보다 한참 아래인 409가 나왔다.

보기 35의 결과로 보아 목실인은 아닌 것 같아 수실인으로 넘어가 B.SP방을 하려다가 다소 실증편에 가까우므로 S.KI방을 침놓았더니 7분 후 기준 수치를 훨씬 넘은 498이 측정됐다. 이로써 아버지는 수실인으로 진단됐다.

보기 35 아버지의 오른손 악력 측정		
기준 수치	467	락혈
S.GB 20	409	통리 p.
S.KI 20	498	

어머니는 복진이 허하고 대변은 1일 1회이며, 한눈에 보기에도 목실인이었다. 대변 상황을 참작해 S.GB방을 검사했다. 기준 수치 측정 후 S.GB방을 침놓았더니 목실인으로 진단됐다(보기 36).

보기 36 어머니의 왼손 악력 측정		
기준 수치	168	락혈
S.GB 20	186	

아버지와 어머니에게 침놓은 것을 풀지 않았다. 수치로 보아 그 장부들이 제1치료소로 보였다. 만일 옳게 판단했다면 두 부부는 유리한 치료를 받은 것이다. 이제 아기의 체질이 어머니 쪽인가 아버지 쪽인가를 판단해야 했다. 젖살이 올라 사지가 굵고 우량아 같지만 그것으로는 알 수가 없었다. 아기가 설사를 조금씩 자주하는 것으로 보아 목실인이라면 폐허나 대장허 중 하나일 것으로 판단됐다. 수실인이라면 비허거나 위허가 제1치료소일 것이 분명했다.

치료를 위해 먼저 양팔에 레이저침으로 B.LI방을 1초씩 침놓고 대기실에서 기다리면서 상태를 관찰하게 했다. 아기는 침치료 전에는 졸다가 깜짝 놀라 몇 번씩 깼지만, 침을 놓은 후에는 깊은 잠에 빠져들었다. 침치료 후 아기가 단잠을 자는 것으로 보아 치료가 적중된 것이다. 좌측에 B.LI방을 1초 추가해 침놓고 보대장탕을 1포 주었다. 한약은 그릇에 조금 따라서 한 방울씩 자주 먹이되 설사가 그치고 잘 자면 그만 복용하라고 일러주었다. 아기가 또 불편해하는 것 같으면 다시 내원하라 했는데, 더는 오지 않았다.

[예2] 이름: 신ㅇ선, 성별: 여성, 생년월일: 1927. 03. 15, 초진일: 2010. 10. 28

수진자는 85세의 고령으로 18일 전에 아침에 잠에서 깨어나 보니 말이 둔해졌고, 정신이 혼미하며 오른쪽 반신에 가벼운 마비가 와서 보행이 어둔해졌다. 오른쪽 눈이 침침하고 모든 물체가 둘로 보이며 먼 곳의 것은 둘 사이가 더 멀어 보였다. 그리고 매일 새벽과 저녁에는 엉뚱한 헛소리를 한다고 했다. 양방병원에서는 뇌경색으로 진단했고, 혈압은 160~90mmHg이었는데 강하제를 복용해 140/80mmHg를 유지하고 있었다.

수진자에게 이름과 주소, 생년월일, 남편 이름, 자녀 이름, 주민번호를 물어보니 모른다고 답했다. 자상부항용 진공펌프를 쥐어주고 잡았다 놓았다 하게 했더니 한 번 당기고는 더는 못했다. 악력 측정 진단, 폐활량 측정 진단이 모두 불가능했다. 정황으로 보아 수진자는 가벼운 뇌경색에 곁들여 노인성 치매의 초증이 발병한 것으로 판단됐다. 남편에게 물어보았더니 대변은 1일 1회이고, 복진은 허실중간이면서 조금 실한 편이다.

수진자의 보호자로 따라온 4세 연하의 정정한 남편과 아버지와 체형과 눈매가 똑닮은 딸이 함께 왔다. 이들을 체질 진단해 유전법칙으로 할머니의 체질을 찾으려는데 문제가 있었다. 딸이 외견상 수진자와 하나도 닮은 것이 없다. 다른 자녀는 올 수 없냐고 물었더니 모두 먼 곳에 산다고 했다. 커피나 양약 복용 여부를 물어보았더니 둘 다 복용치 않았다고 했다. 딸부터 악력 측정으로 체질 진단을 실시했다. 외모가 수실인 같고 복진은 허실중간이라서 B.SP방을 첫 검사 대상으로 삼았다(보기 37). 첫 검사에 체질이 진단됐다.

보기 37 딸 왼손 악력 측정		
기준 수치	176	락혈
B.SP 20	182	외관 r.

보기 38 남편 왼손 악력 측정		
기준 수치	256	락혈
S.GB. 20	409	통리 p.

남편의 복진은 딸처럼 허실중간이고 대변은 1~2일에 1회이다. 외모는 수실인 같지만 아니기를 기대하면서 목실인의 S.GB방부터 침놓았다(보기 38).

남편은 예상외로 목실인 체질로 진단됐다. 남편은 목실인이고, 딸은 수실인이므로 어머니는 수실인일 수밖에 없다. 수진자의 복진을 재차 확인해보니 역시 허실중간이면서 조금 실한 편이었다. S.KI방을 우측에 20초 침놓았다. 10여 분 누워 있게 한 후 기분이 나아졌나 물어보니 수진자는 잘 모르겠다고 했다. 또 머리가 어지럽거나 기운이 빠지는 것 같지 않냐고 물으니 수진자는 멍하니 허공을 바라보며 또 모르겠다고 했다. 수진자의 의식 상태로는 대화를 할 수 없다고 판단하여 정기천향탕을 1일분 주고 S.KI방을 좌측에 16초 추가해 침놓았다.

이튿날 남편 말이 수진자가 밤에 잠을 잘 잤고 아침식사도 잘했다고 했다. 저자가 보기에도 노파의 눈빛에 생기가 있었다. 다음 날이 일요일이어서 S.KI방을 좌우 24초씩 침놓고 정기천향탕을 2일분 주었다. 월요일에 수진자가 다시 내원했는데 눈빛에 힘이 없고 거동도 무기력했다. 제1치료소가 S.KI방에서 떠난 것으로 보아야 한다. 또 기를 순환시킬 것이 아니라, 기를 보해야 할 상황이었다. B.SP방을 좌우 20초씩 침놓고 이제마의 보중익기탕을 2일분 주었다(1포는 그 자리에서 복용). 다음 날 남편은 수진자가 새벽과 저녁에 엉뚱한 말을 해댔고 여전히 정신이 들락날락했으며, 낮에는 걸을 때 매우 힘들어했다고 했다. 보중익기탕은 이틀 복용했고 복진도 허하지 않으므로, 약을 이제마의 십전대보탕으로 바꾸고 B.SP방을 좌우 20초씩 침놓았다. 제1치료소를 늦은반응증상진단으로 찾아내기 위해 일주일간 매일 침치료를 받도록 했다. 이튿날은 별로 호전되는 기색이 없어 S.BL방을 좌우 24초씩 침놓고 십전대보탕도 3포씩 복용하게 했다.

초진일로부터 8일째 되는 날 남편은 수진자의 기분이 밝아졌고 걷는 것도 한결 좋아졌으며, 엉뚱한 소리가 줄고 낮에도 생기가 있다고 했다. 물건이 둘로 보이던 것은 어떠냐고 묻자, 수진자는 먼 곳의 것은 흐리게 보이지만 전화도 곧잘 할 정도로 보인다고 했다. 이틀 뒤에는 저녁과 새벽에 하던 헛소리가 거의 없어졌다고 했다. 또 이틀 뒤에는 십전대보탕을 매일 쓰면서 침치료는 하루 건너 하기로 하고 S.BL 방을 좌우 28초씩으로 늘렸다.

그런데 그 이틀 뒤에는 또다시 새벽에 헛소리를 많이 한다고 했다. 제1치료소가 이동한 것으로 생각되어 B.ST방 좌우 20초로 침 처방을 교체했다. 사흘 뒤에는 발음이 조금 더 어둔해진 것 같다고 보호자가 말했다. 수진자에게 본인의 이름과 나이, 주소, 주민등록번호를 물어보니 주민번호는 몇 번 잘못 말하다가 결국 올바르게 답했고, 다른 질문에는 또박또박 정확하게 대답했다. 그러나 저녁과 새벽의 헛소리는 여전하다고 했다.

금방 나을 증상은 아니지만 저자는 제1치료소가 B.ST방과 S.BL방 중 어느 것인지, 교체된 건지가 더 궁금했다. 이번에는(11월 17일) 다시 S.BL방을 좌우 24초씩 침 놓았다. 여전히 십전대보탕을 복용했는데 이틀 뒤인 11월 19일에는 수진자의 음성이 조금 고음으로 변했고 힘이 있으며, 전날 저녁과 당일 새벽에는 엉뚱한 소리를 한 번도 하지 않았다고 했다. S.BL방을 좌우 24초씩 침놓고 십전대보탕을 10일분 주었다. 수진자의 남편이 열성적이고 수진자도 열심히 치료를 받고 있으니 좋은 결과가 있을 것이다. 2~3개월 후 수진자는 침치료방이 S.BL방과 B.ST방 그리고 B.SP 방, 나중에는 S.KI방으로 교체됐다가 돌아올 것 같다고 예측되었다. 수진자가 알츠하이머 초기 환자지만 워낙 고령이라서 호전됐다 해도 온전한 상태를 얼마나 유지할지는 예측하기 어렵다.

十二經絡의 오수혈五輸穴이 비정상분포된 부류의 발견 및 해설과 상응대책

1. 오수혈의 비정상 분포를 발견하는 경우

앞의 치험예에서 언급된 바를 정리하면, 비정상적인 부류는 대개가 진단 시 수진자에게서 첫날의 첫 검사 시부터 쉽사리 2, 3장부 이상의 치료소(기준 수치보다 높은 수치)가 나타나는 예가 많다. 검사 중 치료소가 나타나면 그 다음 차례부터 진단자는 치료소로 나타난 장부가 소속된 체질의 나머지 장부만을 하나, 하나씩 모두 검사하여서 그중 제1치료소를 찾아낸다. 대개 한자리에서 약 1시간 내외에 4, 5개의 장부를, 체력이 아직 어린이에 해당되거나 약한 자는 2~3장부만을, 체력이 좋은 수진자라도 6장부 이상은 검사하지 않는 것이 좋다. 만약 치료소가 3, 4번째 검사에서 나타났을 경우 소속된 체질의 나머지 1, 2장부를 더 검사한 후 그날의 진단을 마치고, 이튿날로 미룰 수밖에 없다. 이튿날 기준선을 새로이 측정한 후 어제에 나타난 치료소와 검사치 않은 장부를 합하여 한 번 더 검사를 계속하며, 마친 후 제1치료소를 찾아서 좌우 합하여 20초, 16초 정도의 침을 놓음으로써 치료에 진입하게 된다. 그리고 다음날 환자의 주소증이 주효(奏効)했다면, 그 환자는 별문제가 없이 치료를 계속하면 된다. 그러나 침치료한 다음날 별 호전반응이 없었다면 2가지의 문제가 있게된다. 첫째는 오수혈이 제 위치에 분포되지 않은 부류이고, 둘째는 체질은 바로 진단되었으나 밤사이 제1치료소가 제2나 제3치료소와 교체되어버린 경우에 해당된다. 이를 판별해내기 위하여 다음과 같은 검사를 한다.

첫째의 경우 기준선을 새로 측정한 후 어제에 진단된 체질(제1치료소가 포함된)이 아닌 다른 체질 내에 그 수진자의 통상허실에 해당되는 장부를 하나씩 골라서 검사를 시작한다. 체질의 진단순서별로(그리고 기준 수치에 근접한 장부가 측정되면 그 체질의 통상허실 동급의 장부를 하나 가량 더 측정해도 좋다). 만약 검사하다가 어제 것이 아닌 새로운 치료소가 나타난다면 그 수진자는 오수혈이 제 위치에 분포되지 않은 부류로 간주한다. 그러나 5, 6장부를 모두 검사하여도 치료소가 나타나지 않으면 그것은 둘째 케이스에 해당되므로 어제의 제1치료소가 아닌 우선순위인, 제2치료소로부터 다음에는 제3, 그다음은 잠재장부 순으로 침을 놓고 하루씩 기다리면 호전반응을 나타내는 교체된 제1치료소가 나타난다(만약 2~3일 진단하는 동안에 현재에 뚜렷한 병증이 나타났을 시에는 빠른반응증상진단으로 제1치료소를 찾아낸다).

또 하나의 진단 시간을 단축하는 방법은 먼곳에서 왔거나 입원환자의 경우 오전 11시 이전에 한차례 진단을 하고 제1치료소가 발견되면 그것을 침치료한 후, 점심 식사를 하게 하고 오후 3~4시경에 다시 오도록 하여 경과를 물어본다. 오전의 불편하던 증상의 호전되었나를 물어본다. 그것이 확실하면 위에서와 같이 별문제가 없이 진단이 잘된 것에 해당되지만 별 호전반응이 없을 때는 재차 진단을 시작한다. 그 대상은 오전 중에 진단하였던 것과는 다른 체질의 장부를 통상허실에 맞게 선택하여 3~4장부를 검사한다. 그러는 동안 오전과는 다른 체질의 장부가 나타났다면 그 사람은 경혈이 제자리에 분포되지 않은 사람으로 간주한다. 그러나 3~4장부를 검사하여도 치료소로 나타나지 않는다면 다시 오전의 제1, 2치료소 장부를 추가하여 재검사한다. 그것이 치료소로 나타난다면 그 수진자는 경혈이 정상적인 위치에 있으므로 그중 제1치료소를(새로 나타난 경우가 옳다) 다스리면 된다.

2. 오수혈이 비정상적으로 분포된 경우의 추리

오수혈이 제 위치에 분포되지 않은 부류를 집계해 본 결과 저자의 한의원에 찾아온 수진자 중 약 12%로 나타났다. 이 부류는 후천적인 악영향에 의해 발생된 것도 아닌 것 같고, 선천적인 기형이라거나 돌연변이 했다기에는 너무 많은 숫자이므로 그렇게 취급할 수도 없다. 이들은 2세에게 오수혈의 비정상적인 분포를(50% 내외)유전하고 있다. 임상체험해 본 결과 개체마다 일반 경혈은 물론 오수혈 역시 경락도해의 기본위치보다 조금씩 달라질수 있는 것으로 믿어진다. 이 부류의 분포형태는 정상적인 위치에서 오수혈이 종(從)으로 또는 횡(橫)으로, 아니면 대각선형(對角線)으로 이동, 분포한 것으로 생각된다. 오수혈이 정상위치에 분포되지 않은 예는 몇몇 경락도해를 통하여 엿볼 수 있다. 60~70년 전에 출간된 杏林書院의 경락도해를 보면, 여러 부위에서 발견된다. 몇 穴만 예로 들면 방광경의 위중혈은 무릎 오금의 중앙과 그 외측 2cm정도에 또 하나가 있고(橫移型). 소장경의 小海穴은 肘관절 背面側 肘頭의 前方과 後方에 같은 穴로 인정되는 2穴이 각각 존재 하는 것으로 기재하고 있다(從移型). 담경의 양보(陽輔)穴은 절골(絶骨)穴에서 1寸 上行하면서 경골 쪽으로 5mm가량 이동된 부위에 자리하고 光名穴은 양보穴에서 대각선으로 1寸 上行하여 종아리쪽으로 10mm가량 이동된 부위에 자리하였다(對角線型). 그리하여 경락이 톱날처럼 그려져 있었다. WHO STANDARD外의 근간 출간된 경혈도에는 돌출을 참고穴로 표시만 해두었다. 다시 말하면 지그재그로 나열된 경락과 경혈을 정리하여 일직선상에 놓이게 표시해두었다는 얘기이다. 다시 위치를 바꾼 옛날 침술학자들의 얘기로 돌아가기로 한다. 경혈의 위치를 바꾸어 경혈도해를 작성한 옛 학자들 중에는 침술이 높은 경지에 이르렀을 것이고 그가 취혈한 경혈은 기존의 경혈보다 더 정확한 부위라는 확신과 치험예를 뒷받침했었을 것이며 당대의 의학계에 커다란 영향력을 준 학자였을 것으로 믿어진다. 그 후 후학들에 의해 기존의 경락도해와 영향력이 있었던 침술학자가 작성한 경락도해를 합하여 새로운 도해가 만들어졌고, 그것이 전해진 경락도해를 저자가 본 행림서원판 도해라고 생각된다. 경혈 특히 오수혈을 진정한 정상위치에 두고 약간의 종이나 횡, 또는 대각선상으로 위치를 비켜나 침놓았을 경우 정상위치만은 못해도 엇비슷한 침의 효과를 나타낼 수 있다. 이유는 개체가 오수혈 중 어느 것이 생리적으로 침의 자극을 원할 때에는 조금 불만스러운 곳의 자극도 최대한도로 받아들이려는 본능이 작용한다는 것이다. 그러나 비정상적으로 옮겨진 오수혈에까지 영향이 미치지 못하는 곳에 침을 놓는다면 침의 반응은 나타나지 않을것이다. 저자가 비정상적으로 분포되었다는 오수혈은 모두 그러한 위치에 분포된 穴을 말하는 것이다. 예컨대 대장경락이 횡행으로 이동 분포되어 둘째 손가락의 背部로 놓여졌다면 상양穴이나 二間穴에 여러 차례 침놓아도 침의 반응은 나타나지 않을 것이며, 또 다른 예로 심포경의 경락이 가운데 손가락의 내면을 지나가나 중충穴이 몸통 쪽으로 밀려서 둘째 마디에 자리했고, 노궁, 대릉, 내관, 간사穴들도 뒤로 밀려나 자리했으며, 곡택혈은 팔굽 내측 횡선을 훨씬 지나서 자리했다든가, 또 다른 형태로 담경의 규음혈이 자리를 옮겨 대칭이 되는 넷째 발가락 背部에 분포되었다든가, 또는 양보穴이 위경락(胃經絡) 쪽으로 너무 근접되어 정상적인 절골穴부위에서 대칭을 이루는 곳에 자리잡는다거나, 반대로 광명穴이 방광경락 쪽으로 이동되어(담경락이 방광경 쪽으로 근접 유주(流走)하여서) 정상적인 절골穴 부위와 대각선의 위치에 분포될 수도 있다는 것이다. 오수혈이 이와 같이 정상적인 위치를 과도히 벗어날 경우 기존의 침자리에 취혈과 기법을 정확히 하여 침놓았다 하여도 어떠한 반응도, 효능도, 부작용도 발생되지 않는 결과만 남을 것이다.

3. 오수혈이 비정상적으로 분포된 부류의 대응책

이부류들은 본의학의 진단부문에서 해결해야 될 가장 시급하고 절실한 과제를 가진 사람들이다. 본의학은 침을 놓고서 그 반응여하에 따라 제1치료소를 진단해내고 침치료를 하는 것에 중점을 두고 있는데 경혈이 제자리에 없으니, 침에 의한 진단에 오진이 발생하므로 치료상 매우 심각한 결과를 낳게 한다. 이들(경혈이 제자리에 없는 부류)의 치료는 오로지 한약복용에 의해 장부를 보사할 수 있으며, 부수증상들은 본서에 제시한 보조치료법을 실시하면서 치료할 수밖에 없다.

다소 복잡하고 번거로우나 이들 부류의 제1치료소를 진단하는 방법은 다음과 같다.

① 오상체질의 유전법칙을 적용하여 체질을 진단한 후 통상허실별로 제1치료소로 측정되는 탕약을 하루, 이틀 복용시켜 봄으로써 진단하는 방법을 적용하는 것이다. 그러나 유전법칙의 적용에도 장애가 있다. 수진자의 부모나 자녀, 자매, 형제들 간에도 경혈의 비정상적 분포가 약 50%가량 유전되었다는 점이다. 이들을 재차 진단하여 경혈의 위치가 정상인가 비정상인가를 확인해야 수진자의 올바른 체질을 알 수 있는 복잡한 문제가 도사리고 있다는 얘기이다. 형편에 따라서는 혈연이 먼 곳에 있다거나, 없다면 유전법칙을 적용할 대상을 만날 수 없다는 난제가 있게 된다.

유전법칙을 적용할 대상이 없을 때는 유전법칙에 의한 진단이 불가능해진다.

② 저자는 Laser침을 놓지 않고서도 생약과 기기만 있으면, 수진자의 체질 및 제1치료소를 찾아내는 진단법을 연구해냈으며, 그 방법을 이용해 지금까지 立方되지 못한 장부를 보사하는 획기적인 새로운 내복용 한약처방 8方(木實人 2처방, 火實人 6처방)을 立方했으며 金實人, 土實人의 처방도 立方하는 중이다. 그러나 경혈이 비정상으로 분포된 부류에게는 이방법도 실시할 수가 없다. 왜냐하면 이들 문제의 부류들은 이 같은 진단법이, Laser침과 기기를 이용하여 진단할 때처럼 기준선을 제멋대

로 상회하는 수치를 나타내기 때문이다. 그리하여 생약과 기기를 이용하는 진단법도 이들에게는 적용되지 않는다.

③ 가장 확실하고, 절실히 연구되어야할 과제는 비정상으로 분포된 오수혈(五輸穴)을 압진반응으로 찾아낼 수 있거나, 또는 객관적으로 오수혈을 시각화할 수 있거나, 아니면 기기로 오수혈을 찾아낼 수 있는 방법이 출현(연구)되어야 한다는 것이다. 그러나 아직 이 같은 기술은 개발되지 못하고 있는 실정이다.

④ 본서의 진단론에 제시한 「각체질별의 독특한 성격과 외모의특징」에 수록된 내용을 참작하여 그 체질의 제1치료소로 추정되는 한약을 교체해가며 차례차례 복용시켜 봄으로써 제1치료소를 찾아내는 방법을 실시하는 방법.

이상 4가지 방법뿐 번거로우나 ①, ④항의 것을 적절히 실시한다면 그 중 제1치료소 진단의 가능성이 있다고 하겠다. 그 수진자의 병이 양방의학이나 전통동양의학으로 치료될 수는 없으나 오상체질의학을 적용하면 치료가 가능한 질환인 경우, 진단에 날짜가 소요되고, 수고롭고, 복잡하드라도 수진자 측과 잘 상의하고 양해를 얻어 진단과 치료에 임하면 될 것이다. 만약 이 같은 방법도 실시할 수 없다면 현재로서는 본서의 보조치료요법이나 전통동양의학, 또는 양방의학의 대증치료에 의존할 수밖에 없을 것이다.

12. 치료론 治療論

진단론에서는 진단의 대상이 병명이나 병증이 아니라 제1치료소였듯이, 치료
의 대상도 제1치료소를 다스리는 것이다. 제1치료소를 다스리면 개체가 보유하
고 있는 자체치유력이 급속히 활성화된다. 활성화된 자체치유력은 개체가 갈망
하는 본능과 영합해 스스로 병처를 찾아가 치유력을 발휘한다. 병명이나 병증
을 막론하고 적용되며, 신속하고도 정확하고 강력하다. 그러므로 본 의학의 치
료는 병의 근원을 다스린다. 그리고 제1치료소와 간접관계에 놓인 부위에 병처
가 있거나 기혈이 완고히 정체된 곳에는 빠른 회복을 위해 보조요법을 겸한다.
재삼 유의할 일은 체질은 일생 변하지 않지만 제1치료소는 교체될 수 있다는 점
이다. 그리고 이탈했던 장부(제1치료소)를 다스림으로써 치료요구선에 점점 근접
하게 되며, 주소증의 감소와 근접의 정도는 비례한다. 치료를 계속하면 제1치료
소는 치료요구선 이내로 환원된다. 환원됨과 치료의 완료는 기기진단을 해보면
대개 일치한다.

※ 오수혈이 정상 분포된 부류도 치료의 완성단계에 이르면 간혹 기기의 진단 시 가반응이 나타나는 경우가 있다.

한 사례를 들면, 본서에도 치험예에 수록된 土實人인 신○수씨는 저자에게 10여년 이상을 1~3개월에 2~3일씩 침치료를 받으러 오는 사람이다. 마침 희수한 체질인 토실인이 왔으므로 저자는 이 사람을 대상으로 토실인의 내복용 한약처방을 立方하려고, 기기와 선택해 두었던 약재로 검증을 시도하려 하였다. 이 사람은 여러 해를 두고 수백 차례의 침치료를 하였으므로 제1치료소 장부가 거의 치료요구선에 근접되어 있으리라고 믿고 있었다. 그 증거로 1~3일 침치료하면 주소증인 두통과 心煩症, 그리고 가끔씩 과음하여 혈압이 상승하는 것(150/95, 심할 때는 170/110 mmHg까지 오름)이 해결된다. 그리고 며칠 안가서 제1치료소가 자주 교체된다는 점을 들 수 있다. 첫날은 커피를 2시간 전에 마시고 와서, 악력측정기를 사용하지 못하고 빠른 반응증상진단을 시도했더니 2~3년 동안 胃實, 脾實만이 제1치료소로 번갈아 가며 나타났었는데 이번에는 뜻밖에 B.LR方이 제1치료소로 나타났다. B.LR方을 2일간 오전, 오후 좌우 24초씩 침놓아 두통과 心煩이 다소 호전되었고 혈압도 130/90으로 내려갔다. 둘째 날은 커피나 카페인이 들은 드링크제, 녹차마저도 마시지 못하게 한 후, 와송, 그 다음은 달래를 검사해 보았다. (보기 A)와 같이 나타났다.

보기 A	
기준 수치 (우측)	**415**
와송	437
달래	425

와송은 土實人의 胃를 瀉하는 약으로 판명되었는데 신○수씨는 補肝하는 약으로 나타냈고, 달래는 金實人의 小腸을 補하는 약으로 확증된바 있는데, 이 수진자에게서는 역시 토실인의 肝虛를 다스리는 약으로 나타나는 오류를 범했다. 저자는 이 두 가지 약을 시험삼아 테스트해보았던 것이다. 이튿날에는 제1치료소를 확인해 보았다. S.ST方을 좌측에 20초 침놓고 10여분이 지났다. 두통은 여전했다. B.LR方을 우

측에 20초 침놓았더니 두통이 조금 호전되고 가슴 답답한 것도 호전되므로 좌측에 추가하여 20초 침놓았다.

신○수씨는 약물반응이 제멋대로이므로 이튿날 저자는 악력기로 기준선을 측정한 후 Laser침으로 腎은 補해 보았다. 그랬더니 (보기 B)와 같이 B.KI方이 기준 수치보다 높게 나왔다.

보기 B	
기준 수치 (우측)	396
B.KI 20	432

土實人으로 10여 년 치료하여 효과를 본 수진자가 갑자기 火實人 腎虛症으로 진단되었다. 수진자의 복진은 통상허실상 허실중간에 해당되며 기준 수치보다 B.KI方의 수치가 36이 많다면 제1치료소로 충분한 자격을 갖는다. 이것이 가반응이 아니라면 체질의 생리, 병리, 진단의 법칙이 없다는 얘기가 된다. B.KI方이 치료소로 나타난 다음 10여분을 기다려 보았더니 두통과 心煩이 더 심해진다고 한다. 락혈을 사용하여 B.KI한 것을 풀어 버린 후, B.LR方을 좌측에 20초 침놓았더니 두가지 증상이 모두 호전되어 좌측에 24초를 추가했다. 다시 오후에 왔는데 두통과 心煩이 완전히 사라졌다. 그 대신 기립 시에 조금 어지러운 증상이 발생되었다고 했다. 제1치료소가 교체된 것으로 추측되었다. S.SP方을 좌우 20초씩 침놓아 보냈다. 이튿날 기립 시 어지러움은 덜해졌으나 兩 Y3穴과 앞머리 부위에 두통이 조금 발한다고 했다. 혈압도 150/90 mmHg로 상승했다. 다시 악력기로 제1치료소를 검사해 보았다. (보기 C)와 같이.

보기 C	
기준 수치 (우측)	395
S.SP 20	413
S.ST 20	419
B.LR 20	

B.LR方 20초를 침놓고 7분을 기다리는 동안에 두통이 사라졌다. 다른 사람들의 진료가 밀려서 결과를 보지 않고 좌측에 B.LR方 4초를 추가했고 우측에는 24초를 침놓아 주었다. 오후에 다시 악력측정기로 검사를 또 해보았다. (보기D) 두통과 어지러움이 다시 발생되어서 재차 확인해 보기 위해서 였다.

보기 D	
기준 수치 (우측)	394
B.KI 20	393
B.SP 20	394
S.PC 20	389
S.ST 20	395
B.GB 20	389
B.LR 20	390

(보기 B)에서 B.KI方을 침놓아 기준 수치보다 36이나 높아졌던 補腎方과 그 밖의 다른 체질의 장부와 火實人, 土實人 장부를 혼합하여 검사해 보았다. 이번에는 B.KI方은 기준선보다 1이 낮고, 水實人 장부인 B.SP方은 기준선 수치와 동일하며, 화실인 장부인 S.PC方은 기준선보다 5가 낮았다. 그 다음은 土實人의 S.ST方을 침놓았더니 기준선 수치보다 1이 높아서 치료소로 나타났다(침을 놓고 7분을 기다리는 동안에 두통이 사라진다고 했다). 그래도 다시 土實人장부인 B.GB方을 침놓았더니 수치가 기준선 보다 5가 낮아졌으며 B.LR方은 4가 낮게 나타나서 S.ST方을 제외한 모든 장부가 기준선과 멀지않은 아랫부분에 머물러 있음을 알 수 있었다. B.LR方을 락혈에 침놓아 풀어 버린 후 S.ST方을 좌우 24초씩 침놓았더니 두통과 心煩, 그리고 기립시의 어지럽던 증상이 곧 사라져 버렸다. 여기서 알리고 싶은 점은 치료를 오래하여 완치에 가까워지면 그 수진자의 체질이 아닌 다른 체질의 장부를 검사해도 가끔씩 가반응이 나타날 수도 있으며, 그 가반응은 그 다음의 검사할 때는 치료소로 나타나지 않는다는 점을 밝히며 正診된 체질은 다른 체질로 교체될 수 없다는 오상체질의

생리를 재삼 확인해 두려는 것이다.

(1) 치료의 원리

인체는 내적, 외적 그리고 내외가 아닌 악조건과 이외의 어떤 원인 중 어느 하나 내지 둘 혹은 서너 가지를 세차게 또는 지속적으로 받으면, 대체로 체내에는 몇 개의 치료소가 발생되고 그 가운데 발병의 주원인이 되는 제1치료소라는 장부가 생긴다. 제1치료소가 발생되면 체내에는 타고난 자체 치유력(병에 대한 방어력, 회복력, 저항력)이 저하되고 인체는 병에 노출되며, 이미 발생한 병은 회복이 지연된다.

이때 제1치료소를 찾아내(진단하여) 침이나 약으로 다스려서 치료요구선 이내로 환원을 시도하면 자체치유력이 보강돼 활성화하기 시작한다. 자체치유력은 전신을 순회하며 신비하게도 병처를 스스로 찾아가 치유력을 발휘한다. 제1치료소를 계속 다스려서 치료요구선 이내로 환원을 마치면 병은 치유된다. 이러한 치유력은 병명이나 증상 또는 부위를 막론하고(특수한 경우를 제외하고는) 모든 병을 낫게 한다. 자체치유력이 다스리는 치료는 대증치료가 아니라 근본치료를 하는 것이다.[24]

(2) 치료의 범위

오상체질의학으로 어떤 병을 얼마나 치료할 수 있을까? 오상체질은 제1치료소를 찾아내 다스림으로써 자체치유력을 활성화시키고, 자체치유력이 병처를 찾아가 질병을 치유하는 것이라고 앞서도 몇 차례 언급한 바 있다. 단, 자체치유력이 효력을 발휘하지 못하는 다음의 네 부류를 제외하고 모든 질환은 오상체질의학을 적용하면 지금까지 연구된 어떤 의학보다 치유되는 비율이 높고 환자에게 만족감을 주는 치료 실적을 얻을 수 있다.

---

24) 〈체질론〉(85쪽 참조)에서 발병 경로 ㉠, ㉡ 중 마지막 단계인 '선천 또는 후천적인 취약 부위에 발병'된 것이 병증상 또는 병명이며, 최종 결과이고 현상이다. 앞의 4단계를 알지 못하고 최종 결과만을 치료하려 한다면 대증치료의 처방밖에 별 다른 요법이 없다.

㉠ 종양이나 백내장, 골절 같은 내과에서 해결되지 않는 외과 영역, 응급을 요하는 병증들은 본 의학의 치료 범위에서 배제된다.

㉡ 오상체질의 병리상 건강한 사람, 다시 말해 체질을 구성한 장부 중 어느 것도 치료요구선을 이탈한 장부가 없는 부류이다. 이들은 장부가 모두 치료요구선 이내에 잠재되어 있으므로 제1치료소의 진단이 이루어지지 않으며, 따라서 자체 치유력을 유도할 수도 없다. 치료소의 존재 여부는 24개나 되는 장부의 허실을 침놓아 점검하면 알 수 있다.

체질병리상으로 건강한 부류 14명을 대상으로 과거에 앓았던 병과 현재 앓는 병을 알아보면, 이들은 공통적으로 난치병, 중병으로 알려진 당뇨병, 뇌졸중, 신장질환, 폐결핵, 퍼킨스병, 치매, 급·만성간염, 악성종양 등 중병을 앓은 기왕력뿐만 아니라 진단 시에 이들 병을 앓지도 않고 있다. 조사 대상의 연령층은 30~90대로 남자 5명 여자 9명이다. 이들이 중병을 앓지 않은 것은 체내에 제1치료소라는 불리한 조건을 보유하지 않은 것이 그 이유로 추정된다.

앞으로 더 많이 검증해봐야 할 과제이지만, 이들은 히스테리, 우울증, 화병, 섬유조직염, 섬유조직염과 유사한 견배부의 근육통, 치질, 탈장, 노인성(건조성) 피부병, 기후의 변화나 꽃가루 등에 의한 알레르기(제1치료소가 있는 부류에게 많이 발생함) 유행성결막염, 독감, 말라리아, 임질, 일반감기, 위염, 장염, 퇴행성관절질환을 앓거나 기왕력을 갖고 있었다. 이 부류들의 발병 원인은 중병은 아니지만 제1치료소를 가진 부류들처럼 그 유인(誘因)은 내인(內因), 외인(外因), 불내외인(不內外因) 중 하나가 된다. 체질 병리상 건강인은 대증치료 및 개체에 맞는 섭생이 필요하다. 대증치료에는 서양의학과 전통적인 동양의학의 치료법이나 오상체질의학의 보조치료요법이 포함된다.

㉢ 앞서 언급된 바 있듯이 침의 자극에 대해 심한 거부반응을 나타내는 부류가 있다. 재래침이나 레이저침은 물론이고 가시에 찔리기만 해도 오한, 지체통, 두통과 같은 증상이 몇 시간 또는 며칠간 발생되어 몸살을 치른다. 이들은 침을 놓아봄으로

써 발견되기도 하며 또는 수진자가 침에 대한 거부반응의 경험을 이야기해주어 알게 된다(진료 시 침을 놓아봄으로서 사실임을 확인할 수 있다). 이 부류는 침의 반응을 이용한 체질이나 제1치료소의 진단이 불가능하므로 오상체질의 유전법칙을 적용해 체질을 진단 또는 생약을(쥐고, 가슴에 밀착하는) 이용한 제1치료소를 진단해 약물치료를 해야 한다. 아직 약 처방이 완비되지 못한 체질이 있으므로(토실인, 금실인) 치유율이 떨어진다.

ㄹ 경락이나 경혈의 위치가 비정상으로 분포된 부류이다. 이들도 침에 의한 진단 및 치료가 어렵다. 치료 방법은 역시 유전법칙을 적용하여 체질을 찾아내고, 탕약을 복용시키면서 제1치료소에 해당되는 약을 찾아야 한다. 그러므로 환자들이 치료 중 포기하는 사람이 많아져[25] 치유율이 떨어진다.

(3) 치료 시 유의사항

ㄱ 제1치료소의 진단이 확인된 다음, 반대편에 확인된 제1치료소의 처방을 추가하는 것이 곧 치료의 시작이다.

ㄴ 진단한 다음 날도 제1치료소를 다스리기 전에 Y′반응대, 임맥, 독맥 중 압통점이 발견되면 그것부터 처리한 후 제1치료소를 다스리는 것을 치료의 원칙으로 한다 임맥이나 독맥, y′반응대의 압통점이 완고하지 않을 경우는 제1치료소만 다스려도 해결되지만, 그렇지 않을 경우 자상부항이나 압통점에 수직침을 놓는다(통증이 가벼울 때 사용함).

ㄷ 하루 전에 호전반응이 나타났던 수진자가 다음 날 여전히 병증이 호전되지 않고 유지되고 있다면 전날의 제1치료소 진단은 침치료 후 제1치료소가 교체됐거

---

25) 어떤 것이든지 한약만 복용하면 ㄷ항과 같은 거부반응을 일으키는 사람을 3명 치험한 경험이 있다(이 경우도 드물다). 이들은 침치료로 무난히 잘 치료됐으므로 설명하지 않았다. ㄱ항의 경우는 치료영역이 광범위하며 특히 외과치료를 끝낸 후 회복이 늦어지는 잔여 증상들은 오상체질의학으로 잘 마무리된다. 또 ㄱ항의 외과질환으로 취급되는 충수염, 경추 또는 요추간판탈출증 등도 극도로 악화되지 않은 경우에는 본 의학으로 잘 치유된다. 체질병리상 건강인은 양방의학이나 전통 한방의학의 대증치료나 병명치료로 대부분 치유될 것이다.

나, 호전반응을 나타냈던 상황이 근중인데 적중으로 오인한 것으로 봐야 한다. 전날에 적중으로 나타났던 장부가 소속된 체질의 나머지 장부를 재점검하면 제1치료소를 찾을 수 있다.

㉣ 오상체질의학에서는 명현반응을 비중으로 간주한다.

㉢ 진단자(한의사, 의사)를 지나치게 신뢰하는 수진자 중에는 진단 시에 제1치료소 장부에 침을 놓지 않았는데도 적중 반응을 느끼기도 한다. 빠른반응증상진단을 한 경우 물론 1~3일 지나면 호전되던 증상들이 다시 나타나므로 적중이 아님을 알게 된다. 지나친 신뢰의 선입견이 착각을 초래할 수 있다(기기에 의한 진단에서는 이 같은 예가 나타나지 않는다).

㉤ 진단자를 지나치게 부정하는 수진자 중에도 진단 시 제1치료소에 적중되게 침을 놓았는데도 근중이나 비중의 반응을 나타내기도 한다. 마찬가지로 1~3일 지나면 호전되므로 적중이었음이 확인된다. 지나친 부정적인 선입견이 거부 반응 내지 착각을 초래할 수 있다.

㉥ 치료 중에 병이 호전되다가 하루 이틀 전부터 답보 상태를 유지하거나 없었던 증상이 나타나면 제1치료소가 교체된 것이다. 다시 그 체질 내의 다른 장부(특히 점검치 않은 장부)를 점검하여 제1치료소를 찾아내 치료해야 한다.

㉦ 제1치료소로 믿고 며칠간 다스렸는데도 주소증(主訴症)이 조금은 나아졌지만 뚜렷하게 호전되지 않으면, 그것은 사실상 체질 진단이 오진이거나 제1치료소에 적중되지 않았거나 보조치료를 제대로 시행하지 않은 결과로 봐야 한다. 또는 본 의학 치료의 적용범위 밖의 질환에 해당되는 것으로 재고해볼 필요가 있다.

㉧ 자주 치료하는 데 어려움이 있거나 입원중인 환자는 오전과 오후에 2차례 치료를 해도 좋다.

(4) 오상체질의학의 치험예

다음에 나오는 치험예는 새로운 기기의 진단이 연구되기 이전의 사례들이다. 그러므로 늦은반응증상진단의 경우에는 진단 시일이 여러 날 소요되기도 했다. 각 체질의 장부마다 제1치료소가 있고, 치료하는 요령과 방법에 여러 형태가 있음을 다음에 설명하는 예들을 통해 알아보기로 한다.

1) 화실인

화실인은 오상체질 중 3번째로 많은 체질이다. 통상허실별 등급에 따라 목실인→수실인→화실인의 점검 과정을 거친다.

[예 1] 이름: 홍○표, 성별: 여성, 생년월일: 1946. 5. 26, 초진일: 2008. 1. 11,

제1치료소: 방광허

수진자는 보통 체격에 키는 중간 정도이며 약간 살이 찐 편이다. 한 달 전부터 걷거나 앉기만 하면 5분도 채 안 돼 두 다리의 대퇴부 뒤쪽에 통증이 있어 식사도 누워서 해야 할 정도로 아무 일도 할 수 없다고 했다. 압진을 해보니 양 Y'10혈과 11혈 사이에 약간의 압통점이 있을 뿐 정작 대퇴부는 압통점이 전혀 없었다. 먼저 양 Y'10, 11혈 사이의 압통점에 자상부항을 실시했다. 그러고 나서 수진자를 앉게 했더니 4분 만에 통증이 발생했다.

복진을 한 바 흉각은 예각에 가깝고 허실중간 같으면서도 조금 허증에 가까운 복력이다. 대변은 1일 2회이다. B.LI방을 좌측에 20초 침놓고 7분 후 앉게 했다. 3분 지나니 통증 때문에 수진자는 자세를 자주 바꾸었다. 락혈에 침놓아 푼 후, B.LU방을 우측에 20초 침놓고 7분 후 수진자를 다시 앉게 했다. 4분이 조금 지나자 다시 통증이 생겼다. 락혈에 침놓아 풀고 S.GB방을 좌측에 20초 침놓았다. 7분 후 다시 앉게 하니 5분쯤 지나 통증이 또 생겼다.

B.LI방이 3분 후, B.LU방이 4분 후에 통증이 발생. S.GB방이 5분 만에 발생되는 것으로 보아 근중 반응을 나타내는 것으로 여겼다. 락혈에 침놓아 풀려고 하는데 수진자가 시간이 없다며 다음 날 치료받기를 원했다. 할 수 없이 우측에 S.GB방을 12

초 추가해 침놓고 사담탕을 1포 주었다.

　다음 날에도 수진자는 통증이 여전하다고 했다. 전날 마지막 치료를 근중으로 보았으므로 수진자의 복진이 실하지 않더라도 가끔씩 S.LR방이 적중되는 수가 있다. 하지만 수진자가 또 바쁘다며 서두르기에 S.LR방을 좌우 16초씩 침놓고 열다한소탕을 1일 3포씩 2일분을 주었다. 주말을 보내고 월요일에 내원했는데 하나도 나아지지 않았다고 했다. 목실인의 4장부를 모두 다스려봐도 호전되지 않으므로 수진자는 목실인 체질이 아니었다. 또 S.GB방을 침놓고 5분 후에 통증이 생긴 것은 S.GB방이 아무런 영향을 주지 못한 것이므로 근중도 아니었다. 앞서 B.LI방은 3분 만에, B.LU방은 4분 만에 통증이 생겼기 때문에 이 처방은 오히려 병을 악화시켜 평소보다 1~2분 더 빨리 통증이 왔다고 봐야 한다. 그런데 S.GB방 침을 맞고 1~2분 늦게 통증이 온 사실에 저자는 잠깐 착각을 했었던 것이다.

　이번에는 수실인으로 넘어가 수진자의 복진에 해당하는 B.SP방을 우측에 20초 침놓고 7분 후 앉게 했다. 4분 만에 통증이 왔다. 락혈(외관혈)에 침놓아 풀고 좌측에 S.BL방을 침놓았는데 역시 4분 만에 통증 발생, 락혈(열결혈)에 침놓아 풀고 B.ST방을 우측에 20초 침놓았는데 또 4분 만에 통증 발생, 락혈(내관혈)에 침놓아 풀고 화실인으로 넘어가 B.KI방을 좌측에 20초 침놓았는데 4분 만에 통증이 생겼다.

　수진자가 대변을 1일 2회 본다는 것에 참작해 금실인의 S.LI방을 침놓아 보았다. 다시 4분 만에 통증이 생겼다. 락혈에 침놓아 풀고 마지막으로 S.KI방을 좌우 16초씩 침놓았다. 다음 날 다시 살펴보니 또 나아진 게 없다고 했다(수진자는 더는 나아지지 않으면 큰 병원으로 가서 진단을 받아보려 한다고 했다. 이 병이 누워 있으면 편하고 5분가량 앉거나 걸으면 통증이 발생되는 것으로 보아 외과질환은 아니므로 시간이 걸리기는 하지만 오상체질의학으로 잘 나을 거라고 설득했다).

　화실인 장부를 더 점검할까 하다가 B.KI방을 침놓았을 때 근중마저도 없었으므로 토실인 장부를 점검했다. B.LR방을 우측에 20초 침놓고 7분 후 3분 만에 통증이 찾아왔다. 락혈(여구혈)에 침놓아 풀고 S.ST방에 침놓았지만 역시 4분 만에 통증이 생겼다. S.SP방에도 4분 만에 통증이 왔다. 다시 화실인으로 돌아와서 S.TE방을 좌측에 20초 침놓았다. 5분 만에 다시 통증이 생겼는데, 아픈 정도가 조금 가볍다고 했다. 근중 반응에 수진자는 화실인일 가능성이 높았다. 락혈(공손혈)에 침놓아 푼 후 S.PC방을 좌우 18초씩 침놓고 사심포탕을 1포를 주었다. 그러나 다음 날도 여전하다고 했다. S.PC방은 제1치료소도 제2치료소도 아니었다.

화실인 장부 중에서 점검하지 않은 B.BL방, S.HT방, S.SI방의 3장부 중에 복진으로 보아 가장 적중 확률이 높은 장부는 B.BL방이었다. 좌측에 B.BL방을 20초 침놓고 7분 후 앉게 했더니 이번에는 7분 후에 통증이 왔다. 적중이거나 근중이라 할 수 있다. 확실한 결과를 알기 위해 우측에 B.BL방의 침량을 증가해 28초 침놓았다. 그리고 보방광탕을 1일분(3포)을 4~5시간마다 복용하도록 했다.

다음 날 수진자는 치료 후 20분간 통증 없이 앉아서 식사했고, 내원하기 위해 1.5km정도를 걸었다고 했다. B.BL방을 좌우 24초씩 침놓고 보방광탕을 1일분 주었다. 이튿날에는 수진자의 기색이 좋지 않았다. 전날 치료 후 집에 걸어갔는데, 그게 무리였는지 밤새도록 다리가 아파서 잠을 잘 못 잤다고 했다. 수진자의 말대로 무리였는지, B.BL방으로 침놓은 것이 근중 반응인지 확인하기 위해 우측에 S.HT방을 20초 침놓고 7분 후 수진자를 앉게 했다. 4분 만에 통증이 발생해 락혈(광명혈)에 침놓아 풀고 다시 S.SI방을 좌측에 20초 침놓았다. 역시 4분 만에 통증이 발생해 락혈(여구혈)에 침놓아 풀고 다시 B.BL방을 우측에 침놓았는데 6분 만에 통증이 생겼다. 이로써 제1치료소는 방광허이며, 갑작스럽게 많이 걸은 게 밤새 고생한 원인임이 증명됐다. B.BL방을 좌측에 28초 추가해 침놓고 한동안 무리한 움직임을 피할 것을 권했다. 그리고 보방광탕을 열성껏 복용하고 침치료는 격일로 하면 잘 나을 것이라고 했다. 이 수진자는 한동안 방광허를 유지할 것으로 추정된다(한 달 간 B.BL방의 침치료와 보방광탕에 녹용 5g을 加해 20여 일분을 복용하고 요통이 모두 나았다).

[예 2] 이름: 최ㅇ범, 성별: 남성, 생년월일: 1986. 08. 27, 초진일: 2007. 10. 29,

제1치료소: 신허

수진자는 왼쪽 발 복숭아뼈[足外踝] 가운데와 그 전방에 압통점이 있고 부종이 있었다. 발목을 삔 것이다. 발목을 좌우로 움직이면 아프고 걷기 어렵다고 했다. 복진은 중간증에 가까운 허증이고, 대변은 1일 1회이나.

먼저 압통 부위에 자상부항요법을 실시한 후 발목을 움직여보게 했다. 통증은 조금 덜하지만 여전히 움직일 때 아프다고 했다. 아픔 정도를 잘 가늠해두라고 한 후, S.GB방을 우측(자상부항한 반대쪽)에 20초 침놓았다. 7분 후에도 나아지지 않아 락혈에 침놓아 푼 후, 수실인으로 넘어가 B.SP방을 좌측에 20초 침놓았다. 7분 후 움직여 보게 했으나 나아진 바 없어 락혈에 침놓고 다시 목실인으로 넘어가 B.LI방을 우측에 20초 침놓았지만 결과는 마찬가지였다. 락혈에 침놓아 풀고 화실인으로 넘어갔다.

흉각이 둔각에 가까워서 방광허보다 신허증이 될 가능성이 많으므로 B.KI방을 좌측에 20초 침놓았다. 7분 후 움직임이 두드러지게 수월해졌다고 했다. 우측에 8초를 추가해 침놓고 이제마가 입방한 육미지황탕 본방(우유나 익힌 고구마를 먹어도 소화가 잘된다 하여 생건지황을 포함한 본방)을 1포 주었다. 다음 날은 부종이 많이 빠지고 움직임도 걷기도 한결 편하다고 했다. B.KI방을 좌측에 16초, 우측에 16초 침놓고 육지탕본방을 1포 주었다. 이 수진자는 같은 방법으로 하루 더 치료하고 잘 나았다.

[예 3] 이름: 심○숙, 성별: 여성, 생년월일: 1973. 09. 20, 초진일: 2006. 09. 05,

제1치료소: 삼초실

수진자는 미용사인데 손과 팔을 많이 사용하는 직업이라 그런지 늘 손가락, 손목 그리고 팔이 무겁고 힘이 없더니 일주일 전부터는 왼쪽 손가락 전부와 손목이 축 늘어져 조금도 움직일 수 없다고 했다. 감각도 둔해진 것으로 보아 왼쪽 손목 아래로 마비질환이 발생한 것으로 판단됐다. 압진 결과 양 Y′5혈에 압통이 심했다. 자상부항을 실시해 사과잼처럼 걸쭉한 어혈을 꽤 뽑아냈다. 마비된 부위를 움직이게 하니 양쪽 어깨는 시원해졌으나 손가락과 손목은 여전하다고 했다.

수진자의 어머니는 저자의 인척으로 체질이 수실인으로 진단된 바 있다. 아버지는 십수 년 전에 사망했고 체질은 진단해본 바 없어 모른다. 어머니의 체질에 따라 수실인일 가능성이 50%이므로 수실인부터 점검하기로 했다. 복진은 허실중간이고, 흉각은 예각이며 대변은 1일 1회이다. B.SP방을 우측에 20초 침놓고 7분 후 움직여보게 했다. 조금도 호전되지 않았다. 락혈에 침놓아 풀고 S.KI방을 좌측에 20초 침놓고 반응을 보았지만 여전했다. 다시 B.ST방을 우측에 20초 침놓아도 답보 상태였다. 수실인의 점검하지 않은 마지막 침방인 S.BL방을 좌측에 20초 우측에 16초 침놓고 진단을 끝냈다.

다음 날 마비는 조금도 나아지지 않았다. S.GB방을 좌측에 20초 침놓았다. 7분 후 여전했다. 문득 저자는 수진자가 5~6세 때 신장염으로 위태로웠을 때를 떠올렸다. 당시 수진자는 서울에서 한의원을 하던 저자의 형(염태환 박사)에게서 신장을 보하는 침을 맞으며 목통대안탕, 형방지황탕을 몇 제 복용하고 나았다. 그리하여 B.KI방을 우측에 20초 침놓았다. 7분 후 반응이 없었다. B.BL방을 좌측에 20초 침놓았다. 여전히 반응이 없었다. 이번에는 S.TE방을 우측에 20초 침놓았다. 7분 후 움직여 보더니 조금 기운이 도는 것 같다고 했다. 그러나 치료하는 입장에서 볼 때, 수진자의 움직임은 여전했다. 좌측에 12초 추가해 침놓고 10여 분 후 움직여보게 했다. 손가락이 조금 움직이는 것으로 보아 근중이거나 적중이었다. S.TE방을 추가해 좌우에 4초씩 침놓았다.

다음 날 수진자는 손목과 손가락을 제법 움직일 수 있었다. 삼초실이 제1치료소였던 것이다. 일이 바빠 자주 올 수 없으니 약을 처방해달라고 했다. 아직 연구하지 못했고 옛사람이 입방한 (삼초를 사한다는) 처방도 보지 못했지만, S.TE방을 좌우에 28초씩 침놓고 보방광탕에 2분의 1로 줄인 사심포탕을 합해 5일분 처방해주었다.

수진자는 나흘 후 다시 내원했는데 잘 움직이고 일하는 데도 아무 문제가 없다고 했다. 이 같이 호전된 것은 침치료가 잘된 덕분이지 약물의 효과는 아니다. 다만 약이 조금이나마 안도감과 믿음과 곧 나을 것이라는 기대감을 안겨주었을 것이다. 이틀 후에는 다 나은 것 같다 하여 S.TE방을 좌우에 28초씩 침놓았다. 침량이 많기는 하지만 치료받을 시간이 없다 하여 증량했다. 9개월 후에 다시 내원했는데 전신에 부종이 조금 있고 피곤하며 기력이 없으니 보약을 지어달라고 했다. S.TE방을 좌우 20초씩 침놓고 보방광탕에 녹용5g을 가(加)해 5일분을 주었다. 이틀 후 피곤이 많이 없어졌다고 했다. 1치료소가 교체되지 않은 것이 확인되어 S.TE방을 좌우 28초씩 침놓았다. 근간에는 건강히 일 잘하고 있다고 한다. 수진자는 과거 신장염을 앓을 때는 제1치료소가 신허였으나 지금은 삼초실로 교체됐다.

[예4] 이름: 김ㅇ순, 성별: 여성, 생년월일: 1969. 08. 11, 초진일: 2006. 8. 7,

제1치료소: 심실, 늦은반응증상진단 적용

수진자는 불면증으로 1년 전부터 여러 가지 양약과 한약을 복용했는데 별 효과가 없다고 했다. 밤에 잠자리에 들면 2~3시간 자는데 그마저도 여러 번 깼다가 가까스로 잠들곤 한다는 것이다. 또 다른 증상으로는 양쪽 발이 저리고 차가우며 오른쪽 팔꿈치 뼈가 움직이면 시큰 거렸다[酸痛]. 때때로 복부가 따가우며 아프다고[刺痛] 했다. 복진은 허실중간이고 흉각은 둔각에 가까우며, 대변은 2일 1회이다. 압진 결과 좌 y′10혈 , 우 y′13혈 그리고 오른쪽 팔꿈치 뼈에 압통점이 있었다. 이외에는 아픈 데가 하나도 없고 복용한 약도 없다고 했다. 압통점이 발견된 3곳에 자상부항요법을 실시해 보통 양의 어혈을 뽑아냈다.

　진단 순서에 의해 목실인의 허증 또는 허실중간에 적용되는 처방인 S.GB방을 좌측에 20초 침놓고 9분간 누워 있게 했다. 그 사이에 어지럽다든가 머리가 아프다든가 하는 부작용을 알아보려 한 것인데 아무 반응이 없었다. 우측에 추가해 S.GB방을 16초 침놓았다. 다음 날 내원한 수진자는 지난밤에 양쪽 발이 더 차가워지고 저려서 잠을 더 못 잤으며 지금도 저리다고 했다. 복부의 찌르는 듯한 통증도 더 심해졌고 계속 아프다고 했다. S.GB방을 침 맞고 악화된 것으로 판단됐다.

침을 맞고 병 증상이 악화되면 수진자는 고통스럽지만 진단 측면에서 유리한 점이 두 가지 있다. 하나는 침놓은 장부가 제1치료소가 아니라는 증거이고, 둘째는 병 증상이 당장 나타날 경우 빠른반응진단을 시도할 수 있는 기회라는 것이다. 저린 증상과 복자통(腹刺痛)을 대상으로 허실중간에 해당하는 수실인 장부인 B.SP방을 우측에 20초 침놓고 9분을 기다렸다. 2가지 증상이 여전하다고 했다. 락혈에 침놓고 체질을 바꿔 B.KI방을 좌측에 20초 침놓고 또 9분을 기다렸다. 저린 것이 조금 덜하다고 했다. 복자통은 간헐적으로 나타나는데 당장은 불편하지 않아 좀 더 시간을 두고 봐야겠다고 하여 우측에 B.KI방을 16초 추가해 침놓았다.

다음 날 잠은 여전히 잘 자지 못했지만 복자통과 족산증(足酸症)은 조금 나아졌다고 했다. 또 다른 증상인 오른쪽 팔꿈치의 굽히고 펴는 동작은 불편하다고 했다. 석연치는 않지만 일단 적중된 것으로 보고 B.KI방을 좌우 20초씩 침놓고 B.KI방과 거의 효과가 같은 약 처방인 육미지황탕(이제마의 처방)을 10일분을 주었다(소화 상태는 양호하다 하여 저자가 사용하는 처방대로 생건지황을 넣어주었다).

다음 날에는 전에 없던 양쪽 발가락마저 마비감이 왔다고 했다. 다른 약을 복용하거나 무리해서 오래 걷지 않았냐고 물었지만 그런 일은 없다고 했다. 그렇다면 제1치료소가 저녁 즈음에 교체됐거나 B.KI방을 침놓은 것이 제2 또는 제3치료소였다고 볼 수 있다. 다시 말해 근중 반응이다. 그러나 근중은 하루면 그 증거가 나타난다. 그런데 이틀간이나 호전되다가 악화되다니 보기 드문 반응이었다. 처방을 바꿔 같은 체질 장부인 S.PC방을 우측에 20초 침놓았다. 7분 후 저린 증상이 조금 덜하다고 했다. 좌측에 16초 추가해 침놓으면서 한약 복용을 며칠간 중단하라고 당부했다.

다음 날 수진자는 냉한 증상은 조금 덜하지만 저린 증상은 다시 심해졌다고 했다. 그리고 불면증과 오른쪽 팔꿈치도 여전하다고 했다. 이번에는 S.TE방을 좌우 20초씩 침놓았다. 다음 날 모든 증상이 조금 덜한 것 같다고 했다. 다시 S.TE방을 좌우 20초씩 침놓았다. 다음 날에도 조금 더 좋아졌다고 하여 S.TE방을 좌우 20초씩 3일간 침놓았다. 그런데 이번에는 다른 증상은 나아졌으나 불면증은 더 심해졌다. 커피나 녹차, 조미료, 마요네즈 같은 것을 많이 먹지 않았는데도 잠을 잘 자지 못했다고 했다. 건강식품으로 효능이 좋은 멜라토닌 1.5mg을 잠자기 전에 복용하라고 3일분을 주고, S.TE방을 좌우 20초씩 침놓았다. 그 결과 수면은 3시간 정도였으며, 자주 깼다고 했다.

그간의 정황으로 보아 화실인은 분명하지만, 삼초실은 제1치료소가 아니었다. 아직 점검하지 않은 화실인 처방은 B.BL방, S.SI방 그리고 S.HT.방의 셋이 남아 있었다. 그 중 S.HT방을 좌 16초, 우 20초 침놓았고 멜라토닌은 중단시켰다. 그 다음 날 수진자는 호전됐다. 발가락의 저림과 냉한 것이 하루에 두 차례 정도만 일어났고, 복자통과 오른쪽 팔꿈치가 조금 가벼워졌으며, 잠을 5시간이나 깨지 않고 잘 잤다고 했다. 내원할 시간이 없으니 약을 처방해달라고 하여 양격산화탕 2분의 1을 9일분 주면서 지난번에 중단했던 약과 함께 복용하게 했다. 침 처방은 S.HT방을 증가해 좌우 28초씩 놓았다.

사흘 후에 내원했는데 족냉산증(足冷酸症)은 하루에 두 번 일어나지만 증상이 가볍다고 했다. 잠은 6시간을 잤는데, 잠들 때 짜증이 난다고 했다. S.HT방을 좌우 28초씩 침놓았다. 그 후 3~4일마다 S.HT방을 4회 더 침 맞고, 복약을 원하므로 육미지황탕에 양격산화탕을 합방해 10일분 주었다. 이 처방이 침의 S.HT방과 꼭 일치하지는 않겠지만 화실인 심실증에 그런대로 도움이 될 것이라고 판단했다.

그 후로 수진자는 내원하지 않았다. 2개월쯤 후에 전화를 걸어보니 잠을 5~6시간 자고, 다른 증상들은 거의 다 나아서 생업에 종사하고 있다고 했다. 1년 6개월이 지난 지금까지도 내원하지 않는 것으로 보아 크게 불편함이 없는 것 같다. 수진자에게 S.HT방을 10회가량 더 침치료하면 좋았을 것이라 생각된다.

[예 5] 이름: 김ㅇ홍, 성별: 남성, 생년월일: 1966. 03. 05, 초진일: 2003. 12. 1,

제1치료소: 심포실, 빠른반응증상진단 적용

수진자는 2003년 오상체질을 맥진법으로 진단하던 시절 화실인으로 진단된 바 있다. 복진은 실하고 흉각은 둔각에 가까우며 대변은 1일 1회이다. 몸이 다부지고 팔다리가 견실하고 굵으며 육질이 단단하다. 외형상으로는 목실인 같지만 맥이 화실인이었다. 오른쪽 발등을 다쳐서 절룩거렸는데, 압통 부위에 자상부항을 한 후, 잔여 증상을 목표로 S.PC방을 좌우 16초씩 침놓았더니 즉각 나았다.

다음 해인 2004년 3월 9일에 다시 내원했는데 이번에는 왼쪽 발등을 다쳤다. 발등 가운데에 압통점이 있고 조금 부어 있었다. 그곳에 자상부항을 하고 걸어보게 하니 불편함은 조금 남아 있지만 걷는 게 한결 수월해졌다고 했다. 남은 불편한 정도를 잘 기억해두라고 하고는 S.LR방을 우측에 16초 침놓았다.

수진자는 외모가 목실인 같아서 확인해보았다. 침놓고 8분 후, 조금 전과 같은 방법으로 걸어보게 했다. 상태가 여전하다고 하여 락혈인 지정혈을 P방향으로 20초 침놓아 푼 후 S.PC방을 좌측에 20초 침놓았다. 8분 후 다시 걸어보게 하니 매우 편해졌다고 했다. S.PC방을 우측에 12초 추가해 침놓고 사심포탕을 1포 복용하게 했다.

그해 5월 4일 수진자는 또 발을 다쳐서 내원했다. 무슨 일을 하는지 물어보지는 않았지만 연속해서 세 번씩이나 발을 다쳐서 온 것이다. 염좌상이 발생한 부위는 오른쪽 복사뼈 아래쪽이며 압통이 심했다. 자상부항을 한 후 발을 상하좌우로 움직여보게 했더니 왼쪽으로 움직일 때 통증을 느낀다고 했다. 수진자에게 한 번 더 검사해 왼쪽 발에 S.KI방을 20초 침놓고 8분 후 발을 왼쪽으로 움직이게 했다. 여전히 통증이 있다고 하여 락혈인 편력혈에 P방향으로 20초 침놓아 풀고, 왼쪽 팔에 S.PC방을 20초 침놓았다. 8분 후 많이 편해졌다고 하여 오른쪽 팔에 S.PC방을 16초 추가했다. 사심포탕을 1포 주고 치료를 끝냈다.

2006년 4월 12일에 수진자는 다시 내원했다. 이번에도 발을 삐어서 왔다. 2년 전에 염좌상을 입었던 오른쪽 복사뼈 아랫부분이었다. 전과 달리 손상 부위가 더 넓었다. 네 번째 발가락 쪽으로 압통 부위가 확대되어 자상부항 면적도 커졌다.

염좌상을 입었을 때는 완전히 치료를 해야 하며, 다 낫기도 전에 다친 부위를 혹

사시키면 안 된다. 수진자는 몇 년간 발을 다치면 1회 침 맞고 말았기 때문에 한 번 다친 부위를 계속 다치게 된 것이다. 나이가 들면 다친 부위에 퇴행성관절질환이 발생할 확률이 높다고 말해주었다. 자상부항 후 발을 움직여보게 하고 잔여 증상을 대상으로 오른쪽 팔에 S.PC방을 20초 침놓았더니 호전됐다. 좌측에 8초 추가하고 사심포탕을 1포 처방했다.

그해 12월 20일 수진자는 이번에는 왼쪽 발등을 다쳐서 내원했다. 그리고 이틀 전부터 왼쪽에 비색증(鼻塞症)이 생겨 답답하다고 했다. 발등 압통 부위에 자상부항을 한 후 걸어보게 했더니 한결 덜 하나 조금 통증이 남았다고 했다. S.PC방을 20초 우측에 침놓고 7분 후 다시 걸어보게 했더니 통증이 모두 사라졌다. 좌측에 S.PC방을 12초 추가한 후 사심포탕을 1포 주었는데 침놓은 효능으로 자체치유력이 발뿐만 아니라 코까지 찾아가 막혔던 왼쪽 코까지 시원하게 트이게 했다.

2007년 4월 7일 수진자는 오른쪽 발등을 또 다쳐서 왔다. 마찬가지로 자상부항으로 발등의 압통 부위에서 혈액을 뽑아내고, S.PC방을 우측에 20초 침놓았다. 상태가 호전되어 왼쪽 팔에 12초를 추가하고 사심포탕을 1포 주었다. 특기할 사항은 수진자가 S.PC방을 1~2년에 한두 번씩만 침을 맞아서 그런지 4년 동안 제1치료소가 한 번도 교체되지 않았다는 점이다.

[예 6] 이름: 최○숙, 성별: 여성, 생년월일: 1959. 10. 10, 초진일: 2007. 11. 26,

제1치료소 : 처음은 심포실이었다가 후에 소장실. 늦은반응증상 치험[26]

수진자는 이틀 전부터 생긴 오른쪽 안면마비 증상으로 내원했다. 오른쪽 눈이 감겨지지 않고 눈물이 조금씩 흐르며 오른쪽 볼과 입술이 처져 있었다. 웃을 때는 입술

---

26) 이 수진자의 경우 늦은반응증상 진단법을 적용해 체질 및 제1치료소를 찾아냈는데, 체질을 진단하는 데 6일이나 소요됐고, 다시 제1치료소를 찾는 데 8일이 경과됐으며, 9일을 치료하고 제1치료소가 교체됐다. 그리고 다시 제1치료소를 찾아내는 데 3일이 걸렸다. 이로써 치유되기까지 모두 2개월이 걸렸다. 새로 연구된 악력측정진단을 실시했다면 진단 기간과 치료 기일이 5분의 3 이상 줄었을 것이다.

이 왼쪽으로 돌아가는 중등증 정도의 구안와사증이었다. 양쪽 눈을 꼭 감았다가 동시에 크게 뜨게 했더니 이마 전체에 주름살이 졌다(오른쪽은 왼쪽에 비해 주름이 적었다).

안면마비 증상을 보이는 환자 20여 명 중에 1~2명은 마비가 온 쪽의 이마에 주름이 하나도 지지 않는다. 양방의학의 견해로는 말초성 마비에 해당하는 부류는 치유되기 어렵다고 한다. 저자의 견해로는 말초성 또는 중추성과 관계없이 마비의 정도가 심하면 누구나 마비된 쪽의 이마를 아무리 올리고 찌푸려도 주름살이 생기지 않는다. 본 의학으로 치유되기 어려운 부류는 오수혈이 제 위치에 있지 않은 사람들이다. 이들은 치료가 5~6개월 이상 소요되어 저절로 치유되거나 영영 마비된 채로 살아야 한다고 판단된다.

안면마비 환자를 진료해보면 빠른 사람은 2주 이내에, 보통은 1개월 늦어도 2개월이면 낫는다. 서양의학 서적에는 안면마비 환자 중 대부분은 50~60일이 지나면 자연적으로 치유된다고 하지만, 저자가 치험해본 바로는 체질병리상 건강한 부류나 제1치료소의 수치가 아주 낮은 사람은 자연적으로 치유된다. 그러나 이외의 사람들에게는 이러한 행운이 찾아오지 않는다. 치료 중에 더 빨리 낫게 하기 위해 침 처방을 바꿔보면 증상이 더 악화되고, 침이 적중하면 다시 호전되는 예가 허다한 것을 보면 알 수 있다.

수진자의 복진은 허실중간에 가까운 허증이며, 흉각은 보통이고, 대변은 1~2일에 1회이다. 우측 Y´4혈에 압통점이 있으므로 그곳에 자상부항을 실시해 걸쭉한 혈액을 뽑아냈다. 용모가 목실인 같아서 허증에 해당하는 S.GB방을 좌측에 20초 침놓고 10여 분 기다려보았다. 어지럼증, 두통 같은 거부반응이나 눈을 감기가 편해졌다는 등의 호전반응도 없었다. 늦은반응증상진단을 위해 S.GB방을 우측에 16초 추가해 침놓았다. 이튿날 오른쪽 눈을 감는 게 더 불편해졌다고 한다. 비증이었다.

목실인이 아니라고 보고 수실인 영역으로 넘어가 B.SP방을 좌우 18초씩 침놓았지만 호전되지 않았다. 전통 침술치료에서 하는 환처에 놓는 아시침(阿是鍼)방인 Y´

1, 2혈, 지창혈, 협차혈, 사백혈, 인중혈 중 몇 군데를 레이저침으로 수직 조사하고 처방을 바꾸었다. B.ST방을 좌우 18초씩 침놓았다. 다음 날에는 머리가 어지럽다고 했다. 비중이며 거부반응이지만 반응이 있다는 것은 반대되는 처방이나 다른 처방으로 침을 놓으면 호전 반응을 얻을 수 있다는 반가운 조짐이다.

다시 목실인으로 넘어가 B.LI방을 좌우 20초씩 침놓았다. 다음 날에도 어지럼증은 여전했다. 이튿날은 B.LU방을 좌우 20초씩 침놓았다. 역시 어지럽고 눈을 감는 게 불편하며 양치할 때 마비된 입술 쪽으로 물이 새어나왔다. 목실인체질 장부 중 간실만 제외하고 모두 점검했는데 계속해서 비중반응만 나왔다. 복진상 간실이 제1치료소일 가능성은 희박했다.

화실인으로 넘어가 B.KI방을 좌우 20초씩 침놓았다. 다음 날에는 어지러움이 덜했다. 그러나 가끔씩 오른쪽 뒷머리가 아프다(후두통)고 했다. 후두부를 압진한 결과 압통점은 없었다. 여태까지 안면마비를 치료한 바, 침이 적중됐을 때 마비된 쪽의 피부가 아픈 부류들이 있다. 명현현상은 아니고 마비됐던 조직이 풀릴 때 나타나는 과정으로 보고 있다. 수진자의 후두통은 이와 같이 회복되는 과정에서 나타난 결과로 판단됐다. 하루 더 B.KI방을 좌우 28초씩 침량을 증가해 놓았다. 다음 날 어지러움, 입과 눈의 움직임은 덜하지만 마비된 쪽의 눈에서 눈물이 더 많이 나고 오른쪽 뒷머리가 아픈 것은 여전하다고 했다. 지난밤에는 양쪽 무릎이 5분가량 아프기도 했다는 것이다. 이로 보아 화실인 체질은 확실하지만 근중 반응이지 적중 반응은 아니었다. 다시 말해 신허는 제1치료소가 아니었다.

처방을 바꿔 B.BL방을 좌우 20초씩 침놓았다. 이튿날 눈물과 눈감기, 입 벌리는 모양은 조금 나아졌지만 오른쪽 무릎과 양쪽 발목도 아프다고 했다. 일부는 호전되고 없던 증상이 새로 나타나는 것도 근중 반응이다. S.TE방으로 좌우 20초씩 침놓았다. 다음 날은 후두통이 없어졌고 눈감기와 입 벌리기가 조금 나아졌으며, 몇 번 잠시 어지러웠다가 사라졌다고 했다. 삼초실(三焦實)이 제1치료소가 아니고 심포실이 제1치료소로 추정됐다. 사심포탕을 10일분 주고, 하루에 3회 복용하도록 했다. 그리고 S.PC방을 좌우 24초씩 침놓았다. 다음 날 모든 증상이 호전됐고 기분도 좋다고 했다. 눈을 감아보게 했더니 곧잘 감기고 입을 벌렸을 때 원형에 가까웠다. 혈압은 130/90mmHg였다.

수진자는 일요일을 제외하고는 거의 매일 치료를 받았는데 S.PC방을 좌우 24초씩 6일째 계속하던 중 이틀 전부터는 병 증상이 답보 상태인 것 같다고 했다. 그리고 오른쪽 눈이 꺼끌꺼끌한 느낌[澁]이 있다고 했다. S.PC방을 24초씩 한 번 더 침놓았다. 다음 날 안삽감(眼澁感)도 병 증상도 여전히 마찬가지라고 했다.

화실인과 금실인은 구성 장부가 6개나 된다. 화실인에서 아직 점검하지 않은 장부는 심실과 소장실의 2장부였다. S.HT방을 좌우 20초 침놓아 보았다. 이튿날 가끔씩 심계(心悸, 심장의 박동이 불안정하여 가슴이 두근거리고, 맥상이 조화롭지 않은 것)가 나타났는데, 오른쪽 눈의 꺼끌꺼끌한 느낌은 사라졌다고 했다. S.HT방을 한 번 더 시도했다(좌우 20초씩). 다음 날 심계는 없었으나 오른쪽 눈의 상검(上瞼, 위쪽 눈꺼풀)에 부종이 생겼다.

2008년 2월 22일 양백, 정명, 사백의 Y′2혈에 아시침(레이저침)을 놓고 마지막 남은 처방인 S.SI방을 좌우 20초씩 침놓았다. 다음 날 오른쪽 눈 상검의 부종이 빠지고 눈의 꺼끌꺼끌한 느낌도 없어졌다. 가끔씩 불편했던 양쪽 발목도 편해졌다. S.PC방이었던 제1치료소가 S.SI방으로 교체된 것이다. 며칠 후에는 입 벌리는 모양이 좋아졌고 휘파람을 불 수 있었다.

그러나 건강 부위인 왼쪽 눈이 조금 땅기는 감이 있고 오른쪽 눈도 땅긴다고 하여 S.SI방을 24초씩 증가해 침놓았다. S.SI방과 유사한 효과를 내는 방풍통성산(이제마의 처방)을 10일분 주었다. 일주일 뒤에는 눈도 잘 감기고 미소 지을 때 입술이 비뚤어지지도 않았다. 그러나 수진자는 두 눈을 꼭 감으면 오른쪽 눈이 덜 감기는 듯하다고 했다. 그후로 12일간 일요일을 빼고 매일 치료했는데, 눈이 덜 감기는 듯한 느낌은 사라졌고 두 눈을 감을 때 생기는 잔주름이 양쪽 모두 똑같았다. 치료를 시작한 지 2개월 만에 모든 증상이 사라졌다.

수진자는 일주일 후 다시 내원했다. 오른쪽 눈에 까끌까끌한 느낌이 들어 겁이 나서 왔다고 했다. 아시침(앞서 얼굴 부위의 침놓은 것)을 놓고 S.SI방을 24초씩 침놓았다. 일주일 후 다시 내원했을 때는 오른쪽 눈의 까끌까끌한 느낌이 훨씬 줄었다고 했다. 마찬가지로 같은 처방으로 침을 놓았다

2) 금실인

여기에서는 빠른반응증상 치험예만 다룬다.

[예 1] 이름: 문ㅇ선, 성별: 남성, 생년월일: 1958. 08. 05, 초진일: 2008. 8. 20, 제1치료소: 폐실

수진자는 18일 전부터 좌측 무릎에 염좌상으로 굽히고 펴는 게 어려워 몇 군데에서 치료를 받았으나 별 효과를 보지 못했다고 했다. 수진자는 외모의 특징이 뚜렷했다. 키는 조금 큰 편인데, 보기 드물게 목과 팔다리가 굵어 보통 사람의 2배에 가깝고, 덩치도 보통 사람보다 배 이상 크고 넓었다. 한눈에 금실인에서 찾아볼 수 있는 장사형 체형이었다. 복진은 허실중간에 가까운 실증이고, 홍각은 보기 드문 둔각이며, 대변은 1일 1회이다.

무릎 안쪽에 압통점이 발견되어 그곳에 자상부항을 실시한 후 굽히고 펴는 동작을 하게 해보았다. 자상부항 전보다 조금 나아졌지만 만족할 만큼 펴지고 굽혀지지 않았다. 그 상태를 기억하게 하고 S.LR방을 우측에 20초 침놓았다. 외형으로 보아 금실인의 S.LU방이지만 일단 S.LR방을 시도하고 싶었다. 이런 체형이 목실인에서 가끔씩 발견되기도 하고, 진단 순서상 목실인부터 진단하며, 금실인은 보기 드물기 때문이다. S.LR방을 우측에 침놓고 7분 후 다리를 굽히고 펴게 해보았다. 침놓기 전과 다름없이 호전되지 않았다. 락혈에 침놓아 푼 후 대변 상황을 참작해 S.GB방을 좌측에 20초, 우측에 12초 침놓고 사담탕 1포와 사담환(녹두대) 10알씩 3포를 주었다.

다음 날 자상부항한 후의 상태에서 더 호전되지 않았다. 순서상으로는 목실인의 B.LU방이나 B.LI방을 계속 진단해야 했지만, 금실인으로 넘어가 전날의 환부에 자

상부항를 한 후 다시 굽히고 펴게 해보았다. 여전히 불편하다고 했다. S.LU방을 우측에 20초 침놓고 7분 후 불편한 무릎 관절을 굽히고 펴게 해보았다. 다행히 좋아졌다고 했다. S.LU방을 좌측에 12초 추가해 침놓았다. 다음 날은 큰 불편 없이 걸어왔다. 환처에 공(空)부항을 해주고 S.LU방을 좌측 16초, 우측 16초씩 침놓았다. 몇 번 더 치료받으라고 했으나 수진자는 다 나았다고 판단했는지 더는 내원하지 않았다.

[예2] 이름: 김○선, 성별: 남성, 생년월일: 1939. 12. 10, 초진일: 1999. 1. 19,

제1치료소: 삼초허

수진자는 저자의 고향 선배로 키는 180cm가 넘고, 얼굴이 넓적하고 크며, 양손과 가슴이 유난히 넓고 두꺼워서 보통사람보다 배는 더 큰 느낌을 준다. 골격 또한 굵어 한눈에 장사형, 거인형으로 보인다. 잘 웃고 성격이 온화하고 조용하며 너그럽지만 조금 기인의 기질도 보인다.

저자는 오상체질의학을 본격적으로 시작한 후 금실인 체질을 약 30여 명 치료했는데, 그 중 4명이 유형 2에 해당하고, 3명은 체형이 보통사람과 같았으며, 나머지는 모두 유형 1이었다. 수진자를 볼 때마다 전형적인 유형 1로 눈여겨보았다[27].

1999년 9월 1일 그 고향선배가 진료를 받으러 왔다. 병 증상은 한 달 전부터 움직이면 왼쪽 등 부분이 결린다는 것이다. 통처를 압진해보니 압통점은 없었다. 맥을 보니 7~8회 박동하고는 1회씩 쉬는 결대맥(結代脈)이었다. 심근경색증의 초기 증상으로 추정되지만, 양방 진료를 받은 바 없어 약을 복용하지는 않았다. 복진은 허실 중간에 가까운 실증이고 대변은 1일 1회이다.

일단 금실인으로 보고 빠른반응증상진단을 실시했다. S.LU방을 우측에 20초 침놓고 7분 후 몸을 움직이게 했다. 호전되지 않아 락혈(비양혈)을 사용해 풀고 S.LI방을 좌측에 20초 침놓았다. 7분 후에도 여전히 호전되지 않아 락혈(편력혈)을 사용해 풀고 B.HT방을 우측(20초, 락혈(광명혈))에, 그 다음은 B.PC방을 좌측(20초, 락혈(풍

---

27) 184~185쪽 참조

릉혈))에 침을 놓았지만 두 처방 모두 호전되지 않았다. 이번에는 B.TE방을 우측에 20초 침놓고 7분 후 움직이게 하니 결림이 조금 가벼워졌다고 했다. 호전됐으므로 근중이나 적중으로 보고 좌측에 12초를 추가해 침놓았다. 다음 날 좀 편해졌다고 하여 B.TE방을 좌우 20초씩 침놓았다. 수진자가 복용할 약을 처방해달라는데 마땅한 게 없었다. 오가피 일물로 지은 환약(녹두대)을 10알씩 1일 3포 복용하게 했다(이제 마가 태양인에게 오가피를 주제로 사용한 것을 참작했지만, 오가피에 대한 확신이 없었다. 다만 수진자의 기대를 저버릴 수 없고 안도감을 주기 위해 처방했다).

매일 B.TE방을 20초씩 좌우에 침놓는 동안 등의 결림은 많이 나아졌으나 결대맥은 그대로였다. 1월 26일에는 금실인 체질 구성의 6장부 중 점검을 하지 않은 B.SI방을 좌우 16초씩 침놓았다. 다음 날에 내원해서는 전날 밤부터 등이 다시 결리기 시작했다는 것이다. B.TE방을 좌측에 20초 침놓고 10여 분 후 움직여보더니 편해졌다고 했다. B.TE방을 우측에 20초 추가했다. 매일 또는 2~3일 간격으로 틈이 날 때마다 B.TE방을 침놓고 오가피환을 주었는데, 2월 5일에는 결대맥이 좀 나아져서 15회 박동 후 1회씩 건너뛰었다. 3월 12일에는 5분간 맥진했는데 정상맥이었다.

4월 1일에는 계단을 오를 때 왼쪽 무릎이 아프다고 하여 압진해본 바 압통점이 발견되지 않았다. B.TE방을 좌우 20초씩 침놓았지만 무릎은 나아지지 않았다. B.SI방을 좌우 16초씩 한 번 더 시도해보았다. 다음 날 무릎이 많이 편해졌다는 것으로 보아 제1치료소가 교체된 것으로 판단됐다. B.SI방을 다시 좌우 20초씩 침놓았다. 다음 날 무릎이 다시 불편해졌다고 하여 B.HT방을 좌우 16초씩 침놓았다. 다시 무릎이 편해져 하루 더 B.HT방을 좌우 20초씩 침놓았다. 무릎이 편해졌고, 결대맥은 없었으며, 왼쪽 등은 결리지 않았다.

1월 19일에 치료를 시작해 4월 16일까지 침치료를 했는데 B.TE방의 치료가 과해 오른쪽 무릎이 불편해진 게 아닐까 하는 의심이 들었다. 치료된 제1치료소가 치료 요구선 이내로 잠입한 것을 모르고 계속 치료하면 역효과가 나기 때문이다. 제1치료소가 치료요구선에 가까이 갈수록 그에 비례하여 병 증상이 경감되는 것이 오상체질의 병리이다. 따라서 병 증상이 사라지면 제1, 제2, 제3치료소도 치료요구선 이내로 잠입한다.

[예 3] 이름: 강ㅇ성, 성별: 남성, 생년월일: 70. 7. 18, 초진일: 2003. 10. 1,

제1치료소: 심허

수진자는 체질맥진을 했더니 금실인으로 진단됐다(그때는 맥진기를 연구하던 때였다). 복진은 허실중간이고 대변은 1일 2~3회이다. 주소증은 요통이고 좌측 Y′10, 11혈에 압통이 있는 것으로 보아 요추간판헤르니아의 초기 증상으로 추정됐다. 먼저 좌 Y′10, 11혈 부위에 압통이 있으므로 자상부항을 실시한 후 누웠다 일어났다 돌아누웠다 하여 어떤 동작을 할 때 요통이 발생되는가를 알아보았다. 자상부항을 하기 전에는 돌아누울 때도 통증이 있었으나, 치료 후에는 누웠다가 일어날 때만 허리가 아팠다.

금실인의 6장부 중 복진이 허실중간이고 대변을 하루에 2~3회씩 본다는 점에 비중을 두어 S.LI방을 좌측에 20초 침놓고 7분 후 누운 후 일어나 앉게 했다. 조금 나아졌다고 하여 S.LI방을 우측에 추가해 12초 침놓았다. 그 때만 해도 금실인은 마땅한 약이 없으므로 침만 놓았다. 이튿날 허리가 여전히 아프다고 하여 전날 확인한 왼쪽 허리의 Y′10, 11혈을 압진했더니 아프다고 했다. 그곳에 자상부항을 한 후 일어나 앉게 했는데 나아지지 않았다. 풍요통(風腰痛, 요추디스크탈출증의 일종)은 그곳에 압통이 있으면 자상부항이 근본 치료에 큰 도움이 된다.

나머지 장부를 검사해보았다. B.TE방을 좌측에 20초 침놓고 7분 후 여전했다. B.SI방을 우측에 20초 침놓고 7분 후에도 마찬가지였다. B.PC방을 좌측에 침놓고 7분 후, 호전되지 않았다. B.HT방을 우측에 20초 침놓고 7분 후에는 수진자가 거뜬히 일어나 앉았다. 좌측에 추가해 16초 침놓고 10여 분 후 다시 한 번 일어나 보게 하니 이전보다 훨씬 상태가 좋았다. 다음 날에는 허리가 한결 편하고 잠을 잘 잤다고 했다. B.HT방을 좌우 20초씩 침놓았다. 복용할 약을 처방해달라고 하여 로근탕

(금실인을 위해 저자 입방) 3포와 오가피일물환을 10알씩(녹두대) 3포 주었다. 다음 날 허리는 더 좋아졌으나 한약을 복용해보니 속이 매스껍다고 했다. 처방이 완전하지 않아 발생하는 증상이다. B.HT방을 좌우 20초씩 침놓았다.

10월 6일에는 허리는 거의 다 나은 것 같은데 어깨가 아프다고 했다. 좌우 Y´5혈에 압통점이 있었다. 그곳에 자상부항을 하여 걸쭉하고 암적색인 어혈을 부항단지로 반씩 두 번이나 뽑아내고 B.HT방을 좌우 20초씩 침놓았다. 이후 수진자는 한동안 치료받으러 오지 않더니 2004년이 11월 5일 허리가 아프다며 다시 내원했다. 지난해 더 치료를 했었어야 했는데, 한의원과 거리가 멀어 스스로 치료를 중단한 결과 요통이 재발한 것이다. 압진 결과 제2, 3 요추와 우 Y´10혈에 압통점이 심하게 나타났다. 그곳에 자상부항을 했지만 여전히 아프다고 했다. B.HT방을 우측에 20초 침놓고, 10여 분 후 일어나 보게 하니 상태가 좋아졌다. 좌측에 20초를 추가해 침놓고 치료를 마쳤다. 그후 6년이 넘도록 다시 내원하지 않고 있다.

[예 4] 이름: 곽ㅇ균, 성별: 남성, 나이: 48세, 초진일: 2003. 6. 27, 제1치료소: 심포허

수진자는 오른손을 굽히고 펴는 게 불편해서 내원했다. 손바닥 가운데에 十자 모양으로 수술해 봉합한 흉터가 가로 8mm, 세로 8mm가량 돌출되어 있었다. 2개월 전 작업 중에 손바닥을 다쳐서 외과수술을 받았는데 완전히 회복되지 않아 불편하다는 것이다.

손바닥같이 두꺼운 피부는 수술을 하면 후유증이 남는다. 그러므로 여러 달 지나면 차차 굽히고 펼 수 있으므로 좀 더 두고 보자고 했지만, 수진자는 침치료를 원했다. 외모는 호리호리하게 마르고 키는 중간이며 복진은 허증이다. 대변은 1일 1회이다. 손을 굽히고 펴보라고 했더니 펴는 것은 거의 안 되고 약간 안으로 구부러진 손가락과 손바닥은 조금밖에 구부려지지 않았다. 게다가 굽히고 펄 때마다 땅기고 조금 아프다고 했다.

목실인의 허장부부터 빠른반응증상진단을 실시했다. S.GB방을 좌측에 20초 침놓고 8분 후 굽혔다 펴게 했다. 상태는 나아지지 않았다. B.LI방을 우측에 20초 침놓았지만 여전했다. 이번에는 수실인으로 넘어가 B.ST방을 좌측에 20초 침놓았지만 나아지지 않았다. S.BL방을 우측에 20초 침놓고 8분을 기다렸지만 아무 반응이 없었다. 화실인의 허장부인 B.KI방을 좌측에 20초 침놓았다. 8분 후 역시 변화가 없었다. 좀 전에 S.BL방을 침놓았기 때문에 혼선을 빚지 않도록 B.BL방은 검사하지 않았다(저자는 10여 분 내에 동일한 장부를 보사하는 것을 가급적이면 피한다).

이튿날에는 전날 미뤄뒀던 B.BL방을 좌측에 20초 침놓았다. 여전히 굽히고 펴는 게 불편했다. 토실인으로 넘어가 B.LR방을 우측에 20초 침놓고 8분을 기다려봤지만 나아지지 않았다. B.GB방을 좌측에 20초 침놓아도 여전했다. 금실인으로 넘어가 B.PC방을 우측에 20초 침놓았다. 금실인의 허증에 해당하는 장부는 삼초허와 심포허 그리고 심허와 소장허의 4개가 있다. 이 가운데 우선 심포를 다스린 것이다. 그동안 치험한 바, 심포가 실하거나 허한 경우에 근육의 경직증이 많이 발견됐기 때문이다.

8분 후 손가락과 손바닥이 굽히고 펴는 게 눈에 띄게 좋아졌다. B.PC방을 좌측에 16초 추가했다. 10여 분 지나자 더 많이 구부려지고 펴졌다. 우측에 4초를 더 추가했다. 다음 날에는 더욱 좋아져 B.PC방을 좌우 20초씩 침놓았다. 안타깝게도 수진자가 더는 내원할 수 있는 상황이 되지 않아 B.PC방을 좌우 8초씩 추가해서 침놓았다. 침량이 많아서 졸음이 올 수 있으므로 운전은 하지 말고, 혹시 더 치료받고 싶으면 발령받은 지역에서 치료를 받을 수 있는 한의사의 연락처를 알려주었다(부산 동래구). 그러나 수진자는 소개해준 이에게 찾아오지 않았다고 했다.

[예5] 이름: 조ㅇ현, 성별: 여성, 생년월일: 1937. 10. 15, 초진: 2005. 5. 25,

제1치료소: 대장실

수진자는 처음 내원했을 때 양 어깨와 등이 뻣뻣하여 그곳에 부항(자상부항)을 붙여 나쁜 피를 빼러 왔다고 했다. 좌우 어깨를 압진해보니 압통이 그리 심하지 않았다.

등 부위도 압통점이 없었다. 양 견정혈 부위(Y´5혈)에서는 혈액이 별로 나오지 않았다. 수진자는 이틀 후 다시 내원하여 자상부항을 또 해달라고 했다. 그러나 압통이 없고 혈액이 많이 나오지 않은 것으로 보아 어깨와 등이 뻣뻣한 것은 몸속의 장부를 다스려야 했다. 하지만 수진자는 자상부항을 원했다.

복진을 했더니 실증 같기도 하고 허실중간 같기도 한 실과 허실중간의 사이에 해당됐다. 흉각은 보통이고, 대변은 2~3일에 1회이다. 체력이 허하지 않으니 한 번 더 자상부항을 해도 별 탈이 없을 것 같았다. 이틀 전과 마찬가지로 혈액이 별로 나오지 않았다. 사흘 후 수진자는 또다시 내원했다. 양쪽 어깨와 등이 여러 해 아팠는데 최근에는 더욱 심해져서 팔을 들고 내리기가 불편하고 등이 너무 아파 밤잠을 못 이룰 정도라고 했다. 또 젊어서부터 변비증이 심해 그때마다 양약을 먹고 그럭저럭 지냈는데, 이제는 양약을 써도 효과가 없고 갖가지 약을 먹어봐도 대변이 시원치 않다고 했다.

양팔을 들면 어깨가 더 아픈 증상을 제1치료소의 진단(빠른반응증상진단)대상으로 정하고, 실증과 허실중간에 해당하는 장부부터 침놓기로 했다. 외견상 수실인으로 보여 수실인 장부부터 검사했다. S.KI방을 우측에 20초 침놓고 8분 후 양팔을 만세 부르듯 들어보게 했다. 나아지지 않았다. B.SPI방을 좌측에 20초, 호전 안 됨, 락혈 사용. 그 다음은 S.LR방을 우측에 20초, 여전함, 락혈 사용. B.LU방을 좌측에 20초, 효과 없음, 락혈 사용. S.PC방을 우측에 20초, 여전함, 락혈사용. S.TE방을 좌측에 20초 우측에 12초 침놓아도 아무 반응이 없었다. 첫날은 수실인, 목실인의 실증, 허실중간에 해당하는 장부와 화실인의 S.PC방을 검사한 후 마지막으로 S.TE방을 침놓고는 다음 날 결과를 보기로 했다. 만약 S.TE방이 제1치료소라면 밤사이 조금 호전되거나 아니면 호전되지 않을 것이다. 수진자는 체력이 허실중간과 실증 사이이므로 잘 치료되지 않아도 저항력이 있을 것이다. 따라서 마지막 장부는 다음 날 결과를 봐도 된다(단, 반드시 이튿날 확인해야 한다).

다음 날에도 나아지지 않았다. 화실인은 체력이 실한 경우에 적용되는 장부가 4

장부나 되는데, 전날 검사한 2장부를 제외한 나머지를 침놓아 확인하기로 했다. S.HT방을 우측에 20초, 여전함, 락혈 사용. S.SI방을 좌측에 20초 침놓아도 나아지지 않았다. 토실인으로 넘어가서 S.ST방을 우측에 20초, 무반응. S.SP방을 좌측에 20초 침놓아도 그대로였다.

금실인으로 넘어갔다. 금실인에는 실증에 해당하는 장부가 폐와 대장 2개가 있다. 수진자의 복진은 실증과 허실중간에 해당하고 변비가 있으므로 S.LI방쪽을 검사하는 것이 더 나을 것 같아 S.LI방을 우측에 20초 침놓았다. 10여 분 후 팔 들기가 더 쉬워졌고 어깨가 덜 아프다 하여 S.LI방을 좌측에 12초 추가해 침놓았다.

다음 날 어깨가 편해져서 전날 밤에는 잠을 잘 잤다고 하여 S.LI방을 좌우 24초씩 침놓았다. 복용할 약을 원하기에 수진자같이 매우 드문 체질은 아직 연구된 약이 없어서 체질과는 관계 없는 약을 처방해주었다. 마그밀을 1일 3T 3회 식후에 복용하도록 하고 5일분을 주었다. 다음 날은 어깨가 더 나았고 팔을 들고 내리기도 편해졌다. 그러나 대변은 잘 나오지 않는다고 했다. S.LI방을 좌우 24초씩 침놓고 마그밀을 늘려 한 번에 4T씩 하루 3번 복용하도록 했다.

사흘 후 수진자가 다시 내원했다. 수진자는 대변을 조금 쉽게 봤다고 하면서 얼마나 치료를 받으면 될지를 물었다. 오래된 병이고 복용할 한약이 없으므로 일주일에 3~5회 침을 맞고 마그밀을 복용하면서 3개월은 치료를 받아야 할 것 같다고 일러주었다. 그리하여 3개월간 일주일에 3~5회, S.LI방을 좌우 24초씩 침놓았다. 약의 양이 많았는지 설사를 한다 하여 마그밀을 1회 2T씩 총 1일 6T로 줄여 복용하게 했다. 그리고 어깨와 팔은 불편을 거의 느끼지 못한다고 하여 치료를 마쳤다.

이듬해인 2006년 9월 12일에 수진자가 다시 내원했다. 이번에는 오른쪽 등이 결리고 아프다고 했다. 우측 Y'9혈과 지양혈 부위에 압통점이 있었다. 그곳에 자상부항을 해 혈액을 뽑아내니 조금 편해졌다고 했다. 다시 한 번 움직이게 하면서 완전히 나았냐고 물으니 그렇지 않다고 하여 S.LI방을 좌측에 20초 침놓았다. 8분 후 잔여 증상이 호전되어 S.LI방을 우측에 20초 추가했다. 다음 날 전날과 마찬가지로 같은 부위에 자상부항을 한 후 S.LI방을 좌우 20초씩 침을 놓았다.

2007년 9월 10일, 수진자가 다시 내원했다. 이번에는 대변은 잘 보는데 어깨가 아프다고 했다. 압진해보니 압통이 있었다. 좌우 Y′5혈에 자상부항한(그녀가 원하므로 가볍게 실시함) 후 S.LI방을 좌·우 20초씩 침놓으니 조금 호진됐다. 이틀 뒤부터 5일간 S.LI방을 좌우 20초씩 침을 놓았는데 쾌차했다. 다음 해인 2008년 3월 5일에는 몇 달간 일을 했더니 다시 어깨가 아프다고 했다. 자상부항과 S.LI방을 좌우 20초씩 2~3일 간격으로 치료해 견통이 치유됐다.

그 다음 해인 2010년 1월 15일에 수진자가 다시 내원했다. 한가하여, 두어 달 이웃을 도와 일을 했더니 어깨가 또다시 아프다는 것이었다. 게다가 오래 앉아서 일한 탓인지 변비가 심해져서 5~7일에 한 번 대변을 보는데, 마치 염소 똥 같은 대변을 힘들여 겨우 본다는 것이었다. 그동안 양약 변비약을 썼는데 효과를 보지 못했다고 했다.

양 어깨(Y′5혈)와 팔(Y′7혈)에 압통점이 있어 자상부항을 한 후 S.LI방을 좌우 24초씩 침놓았다. 그리고 마그밀을 한 번에 4T씩 하루 3번 복용하라고 하고 5일분을 처방했다. 이튿날에도 여전히 어깨와 팔이 아프고, 설사를 2차례 했다고 했다. 일단 변비는 풀렸으니 마그밀을 2T씩으로 줄여 복용하라고 일러주었다. 그리고 제1치료소가 교체된 듯하여 S.LU방을 좌우 18초씩 침놓았다. 몇 분 후, 어깨가 편해졌다고 했다. 수진자는 8개월이 지난 지금까지 내원하지 않았다.

3) 토실인

[예 1] 이름: 정ㅇ환, 성별: 남성, 생년월일: 1978. 07. 08, 초진일: 2009. 10. 14,

제1치료소: 위실

수진자는 서울에 사는 회사원으로, 술과 담배를 전혀 안 하고 컴퓨터를 많이 사용하지도, 심한 노동도 하지 않는다. 그런데 느닷없이 20여 일 전에 오른쪽 손목과 다섯 손가락 모두 고사리처럼 구부러져서 펴지지 않았다. 왼손으로 잡고 억지로 펴면 땅기는 듯하면서 조금 펴지지만 잡았던 손을 놓으면 다시 구부러지고, 자신의 의지로는 좀처럼 펴지지 않았다. 감각은 있지만 무력하여 무언가를 집을 수도 잡을 수도 없었다. 종합병원에서는 요골신경마비증이라고 진단했으며, 20여 일을 치료해도 호전되지 않았다.

복진은 허실중간이고 흉각은 보통이다. 대변은 2~3일에 1회인데, 단단해서 보기 힘겹다고 했다. 안색은 어두운 편에 체형은 좀 마른 편이고 키는 170cm 정도이다. 우측의 Y'5, 7, 8, 6 혈을 압진해봐도 압통점은 찾아볼 수 없었다. 손가락을 스스로 펴게 했더니 엄지손가락과 가운데손가락 사이를 4cm 정도 펼 수 있었지만, 손목은 전혀 펴지지 않았다.

먼저 목실인의 S.GB방을 좌측에 20초 침놓고 9분 후(마비질환이어서 2분을 더 기다렸음) 손가락을 펴보게 했다. 호전되지 않았다. B.LI방을 좌측에 20초 침놓았지만 마찬가지였다. S.LR방을 우측에 20초 침놓은 9분 후 수진자는 조금 펴진다고 했다. 한눈에도 1cm가량 더 펴졌다. S.LR방을 좌측에 16초 추가하고 10여 분 후 다시 손을 펴보라고 하니 전보다는 조금 더 펴졌다. 열다한소탕을 1일분 주고 변비를 감안해 대황일물환(녹두대)을 10T씩 3포를 한약과 같이 복용하도록 했다.

다음 날 호전되어 S.LR방을 좌우 20초씩 침놓고 전날 처방한 약을 9일분 주었다. 다시 내원한 10월 16일에는 좀 더 호전되어 같은 곳에 침을 놓고, 복약은 식후 30분 ~1시간 사이에 하도록 했다. 다음 날 수진자는 좋아졌다고 하지만 크게 나아진 것 같지 않았다. 엄지와 장지의 벌어지는 간격을 자로 재어봤지만 뚜렷한 변화는 보이지 않았다. 이 같은 마비환자는 사흘 정도면 확실히 호전된다. 그러나 이 수진자는 회복이 매우 느린 편이었다. 제1치료소가 교체되지 않았나 하여 목실인 장부 중 하나 남은 B.LU방을 마비되지 않은 왼손에 20초 침놓았다. 아무런 변화가 없어 S.LR 방을 좌우 24초씩 침놓았다. 그동안 대황을 복용해서 대변은 1일 1회 보며 변비는 완화됐다.

월요일에 다시 내원한 환자는 조금 좋아졌다고 했다. 그러나 자로 재보면 크게 차이가 나지 않았다. 침량을 좌우 24초씩 증가했다. 다음 날에도 S.LR방을 좌우 24초씩 침을 놓았다. 그 다음 날 수진자는 전날보다 회복이 더딘 것 같다고 하였지만 S.LR방을 좌우에 침놓았다. 다음 날에도 회복이 더딘 것 같아 수실인 체질 장부를 검토했다. B.SP방을 우측에 20초, 효과 없음, 락혈 사용, S.KI방을 좌측에 20초, 마찬가지면서 락혈 사용. 그리고 S.LR방을 24초 침놓았지만 더는 손가락이 펴지지 않았다.

8일간 침치료를 했지만 S.LR방이 제1치료소가 아니라는 의심이 들었다. 그동안 호전됐다고 느낀 것과 조금 펴진 것은 가반응이거나 수진자의 착각일 수도 있었다. 수실인 장부 중 검토하지 않은 B.ST방을 좌측에 20초 침놓았으나 여전했다. 토실인의 B.LR방을 20초 침놓았지만(빠른반응증상진단으로) 마찬가지였다. 화실인의 S.PC방을 20초 침놓았으나 별 반응 없었다. S.TE방을 20초 침놓아도 변화가 없었다. 다시 원점으로 돌아가 S.LR방을 좌우 28초씩 침놓았다.

다음 날에도 손가락과 손목은 처음 찾아왔을 때와 마찬가지였다. 다시 목실인을 재검토했다. S.GB방을 좌우 28초씩 침놓았다. 복용하던 열다한소탕은 복용을 중단시키고, 녹용을 뺀 사담탕을 이틀 복용하도록 했다. 그러자 손가락 펴는 게 조금 수월해졌다고 했다. S.GB방을 좌우 24초씩 침놓고 같은 약을 5일분 주었다.

6일이 지나도 별로 호전되지 않아 S.GB방을 좌우 24초씩 침놓았다. 다음 날에도 변화가 전혀 없어 이틀간 B.LI방을 좌우 20초씩 침놓았다. 하지만 조금도 호전되지 않았다. 이로써 수진자는 목실인이 아님을 재차 확인한 셈이 됐다. 경험에 의하면 화실인과 금실인의 마비 증상은 심포나 삼초가 제1치료소일 때 발생한다. 화실인의 S.PC방과 S.TE방에도 효과가 없었기 때문에 나머지 장부는 뒤로 미루고 토실인을 더 검토하기로 했다. S.ST방을 좌측에 20초 침놓았다. 9분 후 손가락이 조금 펴진다고 했다. 우측에 20초를 추가해 침을 놓았다. S.ST하는 한약은 연구되지 못한 실정이어서 어쩔 수 없이 침치료만 하기로 했다

또다시 한 주가 시작되고 수진자는 손가락이 조금 펴졌다고 했다. S.ST방을 좌우

28초씩 침놓았다. 다음 날 많이 호전됐다 하여 S.ST방을 좌우 28초씩 침놓고 손가락을 펴보게 했지만 뚜렷하게 호전된 것 같지 않았다.

다음 날 확실히 호전됐는지를 확인하기 위해 S.ST방은 뒤로 미루고, 토실인의 S.SP방을 우측에 20초 침놓았다. 9분 후 아무 효과가 없어 다시 B.GB방을 좌우 20초씩 침놓았다. 이튿날 별 진전이 없다고 하여 S.ST방을 좌측에 20초 침놓은 9분 후 다시 손가락을 벌려보게 하고 자로 재어보니 5mm가 더 펴졌다. 제1치료소의 적중치고는 효과가 미미했다. 우측에 32초 추가해 침놓았다.

이틀 후 수진자는 조금 호전됐다고 하지만, 타각적인 소견은 그렇지 않았다. 나머지 체질(금실인 등)의 장부를 모두 검토하기로 하고 B.PC방을 우측에 20초, B.TE방을 좌측에 20초 침을 놓았지만 호전되지 않았다. S.ST방을 우측에 24초간 침을 놓으니 수진자는 조금 나아진 것 같다고 했다. 좌우 28초씩 추가하여 침을 놓았다.

다음 날 수진자는 다른 날과 다름없이 보호자인 아버지와 함께 내원했는데, 아버지의 말이 전보다 악력이 세졌고, 잡아당기는 힘이 나날이 세진다고 했다. S.ST방을 좌우 28초씩 침놓았다. 이후 사흘 동안 S.ST방을 좌우 28초씩 침놓았다. 그래도 손은 더이상 펴지지 않았다. 한번 더 침놓지 않은 나머지 처방을 즉석 테스트(빠른반응 증상진단)해보았다. B.SI방을 좌측 20초씩(무반응), S.LI방을 우측에 20초 침놓았지만 효과가 없었다. 다시 S.ST방을 좌우에 24초씩 침놓았는데 그제야 호전됐다.

그 다음 날에도 나머지 장부를 계속 검토했다. 수실인에서 검토하지 않은 S.BL방을 좌우 20초씩 침놓았는데 효과가 없었다. 금실인에서 빠트린 S.LU방을 우측에 20초 침놓았는데 나아지지 않았다. S.ST방을 좌측에 28초 침놓은 9분 후에는 확실히 좋아졌다고 했다. 그러나 손가락과 손목은 더는 펴지지 않았다.

이튿날 마지막으로 금실인의 B.HT방을 우측에 20초 침놓았지만 호전되지 않았다. 이로써 24장부를 모두 검토했다. 처음 일주일간은 S.LR방이 주효한 듯하더니 다시 원점이었다. 오직 S.ST방만 자각적으로 마비된 손과 손목에 기력을 늘려줄 뿐이었다. 이로써 수진자의 체질은 토실인이며 치료요구선을 이탈한 장부는 위실 하나라고 결론내렸다. 그리하여 S.ST방만 매일 좌우 24초씩 침놓고 토요일에는 28초로 증가해 침놓았다.

사흘 후 드디어 손가락과 손목이 환자의 의지에 따라 조금 펴졌다. 다음 날은 더 펴졌다. 이후 6일간 S.ST방을 좌우 24초씩 침놓았다. 11월의 마지막 날 손가락과 손목이 자유자재로 펴졌다 구부렸다 할 수 있었다. 그동안 가벼운 감기로 양약을 2일간 복용했지만 S.ST방 침은 계속 됐다.

사흘 후 손가락과 손목이 원래대로 돌아왔다고 했다. 이틀 후 S.ST방을 좌우 24초씩 침놓았다가 추가로 좌우 8초씩 더 침놓고 치료를 끝냈다. 며칠 더 치료할 계획이었는데, 수진자의 휴가가 오늘로 끝나서 내일은 직장에 출근해야 한다고 느닷없이 알려주어서였다. 대개 병이 치유됨은 모든 치료소가 치료요구선 이내로 환원되는 것과 비례하는 것으로 판단된다.

돌이켜 보면 이 수진자의 경우, 처음 일주일간 S.LR방이 자각적으로 주효하다가 중단된 점, 그것을 재삼 확인 했을 때 무효했던 점, 모든 장부를 검토해본 것으로 S.LR방이 가반응이었음이 확인됐다. 반대로 S.ST방은 여러 날 변함없이 자각적으로 호전되는 느낌을 주었고, 마지막에 마비가 풀린 것으로 보아 특별한 사례이기는 하나 진정한 제1치료소였음이 입증됐다. 치료 후에 들은 바, 수진자의 집안과 그 친인척들은 오상체질의학을 지나치게 과신했던 것 같다. 이러한 과신이 착각과 오인을 불러와 일주일 동안 가반응을 일으킨 것으로 생각된다. 가반응은 대개 2~3일이면 거짓임이 드러난다.

[예 2] 이름: 주ㅇ세, 성별: 남성, 생년월일: 1938. 12. 14, 초진일: 2010. 5. 27,

제1치료소: 간허, 빠른반응증상 치험

수진자는 요통이 심했다. 그러나 허리 부위인 요추나 양 Y′10혈 그리고 그 주변에 압통점이 없었다. 또한 정확히 짚을 수는 없으나 허리 안쪽 어딘가가 아파서 누웠다 일어나기가 힘들고 굽히고 펴는 동작이 어려웠다. 압통점이 없으므로 자상부항을 할 필요가 없었지만, 수진자는 허리 부분에 자상부항을 해달라고 했다. 설득하지 못해 간단히 해주었다. 압통 부위가 아니기 때문에 혈액이 조금 나오다가 멎었다.

복진은 실증과 허실중간의 사이에 해당하고, 흉각은 보통이며, 대변은 1일 1회이다. 진료대의 손잡이를 잡고 누웠다가 일어나는 동작을 하게 했더니 상체를 약 30도 정도 일으키고는 더는 일어나지 못했다. S.LR방을 우측에 20초 침놓고 8분 후 일어나게 해보았는데 진전이 없었다. 이번에는 B.LU방을 좌측에 20초 침놓았다. 8분 후, 약 40도 정도 상체를 일으켰다. B.LU방을 우측에 12초 추가해 침놓았다. 잠을 잘 잔다 하여 마황 4g이 든 태음조위탕 본방을 1일분 주었다.

다음 날 허리가 여전히 아프다고 했다. 전날 조금 괜찮아진 것 같다던 느낌은 가반응이었던 것이다. 목실인의 나머지 장부부터 검사했다. B.LI방을 좌측에 20초, 효과없음, 낙혈사용. 이번에는 S.GB방을 우측에 20초, S.KI방을 좌측에 20초, B.SP방을 우측에 20초, S.BL방을 좌측에 20초 이와같이 빠른반응증상 테스트 후 각각 락혈로 풀고, 다시 침놓았는데 모두 결과가 시원치 않았다. 마지막으로 B.ST방을 우측에 20초, 좌측에 12초 침놓고 결과는 다음 날 보기로 했다. 이로써 목실인과 수실인 네 장부를 모두 검사했다.

이튿날 여전히 허리가 아프다고 했다. 이로써 수진자의 체질은 목실인도 수실인도 아님이 밝혀졌다. 또다시 나머지 체질을 진단했다. B.KI방을 우측에 20초, S.LU방을 좌측에 20초, B.BL방을 우측에 20초 침놓았는데 모두 호전되지 않았다. S.SP방을 좌측에 20초 침놓았더니 8분 후에 천천히 일어나 앉았다. 수진자는 토실인 체질이고 적중이거나 근중된 것이다. S.SP방을 우측에 20초 추가해 침놓았다.

이튿날 수진자는 치료 후 앉았다가 일어나는 동작은 좋아졌으나 누워 있다가 일어나는 것은 여전히 어렵다고 했다. S.ST방을 좌측에 20초 침놓고 8분간 누워 있게 했다가 일어나게 했다. 일어나기가 어렵다고 했다. 다시 침량을 증가해 S.SP방을 좌우 28초씩 침놓았다. 10여 분 후 조금 호전됐다.

다음 날 누웠다가 일어나는 것은 조금 좋아졌지만, 엊저녁부터 움직이면 왼쪽 겨드랑이 아래쪽이 한참 결린다고 했다. S.SP방을 좌우 24초씩 침놓고 왼쪽 옆구리에 는 공(空)부항을 했다. 이튿날에는 좌우 옆구리가 모두 결린다고 했다. 허리는 덜 아 프지만 양 옆구리에 새로운 통증이 나타났고, 좌우 골반뼈 상방에도 압통점이 발견 됐다. 그곳에 자상부항을 했더니 조금 호전됐다. 그러나 아직 결림이 남아 있어 침 처방을 교체했다. B.LR방을 우측에 20초 침놓고 8분 후 움직여보게 했다. 한결 덜하 다고 하여 좌측에 추가해 20초를 침놓았다.

다음 날에는 호전됐지만, 좌우 Y′10혈과 11혈 사이가 불편하다고 했다. 압통점 이 있었다. 그곳에 자상부항을 하고 나서 B.LR방을 좌우 28초씩 침놓았다. 그 다음 날에도 호전되긴 했지만, 이번에는 요추가 아프다고 했다. 제4요추에 압통점이 나 타났다. 수진자가 처음 내원했을 때는 허리 부위에 압통점이 하나도 없었다. 하지만 치료하는 동안 이곳저곳에 압통점이 나타났다. 압통 부위인 제4요추에 자상부항을 하고 움직여보게 했더니 아픔이 조금 남아 있다고 했다. B.GB방을 좌측에 20초 침 놓고 8분 후 움직여 보게 했는데, 호전되지 않았다. B.LR방을 우측에 20초 침놓았는 데, 10여 분 후 움직임이 좋아져서 추가해 B.LR방을 좌측에 20초 침놓았다.

치료를 시작한 지 2주째, 호전됐지만 제3요추에 압통점이 있고 허리가 조금 불편 하다고 했다. 제3요추에 자상부항을 한 후 B.LR방을 좌우에 20초 침놓았다. 이틀 후 이번에는 오른쪽 허리가 조금 불편하다고 했다. 우 Y′10혈에 압통점이 있었다. 그 곳에 자상부항을 한 후 B.LR방을 좌우 20초씩 침놓았다. 다음 날 허리가 거의 다 나 은 듯하다 하여 B.LR방을 좌우 20초씩 침놓고 제3, 4요추에는 공(空)부항을 했다. 이 틀 후 허리가 편안하다고 하여 B.LR방을 좌우 20초씩 침놓고 우 Y′10혈에 공부항을 했다.

두 달 후인 8월 11일 수진자가 다시 내원했다. 서 있을 때 왼쪽 골반 상방뼈와 왼 쪽 겨드랑이 아래쪽이 뻐근하고 아프다고 했다. 그곳에 압통점이 있어 자상부항을 하고 B.LR방을 우측에 20초 침놓고 10여 분 후 움직여보게 하니 통증이 사라졌다. B.LR방을 좌측에 20초 침놓았다. 수진자는 그후 지금까지 치료를 받으러 오지 않았다.

[예 3] 이름: 신○수, 성별: 남성, 생년월일: 1954. 12. 28, 초진일: 2004. 2. 19,
제1치료소: 간허, 담허, 비실, 위실이 빈번히 교체되는 예로 빠른반응증상과 늦은반응증상을
합해 치험

수진자는 경기도에 살고 있고 7년째 온 가족이 저자에게 진료를 받는데, 맥진으로
체질을 진단했었다. 토실인이므로 다른 병의원이나 한의원에서는 치료가 잘되지 않
아 1년에 몇 차례씩 3~4일간 아침저녁으로 침치료를 받는다. 여러 해 수진자를 진
료하다 보니 제1치료소가 여러 번 교체되고, 어느 때는 아침저녁으로 교체되기도
한다.

　2004년 초진 시에는 두통, 요통, 현훈이 주소증이었다. 그중에서 두통을 빠른반
응증상진단의 대상으로 삼았다. 복진은 허실중간이고, 흉각은 둔각이며, 조금 비만
이다. 대변은 1일 1회이다. 두통은 앞쪽 이마 부분이 아프고, 좌우 Y′3혈에는 압통
점이 없었다. 먼저 B.LR방을 우측에 20초 침놓고서 7분 후 두통이 거의 사라졌다.
B.LR방을 좌측에 16초 추가하고 오후에 다시 보기로 했다. 오후에 두통은 사라졌
으나 현훈이 호전되지 않았다. S.SP방을 우측에 20초 침놓았다. 7분 후 걸어보고 머
리를 흔들어보더니 어지러움이 덜하다고 했다. S.SP방을 추가해 좌측에 20초 침놓
았다.

　다음 날 오전에 내원했는데 어지러움과 두통은 거의 나았지만 요통은 해결되지
않았다고 했다. 요추와 좌우 Y′10혈을 압진해 봤지만 압통점은 없었다. 요통은 대
개 외부로 압통점이 나타나게 마련인데, 이 수진자는 속으로만 아픔을 느끼는 경우
였다. S.ST방을 좌측에 20초 침놓고 7분 후 허리를 좌우로 움직이게 하고, 누웠다가
진료대 끝을 양손으로 감싸듯이 잡고 팔꿈치에 힘을 주어 누르면서 일어나게 했다.
허리가 현저히 호전됐다고 했다. 오후에 S.ST방을 좌우 24초씩 침놓았다.

　40여 일이 지난 3월 31일 수진자가 오후에 내원했다. 두통과 어지러움이 다시 발

병됐기 때문이다. 지난번에 효력이 있었던 S.ST방을 좌측에 20초 침놓았다. 이번에는 효과가 없었다(낙혈사용). S.SP방을 우측에 20초 침놓았다. 7분 후 두통이 조금 가라앉았다. 좌측에 추가해 24초를 침놓았다. 이튿날에는 전날보다 두통과 어지러움이 더 호전됐으나 앞머리가 조이는 느낌이 있다고 했다. S.SP빙을 우측에 20초 침놓았다. 7분 후 호전되어 좌측에 24초를 추가해 침놓았다. 다음 날에는 더 좋아졌다고 하여 S.SP방을 좌우에 24초씩 침놓았다. 오후에도 같은 처방으로 침놓았다. 다음 날은 조이는 것은 좋아졌으나 머리가 무겁다고 했다. S.SP방을 우측에 20초 침놓았더니 조금 좋아졌다 하여 좌측에 24초를 추가했다. 그런데 오후 들어 다시 두통이 시작됐다. 제1치료소가 교체된 것으로 보고 B.LR방을 20초 침놓고 7분 후, 두통이 경감됐다. 좌측에 24초를 추가해 침놓았다. 다행히 두통이 완전히 사라졌다.

그 후 한동안 내원하지 않다가 다음 해인 2005년 3월 1일 다시 찾아왔다. 두통과 피로감 그리고 대변이 묽다고 했다. 지난해에 주효했던 B.LR방을 우측에 20초 침놓고 7분 후 피로감과 두통이 사라져서 좌측에 24초를 추가해 침놓았다. 오후에 들어 점심때까지는 괜찮았는데 다시 두통과 피로감이 재발했다. B.GB방을 좌측에 20초 침놓았더니 호전됐다. 사정상 한동안 치료를 받으러 올 수 없다고 하여 B.GB방을 우측에 24초를 침놓고 다시 8초 추가하고 또 좌측에 8초 추가해 침을 놓았다.

5월 24일에 다시 내원했다. 이번에는 허리와 다리가 아프다고 했다(수진자는 조경사업을 하여 커다란 나무를 옮기는 등 함께 힘을 쓰는 일을 도와주어야 했다). 압진했더니 좌측 Y′10혈에 압통점이 가로 2.5cm 세로 4cm가량 됐다. 그곳에 자상부항을 해서 걸쭉하고 암적색의 혈액을 제일 큰 부항단지 반 분량으로 두 차례나 뽑아냈다. 그리고 B.GB방을 좌우 24초씩 침놓았다. 10여 분 후 허리가 아주 편해졌다고 하여 8초 더 추가해 침놓았다. 다음 날에는 많이 좋아졌다고 하여 오전에 B.GB방을 좌우 24초씩, 오후에 B.GB방을 좌우에 24초씩 침놓았다.

3개월 후인 8월 20일 수진자가 또 내원했다. 이번에는 왼쪽 머리가 저리고 아프다는 것이었다. 생각을 많이 하고 독서를 오래해서 찾아온 두통이었다. 좌 Y′3혈에 자상부항과 B.GB방을 좌우에 20초씩 침놓고 결과는 오후에 보기로 했다. 좌 Y'3혈을 전자식 삼능침으로 수십 군데를 찔렀기 때문에 머리가 얼얼해서 두통이 잦아들었는지 확신할 수 없었기 때문이다. 오후에 좋아졌다고 하여 B.GB방을 좌우에 20초씩 침놓았다.

그 다음 해인 2006년 2월 2일 오후에 수진자가 다시 내원했다. 허리가 아프고 양쪽 다리가 몹시 욱신거린다고 했다. 일을 하면서 얻은 병이었다. 양 Y'10혈에 가로 2.5cm 세로 5cm가량의 압통점이 있어 그곳에 자상부항을 했다. 걸쭉한 암적색 혈액을 많이 뽑아내고 B.GB방을 좌우 24초씩 침놓았다. 그러나 다음 날 아침에는 여전히 허리가 아프고 다리가 욱신거린다고 했다. 이번에는 B.LR방을 우측에 20초 침놓았다. 10여 분 후 욱신거리던 다리가 괜찮아졌다고 해서 B.LR방을 좌우 20초씩 침놓았다. 좀 더 나아졌다고 하여 8초를 추가해 침놓았다. 오후에 나아졌다고 했고, 다시 B.LR방을 좌우 24초씩 침놓았다.

2009년 2월 25일부터는 혈압이 상승하고(160~90mmhg) 두경부(頭頸部)가 경직되어 고개를 돌리기가 힘들고 양손이 부어 있었다(여전히 힘든 조경사업을 하고 있었다). 좌 Y'4, 5혈에 압통점이 있어서 자상부항을 하고 고개를 돌려보게 했다. 부항 전보다는 한결 나았으나 불편함은 여전히 남아 있었다. 이 증상을 대상으로 제1치료소의 빠른반응증상진단을 시도했다.

B.GB방을 좌측에 20초, 호전 안됨(락혈사용), B.LR방을 우측에 20초 침놓았지만 역시 호전되지 않았다(락혈사용). S.SP방을 좌측에 20초 침놓고 8분 후, 호전되어 우측에 20초 추가하여 침놓았다. 오후에 혈압을 측정했더니 여전히 160/90이었다. 자각증상은 호전됐으므로 S.SP방을 좌우 24초씩 침놓았다.

3월 9일 다시 내원했는데 요통이 있고 왼쪽 목 부분이 뻣뻣하다고 했다. 혈압은 150/90이었다. 좌 Y'5혈에 압통점이 있으므로 자상부항을 하고 잔여 증상을 대상으로 지난달에 제1치료소였던 S.SP방이 교체되지 않았는지 확인해봤다. S.SP방을 우측에 20초 침놓았지만 호전되지 않아(락혈사용) S.ST방을 좌측에 20초 침놓았다. 8

분 후 호전되어 S.ST방을 좌우 20초씩 추가해 침놓았다. 오후에는 좀 더 호전됐다 하여 S.ST방을 좌우 24초씩 침놓았다.

3월 18일 또다시 내원했다. 왼쪽 후두통이 생겼다는 것이다. 혈압은 140/90이었다. 혈압이 내려간 것은 혈압강하제를 복용했기 때문이었다. 다시 제1치료소를 확인했다. 지난번에 주효했던 S.ST방을 좌측에 20초 침놓았더니 도리어 후두통이 심해졌다. 이번에는 S.SP방을 우측에 20초 침놓았더니 2분 후부터 두통이 사라지기 시작했다. 수진자는 어느 때는 오전과 오후 사이에 제1치료소가 교체되기도 했는데, 이번에는 9일 만에 교체된 것이다. 오후에는 머리가 개운해졌다 하여 S.SP방을 좌우 20초씩 침놓았다.

4월 2일 오후에 수진자가 내원했다. 최근에 자주 내원하는 것으로 보아 몸 상태가 나쁜 것 같았다. 왼쪽 어깨가 무겁고 어지럽다는 것이다. 혈압을 측정했더니(우측) 170/90이었다. 혈압강하제를 복용했더니 성욕이 떨어져서 다른 약으로 바꿔 복용했는데 성욕이 더 떨어져서 복용을 중단했다고 했다. S.SP방을 우측에 20초 침놓았더니 어깨의 무거움과 어지러움이 안개가 걷힌 듯 사라진다고 했다. 좌측에 28초와 우측에 8초를 추가했다. 이튿날 혈압이 150/90으로 떨어졌다. S.SP방을 좌우 20초씩 놓았다. 오후에는 혈압이 140/90mmhg으로 측정됐다(수은혈압계를 사용). 이번에는 고혈압이 두려워서 2~3일 간격으로 4월 22일까지 침치료를 했다. 4월 2일에서 22일 사이에 제1치료소가 B.GB에서 B.LR로 교체됐고, 혈압은 160/100에서 140/90mmhg 사이를 오르내렸다.

수진자는 최근에는 공기 좋고 풍광이 아름답고 고요한 곳에서 새 일을 시작했다. 두통과 두중이 가끔씩 있을 때는 S.ST방 또는 S.SP방을 침놓으면 머리가 맑아진다고 한다. 혈압은 150/90, 130/80mmhg을 오르내린다. 양약의 혈압강하제는 일체 복용하지 않고 지난다. 수진자는 드문 체질이므로 일반적인 다른 사람들이 흔히 복용하는 혈압강하제가 부작용을 일으키는 것으로 생각된다.

13. 보조요법론 補助療法論

여기서 말하는 보조요법이란, 오상체질의학에서 필요로 하는 대증치료이다. 본
의학이 시도하는 대증치료에는 두 가지 목표가 있다. 첫째는 부위나 질병이 자
체치유력의 활동 범위와 간접적인 관계가 있을 때 병처의 부담을 덜어줌으로써
신속히 치유하는 것이다. 둘째는 체질병리상으로 건강한 사람에게 발생한 병증
중 임맥, 독맥, Y 반응대에 기나 혈 또는 기혈이 함께 정체됐을 때 그리고 퇴행
성 관절질환, 바이러스나 세균의 감염, 타박상, 섬유조직염 따위의 질환이 발생
했을 때 수직으로 조사하는 레이저침요법, 자상부항요법, 공(空)부항요법, 뜸요
법, 쑥을 이용한 훈구요법을 상황에 따라 적용하는 것이다.

(1) 뜸灸에 의한 보조요법

1) 뜸이란 무엇인가?

경혈이나 피부에 열 자극 또는 화상에 의한 상처를 주어 병을 치료하는 의술이다. 뜸술 혹은 뜸요법이라고도 한다.

2) 뜸의 재료

예부터 뜸은 쑥의 섬유질을 이용해 불을 태우는 재료로 사용해왔는데, 뜸의 재료가 반드시 쑥이 아니어도 된다. 필요한 만큼 열을 낼 수 있는 재료, 적외선같이 열 자극을 줄 수 있는 방법도 무방하다. 단, 쑥에는 피의 순환을 촉진하고 지혈, 살균, 소독 작용이 있으므로 열과 쑥의 약효를 겸할 경우에는 쑥을 사용해야 한다.

3) 뜸의 작용 및 적응증

침과 마찬가지로 뜸도 기를 분산시킨다. 그러나 이 둘은 적응증이 다르다. 뜸은 기의 결체됨이 오래되어 기 자체의 분산작용이 둔화되거나 약화됐을 때, 기의 결체가 완고한 부위의 조직이 경직되어 침으로는 기를 분산 또는 소통시킬 수 없을 때 뜸을 적용한다. 다시 말해 뜸은 피부나 피하층에 화상을 입혀서 세포를 변형 또는 파괴시키고 큰 상처를 냄으로써 강력한 기의 분산 및 소통작용을 일으키는 것이다.

반면에 뜸은 침처럼 경혈을 p.하거나 r.하는 작용이 없지만, 피부에 상처를 남기고 고통스러운 자극(통증, 뜨거움)을 준다. 그러므로 뜸은 침치료만으로는 성과를 기대하기 어려울 때에 한해 사용한다. 적용범위는 퇴행성관절질환, 국소의 마비질환, 오래된 염좌상, 신경계질환으로 압통점이 있는 곳에 사용한다. 또한 재료가 쑥일 경우에는 중이염, 치질, 진균성 질환(무좀, 구내염, 질염), 부인과 질환 등에 온연구(溫煙灸)로 연기를 쏘여 살균, 소독, 소염, 지혈, 작용을 한다.

4) 뜸의 종류

뜸의 종류는 무흔구(無痕灸)와 유흔구(有痕灸), 온연구(溫煙灸)의 3가지가 있다.

① 무흔구(無痕灸 : 상처를 남기지 않는 뜸)

뜸봉을 피부에 직접 닿지 않게 하여 1도 정도의 화상을 입히는 뜸이다. 1도 화상도 피부에 불긋한 흔적은 남기므로 엄격히 말해 무흔구라 할 수 없다.

뜸봉과 피부에 일정한 간격을 두기 위해 비가연성 단열물질(플라스틱이나 각지 종류)로 받침을 만들고, 받침 바닥에는 접착테이프를 붙여 피부에 부착시킨다. 뜸봉과 피부 사이는 대롱 같은 구멍이 있는데, 그곳으로 연기와 열기(熱氣)가 전달된다. 구멍의 높이는 3~4mm다.

무흔구는 무릎이나 발목, 발가락 또는 손가락, 손목, 팔꿈치와 같은 관절에 염좌 혹은 퇴행성질환이 발생했을 때 적용한다. 관절이 퇴행성일 경우 환처를 압진하면 통증 혹은 산통(酸痛)을 호소한다. 환처는 정지 상태에서는 별로 아프지 않지만, 힘을 가해 움직이면 산통이 있고 힘을 과하게 쓰면 아프다. 이런 통증은 체력이 허한 사람에게 많다. 그러므로 무흔구는 체력이 허약한 사람에게 쓰이는 뜸이라 할 수 있다.

근육통에 무흔구를 사용할 때도 있는데, 섬유조직염 또는 Y'반응대의 반응점에 나타나는 허증의 증상에 적용된다. 저릿한 감, 뻐근한 감, 무거운 감, 쑤시는 감(참을 정도의 아픔)들이다. 무흔구도 피부가 얇은 부위에는 2도 화상을 입힐 수 있으므로 뜸봉과 피부와의 간격을 더 두기 위해 화상방지용 딱지를 사용하는 것이 바람직하다. 무릎이나 어깨, 등 같은 곳에는 압통 부위가 넓게 나타나므로 미리 표시한 후 뜸을 뜬다.

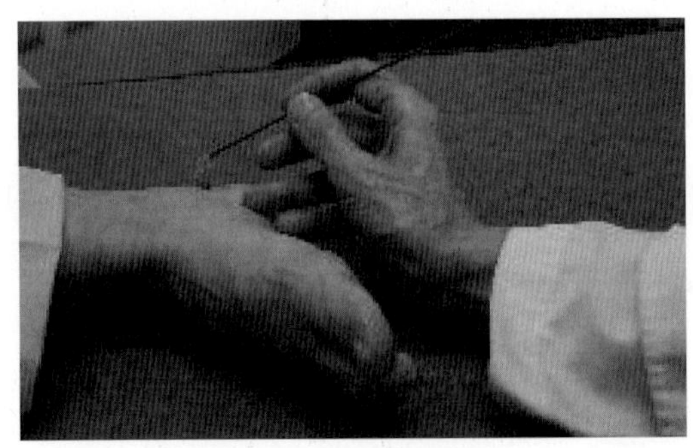

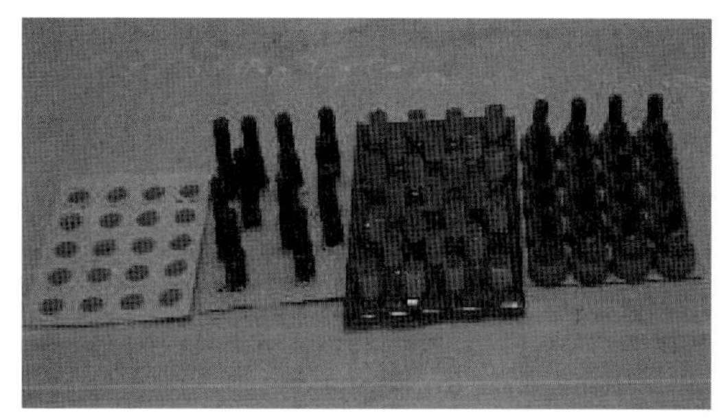

| 단열딱지와 무흔구의 여러 종류 |

② 유흔구(有痕灸 : 화상의 흔적을 남기는 뜸)

유흔구는 목표한 부위의 피부에 위생 접착제를 바른 뒤 뜸봉을 붙이고 불을 붙인다. 쑥의 뜸봉이 타들어 가면 피부에 직접 불길이 닿으므로 2도 이상의 화상을 입는다. 유흔구도 관절통이나 근육통에 적용되는데, 환처를 압진해보면 압통감이 심하고 딴딴하게 긴장되어 있을 때(실증일 때) 적용된다.

유흔구의 적응증을 찾고 진단하는 확실한 방법은 무흔구를 사용했는데 효과가 미미하고, 피부층에 사혈요법을 해도 치유되지 않을 때이다. 이렇듯 고질화된 기의 결체증에 유흔구를 사용하면 좋은 결과를 얻을 수 있다. 특히 Y´반응대의 Y´10혈에 유흔구를 사용해 다리나 무릎의 질환(요추간판 헤르니아, 좌골신경통 등)을 치료하는 예가 많다. 상황에 따라서 뜸봉의 크기를 쌀알만 한 것에서부터 강낭콩 크기까지 사용한다.

유흔구의 효과는 인정하지만, 사용할 때의 고통과 사용 후의 화상으로 비롯되는 쓰라림, 통증, 가려움, 세균의 감염, 평생 남는 화상의 상흔 등은 개선돼야 한다.

③ 온연구(溫煙灸 : 따뜻한 쑥 연기를 쏘이는 뜸)

온연구는 쑥뜸봉을 아래의 그림과 같이 특별히 만든 유리 기구에 장착하여 태움으로써 따뜻한 연기를 쏘이는 뜸법이다. 온열구는 열기가 뜨겁지 않으므로 뜸이라기보다는 쑥 연기의 가벼운 훈구요법이라 할 수 있다. 온연구에는 아래의 사진과 같이 유형 1, 유형 2, 유형 3이 있다. 유형 1은 표피 질환에 사용되고, 유형 2는 질, 항문, 구강, 점막이나 외이염, 중이염(외이도에 삽입)에 사용된다.

온연구의 기구는 3종류가 있다. 쑥봉과 쑥봉을 꽂아 태우는 뚜껑, 유형 1로도 쓰고 유리관에 뚜껑을 덮어서 훈구용으로도 사용한다.

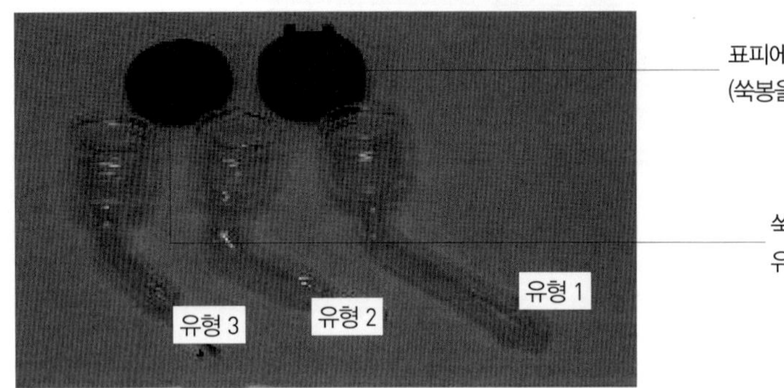

온연구 요법은 살균, 소독, 소염, 혈액 순환과 지혈의 효과가 우수해 임상상 중요한 치료법이다. 적응증에 따른 사용법은 다음과 같다(본 의학의 치료와 온연구를 겸한다. 좋은 효과를 보기 위해 침치료를 하기 전에 실시하는 것이 좋다).

■ 부인과 질환

유형 1. 기구의 뜸봉에 불을 붙인 후 연기가 아래로 내려오면 끝부분에 크림이나 젤리 또는 글리세린(또는 윤활제)을 바른 후 반듯이 누운 자세로 질에 삽입한다. 질의 입구와 심부에 골고루 따뜻한 연기를 쏘이기 위해 기구를 앞뒤로 당겼다 넣었다 하는 동작을 한다. 뜸봉을 2번 연속으로 태우는 것을 1회로 한다. 1일 1회, 심할 경우는 1일 2회(아침, 저녁) 치료한다.

적응증: 질의 가려움증, 대하, 기능성출혈, 질액 분비장애, 질내 염증(트리코모나스 등 진균에 의한 질환 일체)

■ 항문병

유형 2. 기구의 뜸봉에 불을 붙인 후 연기가 아래로 내려오기를 기다렸다가 끝부분에 크림이나 젤리 또는 글리세린을 발라 옆으로 누운 자세로 삽입한다. 대변을 본

후에 사용하는 것을 원칙으로 한다. 뜸봉 뚜껑에 쑥봉을 4개 꽂는 것과 하나 꽂는 것이 있다. 이를 두 차례 2개를 연속 태우는 것을 1회로 하며, 항문 입구와 심부에 연기를 골고루 쏘이기 위해 기구를 앞뒤로 당겼다 밀었다 하는 동작을 한다. 대부분의 경증 치질은 이 요법으로 치료된다. 이밖에 항문의 불쾌감, 가려움, 출혈 등 항문질환에 적용된다.

■ 귀병

유형 3의 기구를 사용한다. 앉은 자세로 기구를 외이도에 가볍게 삽입한다. 뜸봉을 두 차례 태우는 것을 1회로 한다. 상태에 따라 1일 1~2회 실시한다.

적응증: 외이염(Extranal Otitis), 중이염, 이진균증(耳眞菌症, Otomycoasis)

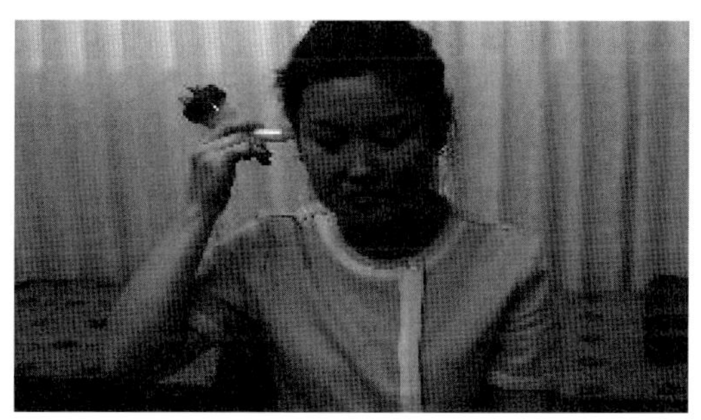

■ 입병

유형 2의 기구 끝을 입에 물고 담배 피우듯이 연기를 입 안 가득히 마셨다가 얼마 후 뱉고 다시 마시는 것을 반복한다. 앉은 자세로 시행한다. 뜸봉을 두 차례 태우는 것을 1회로 하고, 상태에 따라 1일 1~2회 실시한다.

적응증: 구강질환 일체

※이 기구들은 사용 후 세척용 솔에 소독을 겸하는 세척제로 안팎을 청결히 세척한다.

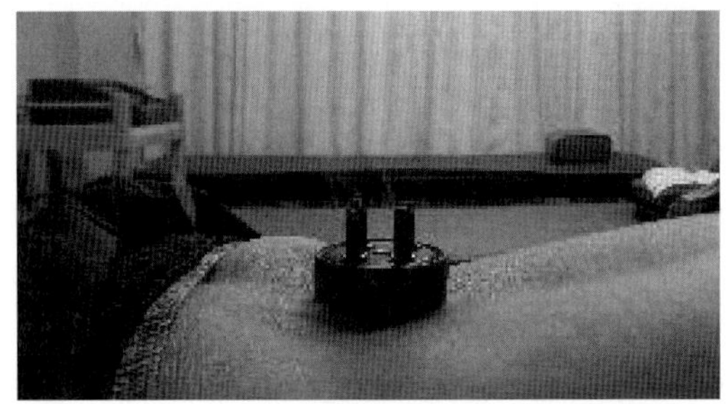

사진과 같이 온열구의 뚜껑을 환처에 올려놓고 열기와 연기를 쏘인다. 너무 뜨거우면 옮기고 다시 올려놓고 하여 반복한다.

적응증: 무좀, 진균성 피부질환

(2) 피부를 통한 자상부항 刺傷附缸, 一名 刺絡管法

1) 자상부항이란 무엇인가?

인체의 피부층에 자상을 입히고 진공흡입 용기로 어혈을 뽑아내 국소 병증을 다스리는 것이다.

2) 자상부항에 사용되는 기구 및 용품

- 삼능침(전자식 삼능침을 사용한다, 침은 1회용을 사용함)
- 진공흡입 용기 – 1회용 흡입 단지(투명의 플라스틱 缸을 사용함)
- 진공펌프나 전자식 진공흡입기를 사용하며, 시술자는 1회용 위생장갑과 혈액을 흡수해 닦아내는 위생흡수지나 탈지면 그리고 소독액이 필요하다.

3) 어혈(瘀血)이 발생하는 3가지 원인

어혈이 발생하는 원인은 3가지로 구분된다(어혈이 발생하는 여러 곳 가운데 어깨 부위를 예로 들어 설명하겠다).

① 원인 1

갑작스럽게 어깨 부위에 타박상을 입었을 경우, 일차적으로 타박당한 부위를 운행하던 기가 충격으로 급결(急結:긴급히 맺힘)하여 그 부위의 근육이 바짝 수축한다. 이차적으로는 타박으로 피부 및 피하조직, 피하근막, 근육 등의 조직이 손상을 입는다. 타박 부위는 피하출혈 및 종창(腫脹)과 동통을 수반하며, 삼출액이 고이고 조직의 긴장으로 모세혈관이 축소된다. 따라서 타박상을 입은 부위는 다른 부위보다 신진대사에 소요되는 시간이 지연될 뿐만 아니라 원만하게 대사가 이루어지지 못한다(이와 같이 신속하고 완전한 신진대사를 이루지 못한 채로 피하 조직 내에서 서서히 순환되는 혈액을 어혈이라 한다). 이때 어깨 부위에 어혈이 발생한다.

② 원인 2

운동량이 적고 우울, 긴장, 사려과도(思慮過度) 등 과도하게 정서가 침체된 사람은 기의 운행이 나빠진다. 이 같은 이유로 어깨 부위에는 담경의 견정혈(GB. 21)과 Y′반응대 Y′4혈, Y′5혈 부위에 기가 울체(鬱滯)되면 따라서 피하조직 또는 근육층에 혈액 순환이 장애를 받으므로 드디어는 응결돼 어혈이 발생한다.

③ 원인 3

팔과 어깨의 노동이 과한 사람은 과로로 그 부위의 근육조직이 견경(堅硬), 종창되어 모세혈관을 압박하므로 노폐물이 쌓이고 혈행이 나빠져서 어혈이 생긴다(컴퓨터 과용도 포함). 또는 어깨 부위가 한냉(寒冷)처에 오랫동안 노출되면 혈행이 느려지고 한습(寒濕)이 침투하여 어혈을 이룬다. 이런 조건이 경락상으로는 어깨를 중심으로 지나가거나 이웃하는 경락인 소장경(SI. M.), 대장경(LI. M), 담경(GB. M), 삼초경(TE. M)과 Y′반응대에 속한 경혈 Y 3, 4, 7, 8혈에 기결체(氣結滯)가 발생하므로 어혈이 생긴다.

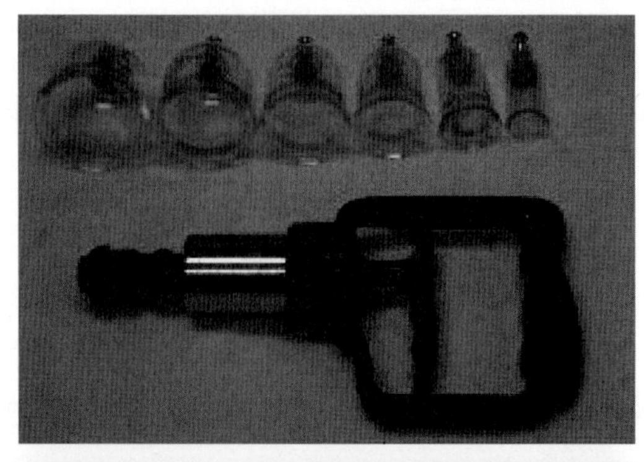
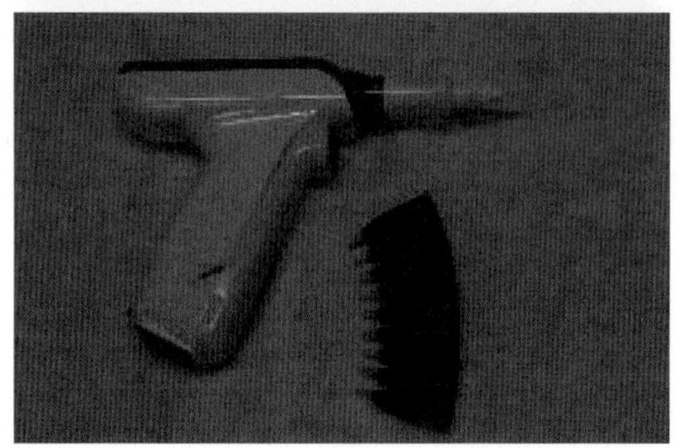

| 피부층 사혈에 사용하는 기구 |

※몇 년 전에는 부항을 습식, 건식으로 구분했었고, 근자에는 刺絡管法이라는 용어로 수정했었다. 저자의 견해로는 이 모두 적절치 못한 표현이므로 자상부항과 공(空)부항이란 용어로 사용하고 있다.

4) 자상부항(刺傷附缸)하는 방법과 유의사항

자상부항하는 부위는 경혈인 곳도 있고 경혈이 아닌 부위도 있을 수 있는데 치료할 때는 이를 구분하지 않아도 된다. 어혈이 생긴 부위는 자각적으로 통증을 느끼며, 타각적으로는 지긋이 누르면 통증을 호소하는 곳이므로 이곳을 압진(壓診)하여 피부층에 삼능침 또는 전자 삼능침으로 刺傷을 주고 진공흡각기로 흡혈해야 한다.

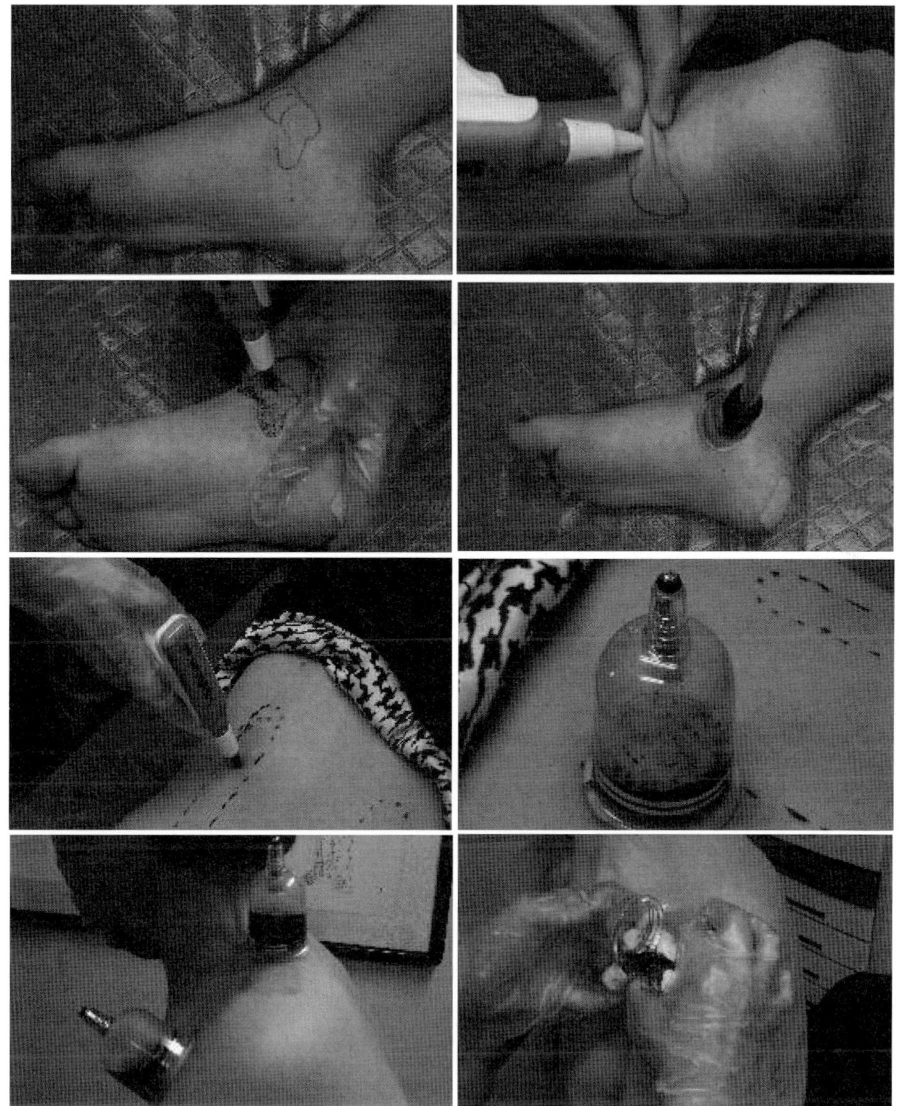

| 피부층에 습식부항하는 방법 |

㉠ 지압하여 통증을 호소하는 부위만 피부에 표시해 건전 부위를 자상부항하는 착오가 일어나지 않도록 한다.

㉡ 간호사와 치료자는 1회용 위생비닐장갑을 착용한 후, 양 손가락 또는 한쪽 손가락의 검지와 모지(母指)로 피부를 집어 뼈 조직, 혈관, 근육, 힘줄로부터 이탈시킨 다음 삼능침(전자식 삼능침 또는 스프링식)으로 좌우상하 간격 3~4mm마다 자상을

입힌다. 자상의 깊이는 피부 표면에서부터 1.5~2mm로 한다. 단, 어깨나 등, 대퇴부같이 넓은 부위에는 4~5mm로 간격을 둔다. 피부가 두터운 발바닥 뒷부분 같은 부위에는 자상의 깊이를 3mm 이상 하는 게 바람직하다.

ⓒ 피부에 자상을 입히고 나면 그 범위에 알맞은 진공흡입용기(일회용 플라스틱단지)를 골라서 피부에 밀착시킨 후 진공펌프에 연결해 단지 속의 공기를 뽑아낸다. 흡인력에 의해 어혈이 솟아올라 단지 속에 고인다. 이때 혈액의 색은 암적색이며 걸쭉히 응고된 것을 볼 수 있다. 혈액이 단지에 3분의 1 또는 반 정도 고이면 단지의 경구를 작동하여 피부로부터 떼면서 혈액을 닦아낸다. 이렇게 2~3회 하면 더는 혈액이 나오지 않는다. 어혈이 거의 배출되어 생리적인 조절작용으로 자상 부위를 수축시키는 것으로 생각된다. 이때 계속해서 어혈을 뽑아내면 혈액은 배출되지 않고 자상 부위에 삼출액이 방울방울 고이거나 수포가 생긴다. 반면 어혈이 없는 부위에는 자상을 주고 혈액을 뽑아도 조금 나오다가 멎는다.

대개 자상부항은 한 부위에 한 차례(2~3차 뽑아 어혈이 그만 나올 때까지)의 시술로 끝나지만, 경우에 따라서는 1~2일 간격으로 압통이 사라질 때까지 몇 차례 할 때도 있다.

ⓔ 자상부항이 끝난 부위는 소독을 한다. 부풀어 오른 피부는 곧 환원되지만, 보라색으로 착색된 것은 일주일을 전후해 사라진다.

(3) 독맥督脉과 임맥任脉의 보조치료법

1) 독맥에 기혈이 결체될 때 나타나는 증상

독맥은 인체의 외후면인 양경이 지나는 표면, 즉 등과 허리 뒷머리와 얼굴의 중앙선 부위에 위치한다. 독맥이 통과하는 곳에 있는 기관과 관계가 밀접하며, 주로 기의 운행 상태를 반영한다. 독맥은 외음부와 항문 사이에서 시작해 장강혈(GV. 1)을 지나

척추 정중앙선을 따라 위로 올라가다가 제3흉추 아래의 신주혈(身柱穴, GV. 12)에서 좌우로 나뉘어져 풍문혈(BL. 12)에 갔다가 다시 제1흉추 아래의 도도혈(GV. 13)로 돌아와서 합쳐진 다음, 위로 올라가서 후두를 지나 두정(頭頂)으로 나와 이마의 중앙으로 내려와 콧날을 거쳐 윗입술 안정중앙선의 간교혈(齦交穴, GV. 28)에 도착한다.

독맥에 발생하는 병증을 시작 부위에서부터 살펴보면, 항문병을 비롯해 대소변병, 요통, 척통(脊痛), 불사음식(不思飮食, 식욕이 없는 것), 구건(입 안이 건조해지는 것), 부지미각(不知味覺, 맛을 못 느끼는 것), 불능향취(不能香臭, 냄새를 못 느끼는 것), 매핵기(목에 무엇이 걸리고 막힌 것 같은 느낌), 비색증(鼻塞症) 등이 호발(好發)된다.

이런 증상이 있는 수진자는 그 부위의 독맥 경혈을 압진해 압통점이 있는지를 확인해야 한다. 압통점이 나타나는 경혈이 있으면 독맥의 흐르는 방향과 관계없이 수직으로 침을 놓는다. 氣의 結滯가 오래되었거나 완고할 때에는 사혈하거나 뜸을 떠(단, 압통점이 없을 때는 침을 놓아서는 안 된다) 기의 결체를 풀어주면 병증이 치료된다. 독맥치료의 보조요법은 치료소의 진단을 끝낸 뒤 장부를 치료하기 전에 실시한다. 제1치료소의 다스림(장부의 Bo, Sa 치료)은 그 다음에 행하는 것이 바람직하다.

다음은 독맥 중의 주요 경혈만을 가려서 해설한 것이다. 경혈의 위치는 개인에 따라 다를 수 있으므로 압통점을 진정한 경혈로 보면 된다(편의상 상부부터 해설).

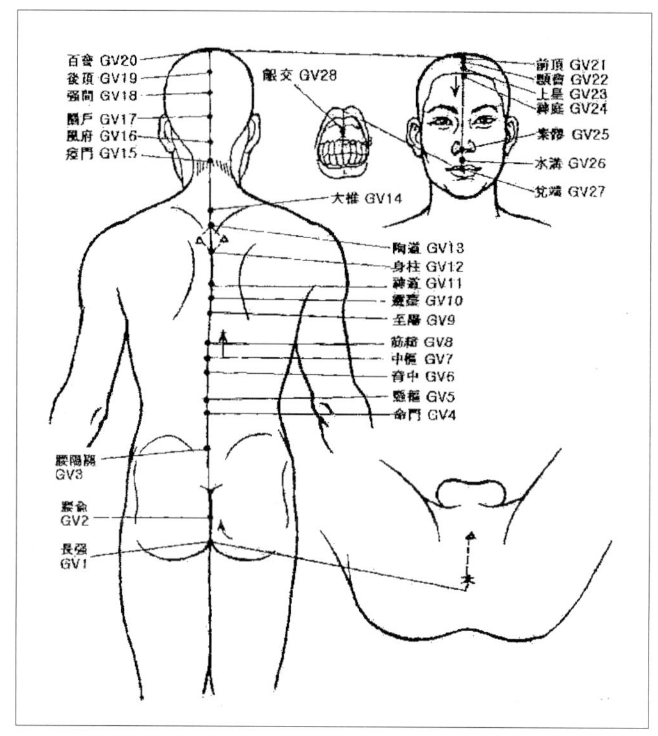

| 독맥경 도면 |

2) 독맥경의 주요혈

① 풍부 (風府, GV. 16)

• 혈 찾기

제1경추의 중앙선상에 위치한다.

• 증상

비통(특히 비색, 불능향취), 감기, 항강중통(項强重痛, 목덜미가 뻣뻣하고 아픈 것)

• 원인

감기 또는 사려과도로 기가 결체됐기 때문이다.

• 치료법

독맥의 모든 혈 부위를 지압해 통증을 호소하는 곳은 치료를 요구하는 혈로 인정
한다. 통증이 없으면 이상이 없으므로 치료하지 않는 것을 원칙으로 한다. 레이저

302

침(1.5~3mW)으로 15~20초 동안 조사한다. 단, 5초를 조사하고 1mm가량 옮겨 다시 조사하는 방법으로 5초씩 나누어 침을 놓는다(다른 혈도 이에 준한다). 일반 재래침은 호침으로 1~2개를 10분 동안 유침(留針)한다. 압통점이 해결되지 않으면 그 부위에 자상부항을 실시하다.

② 아문 (瘂門, GV. 15)

• 혈 찾기

풍부혈(風府穴, GV. 16)의 하부 약 20mm 부위에 위치한다.

• 증상

혀의 작동 불리, 언어 장애. 비색, 불능향취

• 치료법

①항과 동일

③ 대추 (大椎, GV. 14)

• 혈 찾기

제7 경추돌기와 제1 흉추돌기 사이 또는 개인에 따라 1흉추 또는 7경추돌기상에 위치하기도 한다.

• 증상

매핵기, 구건, 연하곤란, 인후통

• 원인

사려과도가 심하고 오래돼 기의 결체가 지양혈에서부터 상부로 확대됐기 때문이다.

• 치료법

①항과 동일, 해결되지 않으면 자상부항을 실시한다.

④ 도도 (陶道, GV. 13)

• 혈 찾기

제 1, 2 흉추돌기부 사이의 오목하게 들어간 곳 또는 1, 2 흉추돌기부에 위치한다.

• 증상

불사음식(不思飮食), 구건, 불능미각(不能味覺), 소화불량

• 원인

지나치게 생각을 많이 하거나(공상, 우울, 근심) 또는 감기, 열병 등으로 기가 결체됐기 때문이다.

• 치료법

①항과 동일

⑤ 신주 (身柱, GV. 12)

• 혈 찾기

양손과 발을 같은 모양으로 하고, 머리와 몸통도 바른 자세로 하고 앉아서 혈을 찾아야 한다. 제3, 4 흉추돌기 사이에 위치한다. 또는 제3 돌기 또는 제4 돌기부에 위치하기도 한다.

• 증상

④항과 동일

• 원인

④항과 동일

• 치료법

①항과 동일

⑥ 신도 (身道, GV. 11)

• 혈 찾기

제5, 6 흉추돌기의 사이 오목한 곳 또는 제5 또는 6흉추돌기부에 위치하기도 한다.

• 증상

④항과 동일

• 원인

④항과 동일

• 치료법

①항과 동일

⑦ 지양 (至陽, GV. 9)

• 혈 찾기

⑤항과 같이 자세를 바로하고 혈을 찾아야 한다. 제7, 8 흉추돌기간(胸椎棘突起間)의 오목한 곳 또는 제7~8 흉추극돌기부에 위치한다.

• 증상

④항과 동일. 지양혈은 ①~⑧항까지 중심 역할을 하는 주혈이다.

• 원인

④항과 동일

• 치료법

①항과 동일

⑧ 근축 (筋縮, GV. 8)

• 혈 찾기

⑤항과 같은 자세를 취하고 혈을 찾아야 한다. 제9, 10 흉추극돌기간의 오목한 곳 또는 제9~10 흉추극돌기부에 위치한다.

• 증상

④항과 동일

• 원인

④항과 동일

• 치료법

①항과 동일

⑨ 중추 (中樞, GV. 7)

• 혈 찾기

⑤항과 같은 자세를 취하고 혈을 찾아야 한다. 제10, 11 또는 흉추극돌기간의 오목한 곳 또는 제10~11 흉추극돌기부에 위치한다.

• 증상

불사음식, 소화불량

• 원인

기의 결체가 심해 그 영향이 지양혈에서부터 하부로 확대됐기 때문이다.

• 치료법

기의 결체가 오래되고 심한 경우에는 풍부혈에서부터 시작해 명문혈까지 지압하면 통증을 느낀다. 이때 중추혈을 포함한 모든 혈의 압통점을 찾아 레이저침으로 10~15초 동안 조사해야 한다. 압통이 심하고 오래된 경우는 압통 부위의 피부를 엄지와 검지로 집어 골조직과 분리한 후 자상부항을 실시한다.

⑩ 현추 (懸樞, GV. 5)

• 혈 찾기

복부를 진찰대에 대고 엎드린 자세로 혈을 찾는다. 제1, 2 요추극돌기간의 오목한 곳 또는 제12 흉추극돌기부에 위치한다.

• 증상

요통, 소화불량, 복통

• 원인

염좌상 또는 기의 결체

• 치료법

레이저침을 15~20초간 조사한다. 압통이 심한 경우는 자상부항한다.

⑪ 명문 (命門, GV. 4)

• 혈 찾기

제2, 3 요추극돌기간의 오목한 곳 또는 제2~3 요추극돌기에 위치한다.

• 증상

요통, 소변불리

• 원인

염좌상, 하복부의 기결체

• 치료법

압통이 심하면 자상부항한다. 요산통이 있을 때는 무흔구를 사용한 후 제1치료소
를 진단해 장부의 보사를 겸해야 한다.

⑫ 요양관 (腰陽關, GV. 3)

• 혈 찾기

제4, 5 요추극돌기간의 오목한 곳 또는 제4~5 요추극돌기부에 위치한다.

• 증상

요통, 소변불리, 월경불순, 대하, 기타 방광이나 자궁질환

• 원인

염좌, 기의 결체

• 치료법

⑪과 동일

⑬ 장강 (長强, GV. 1)

• 혈 찾기

꼬리뼈의 선단에 위치하므로 웅크려 엎드린 자세로 혈을 찾는다.

• 증상

항문병(경증의 치질, 항문의 불쾌감), 장강혈 부위의 통증

• 원인

기혈의 결체, 타박, 염좌상

• 치료법

레이저침으로 15~20초 동안 조사한다. 압통이 심할 때는 자상부항한다. 이외에
도 독맥의 혈을 지압해 통증이 있는 혈은 치료함을 원칙으로 한다.

3) 임맥에 기혈이 결체될 때 나타나는 증상

임맥(C.V)은 인체의 전면인 얼굴의 아랫부분과 목, 가슴, 배의 정중앙선 부위인 음경
락이 지나는 음부위(陰部位)에 위치한다. 임맥이 통과하는 곳에 있는 기관과 밀접한
관계를 가지며, 주로 기의 운행 상태를 반영한다.

임맥은 회음혈에서 시작해 몸의 전면 정중앙선을 따라 하복부와 상복부를 지나 흉
부를 거쳐 턱의 승장혈(承漿穴, CV. 24)에서 끝나는데, 지선은 좌우로 나누어져 입 주
변을 돌아 독맥의 종착혈인 간교혈(齦交穴, BL.28)에 가서 독맥경과 서로 만나 다시 좌
우로 갈라져 눈의 아랫부분에 있는 승읍혈(承泣穴, ST. 1)에서 위경(ST. M.)과 만나 끝난
다.

임맥에 발생하는 병증을 시작 부위에서부터 살펴보면, 생식기와 소변의 병, 하복
부의 병, 소화기의 병, 흉부의 병(가슴 답답함, 가슴이 막힌 것 같은 느낌 등), 매핵기,

천식, 기침, 혀의 병 등이다. 이와 같은 증상이 있는 수진자에게는 반드시 그 부위 임맥의 경혈을 압진해 압통점이 있는가를 확인해야 한다. 압통점이 나타나는 경혈이 있으면 임맥의 흐르는 방향과는 관계없이 수직으로 침을 놓는다. 상황이 완고할 때는 사혈하거나 뜸을 떠서 기의 결체를 풀어주면 병증이 치유된다(단, 압통점이 없을 때는 침을 놓아서는 안 된다).

임맥 치료의 보조요법도 독맥 치료와 같이 제1치료소의 진단을 끝내고 나서 제1치료소를 치료하기 전에 치료한다.

다음은 임맥 가운데 주요 경혈만을 설명해놓은 것이다. 독맥과 마찬가지로 경혈의 위치는 개인에 따라 다를 수 있으므로 압통점을 진정한 경혈로 보면 된다(편의상 하부에서부터 설명).

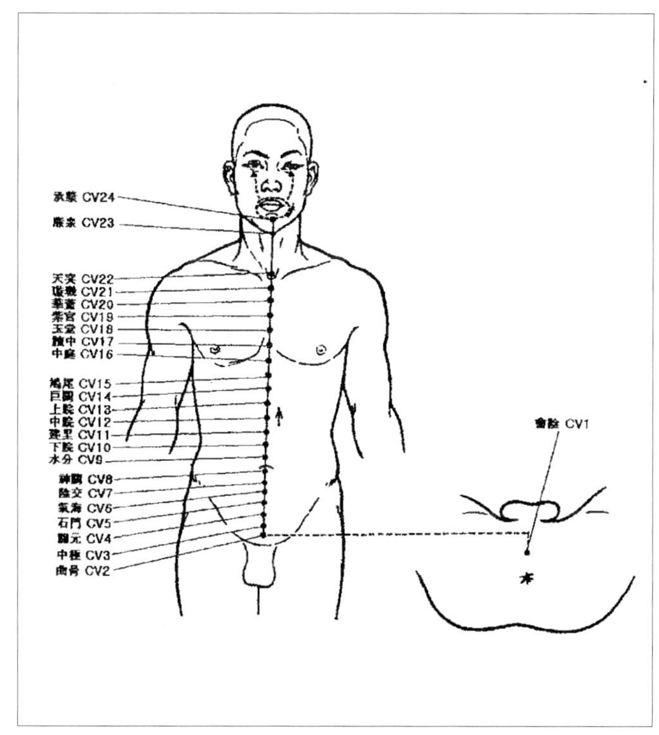

| 임맥경 도면 |

4) 임맥경의 주요혈

① 회음 (會陰, CV. 1)

• 혈 찾기

회음건 중심부에 위치하며 등을 대고 반듯이 누운 후 다리를 벌리고 혈을 찾는다.

• 증상

소변불리, 음부불리(생식기의 이상 상태), 항문병

• 원인

기의 결체, 성병

• 치료법

레이저침으로 15～20초 동안 조사한다. 효력이 없으면(압통점이 소멸되지 않음)

자상부항을 한다.

② 곡골 (曲骨, CV. 2)

• 혈 찾기

하복부 정중앙선과 치골(恥骨)의 상단이 맞닿은 곳으로, 누운 자세로 혈을 찾는다.

• 증상

소변불리, 질 또는 음경의 불리

• 발병원인

①항과 동일

• 치료법

①항과 동일

③ 중극 (中極, CV. 3)

• 혈 찾기

하복부 정중앙선상의 신궐혈(臍, 배꼽)과 곡골혈을 5등분하여 5분의 1에 해당하는 곡골의 상부에 위치한다.

- 증상

소변불리, 비뇨생식기질환

- 원인

기의 결체 또는 방광의 병변 일체. 압통이 있을 때 한해 침을 놓는다.

- 치료법

①항과 동일

④ 관원 (關元, CV. 4)

- 혈 찾기

신궐(CV. 8)과 곡골(CV. 2)의 사이를 5등분해 곡골 쪽에서 5분의 2에 해당하는 곳에 위치한다.

- 증상

월경통, 소변불리, 소장질환, 월경불순, 대장질환. 마찬가지로 압통이 있을 때 한해 침이나 자상부항을 한다.

- 원인

①항과 동일

- 치료법

①항과 동일

⑤ 석문 (石門, CV. 5)

- 혈 찾기

신궐과 곡골 사이를 5등분해 신궐 쪽에서 5분의 2에 해당하는 곳에 위치한다.

- 증상

하복부의 통증, 장질환, 소변불리

• 원인

③항과 동일

• 치료법

①, ②, ③항과 동일

⑥ 기해 (氣海, CV. 6)

• 혈 찾기

신궐과 곡골 사이를 10등분하여 신궐 쪽에서 10분의 3에 해당하는 곳에 위치한다.

• 증상

③항과 동일. 상방에 있는 음교혈(陰交穴, CV. 7), 신궐혈, 수분혈(水分穴, CV. 9), 기해혈과 유사한 증상을 보인다.

• 원인

③항과 동일

• 치료법

①항과 동일

⑦ 하완 (下脘, CV. 10)

• 혈 찾기

검상돌기와 흉골체 하부의 경계선에서 배꼽까지 4등분하고, 배꼽 쪽에서 4분의 1에 해당하는 곳에 위치한다.

• 증상

복부의 팽만감, 복통, 메슥거림(오심), 트림[噯氣]등의 소화기질환이 있다.

• 원인

과식, 평소에 임맥의 기운행(氣運行)이 나쁜 사람이 우유, 요구르트, 두유, 빵, 칼국수, 과자, 고구마, 바나나, 찰음식 따위의 위와 장 점막에 부착력(粘性)이 강한 식품을 먹어서 위장의 활동이 나빠졌기 때문이다. 위장 활동이 저조한 사람이 식후에 곧바로 누워 잠들면 하완에 압통이 발생한다(기가 정체·결체됨).

• 치료법

레이저침을 20초 동안 조사한다. 오래됐을 경우에는 무흔구로 뜸을 뜬다. 압통이 심하면 자상부항을 한다.

⑧ 중완 (中脘, CV. 12)

• 혈 찾기

검상돌기의 아래 뾰족한 곳과 배꼽(신궐)의 중간 지점에 위치한다.

• 증상

상복부의 팽만감, 트림이 많고 상복통에 은은한 통증이 있다. 오심, 식욕부진, 속 쓰림 등의 소화 장애로 뱃속이 답답해 소음에 대해 예민해지고 잠들면 복잡한 꿈을 많이 꾼다.

• 원인

식후에 곧바로 누워 잔다든가 ⑦항과 같이 기의 운행이 나쁜 사람이 점성이 높은 음식을 먹었기 때문이다.

• 치료법

대개는 레이저침으로 15~20초 조사하여 해결한다. 압통이 심하면 자상부항을 하고, 오래된 경우는 무흔구로 뜸을 뜬다. 점성이 강한 음식은 일체 피하고, 식후에는 적당히(500m 이상) 산책 또는 걷기 운동을 하는 것이 좋다(전통한의학의 침치료 처방에서는 중완혈을 많이 쓰는데 압통이 없을 때는 침놓는 것을 피해야 한다).

⑨ 상완 (上脘, CV. 13)

• 혈 찾기

검상돌기와 흉골 하부의 경계선과 중완혈 사이를 4등분해 중완혈 쪽에서 4분의 1에 해당하는 곳에 위치한다.

• 증상

위통, 상복부(상완혈부)의 이물 부착감, 속쓰림, 오심, 구역질, 오식(惡食, 음식을
보면 메슥거려 대하기 싫어짐), 식즉복통(食則腹痛, 식사 중에 복통이 발생하는 것)

• 원인

음식물을 평소보다 급히 먹어서 기가 급결체했기 때문이다(또는 급히 먹지 않아도
식사 중 마음이 급하면 체할 수 있다).

• 치료법

⑧항과 동일. 식사를 천천히 한다.

⑩ 거궐 (巨厥, CV. 14)

• 혈 찾기

검상돌기와 흉골상부의 경계선에서 상완혈(CV. 13)의 중간 지점에 위치한다(거궐
의 기결체증과 간종대증(hepitomegaly)을 혼돈하면 안 된다).

• 증상

검상돌기 하부가 답답하다. 심하비(心下痞), 위통 또는 심하통. 심하면 음식을 먹
는 즉시 복통과 하리(下利)가 일어난다. 오심, 구역질, 속쓰림, 수면불리.

• 원인

순간적으로 화를 내는 바람에 기가 급결체했기 때문이다. 특히 식사 중에 불쾌한
생각을 하거나 분노하면 거궐혈 부위에 기가 결체된다. 또는 급히 먹지 않아도 촉
박한 시간에 쫓길 때 식사를 하면 거궐에 기체(氣滯)가 발생한다.

• 치료법

재래침은 10~15분 정도 수직으로 유침한다. 레이저침으로는 20초 조사한다. 압
통이 심할 때는 자상부항을 한다.

⑪ 구미 (鳩尾, CV. 15)

• 혈 찾기

검상돌기의 직하부에 위치한다.

• 증상

심하번민, 애기다발(트림을 많이 한다), 시시때때로 구역질 또는 구토

• 원인

거궐, 상완혈의 기결체가 완고하여 확산됐기 때문이다.

• 치료법

⑩항의 경우와 동일. 체질 및 제1치료소를 진단해 장부의 보사 치료를 겸한다.

⑫ 잔중 (膻中, CV. 17)

• 혈 찾기

양 유두 사이의 중간 지점 약 2cm 상방에 위치한다.

• 증상

가벼울 때는 수면장애 또는 가슴 답답함을 느끼지만, 심할 때는 숨참[喘], 불안, 상충(上衝, 머리로 열기가 올라오는 느낌), 태식(太息, 한숨을 쉬는 것), 우울, 불안, 심동계(心動悸, 가슴이 심히 뛰는 것), 신경질, 발광 등의 증상이 생긴다.

• 원인

지속적인 긴장, 분노, 억울, 좌절, 사려과도, 욕구불만, 크게 놀람 등의 충격으로 기가 결체됨. 특히 크게 놀라서 기가 급결하는 예가 가장 많다.

• 치료법

압통이 경미할 때는 레이저침을 20초씩 놓는다. 오래되고 완고한 경우에는 압통처가 잔중혈을 중심으로 아래로는 중정혈(中庭, CV. 16), 구미혈(CV. 15), 거궐혈(CV. 14)까지 확산될 수 있고, 위로는 옥당혈(玉堂穴, CV. 18), 자궁혈(紫宮穴, CV. 19), 화개혈(華蓋穴, CV. 20), 선기혈(璇璣穴, CV.21)까지 연결되어 결체을 이룬다. 이때는 압통처를 모두 자상부항한다. 1회 자상부항한 후에도 압통이 남아 있으면 2~3일

후 재차 자상부항을 한다.

민간에서 말하는 화병이 발생하는 부위가 잔중혈이다. 잔중혈에 압통이 오는 경우는 대부분 여성이며, 남성에게서는 드물게 나타난다. 기의 결체는 쉽사리 풀리지 않는다. 수진자의 제1치료소를 진단해 함께 치료해야 한다.

⑬ 천돌 (天突, CV. 22)

• 혈 찾기

경와의 중앙 오목한 곳에 위치한다.

• 증상

매핵기, 기침, 천식, 사성(목소리가 쉰 것), 연하곤란, 인통

• 원인

사려과도, 감기 등으로 기가 결체됐기 때문이다.

• 치료법

레이저침으로 20초 동안 조사하고 압통이 완고하면 자상부항을 해야 하며, 겸하여 제1치료소를 진단해 다스려야 한다.

⑭ 염천 (廉泉, CV. 23)

• 혈 찾기

설골의 상연부 정중앙선에 위치한다.

• 증상

언어장애, 연하곤란, 혀의 작동 불리

• 원인

⑬항과 동일

• 치료법

⑬항과 동일

(4) Y′반응대에 기혈이 결체됐을 때 치료법

1) Y′반응대란 무엇인가?

12정경도 아니고 기경도 아니면서 기의 통로로 생각되는 반응점들이 모인 일련의 반응대를 말한다. Y′반응대에는 좌우로 대칭을 이루는 15개의 반응점들이 나타나는데 정경에 속한 경혈과 이웃하기도 하고 중복되기도 하면서 나름대로 독립된 기능을 하는 것으로 판단된다. Y′반응대는 기병(氣病)과 血病, 그리고 경추. 요추디스크탈출, 근육통의 진단 및 치료에 주요한 대상이 된다.

Y′반응대는 저자가 임상을 통해 여러 개의 반응점을 찾아낸 것으로, 그것들이 서로 연관되어 좌우 대칭(對稱) 분포를 이루면서 체내의 이상(異常) 상태를 압통으로 반영하는 기능을 갖는 것을 알게 됐다. 그러나 정경(正經)이나 기경(奇經)이라고 할 수 없으므로 Y′반응대라 한 것이다.

2) Y′반응대를 보조치료해야 하는 적응증

Y′반응대를 보조치료해야 하는 병증은 Y′반응점을 중심으로 기혈이 결체되어 발생하는 증상들에 해당된다. 대부분 Y′반응점이 나타나는 부위에 병증이 발생한다. 수진자가 다음과 같은 주소증을 호소하면 Y′반응대의 보조치료 여부를 확인할 필요가 있다. 왼쪽 또는 오른쪽에 두통이 있거나 안통이 있거나 뒷덜미가 땅기거나 귀 뒤쪽의 머리가 아프거나 무겁다 혹은 뻣뻣하다, 어깨가 무겁거나 아프거나 저리다, 팔이 저리거나 결린다, 팔을 돌리기 어렵다, 허리(좌측 또는 우측)가 아프다, 다리가 저리거나 땅긴다(종아리의 외측 부위), 무릎을 굽히고 펴기 어렵다, 무릎의 안쪽(슬와)이 당긴다, 발목이나 발가락이 땅기거나 저리는 것 같은 증상을 호소하는 수진자에게는 병처에 Y′반응대가 지나가는가, 압통점이 있는가의 여부를 확인한다. 만약, 압통점이 있다면 자상부항을 적절히 실시하여 보조치료를 한 다음 제1치료소를 다스린다.

3) Y′반응대에 나타나는 반응점과 그에 따른 해설 및 도해

① Y′1혈

• 혈 찾기

상치(上齒) 제6번의 잇몸에 위치한다. 기가 결체됐을 때 손가락 끝으로 누르면 저리고 뻐근하다. 자각증상으로도 나타난다.

• 증상

Y′1혈에 기가 결체되면 그 부위가 뻐근하다. 상치 제6번에 충치, 풍치, 치아부식, 치흔염 등의 치과질환이 생기는 경우가 많다. 또한 감기가 들었거나 과로하면 상치 제6번 부위를 중심으로 치통이 발생한다.

• 원인

지속적인 정신노동, 과도한 독서 및 눈의 혹사, 감기, 치아질환, 사려과도, 신경쇠약. 또 다른 원인으로는 Y′3, Y′2혈의 기결체가 심해져서 여파가 전해졌기 때문이다.

• 치료법

기분을 전환하고 휴식을 취하며 레이저침으로 당처를 20초 이상 조사(照射)한다. 대부분 Y′3혈 부위에도 압통점이 나타나므로 함께 치료한다. Y′반응대에 발생하는 모든(15개의 혈 중에) 기의 결체증으로 압통점이 나타나는 곳을 1일 2～3부위만 치료한 후 체질 내의 제1치료소를 진단해 이를 다스리는 치료, 즉 자체치유력을 활성화하면 상승 효과를 나타내므로 보조치료와 제1치료소의 치료를 함께함을 원칙으로 한다.

② Y′2혈

• 혈 찾기

찬죽혈(攢竹穴, BL2)의 下方 5～10mm에서 외측 부위에 위치한다. 기가 결체됐을 때는 혈 부위가 뻐근하고 저리며, 눈망울의 안쪽과 상방에 뻐근하고 저린 느낌이 있다. Y´2혈의 부위를 손가락으로 눌러보아 저리고 아프면 기가 결체된 것으로 간주한다.

• 증상

안구의 상방과 내측이 뻐근하며, Y´2혈의 기결체가 일어난 부위에 통증이 생기기도 한다. 눈이 어지럽고, 주시하기 힘들며, 눈에 피로감이 있다. 심하면 안통이 생긴다.

• 원인

Y´2혈의 기결체가 확산 또는 눈을 많이 사용했거나 힘주어 주시했기 때문이다.

• 치료법

눈을 감고 휴식을 취한다. 레이저침으로 Y´2혈을 20초간 조사한다. Y´3혈에 압통점이 있을 시 함께 치료한다.

③ Y´3혈

• 혈 찾기

함염혈(頷厭穴, GB 4)을 중심으로 사람에 따라 전방, 후방 혹은 상부 아니면 하부에 위치한다. 대각선상으로 10~15mm 또는 원형으로 반경 3~5mm의 크기로 Y´3혈이 나타난다. 심할 때는 반경 25mm크기로 나타나기도 한다. 기의 결체가 있을 경우 손가락으로 누르면 통증을 호소한다(Y´반응대 도해 참조).

• 증상

기가 결체된 쪽에 두통이 생긴다. 좌우의 Y´3혈 모두 기가 결체됐을 경우, 좌측과 우측에 두통이 함께 발생한다. 두통의 정도는 기결체의 완고 여부에 비례한다.

• 원인

사려과도, 지속적인 긴장, 과도한 정신노동, 수면 부족, 근시·난시·원시와 같이 눈에 이상이 있을 때 또는 과도한 독서, 우울의 지속 혹은 눈의 혹사가 원인이 되어 기가 결체됐기 때문이다.

• 치료법

가벼운 경우는 제1치료소만 다스려도 치료된다(압통부위를 볼펜 또는 매직펜으로 그려둔다. Y반응대 1, 2혈을 제외하고는 시술 전에 통처 범위를 그려두어야 한다). 레이저침이나 재래의 호침을 Y′3혈 부위의 압통처에 (수직으로 2~3mm 간격을 두고 통처 전체에) 침놓으면 호전된다. 심한 경우는 전자 삼능침으로 자상을 준 후 진공흡입기로 혈액을 뽑아낸다. 그래도 효과가 없으면 Y′3혈 부위에 있는 모발을 자른 후 무흔구로 압통처에 알맞게 몇 개의 뜸을 뜬다. 그리고 제1치료소를 진단해 침 치료한다(치료를 했는데도 두통이 치유되지 않을 때는 백내장, 녹내장, 뇌의 양성종양 혹은 악성종양을 의심해봐야 한다).

④ Y′4혈

• 혈 찾기

천주혈(天柱穴, BL.9)을 중심으로 사람에 따라 천주혈의 외측 혹은 내측 또는 상부나 하부에 위치한다. 기의 결체가 심하면 반경 20mm까지 확대되며, 손가락 끝으로 누르면 통증을 호소한다. 통증을 호소하는 곳 전체가 Y′4혈이다.

• 증상

기가 결체된 부위 측에 후두통 또는 뒷목이 뻣뻣하고 땅기는 느낌이 온다. 기결체의 정도에 따라 통증은 비례한다.

• 원인

사려과도, 경추의 염좌, 감기, 안면신경마비, 신경쇠약, 불면, 고혈압, 경추간판의 병변. 또는 Y′3혈이나 Y′5혈의 기결체가 심할 때 그 영향이 확산됐기 때문이다.

• 치료법

③항과 동일(머리의 Y′반응혈 중 Y′3혈과 Y′4혈이 가장 주요한 혈이며, 기결체의 빈도가 높다)

⑤ Y′5혈

• 혈 찾기

견정혈(肩井穴, GB. 21) 부위 또는 견정혈을 중심으로 내측 또는 외측 혹은 후측을 포함해 좌우전후로 확산되어 반경 15~25mm를 이룰 수 있다. 선형(線形) 또는 타원형 혹은 삼각형의 모양으로 나타난다. 손가락 끝으로 눌러보면 통증을 호소하는 부위는 모두 Y′5혈이며 근육이 딴딴하게 굳어져 있다.

• 증상

기가 결체된 부위의 통증(肩痛), 어깨의 무거움, 팔의 저림 혹은 팔을 돌리거나 드는 동작이 어렵다. 손에 경련이 일어나기도 하고 간혹 뒷머리가 무겁거나 아픈 증상이 일어나기도 하는데 특히 수면 중에 심해진다.

• 원인

사려과도, 손가락이나 팔의 노동과도, 컴퓨터 과용, 장기간의 운동 부족, 팔의 염좌, 경추나 견관절의 염좌, 우울, 지속적인 긴장

• 치료법

④항의 치료법과 같다. Y′5혈은 팔에 생기는 경련, 운동장애, 통증, 저림 등의 질환 치료에 중요한 역할을 담당한다. 간혹 뒷머리가 무겁거나 아플 때도 응용한다. 1회 자상부항으로 압통이 해결되지 않으면 2~3차 실시한다. 오래된 경우에는 제1치료소를 진단하여 자상부항 후 치료한다.

⑥ Y′6혈

• 혈 찾기

천종혈(天宗穴, SI.11)의 부위 또는 천종혈을 포함해 10~15mm의 상부 또는 하부, 내측이나 외측에 위치한다. 심한 경우는 천종혈을 포함해 반경 15~20mm 정도의 원형 또는 타원형, 삼각형의 모양으로 확산되기도 한다. 그 부위를 손가락으로 누르면 통증을 호소하는 곳 모두가 Y′6혈이다.

• 증상

좌우의 천종혈 중 기의 결체가 발생된 곳의 통증, 결림, 뻐근함, 흉통, 팔의 저림, 팔의 움직임 장애

• 원인

흡연 과도, 폐의 병변, 또는 ⑤항의 원인과 같은 이유로 발생한다.

• 치료법

④항과 동일

⑦ Y′7혈

• 혈 찾기

소록혈(消泺穴, TE.12)의 내측 상방, TE(삼초경)와 SI(소장경) 사이에 Y′7혈이 위치한다. 기가 결체록됐을 경우 손가락으로 누르면 저리고 아프다. 심할 때는 가로 30mm, 세로 40mm의 타원형으로 커진다.

• 증상

기가 결체된 쪽의 팔이 저리고 아프다. 또는 무겁고 차가운 느낌이 함께 들기도 한다. 심하면 팔을 들거나 뒤로 돌릴 수 없다. 수면 중에 손에 경련이 일어나기도 한다. 결체가 확산되며 팔의 내측으로 확산된다.

• 원인

Y′5혈의 기결체가 심해 그 영향이 확산됐기 때문이다.

• 치료법

④, ⑤항과 동일

⑧ Y′8혈

• 혈 찾기

양계혈(LI.5)과 곡지혈(LI.11)을 4등분한 후 곡지혈 쪽에서 4분의 1 지점을 중심으

로 작은 달걀 크기로 타원을 그렸을 때 뾰족한 쪽이 아래로 향한 모양으로 나타난다. 그 전체가 Y′8혈이 위치한다. 기가 결체됐을 때 손가락으로 누르면 저릿한 통증을 호소한다. 심하면 압통부위가 더 확대된다.

• 증상

기가 결체된 쪽의 팔이 저리고 통증이 있다. 심할 경우는 손에 경련이 오고 손가락(특히 제4, 5번 손가락)을 굽혔다 펴는 동작이 어려워지고 마비감이 발생하기도 한다.

• 원인

Y′7혈의 기결체가 심할 경우 그 영향이 확산됐기 때문이다.

• 치료법

⑦항과 동일

⑨ Y′9혈

• 혈 찾기

고황혈(膏肓穴, BL.43)의 상방 15mm, 내측으로 10~15mm 부위에 위치한다. 기가 결체됐을 때 손가락 끝으로 누르면 아픔을 호소하는 부위이다(흉추를 중심으로 좌우 3~5cm에 있다).

• 증상

기가 결체된 쪽에 통증과 무거운 느낌이 있다. 심하면 등이 결리고 가슴이 뻐근하다.

• 원인

⑤항과 동일

• 치료법

⑦항과 동일

⑩ Y′10혈

• 혈 찾기

대개가 지실혈(志室穴, BL.52) 10mm 외측에 길이 20~40mm, 가로 20~35mm의 크기로 나타난다. 기의 결체가 심할 때는 길이가 60~90mm까지 확대되기도 한다. 이때 손가락으로 누르면 압통증을 호소하며 근육이 굳어 있음이 촉지된다. 허리의 폭이 좁은 사람은 촉지되는 근육이 가늘며, 허리의 폭이 넓은 사람은 촉지됨이 굵다. 또 기결체의 정도에 따라 근육의 긴장 여부는 비례한다.

• 증상

기가 결체된 쪽의 요통 또는 넓적다리 뒷부분 또는 종아리의 경련이나 땅김이나 저림, 무릎의 통증, 발목이나 발가락의 굴신 장애, 마비감 등이 생긴다. 병이 오래되면 요통은 없어지고 다리의 불편함만 남는 예가 많다. 수진자에 따라서는 기의 결체반응(압통점이 있는 것)이 발견된 반대쪽 다리에 이상이 나타나기도 한다. 다시 말해서 Y′10혈에 압통점이 있는 측과 다리 부위의 통증이나 마비감, 저림, 당김 같은 증상의 환처는 대칭으로 나타난다. 흔히 좌우 양측의 Y′10혈이 함께 반응이 나타나고, 환처도 좌우 양쪽에 함께 발생한다.

• 원인

허리의 염좌, 다리의 염좌, 다리의 골절 혹은 타박상, 요추간판헤르니아, 척수강 협착증 등의 질환 또는 사려과도, 과로, 우울, 감기 등의 바이러스의 감염. Y′3혈, Y′4혈, Y′5혈, Y′6혈의 기결체가 심해 Y′10혈까지 그 영향이 확산됐기 때문이다.

• 치료법

허리 및 다리, 무릎, 종아리, 발목, 발에 발생하는 이상은 Y′10혈을 다스림으로써 치유되는 경우가 대부분이다(단, Y′10혈에 기결체의 압통점이 있을 경우). Y′10혈에 압통이 심하게 나타났을 때 레이저침이나 재래의 긴 침을 놓으면 효과를 거의 기대하기 어렵다. 이때는 Y′10혈 부위를 자상부항해야 한다. 수진자에 따라서는 압통점이 있는 부위를 자상부항하면 조금 효과를 보기는 하지만, 기결체증이나 어혈증이 해결되지 않는 경우도 있다. 이때는 반드시 제1치료소도 치료해야 한다. 특히 무거운 것을 들거나, 뛰거나 오래 서 있거나, 많이 걷는 등 노동을 삼가야 한다. 이밖에도 ④, ⑤항의 기가 결체되는 원인을 참작하는 것이 옳다.

⑪ Y´11혈

• 혈 찾기

환도혈(環跳) 주변에 Y´11혈이 위치한다. 손가락으로 눌러서 저릿하게 아프면 기가 결체된 것이다. 심한 경우에는 Y´11혈의 부위가 반경 15mm 이상 확대되기도 한다.

• 증상

Y´11혈 부위가 시큰하고 저리거나 근육통이 발생한다. 또 그 여파가 대퇴부로 뻗어나간다. Y´11혈은 좌골신경통의 통처가 되기도 한다.

• 원인

⑩항과 동일

• 치료법

⑩항의 치료만으로 치유되지만, 효과가 없을 때는 자상부항을 실시하고 제1치료를 다스려야 한다.

⑫ Y´12혈

• 혈 찾기

은문혈(BL.37)의 외측과 G.B.M.(담경)의 중간 지점에 위치한다. 기가 결체했을 때 지압하면 산통(痠痛) 또는 압통을 호소한다.

• 증상

대퇴부의 後方外側이 당기고 저리다. 근육통, 좌골신경통일 경우는 통증이 더 심하다.

• 원인

⑪항의 기결체가 심해 그 영향이 확산됐기 때문이다.

• 치료법

⑪항과 동일

⑬ Y′13혈

• 혈 찾기

위중혈(委中穴, BL.40)과 양능천혈(陽陵泉穴, GB.34)을 밑받침으로 하여 삼각점을 거꾸로 이루는 부위이다. 기가 결체됐을 때는 지압하면 산통(痠痛) 또는 동통을 호소한다.

• 증상

(다리를 펴고 구부릴 때) 종아리의 상부가 당기고 아프다. 좌골신경통으로 나타날 경우는 Y′13혈 주위가 시리고 저리며 통증이 심하다.

• 원인

Y′12혈의 기결체가 심해 확산됐기 때문이다. 또는 많이 뛰거나 오래 서 있거나 발 부위를 다쳐서 발생되기도 한다.

• 치료법

자상부항을 실시한다. 좌골신경통일 때는 사혈(자상부항)을 하지 않는다. 가벼운 경우는 Y′10혈만 치료해도 낫는다. 심한 경우에는 반드시 제1치료소를 다스려야 치유된다.

⑭ Y′14혈

• 혈 찾기

비양혈(BL.58)의 하방 약 30mm와 GB.M.(담경) 쪽에서 약 30mm 방광경 쪽으로 이동한 지점에 위치한다. 기결체일 경우 지압하면 저리고 아프다.

- 증상

종아리의 바깥쪽 아랫부분이 땅긴다. 아킬레스건 부위에 굴신 장애가 오기도 한다. Y′14혈은 요추 디스크가 심해졌거나, 좌골신경의 동통점이 되는데, 신경통으로 발전하면 동통이 심해진다.

- 원인

Y′13혈의 기결체가 심해 그 영향이 확산됐기 때문이다.

- 치료법

⑬항과 동일

⑮ Y′15혈

- 혈 찾기

구허혈(丘墟穴, GB40)의 약 10mm 뒤쪽 아킬레스건 방향으로 하방에 위치한다. 기가 결체됐을 때는 Y′15혈을 지압하면 통증을 호소한다.

- 증상

Y′15혈 부위가 땅기고 아프다. 심한 경우는 4, 5번째 발가락에 마비감, 저린감[痿痛]이 생긴다.

- 원인

Y′14혈의 기결체가 심해 그 영향이 확산됐기 때문이다.

- 치료법

Y′14혈을 치료하면 저절로 치유되지만, 효과가 없을 때는 Y′15혈에 자상부항한 후에 제1치료소를 다스린다. Y′반응대의 압통점은 상하로 2, 3, 4, 5 또는 Y′10, 11, 12, 13, 14, 15혈씩 연결되어 압통이 발생되는 예가 대부분이다. 하루에 1회 자상부항한다. 자상부항만 하고 제1치료소를 다스리지 않으면 재발하는 경우가 많다.

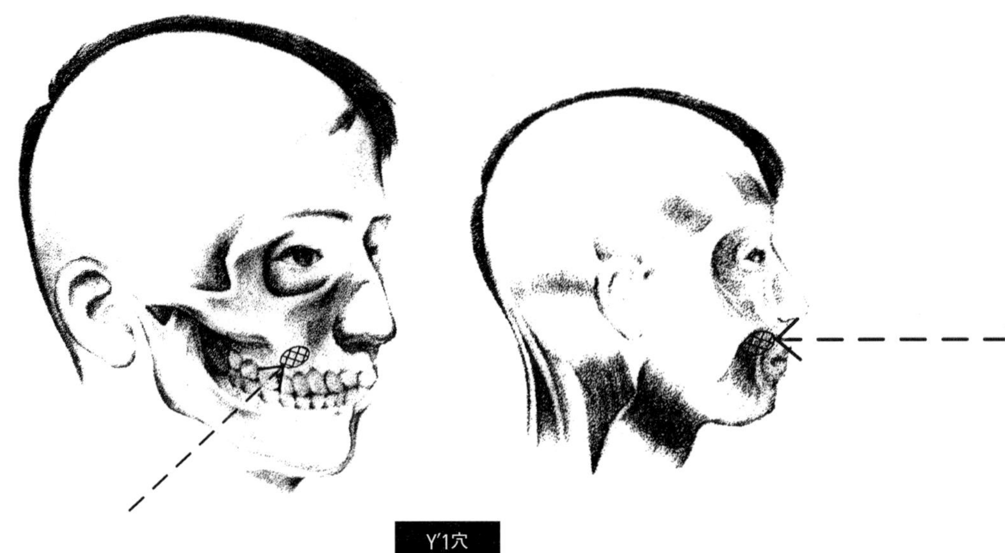

Y′1穴

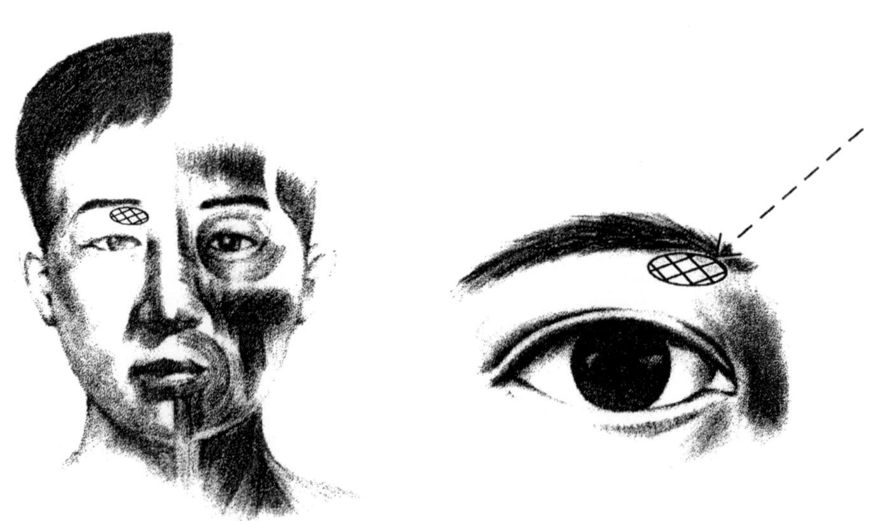

Y′2穴

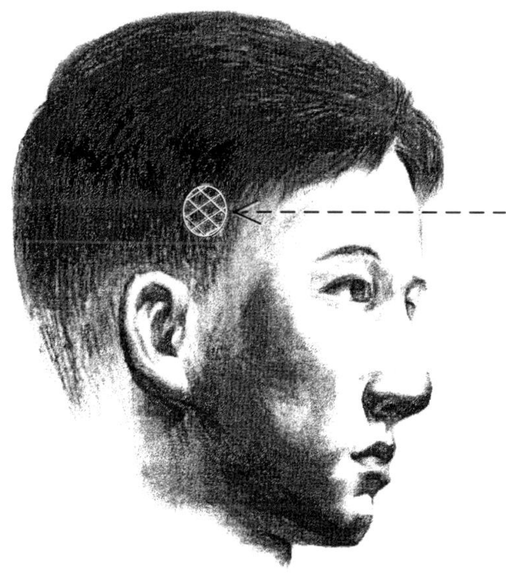

Y'3穴

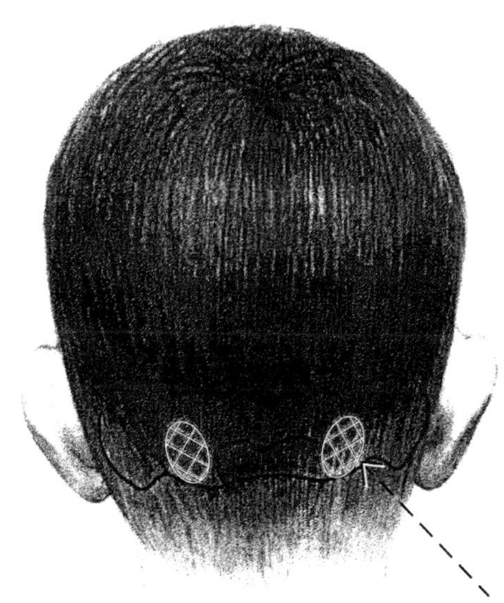

Y'4穴

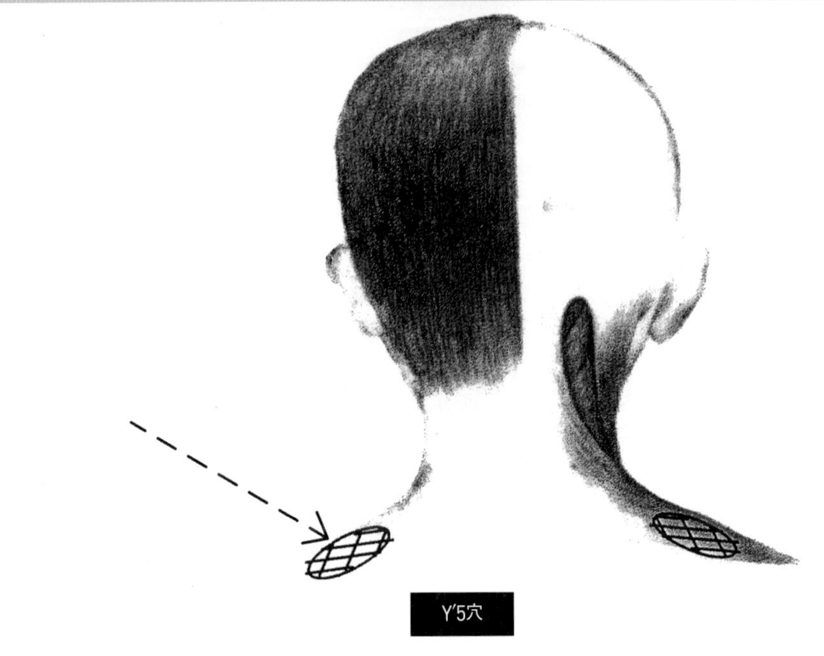

Y'5穴

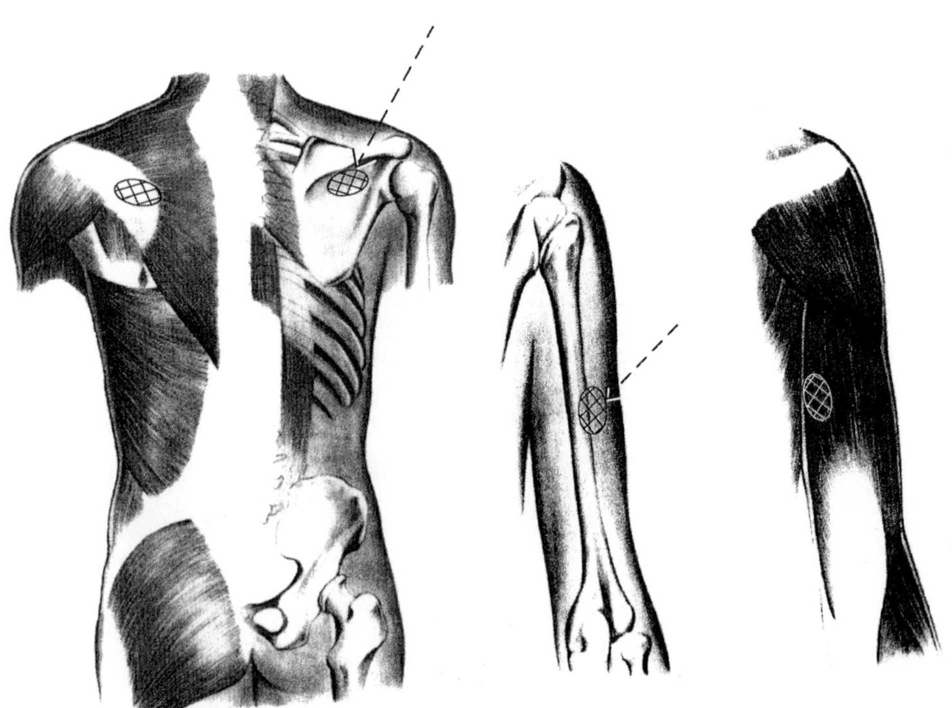

Y'6穴

Y'7穴

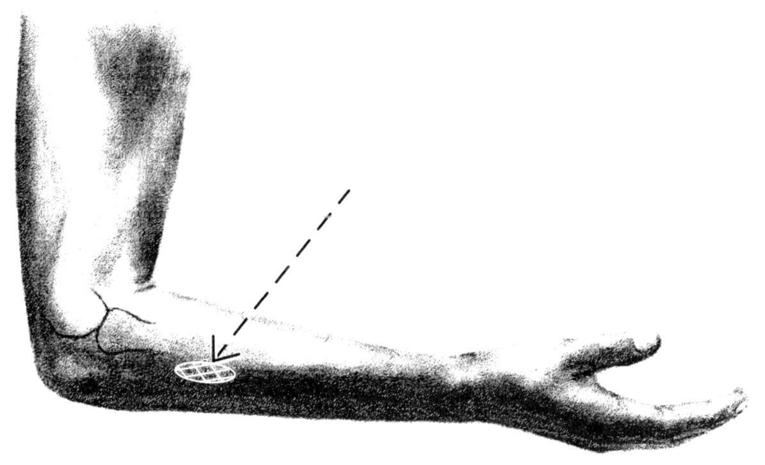

Y'8穴

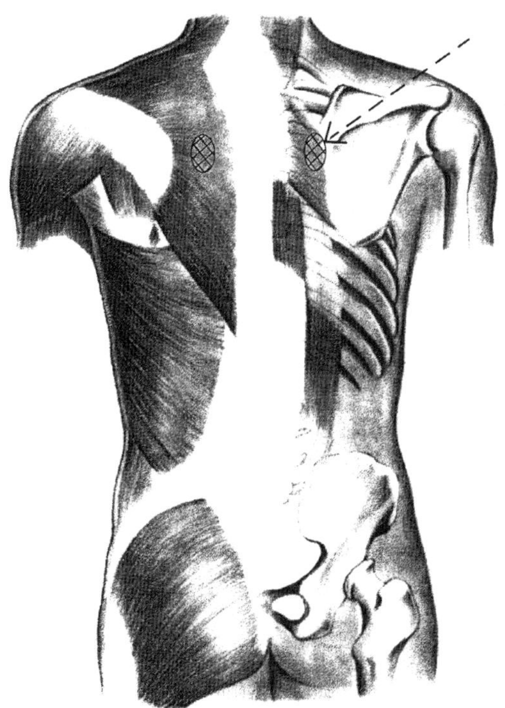

Y'9穴

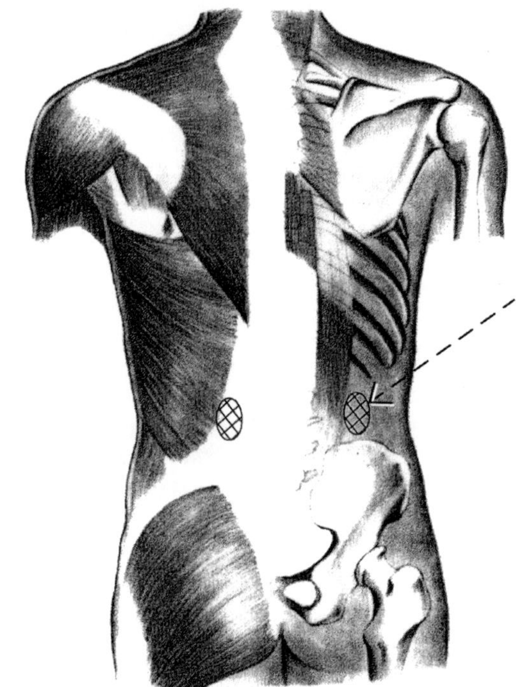

Y'10穴

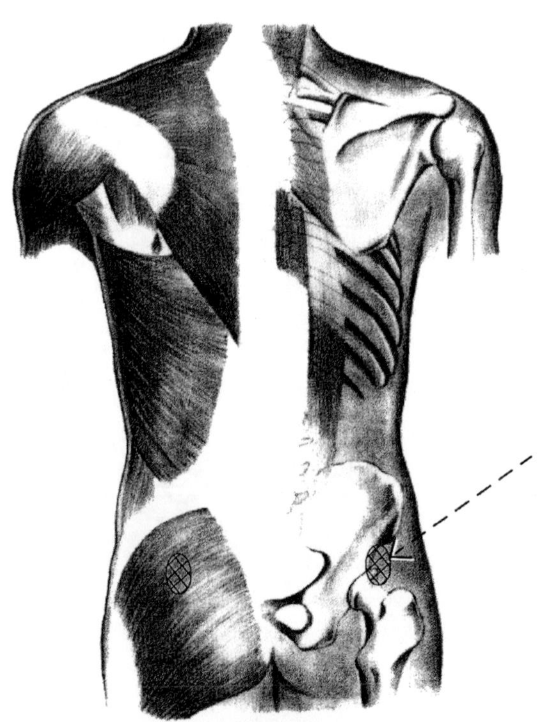

Y'11穴

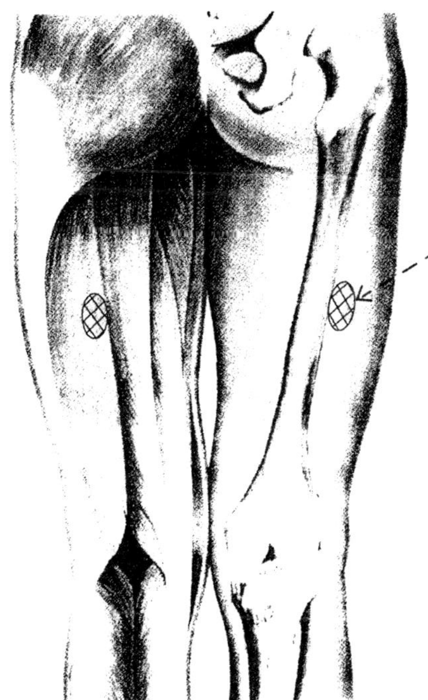

Y'12穴

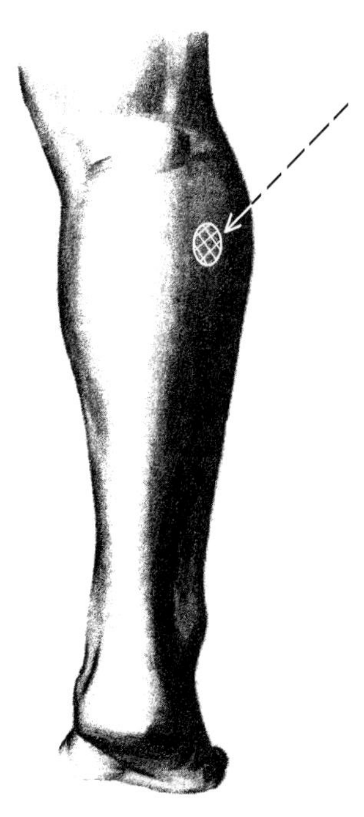

Y'13穴

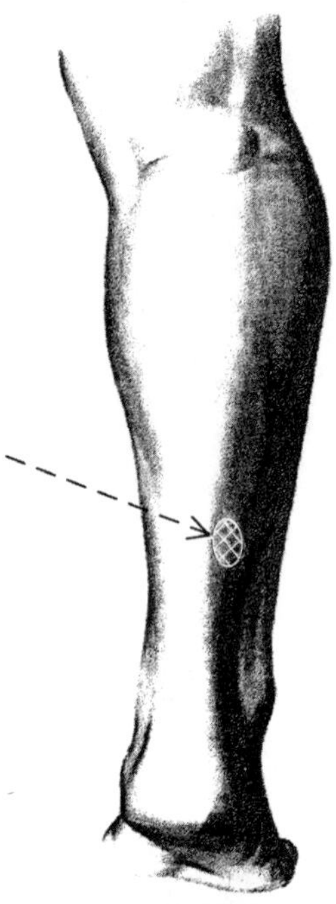

Y'14穴

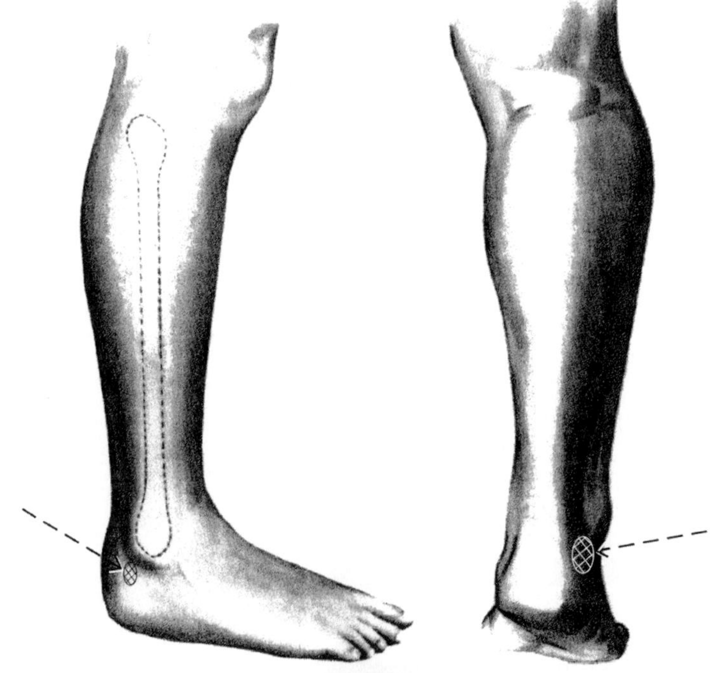

Y'15穴

14. 장부보사용 한약처방론

臟腑補瀉用 韓藥處方論

약물을 사용해 장부의 허실을 다스리는 근본치료 처방과 대증치료를 하는 처방을 제시하고 해설하기에 앞서 침치료법과 약물 치료법을 간략히 비교하고 차이점을 알아둘 필요가 있다.

침치료란 체표(體表)에 분포된 경혈이나 특정 부위를 침으로 상처를 주거나 흡입(건식부항) 또는 자상을 주고 출혈시키는 것(자상부항), 뜸뜨기 같은 치료 방법이다. 반면, 약물치료는 약물이 구강, 식도, 위, 소장, 대장을 통과하는 동안 점막을 자극하고 흡수 또는 배설하면서 장부의 허실을 조절해 근본을 다스리고, 어느 조직에 발생된 병을 대증치료도 한다.

침과 약은 표(表)와 리(裏)라는 각기 상반된 부위를 자극하여 다스리므로 양자 간에는 나름대로 한계와 장단점이 있다. 예를 들어 침을 놓아서 건강한 사람에게 설사를 하게 한다거나 많은 땀을 흘리게 하기는 힘들다. 또한 침으로는 기혈이 매우 쇠약해진 사람에게 준보(峻補)할 수 있는 효능이 약물보다 못하다.

하지만 침은 경혈의 분포가 연구되어 있고 침 처방을 만드는 공식도 예부터 마련되어 있기 때문에 12장부의 허실을 다스리는 처방이 일목요연하다. 이에 비해 약물 처방은 입방의 공식을 확립하지 못했다. 오랜 세월 동양의학자들은 많은 약물 처방을 입방했지만, 체질의학의 입장에서 볼 때 선인들이 연구한 처방은 여러 부문에서 오류를 범하고 있다.

다행히도 잘못된 여러 처방에 수정과 보충을 더해 새로이 처방을 만들었고, 한편으로는 독창적인 발상으로 지금까지 볼 수 없었던 처방을 만들어 혁혁한 업적을 남긴 한의학자가 있다. 그가 이제마 선생이다. 이제마는 늦게 의학공부를 시작한데다 64세라는 짧은 생애와 어려웠던 당시의 여건 등으로 12장부를 보사하는 모든 처방을 입방하지는 못했다.

약과 침을 대체적으로 비교하면, 동양의학에서는 약물을 처방하고 복용할 때 더러는 법제를 하지만 그것도 자연 상태를 벗어나지 않는 범위에서 한다. 그러므로 약물에 따라서는 약성이 복합된 경우도 있으므로 몇 가지 효능을 겸하기도 한다. 반면, 침은 상처 하나에 대한 기의 반응이 한 경락으로만 전달된다. 이런 까닭에 한약은 효능의 정확도가 침보다 못하다는 단점이 있다.

(1) 목실인 약물 처방과 해설

1) 태음조위탕(太陰調胃湯)

　• 처방

건율(乾栗), 의이인(薏苡仁) 各 12g, 나복자(羅卜子) 8g, 마황(麻黃), 길경(桔梗), 석창포(石昌浦), 맥문동(麥門冬), 오미자(五味子) 各 4g

　• 적응증

폐허가 제1치료소로 진단된 사람의 모든 질환을 다스린다.

　• 해설

태음조위탕은 이제마의 처방 중 가장 독창적인 처방이라 하겠다. 옛 한의학자들도 처방에 별로 사용한 바 없는 건율과 장중경이 몇몇 처방에 사용한 의이인을 주약재로 하고, 나복자를 다음으로 그리고 나머지 석창포를 위시한 4종의 약물을 조력하는 약제로 입방했다.

　이제마가 처방명을 태음조위탕이라 한 것은, 이 약이 태음인의 위완을 조리(調理)하는 약임을 밝힌 것이다. 저자가 여러 해 임상해본 바에 따르면 오상체질의학의 진단 방법으로 제1치료소가 폐허증인 사람에게 주효한 약으로 확인됐다. 이를 테면 침으로 폐를 보하여 주효한 사람에게 침을 중단하고 태조탕을 투여하면 (마황은 상황에 따라 첨가하기도 하고 제거하여) 일치하는 효능을 나타낸다. 특히 병명이나 증상과 상관없이 주효하다. 그리고 외과질환으로 알려진 충수염, 축농증, 복막염, 경추, 요추디스크탈출증은 한의학에서 볼 때 내과질환에 속하므로 이들에게도 잘 적용된다.

언뜻 보기에는 태조탕이 과연 무슨 치병을 할 수 있을까 하는 선입견을 갖게 한다. 저자는 이 생소하고 믿어지지 않는 약물을 투약해 경이로운 치험예를 많이 얻었고, 한편으로는 이 약물을 복용한 후 불면, 허탈, 탈진 등의 부작용이 생겨 난처하고도 무참한 경험도 여러 차례 겪었다.

태조탕(태음조위탕)이 부작용을 일으키는 원인은 다음과 같다. 태조탕의 구성 약물 중 마황이 부작용을 일으키는 주범으로 확인됐다. 태조탕의 적응증이 있는 사람 중에는 마황을 본방대로 첨가해야 적합한 사람이 있는가 하면, 마황을 제거해야 하는 사람이 있다.

흥미로운 것은 50여 년 전부터 저자는 태조탕을 애용해왔는데, 그때만 해도 40~50여 명 중 한두 명 정도가 마황에 대한 부작용을 나타냈다(태음인으로 태조탕의 정확한 證에 해당하는 것만을 대상으로 함). 그런데 세월이 흐름에 따라 마황이 부작용을 일으키는 빈도가 점점 잦아져서 최근에는 마황이 적용되는 경우는 40~50명 중 두세 명에 불과하다.

이와 같은 이유를 고찰해본 바 이제마의 처방에 결함이 있는 것이 아니라, 태조탕을 입방하던 120~140여 년 전에 비해 지난 50~60년 전부터는 주거환경이 판이하게 변했고, 발한과 해열을 겸하는 양약이 빈번하게 사용되면서 마황이 담당했던 치병 부분이 사람마다 대부분 사라져버린 것으로 추정된다. 이런 까닭에 마황을 사용하면 과도하게 작용해서 불면증이나 허탈을 일으킨다고 생각된다.

태음조위탕에서 마황이 첨가된 본방을 사용하는 경우는 제1치료소가 폐허증으로 진단된 사람 중 밤에 잠자리에 들면 5분도 되지 않아 곧 잠이 들고 숙면하는 사람, 평소에 잠을 많이 자도 늘 졸리고 틈만 나면 잠자는 사람, 커피를 여러 잔 마셔도 잠자는 데 전혀 문제가 없는 이들이다. 반면에 평소에 잠드는 데 시간이 소요되고, 숙면도 하지 못하며, 커피를 오후에 마시면 밤잠을 설치는 사람은 마황을 제거해야 한다.

그러나 전자에 속하는 사람 중에도 태조탕 본방을 10여 일분 가져가서 며칠간 잘 복용하고 병 증상이 호전되다가 어느 날 갑자기 불면증이 생겨 밤잠을 설치고 허탈이 오는 경우가 있다. 이는 마황 때문이다. 이러한 문제를 해결하기 위해 마황을 뺀 태조탕을 다려주고, 마황이 필요한 사람에게는 마황 한 가지만을 녹두대로 환을 짓는다. 그리고 본방대로 4g을 사용해야 하는 사람에게는 1일 3포 각 2.7g

씩(생으로 사용하므로) 별도로 주고 태조탕을 복약할 때 1포씩 함께 복용하게 한다. 또 마황을 조금 줄여야 하는 사람에게는 상황에 따라 10~20알로 줄여서 투약한다. 그러다가 불면증이 생기면 환약만 중단하면 된다. 그리고 마황이 필요 없는 사람온 아예 마황환을 주지 않는다.

그런데 마황을 세서해야 하는 사람들 중에도 독감에 감염되어 두통, 발열, 신체통, 인통, 무한(無汗), 맥부긴(脈浮緊) 혹은 항강증(項强症) 등의 표실증(表實症)이 생겼을 때(목실인이 아닌 체질 중 마황에 거부 반응을 일으키는 부류도 포함), 장중경(長仲景)의 마황탕(麻黃湯)이나 갈근탕(葛根湯) 또는 태음인 처방인 마황발표탕을 1~2첩 사용해도 불면증이나 허탈이 일어나지 않는다. 단, 표실증이 사라지면 곧 중단해야 한다. 다시 말해 표실해지면 체내에서 요구하는 한도까지는 마황을 사용해야 하는 경우가 있다는 이야기다. 변비에는 대황丸을 10~30丸을 복용하고 불면증에는 (去마황하고) 산조인丸을 20~30丸 함께 복용한다. 또는 태조탕을 다릴때 (산조인 4g, 용안육 4g)을 加한다.

2) 마황발표탕 (麻黃發表湯)

• 처방

길경(桔梗) 12g, 마황(麻黃) 6g, 맥문동(麥門冬), 황금(黃芩), 행인(杏仁) 各 4g

• 적응증

제1치료소가 폐허로 진단됐고, 태음조위탕을 사용해도 약력이 부족한 표실증을 다스린다. 인플루엔자, 지체통, 두통, 오한, 무한, 근육통, 신경통, 鼻알레르기 등 실증의 표증에 적응된다.

• 해설

이 처방은 이제마가 장중경의 마황탕에 필적하는 태음인의 표한병(表寒病) 중 표실증을 다스리기 위해 입방한 것이다. 치험해본 바, 목실인 폐허증이 제1치료소인 사람에게 치유율이 높다. 그러나 같은 체질이라도 제1치료소가 폐허가 아닌 사람은 허탈이 오거나 병이 악화되거나 부작용이 발생한다. 더욱이 5체질 중 체질이 다른 사람이 같은 병명으로 진단받았거나 똑같은 증상을 보인다 해도 이 약은 1%의 효과도 거둘 수 없다. 또한 병이 더 악화되고 부작용도 속출해 고통을 호소하는 사태가 벌어진다.

저자와 가까운 정신과 의사는 평소에 건장하여 통상허실별로 대실증이며 잠도 잘 자고 대변은 1일 1회이다. 그러나 늦가을부터 이른 봄까지는 오한, 두통, 인통, 견배통(肩背通), 비색(鼻塞), 골절통이 생겨 해마다 여러 가지 양약을 매일 복용하는데 그다지 효과를 보지 못했다. 그에게 오상체질의학을 적용했던 바, 두통 비색과 같은 빠른반응증상이 있어 쉽게 목실인 폐허증이 제1치료소로 확인됐다. 태조탕을 3일분 주었더니 조금 호전됐으나 비색증은 거의 그대로였다. 태조탕 본방보다 더 표실한 경우에 해당하는 마황발표탕을 2일분을 주었는데, 마황발표탕 1첩을 복용하더니 막혔던 코가 뚫리고 머리가 가벼워지며 등과 어깨가 편안해졌고, 2일분을 복용하고는 거의 다 나았다고 했다(사정상 침치료는 못하고 약물 치료만). 그리고 마황발표탕을 매일 1~2첩씩 20첩을 복용했다. 그 후 3년이 지났는데도 해마다 치르던 鼻알레르기가 사라졌다.

그러다가 우측 슬관절을 다쳐서 서울의 모 병원에서 여러 차례 수술을 하게 됐다. 수진자 말이 오랫동안 누워 지냈고 여러 차례 수술을 한 탓인지 어지럽고 다리가 후들거려서 걸을 수가 없다고 했다. 저자는 녹용대보탕을 5일분 보내주었다. 수진자는 평소에 소화력이 좋았는데 녹용대보탕을 2일간 복용하고 소화 장애가 발생해 약을 중단했다. 어지럽고 다리가 후들거리는 증상도 여전했다. 저자는 다시 마황발표탕을 2일분 보내주었는데, 소화가 잘되고 어지러움과 다리의 후들거림, 수술 부위의 통증이 조금 좋아졌다. 마황발표탕을 10일분 더 복용하고는 목발을 짚고 병원 주위를 조금씩 산책한다고 했다. 그 후부터 수진자는 가끔씩 마황발표탕을 복용한다.

3) 마황정통탕 (麻黃定痛湯)

- 처방

의이인(薏苡仁) 12g, 마황(麻黃), 나복자(蘿卜子) 各 8g, 행인(杏仁), 길경(桔梗), 석창포(石昌浦), 맥문동(麥門冬), 오미자(五味子), 사군자(使君子), 용안육(龍眼肉), 백자인(栢子仁) 各 4g, 건율(乾栗) 七個

- 적응증

제1치료소가 폐허증으로 진단됐는데 태음조위탕을 1~2첩 복용해도 호전되지 않는 복통 또는 신체 부위의 모든 동통을 다스린다.

- 해설

이제마가 입방한 처방으로 태조탕보다 실증의 동통을 다스린다. 대개 동통이 심한 경우에는 임맥, 독맥, Y′반응대 그리고 통처의 압통이 있을 때 그 부위에 자상부항을 하면서 B.LU방을 침놓고 태조탕을 사용하면 호전되는데, 평소에 목실인이며 폐허가 제1치료소인 사람이 침치료를 받을 만한 상황이 못 되고, 태조탕을 1~2첩 복용해도 통증이 멎지 않는 경우에 투여하는 약이다.

예컨대 양약이 효력을 내지 못하는 극심한 위경련, 담석통, 생리통, 장염, 췌장염, 방광결석통, 신결석통(腎結石痛), 회충복통(蛔蟲腹痛), 히스테리구에 의한 심복통, 류머티즘, 좌골신경통, 3차신경통에 쓰인다. 마황의 양은 줄이지 말고 처음 복용할 때 2분의 1씩 분복해보고 주효하면 1포씩 복용한다. 이 약을 1~2일 복용하고 불면증이 생기거나 통증이 멎지 않거나 허탈이 생기면 적응증이 아닌 것으로 봐야 한다. 외과적인 진단이 필요하다.

4) 마황정천탕 (麻黃定喘湯)

- 처방

마황(麻黃) 12g, 행인(杏仁) 6g, 황금(黃芩), 나복자(蘿卜子), 길경(桔梗), 관동화(款冬化) 各 4g, 백과(白果:은행:21個:切開할 것)

• 적응증

제1치료소가 폐허로 진단된 자에게 태조탕 본방을 썼을 때, 효과가 미미한 천식
에 사용한다.

• 해설

이제마가 입방한 처방이다. 저자는 폐허가 제1치료소인 기관지 천식에 Y′반응대,
임맥, 독맥의 압통점이 나타날 경우 보조치료를 선행한 후 B.LU방(어제(魚際), 태
연(太淵))을 침놓고 태조탕을 복용하게 해 매번 효과를 거두었기 때문에 마황정천
탕은 사용해볼 기회가 2회밖에 없었다.

체질과 제1치료소를 진단한 바 있고, 침치료를 받기 어려우며, 통상허실상 체력
이 실증으로 진단된 사람이 태조탕을 복용했는데 약력이 부족한 경우에 사용하
면 된다(마황의 비율은 낮추지 말고). 본방을 2분의 1로 나누어 복용하는 것이 바람
직하다. 본방을 3분의 1로 줄여도 태조탕 본방을 복용하는 것보다 두드러진 효과
를 볼 수 있다. 양을 줄여 복용함으로써 과도하게 처방한 마황의 피해를 피할 수
있다.

5) 열다한소탕 (熱多寒小湯)

• 처방

갈근(葛根) 16g, 황금(黃芩), 고본(藁本) 各 8g, 나복자(蘿卜子), 길경(桔梗), 승마(升麻),
백지(白芷) 各 4g

• 적응증

제1치료소가 간실로 진단된 사람의 모든 질환을 다스린다.

• 해설

"동양의학대사전"에 보면 간을 사하는 처방이 몇 가지 있다. 〈옥결방〉에 나오는
사간산(瀉肝散), 〈증치준승방〉에 나오는 사간탕(瀉肝湯), 〈의종금감〉에 나오는 사
간음(瀉肝飮), 현재까지 많이 쓰이는 이동원의 용담사간탕(龍膽瀉肝湯) 그리고 이제

마가 갈근해기탕(葛根解肌湯)을 변방해 만든 열다한소탕이 있다. 열다한소탕의 적 응증에 있는 사람은 대개 변비증이 있다. 그래서 이제마는 대황을 가해 청폐사간 탕(淸肺瀉肝湯)이라 했다. 열다한소탕은 곧 청폐사간탕이다.

오상체질의학의 진단 방법(기기의 진단 포함)으로 제1치료소가 간실로 진단된 사 람들에게 S.LR방 침치료를 중단한 후 사간(瀉肝)하는 처방들을 차례대로 1∼2일 간 복용하게 해보면, 5종의 사간탕 가운데 열다한소탕이 가장 효과가 좋다. 다만 열다한소탕의 작은 결함을 지적한다면, 오진하여 레이저침으로 S.LR방을 침놓았 을 때는 효과만 없을 뿐 큰 부작용은 거의 일어나지 않는다. 그러나 열다한소탕을 잘못 복용하면 탈력, 허탈 등의 부작용이 생긴다.

열다한소탕을 쓸 때 부수적인 증상이 있으면 신속한 치유를 위해 추가해야 하는 약물이 있다. 변비에는 대황환 10∼40알, 해수(咳嗽)에는 행인환 20∼30알, 인플 루엔자 같은 독감과 함께 두통, 신체통, 무한, 오한이 있을 때는 마황환 2.7∼3.7g 을, 편도선염을 포함한 인통이 심하면 구인환(蚯蚓丸) 10알을 곁들여 복용한다.

불면증에는 산조인 蜜炒碎하여 8g을 加하여 다리거나, 산조인丸 30丸을 열다湯 복용 시 함께 복용한다. 제1치료소가 肝實이면서 피로하고 무력하면 열다한소湯 에 加 鹿茸 5g한다.

목실인의 불면증, 外感表症, 변비, 기침, 咽痛은 제1치료소를 다스리면 함께 치료된다. 그러나 완고하여 치료되지 않을 시에는 다음과 같은 약을 함께 복 용한다.

- 산조인환(酸棗仁丸) : 산조인을 볶아서 분말하여 꿀로 丸을 짓는다(불면증에 사용).

- 행인환(杏仁丸) : 행인(杏仁)과 상백피(桑白皮)를 1 : 1의 비율로 녹두대로 하 여 꿀로 환을 짓는다(기침에 사용).

- 녹용(鹿茸) : 오래되고 허약한자는 제1치료소의 한약에 녹용 5g을 加한다.

- 대황환(大黃丸): 대황을 녹두대로 하여 꿀을 넣어 환을 짓는다.
- 번사환(番瀉葉丸): 번사엽을 분말하여 녹두대로 꿀로 丸을 짓는다.
- 구인환(蚯蚓丸): 蚯蚓을 전자레인지에 살짝 구운 다음 녹두대로 하여 꿀로 환을 짓는다(목실인 咽痛, 편도선염).
- 마황환(麻黃丸): 마황을 녹두대로 하고, 꿀을 넣어 환을 짓는다.

---

6) 보대장탕 (補大腸湯)

- 처방

鹿茸 2~4g, 현지초(玄之草) 16g, 천문동(天門冬) 10g, 용안육(龍眼肉) 6g, 산조인(酸棗仁:炒磨), 상백피(桑白皮) 各 4g,

大蒜(灸) 6쪽을 매운맛이 사라지도록 구워 건조분말한 후 밀환(蜜丸)하여 20~30丸(녹두대) 탕약복용 시 함께 복용.

- 적응증

제1치료소가 大腸虛로 진단되었을 때에 발생된 모든 질환을 다스린다.

- 해설

위의 처방은 저자가 동의수세보원의 調胃升淸湯을 변방하여 만든 것이다. 보대장탕에서 鹿茸을 뺀다면 보중익기탕에서 人蔘을 뺀 것과 같은 부족한 효과를 낼 것이다. 그러나 서민들의 경제적인 치료에 부담이 될 경우 부득이 빼고 쓴다. 대신 B.L1方 침을 자주 맞도록 해야 될 것이다. 대장이 虛한 사람이 발열, 지체통, 두통과 같은 表病이 올 때는 마황 2g을 加한다. 발열, 無汗, 두통, 신체통이 심할 때는 제1치료소가 대장허로 진단되었어도 한두 번은 마황丸 25丸을 보대장탕과 함께 복용하고, 증상이 완화되면 중단한다. 咽痛 또는 咳嗽에는 蚯蚓丸 5~10T를 함께 복용하고, 自汗, 多汗이 심하면 浮小麥 12g을 加하며, 久咳不愈하면 加 鹿茸 5g한다. 대장허가 제1치료소인 사람은 대변을 1일 2, 3회 보는 예가 대부분이다. 그리고 배변의 시간이 길며 변이 가늘고 묽으면서도 난변(難便)의 경향이 있고 대변

색깔은 대개가 짙은 갈색을 나타낸다. 또는 드물게 변비가 심한 사람도 있다. 변비가 올 경우 7~10여일에 1회 보는 완고한 변비가 된다. 이들에게는 去 大蒜하고 번사丸(녹두大)을 20~30丸씩 1일 3회, 보대장탕과 함께 또는 별도로 복용하고 차차 나아감에 따라 번사엽의 량을 줄인다.

※ 大蒜(대산) – 껍질을 깐 마늘 12쪽을 잘 씻어서 뿌리부분을 3mm가량 자른 후 2, 3쪽으로 쪼개어 전자레인지에 2분 정도 구운 다음 건조시켜서 분말하여 보대장탕과 함께 복용한다. 구운 마늘을 하루에 10여 개 이상 복용하면 放氣가 수없이 나온다. 이는 대장 내의 숙변이 발효하여서 gas가 많이 배출되는 것으로 생각되는데 숙변이 많이 제거되면 gas의 배출도 줄어든다. 그리고 바나나 같이 굵고 노랗고 단단하고 매끈한 대변이 나오게 된다. 배변시간도 단축된다. 생마늘을 먹거나, 또는 생마늘을 탕약에 넣어 함께 다리면 정장수렴(整腸收斂)하는 효과가 없으므로 구운 상태로 복용해야 효과가 난다. 작은 규모로 구운 마늘을 말릴 때는 비닐전기장판을 5, 6번 정도로 뜨겁게 하고, 깨끗한 비닐을 깔고 그 위에다 마늘을 얇게 깔고 말린다. 그리고 선풍기 바람으로 건조를 도와준다. 10여 일 이상 말려야 분말이 가능하다. 구운 마늘은 최소한 10쪽을 1일 량으로 복용해야 효과가 난다. 슈퍼마켓의 깐 마늘은 방부처리를 한 것이므로 잘 씻고 뿌리부분을 잘라내지 않으면 방부제를 복용하게 되어 역효과를 낸다. 대량생산할 때는 한약을 보급하는 건재상에게 의뢰한다. 건조시 건조기나 냉동건조도 무방하다. 그리고 소화장애를 방지하기 위하여 반드시 꿀로 丸을 지어야 한다.

7) 사담탕(瀉膽湯)

• 처방

鹿茸 2~4g, 산약(山藥), 연자육(蓮子肉) 各 12g, 산조인(酸棗仁:炒磨), 백자인(柏子仁), 속단(續斷), 자초(紫草), 黑砂糖(당뇨병자는 去한다) 各 4g, 枳椇子(헛개나무) 2g, 甘菊 1.5g, 遠志(蜜丸) 15丸씩 동시복용.

• 적응증

제1치료소가 膽實로 진단된 사람(수진자)에게 발생되는 모든 질환을 다스린다.

• 해설

사담탕은 동의수세보원에 나오는 淸心連子湯을 저자가 다시 加減하여 변방한 것
이다. 5상체질의 진단방법으로 제1치료소가 膽實일 때, 이면서 부수증상에 따라
그에 도움을 주는 약물을 加한다. 외감으로 두통, 지체통, 발열, 비색, 등의 表症
이 있을 시에는 甘菊 4g, 無汗하고 두통, 발열, 지체통이 심할때는 加麻黃丸을 20
丸을 함께 복용하고, 증상이 완화되면, 마황丸을 중단한다. 自汗, 多汗症이 심하면
浮小麥 8g을 加하고, 변비에는 번사丸 10~30丸을 겸복한다. 傷寒, 咽痛이 있을
시에는 蚯蚓丸 5~10환을 함께 복용한다. 불면증에는 산조인丸 20丸 추가하여 사
담탕과 함께 복용한다. 膽實이 제1치료소인 부류 중에는 기력이 없고 수족이 冷
한 사람이 많다. S,GB方의 침과 사담탕을 사용하면 手足이 溫해진다. 그러나 수족
냉증이 오래되고 체력이 심히 허약한 사람은 그것으로 해결되지 못한다. 허증이
고 기침이 심하면 사담탕에 녹용을 5g 加하여 1~2제 복용시키면서 S,GB方의 침
을 겸하면 호전된다. 체질의학을 모르는 의료인은 手足이 冷한 경우 附子가 든 약,
오수유, 건강 등 온보제의 처방을 투여한다. 그러면 手足은 여전히 冷하거나 부
작용이 발생되어 악화된다. 그러나 간실이 제1치료소일 경우에는 사담탕을 복용
하면 속이 메슥거리는 증상이 발생한다.

8) 공진흑원단 (拱辰黑元丹)

• 처방

녹용(鹿茸) 16~24g, 산약(山藥), 천문동(天門冬), 제조(蠐螬) 各 4~8g, 사향(麝香)
20g(탄자대 크기로 매실즙 또는 꿀을 넣어 환을 짓고 금박을 입혀야 한다.)

• 적응증

목실인의 허실중간 또는 허증의 기병자(氣病者), 맥결대(脈結代), 심계(心悸), 심번

(心煩), 심장쇠약, 발기부전, 조루, 공황장애, 불안장애, 우울증, 피로, 무력증을 다스린다.

• 해설

이제마는 위역림(危亦林)이 입방한 공진단(供辰丹)과 흑원단(黑元丹)을 태음인에게 적절한 약으로 보고, 두 처방을 합해 필요 없는 약물인 당귀, 산수유를 빼고 새롭게 변방했다. 그리고 공진흑원단이라 했다.

공진흑원단의 주약제인 사향은 강심(强心), 통경(通經), 진정, 진경(鎮痙), 해독, 축어혈(逐瘀血, 어혈을 제거함), 개규(汗腺과 모공을 열어 줌)하는 작용이 있어 적응증에 속한 증상들을 다스리며, 침의 효능을 능가한다. 이러한 작용은 목실인의 허증 또는 허실중간의 사람에게 적용된다. 다른 체질인 사람이 공진흑원단을 복용하면 피부가 고와지고 피로가 풀린다고 하는데, 그것은 녹용을 생으로 복용하는 데서 얻어지는 효능일 뿐이다.

9) 녹용대보탕 (鹿茸大補湯)

• 처방

녹용(鹿茸) 8~16g, 맥문동(麥門冬), 의이인(薏苡仁) 各 6g, 천문동(天門冬), 행인(杏仁), 산약(山藥), 오미자(五味子), 마황(麻黃) 各 4g

• 적응증

제1치료소가 폐허이고 제2치료소가 담실로 진단된(기기진단) 사람이 피로, 해수, 현훈, 무력하고 감기가 잘 드는 등 허약할 때 적용하는 보약이다.

• 해설

이 처방에서는 마황을 빼고 사용하는 것이 옳다. 이제마가 폐허이면서 태음조위탕을 복용하기에는 조금 허한 자에게 보할 목적으로 입방한 것으로 생각된다. 태음조위탕에서 마황을 빼고 녹용을 加한 처방과 대동소이하다고 추정된다.

10) 녹용대조탕 (鹿茸大造湯)

* 처방

녹용(鹿茸), 천문동(天門冬), 맥문동(麥門冬) 各 8g, 승마(升麻), 갈근(葛根), 행인(杏仁), 산조인(酸棗人), 황금(黃芩), 오미자(五味子) 各 4g

* 적응증

기기진단에서 제1치료소가 간실이면서 과로하고 허할 때 발생하는 모든 질환을 다스리고 보하는 약이다. 제1치료소는 간실이면서 제2, 3치료소가 폐허, 대장허로 나타날 때 쓴다.

* 해설

이제마가 간실하면서도 폐가 허한(통상허실 체력이 조금 허한) 사람에게 보할 목적으로 입방한 처방으로 생각된다.

11) 조위승청탕 (調胃升淸湯)

* 처방

의이인(薏苡仁), 건율(乾栗) 各 12g, 나복자(蘿蔔子) 6g, 마황(麻黃), 길경(桔梗), 오미자(五味子), 석창포(石菖蒲), 원지(遠志:蜜炒), 맥문동(麥門冬), 천문동(天門冬), 산조인(酸棗仁), 용안육(龍眼肉) 各 4g

* 적응증

기기진단으로 제1치료소가 폐허와 대장허의 두 장부로 나타났을 때 치료하는 처방으로 생각되며, 이때 발생하는 모든 질환을 다스린다.

* 해설

이 처방에서도 잠이 잘 드는 사람과 잠 못드는 사람을 위해 마황을 환약으로 처방한다. 10~20알(녹두대)을 별도 포장해 탕약과 함께 복용한다. 복약하고 잠을 설친다거나 탈력감이 생기면 환약은 중단한다. 10여 일 치료하면 제1치료소가 폐나 대장 중 하나로 교체될 것이다(기기 점검). 제1치료소가 폐허로 교체되면 태조탕에서 마황을 뺀 처방을, 대장허로 교체되면 보대장탕으로 분류해 투여한다. 잠을 잘 못 이루는 사람은 당연히 마황을 뺀 처방만을 복용한다.

12) 생맥산 (生脈散)

• 처방

맥문동(麥門冬:去心) 8g, 오미자(五味子) 4g

• 적응증

제1치료소가 폐허로 진단된 사람이 더위에 노출됐을 때 또는 번갈, 주하병(注夏病)에 차처럼 마시면 효과가 좋다.

• 해설

생맥산은 간실이나 담실, 대장허가 제1치료소일 때에는 효과가 별로 없다.

(2) 수실인 약물 처방과 해설

사상의학에서 태음인이 오상체질의 목실인과 거의 일치하듯이 소음인 역시 오상의 수실인과 장부생리가 거의 일치한다. 그런데 태음인의 열다한소탕이 간을 사하는 약 처방이고, 태음조위탕이 폐를 보하는 약 처방인 데 비해 소음인의 약 처방 중에는 수실인의 신장을 사하는 약과 비장을 보하는 약은 어떤 것이며, 위를 보하고 방광을 사하는 처방은 어느 것에 해당하는 것일까?

소음인의 경우에는 태음인과 다르게 입방된다. 예컨대 백하오부자이중탕은 손발이 차고, 중한(中寒)하여 소화 장애가 있는 수실인은 제1치료소가 위허, 비허, 신실, 방광실증이든 상관없이 증상에 따라 적용된다. 보중익기탕도 마찬가지이다. 제1치료소가 어느 장부로 진단되든 간에 통상허실상 기허증이면 적용할 수 있다. 그러므로 소음인 처방은 수실인의 제1치료소와 상관없이 증치(證治 또는 症治)하게 입방되어 대증치료제로 만들어진 것으로 판단된다.

1) 보중익기탕 (補中益氣湯)

　　• 처방

인삼(人蔘), 황기(黃芪) 各 12g, 감초(甘草:炙), 백출(白朮), 당귀(當歸), 진피(陳皮) 各 4g, 곽향(藿香), 소엽(蘇葉) 1.3g, 생강 3쪽, 조이매(棗二枚:切開)

　　• 적응증

수실인의 중기허증(中氣虛證)으로 발생하는 모든 질환을 다스린다.

　　• 해설

이 처방은 의왕탕(醫王湯)이라고 일컫는(일명 보중익기탕) 이동원(李東垣)의 처방을 이제마가 수정하고 보충한 처방이다. 후세의 학자들은 보중익기탕의 적응증을 다음과 같이 정리했다. 심신 공히 피로성(疲勞性) 혹은 실음식절도(失飮食節度)하여 노권허손(勞倦虛損)하고 신열이번(身熱而煩)하며, 두통 혹은 오한하고 구갈(口渴)하며 자한이 심하며 숨이 차고 혹은 면색적이오한(面色赤而惡寒)하고 혹 하리심자(下利甚者), 불면, 섬어망언(譫語妄言), 목적(目赤) 혹은 수족권태(手足倦怠), 언어경미(言語經微), 안세무력(眼勢無力), 구중생백말(口中生白沫), 무구미(無口味), 호열물(好熱物)하고 맥은 산대이무력(散大而無力)한 자에게 사용한다. 그리고 그밖에도 응용 병증을 수없이 나열했다. 이와 같은 증상은 여러 날 병을 앓았거나 노권상(勞倦傷)이 있었거나 사료과도 하면 어느 체질이든지 나타날 수 있으며, 보중익기탕(이동원 방)을 복용하면 일시적으로 효과를 보거나 한동안 호전되는 사람도 있다.

이제마는 기존의 보중익기탕에서 황기와 인삼을 12g으로 증량하고, 시호와 승마를 소엽, 곽향으로 교체한 후 수실인의 중기(中氣)를 보하는 약제로 만들었다. 이제마는 보익탕의 적응증을 구체적으로 밝힌 바 없어 아쉽지만, 후학들을 위해 확실한 효능이 있는 처방을 확립했다.

저자가 정리한 적응증에 따르면, 통상허실별 구분으로 수실인을 압진해 심하(心下)가 심히 무력하면 중기가 허한 것이므로 보익탕을 사용한다. 만약 수실인이 허증으로 수족궐냉과 신한냉(身寒冷)이 있으면 사역탕(四逆湯) 또는 사역加인삼을 사용한다. 그리고 손발이 차고 중한하면 백하오부자이중탕이 적용된다(복진은 보익탕, 사역탕보다 조금 實하다). 중기가 허하고 중한도 겸할 때는 보익탕에 백하오부자이중탕 2분의 1을 합방해도 좋다.

이제마가 새로이 만든 보익탕은 기존 것의 효능을 한 차원 높였다고 할 수 있다. 저자가 20대일 때 (四象체질에 심취했을 때) 성병인 임질로 2년 동안 고생한 30대 남자가 내원했다. 그때의 견해로는 외모와 성격을 보고 수진자는 소음인이고, 복진은 허했다. 증상은 소변을 볼 때 잔뇨감과 뻐근함 그리고 요도로 농(膿)이 틈틈이 흐르는데, 아침이면 팬티에 짙은 농이 많이 묻어 있고 피곤했으며 무력했다. 수진자는 여러 가지 항생제, 소염제를 꾸준히 복용하고 주사요법도 겸했다. 당시에 가장 강력한 항생제는 가나마이신이었는데, 그마저 내성이 생겼다.

《사상신편》이라는 사상의학 처방집에 오임(伍淋) 조문을 들추었더니 보중익기탕을 사용하라고 쓰여 있어서 보익탕 3일분(6첩)을 지어 주었다. 사흘 후 다시 내원했는데 한 첩을 달여 먹었더니 아침마다 팬티에 묻어 있던 고름이 더는 나오지 않고, 잔뇨감과 소변볼 때의 뻐근함도 모두 사라졌다고 했다. 3일분을 모두 복용한 지금은 다 나은 것 같다고 했다. 완치를 위해 7일분을 더 지어주었다.

그 후 1년이 지나 수진자가 다시 내원했다. 그동안 병증상이 없어서 편안하고 고름도 그쳐서 잘 지냈는데 다시 사창가를 드나들다가 재감염이 됐다는 것이다. 증상은 예전과 같았다. 마찬가지로 이제마의 보중익기탕을 5일분 지어주었다. 이번에도 주효하여 10일분을 더 지었는데 잘 나았다고 했다. 다행히 체질과 증(證)이 한 번에 적중되기도 했지만, 감염성 질환은 항생제, 설파제만이 치료가 가능한 전유물이라는 고정관념을 깨뜨렸다. 또한 체질의학의 우수성을 증명한 놀라운 치험예 중의 하나이다.

최근에 문제가 되고 있는 슈퍼박테리아도 더 강한 살균제나 항생제를 연구할 것이 아니라, 각 체질마다 제1치료소를 찾아내서 적용되는 각기 다른 한약제로 치료한다면 해결될 것으로 생각한다.

---

2) 십전대보탕 (十全大補湯)

• 처방

인삼(人蔘), 백하수오(白何首烏), 황기(黃芪), 배출(白朮), 백작약(白灼藥), 당귀(當歸), 천궁(川芎), 진피(陳皮), 감초(甘草:炙), 관계(官桂) 各 4g, 생강 3편, 대추 2개(切開).

• 적응증

수실인의 기와혈이 공히 허한 모든 질환에 적용된다. 보중익기탕은 오상체질의학의 진단상(상복부 압진) 허증인데 비해 십전대보탕은 허실중간에 해당한다. 만성피로, (육체적으로 과로의 경향이 있는) 수술 또는 병후, 회복 퇴행성질환, 중풍 또는 산후실음, 창상 회복 지연 등.

• 해설

십전대보탕은 화제국방(和劑局方)에 있는 처방을 이제마가 숙지황과 복령을 빼고 백하수오와 진피를 가한 것이다. 수실인이 보하기를 원할 때 통치방으로 사용하면 무난하다. 녹용 5g을 加하면 더 좋다.

3) 향부자팔물탕(香附子八物湯)

• 처방

향부자(香附子), 당귀(當歸), 백작약(白灼藥) 各 8g, 백출(白朮), 백하수오(白何首烏), 천궁(川芎), 진피(陳皮), 감초(甘草)(炙) 各 4g, 강삼편(薑三:片), 대조이매(大棗二枚:切開)

• 적응증

수실인의 대실증과 대허증을 제외한 실증, 허실증간증, 허증의 울기싱 혈체(鬱氣

性血滯)를 완화하고 양혈(養血) 및 생혈(生血)한다. 병증별로는 여성의 경우 월경불순, 생리통, 월경 과소 혹은 과다, 무월경, 불임, 오후나 야간의 사지통, 오후 두통, 갱년기장애 등 혈병을 광범위하게 다스린다.

• 해설

후세방에서 부인과 질환에 중점을 둔 가미사물탕(加味四物湯), 조경종옥탕(調經種玉湯), 가미소요산(加味逍遙散), 고방의 당귀작약산(當歸芍藥散) 같은 처방들이 목표로 하는 질환을 총체적으로 다스리는 이제마의 소음인용 (수실인) 처방이다. 그러나 향부자팔물탕은 여성에게만 국한된 약물이 아니다. 탈저(脫疽), 당뇨병으로 인한 혈행장애, 종창(腫瘡) 및 신경염, 견중(肩重), 기울성(氣蔚性) 만성피로, 근육통 같은 남녀 공통 질환(울기성 혈체가 원인으로 추정되는 질환)을 다스린다.

4) 신쌍화탕 (新雙和湯)

• 처방

백작약(白芍藥) 10g, 당귀(當歸), 천궁(川芎), 황기(黃芪), 진피(陳皮), 감초(甘草), 계피(桂皮) 各 4g, 강삼편(薑三:片), 조이매(棗二枚:切開)

• 적응증

수실인의 과로로 인한 피로나 몸살로 피부에 지각과민이 생겨 만지면 아프고 경미한 오한 및 전신 관절에 미미한 통증이 있을 때 복용한다.

• 해설

흔히들 쌍화탕을 잘된 처방이라고 평한다. 쌍화탕이란 약물 중 쌍(雙) 자가 남녀를 뜻하며, 또는 氣血, 과로 특히 성관계 후에 꼭 필요한 약물로 믿고 있는 것 같다. 쌍화탕은 장중경의 처방인 황기건중탕(黃芪建中湯)에서 엿을 빼고 사물탕(四物湯)을 합한 처방이다.

이 처방에서 숙지황을 제거하면 수실인의 약제가 된다. 수실인 중 소화기가 민감하거나 체기가 있는 부류는 쌍화탕을 복용하면 소화 장애가 생기거나 설사를 한다. 이런 원인이 숙지황에 있다고 판단해 사인, 산사, 목향, 신곡, 육두구 등의 소화제를 넣기도 한다. 그러나 이보다는 쌍화탕에서 숙지황을 빼고 진피를 4g 加하면 이상적인 처방이 된다.

쌍화탕을 수실인이 아닌 다른 체질이 복용하면 일시적으로 효과를 보기도 하지만, 여러 첩 복용하면 효능은 점점 보지 못하고 끝내는 전혀 소용없거나 소화 장애를 일으키게 된다. 저자는 쌍화탕을 변방하고 신쌍화탕이라고 이름 지었다. 소화기 장애를 겸할 때는 불환금정기산(不換金正氣散)을, 경증의 두통과 발열을 동반할 때는 향소산(香蘇散)을 전통의학에서처럼 합방하여 쓴다.

5) 향사육군자탕 (香砂六君子湯)

• 처방

향부자(香附子), 백출(白朮), 백하수오(白何首烏), 반하(半夏), 진피(陳皮), 후박(厚朴), 백두구(白豆蔲) 各 4g, 공사인(貢砂仁), 목향(木香), 감초(甘草), 익지인(益智仁) 各 2g, 강삼편(薑三:片), 조이매(棗二枚:切開)

• 적응증

수실인의 불사음식(不思飮食), 구토, 오심(惡心), 심하비만

• 해설

향사육군자탕은 공신(龔信)의 《의감서(醫鑑書)》에 나오는 처방을 이제마가 백복령과 인삼을 빼고 백하수오를 가한 것이다. 수실인 가운데 제1치료소가 어느 장부든 위의 적응증을 주증으로 하는 모든 질환에 대증치료제로 쓰인다. 심하비만이 주증일 때는 방부제가 든 음식과 우유, 요구르트, 과자, 빵, 고구마, 바나나 같은 삽(澁)한 음식을 피하도록 하고, 식사할 때 화내는 것, 음식을 급히 먹는 것, 식후에 곧바로 드러눕는 것을 피한다. 불사음식이 주증일 경우에는 지양혈(至陽穴)과 그 상하 부위를 압진해 통증을 느끼면 그곳에 레이저침을 수직으로 놓아 보조치료를 병용해야 한다. 그리고 사료과도를 피한다. 향사육군자탕은 (경험에 의하면)

위허보다는 비허증을 더 잘 다스린다.

6) 이신환 (二神丸)

• 처방

파고지(破古紙) 2, 원육두구(元肉豆久) 1를(2:1로 하여) 꿀을 넣어 녹두대로 환을 짓는다.

• 적응증

수실인의 오래된 기병으로 기약(氣藥)을 써도 효과를 보지 못한 사람에게 쓴다.

• 해설

이신환은 《류증보제본사방(類證普濟本事方)》에 나오는 처방으로 기의 회귀 작용이 원활하지 않을 때 환원을 돕는다. 혈이 심장에서 나가 전신을 돌고 다시 심장으로 돌아오듯이 기도 신사(腎舍)에서 출발해 전신을 돈 후 다시 신사로 돌아온다.

일설에 따르면(《내경영추》) 기가 낮에 전신을 25회 순환하고, 밤에도 25회 순환하면서 생존 활동을 영위한다는 것이다. 하지만 기병을 오래 앓은 사람은 기의 순환에 차질이 생겨 전신을 돌아야 할 기가 신사로 돌아오는 것에 장애를 일으키는데, 여기에 기약을 사용해도 소용없다. 이를 해결하는 약물이 파고지를 주재료로 한 이신환이다.

기가 신사로 돌아오지 못하는 예는 다음과 같다. 불사음식증에는 향사육군자탕을 복용하면 식욕이 돌아와야 하지만 효과가 전혀 없다든가, 매핵기(梅核氣)증에 가감사칠탕(加減四七湯)을 써도 주효하지 않다든가, 기의 순환장애로 심계나 경계(驚悸), 어지럼 또는 구기작통(九氣作痛), 수족 또는 신체의 떨림, 파킨슨병 같은 병증에 정기천향탕을 복용해도 효과가 없을 때 그리고 이외의 기병으로 판단되는 병증에 기약을 써도 효과가 없을 때이다. 이때 이신환을 20~30알씩 별도로 또는 치료약에 곁들여 복용하면 효능을 볼 수 있다. 단, 이신환은 수실인에게만 유효하다.

7) 향사양위탕 (香砂養胃湯)

• 처방

인삼(人蔘), 백출(白朮), 백작약(白芍藥), 감초(甘草:灸), 반하(半夏), 향부자(香附子), 진피(陳皮), 건강(乾薑), 산사육(山查肉), 공사인(貢砂仁), 백두구(白荳蔲) 各 4g, 강삼편(薑三:片), 조이매(棗二枚:切開)

• 적응증

수실인의 소화 장애로 조잡(嘈囃:속쓰림), 심하비만, 不思飮食, 오심(惡心), 구토, 구미(鳩尾), 거궐(巨厥) 혹은 상완, 중완, 하완 가운데 압통점이 있는 것. 특히 배가 차서 육류나 과일, 생냉지물(生冷之物)에 의한 소화불량에 적용된다. 과일에 의한 소화 불량에는 육계(肉桂) 10g을 가한다.

• 해설

《침씨존생서방(沈氏尊生書方)》에 나오는 향사양위탕을 이제마가 백복령, 창출(蒼朮), 목향, 후박을 제거하고 백작약, 산사육(唐山查)을 가한 것이다. 마찬가지로 향사육군자탕의 경우처럼 이 약을 복용해야 하는 사람들은 우유, 요구르트, 과자, 빵, 익힌 고구마, 바나나, 두유를 피하는 것이 좋다. 그리고 식사할 때 화를 내거나 급히 하거나 식후에 곧바로 드러눕는 것을 금해야 한다. 수실인의 제1치료소가 어느 장부든 간에 향사양위탕은 대증치료제로 복용하면서 제1치료소를 다스리면 된다. 단, 경험에 따르면 향사양위탕은 비허보다는 위허증에 더 주효하다. 대허증인 사람은 피하는 것이 좋다.

8) 백하오부자이중탕 (白何烏附子理中湯)

• 처방

백하수오(白何首烏), 백출(白朮:炒), 백작약(白芍藥:微炒), 계지(桂枝), 건강(乾薑:炮) 各 8g. 진피(陳皮), 감초(甘草), 부자(京炮附子)[28] 各 4g

---

28) 최근에는 40~50년 전보다 부자의 약력이 미미한 제품이 유통되고 있다. 강력한 법제 탓인지 또는 생산지

• 적응증

수실인의 허증 또는 허실중간증의 중한증(中寒症)과 수족냉증을 주증으로 수반하는 모든 병증을 다스린다. 대부분 제1치료소가 위허 또는 비허이며, 제1치료소가 방광실이나 신실로 진단됐어두 중한증, 수족냉증을 (여시 통상허실별로 히증 또는 허실 중간일 때 한함) 주증상으로 수반하는 모든 병증에 적용된디.

• 해설

장중경이 입방한 이중탕(理中湯, 일명 인삼탕)을 《증치준승방》이라는 의서에서는 부자를 加해 부자이중탕(附子理中湯)으로 변방했다. 이 두 처방을 이제마는 다시 수정해 백하오이중탕과 백하오부자이중탕(白何鳥附子理中湯)으로 입방했다. 항상 손발이 차고 소화 장애가 있으며 머리 부분이 시려서 잠잘 때도 모자를 쓰고 자야 하는 수실인(제1치료소는 비허)이 부자이중탕을 복용하면 증상들이 어느 정도 해소되지만 두통이 생긴다. 이때 이제마의 백하오부자이중탕을 복용하면 두통이 사라지고 수족냉증, 두한냉증과 소화 장애가 호전된다는 사람이 있었다. 백하오부자이중탕은 중한과 수족냉증인 수실인에게 주효하는 약이다.

9) 계지부자탕(桂枝附子湯)

• 처방

부자(京炮附子), 계지(桂枝) 各 12g, 백작약(白芍藥) 8g, 감초(甘草:灸) 4g

• 적응증

수실인이 자한(自汗)하면서 열은 미미하나 오풍 또는 오한이 많은 만성감기, 자한부지(自汗不止), 사지구급(四肢拘急).수실인이 통상허실상 허냉증이며, 산후조리를 못해 날이 흐리거나 비오기 1~3일 전에 지체통이 생기며, 몸에서 바람이 나오는 듯하고 손발과 몸이 차가울 때 복용하면 효과가 있다.

에서 화학비료를 시비해서인지는 알 수 없지만, 생부자를 사용해본 바 후자가 그 원인인 듯하다. 부자(포)를 조금 뜯어 씹어봐서 혀끝이 톡 쏘고 얼얼한 자극이 있는 제품을 선택해야 한다.

10) 사역탕 (四逆湯)

- 처방

감초(甘草:灸) 6g, 건강(乾薑:炮) 4g, 부자(京炮附子:炮) 3g

- 적응증

허증의 수실인이 신진대사가 극도로 침체되어 손발이 차고 옷을 두껍게 입어도 추위를 느끼는 것을 주증으로 하여 부수되는 모든 병증을 다스린다.

- 해설

백하오부자이중탕은 중한(中寒)을 집중적으로 다스리는 데 비해 사역탕(장중경이 입방)은 전신냉한증을 다스린다. 그러므로 사역탕증의 환자에게 백하오부자이중탕을 사용하면 별 효과를 거두지 못한다. 사역탕증으로 기력이 심히 허하면 인삼 3g을 가한다. 사역탕을 수실인 아닌 다른 체질이 전신냉증에 복용하면 여러 첩을 쓰지 못하고 부작용이 생긴다.

11) 오수유부자이중탕 (嗚茱萸附子理中湯)

- 처방

인삼(人蔘), 백출(白朮), 건강(乾薑:炮), 관계(官桂) 各 8g, 백작약(白芍藥), 진피(陳皮), 감초(甘草:灸), 오수유(吳茱萸), 소회향(小茴香), 파고지(破古紙) 各 4g, 부자(京炮附子) 4~8g

- 적응증

사역탕이나 백하오부자이중탕을 사용해도 수족 및 전신 한냉증이 낫지 않는, 고질적인 수실인의 한습냉증(寒濕冷症)을 주증으로 하여 수반되는 여러 병증을 다스린다.

- 해설

이제마가 장중경의 당귀사역가오수유생강탕(當歸四逆加吳茱萸生薑湯)을 변방해 만든 처방으로 추정된다. 사역탕은 전신냉한증을, 백하오부자탕은 중한냉증을 다스리는 데 비해 오수유부자이중탕은 구한습증(久寒濕症)을 다스린다.

12) 천궁계지탕 (川芎桂枝湯)

• 처방

계지(桂枝) 12g, 백작약(白芍藥) 8g, 천궁(川芎), 창출(蒼朮), 진피(陳皮), 감초(甘草:炙) 各 4g, 강삼편(薑三:片), 조이매(棗二枚:切開)

• 적응증

수실인 실증의 표병을 다스린다. 증상은 대개 인통, 오한, 발열, 지체통, 두통, 무한이며 대체로 급성이다. 그밖에 모든 급성염증, 화농증, 축농증, 피부질환, 관절통, 신경통, 근육통, 두통, 실증의 알레르기질환, 충수염 등의 표실증이 있을 때도 적용된다.

• 해설

천궁계지탕은 이제마가 장중경의 계지탕을 변방한 것이다. 보통 때는 표실증에 매우 잘 듣지만, 독감에는 약력이 조금 미급하다. 천궁계지탕의 약력에 만족하지 못하는 사람들은 두통, 신체통을 참지 못해 천궁계지탕을 복용하는 중에 해열 진통제 주사를 맞거나 양약을 복용해 조금이라도 빨리 고통에서 벗어나려고 하는데, 하루에 이 약을 4~5회 복용하라고 해도 그렇게 하지 않기 때문이다. 기침이 심한 경우에는 월견초탕(月見草湯, 월견초를 1포당 20g 달여 보관해두었다가 천궁계지탕에 2분의 1씩 혼합해 복용)을 복용하고, 인통이 낫지 않거나 담성(痰盛)할 때에는 소엽 4g에 반하, 남성(南星), 백개자(白芥子) 3g을 加한다.

13) 황기계지탕 (黃芪桂枝湯)

• 처방

계지(桂枝) 12g, 백작약(白芍藥), 황기(黃芪) 各 8g, 백하수오(白何首烏), 당귀(當歸), 감초(甘草:炙) 各 4g, 강삼편(薑三:片), 조이매(棗二枚:切)

• 적응증

수실인 허실중간의 모든 표증을 다스린다. 외감(外感)일 경우, 천궁계지탕이 적용되는 증상들보다 소극적이다. 이를테면 미열, 두중(頭重), 지체미통(肢體微痛), 미인통(微咽痛), 오풍(惡風), 콧물, 재채기, 신중(身重), 미한출(微汗出)의 증상이 나타난다. 외감이 아닌 표증병에는 만성염증질환, 만성화농증, 만성축농증, 허실중간의 피부질환, 미약한 두통, 관절염, 근육통, 만성중이염, 허증의 알레르기질환 등의 병증에 적용된다.

• 해설

이제마가 장중경이 입방한 계지가황기탕(桂枝加黃芪湯)을 변방한 것으로 추정된다.

14) 황기소엽탕 (黃芪蘇葉湯)

• 처방

황기(黃芪) 16g, 계지(桂枝), 백작약(白芍藥)8g, 천궁(川芎), 당귀(當歸), 소엽(蘇葉), 감초(甘草) 各 4g

• 적응증

수실인 허증의 외감 및 표증에 적용된다. 황기계지탕은 허실중간을 다스리고, 황기소엽탕은 허증을 다스린다. 적응증은 황기계지탕과 같지만 허증의 증상을 더 나타내는 자에게 쓰인다.

• 해설

이 처방은 이름은 알려져 있지 않으나 《동의수세보원》을 출간한 10여 명 제자 중 한 사람이 이제마의 입방 형식을 본받아 처방을 만든 것으로 추정된다. 활용 범위가 황기계지탕보다 넓고 효과도 좋다.

15) 월견초탕 (月見草湯)

• 처방

월견초(月見草) 20g (월견초 600g을 달여서 30포를 만들어두고 1포를 1일 2~3회에 분복한다.)

• 적응증

수실인의 해수를 다스린다. 개화기 이전에 뿌리째 뽑아 전초를 썰어서 건조시킨 월견초(全草) 600g을 달여서 30포로 만든 후 진공팩에 넣어 냉장보관해두었다가 수진자의 병증에 따라 지은 약을 천궁계지탕, 소자도담탕, 보중익기탕, 신화탕, 백하오부자이중탕, 황기소엽탕 등 증에 따라 투여할 약에 2분의 1 또는 3분의 1씩 혼합해 복용한다.

• 해설

수실인의 진해제는 마땅한 약물이 적다. 세신, 금불초 정도이다. 저자가 여러 약물을 검토해보고 발견했다. 월견초는 귀화한 식물이다. 약물학에 나오는 여러 종의 진해제보다도 월견초가 가장 우수하고 무해·무독하며 허실과도 관계없이 좋은 효과를 낸다. 단, 월견초는 수실인에게만 주효하다.

16) 정기천향탕 (正氣天香湯)

• 처방

향부자(香附子) 12g, 오약(烏藥), 진피(陳皮), 소엽(蘇葉) 各 8g, 건강(乾薑), 감초(甘草) 各 2g

• 적응증

수실인의 순기(順氣)와 행기(行氣), 정기(正氣)가 요구되는 기병을 다스린다. 근육의 요동, 심계, 경계, 심통, 입덧, 현훈, 항강(項强), 생리통, 기울성 두통(驚悸), 근육통 및 경련 등이다.

• 해설

유하간이 입방한 것으로, 처방을 구성하는 약물이 모두 수실인에 적합하므로 그대로 응용한다. 정기천향탕은 담이나 어혈을 배출하는 작용은 미약하다. 심한 허증에게는 적합하지 않으므로 기력이 어느 정도 회복된 후에 기를 보하는 약과 2:1의 비율로 복용한다.

17) 적백하오관중탕 (赤白何烏寬中湯)

• 처방

백하수오(白何首烏), 적하수오(赤何首烏), 양강(良薑), 건강(乾薑), 청피(靑皮), 진피(陳皮), 향부자(香附子), 익지인(益智人) 各4g, 조이매(棗二枚:切開)

• 적응증

수실인 허실중간증의 소변불리, 대변불리(변비), 전립선비대증, 부종을 다스린다.

• 해설

(예부터 누가 입방한 것인지 모르게 전해진) 건강, 양강, 청피, 진피의 4가지 약물로 구성된 관중탕(寬中湯)을 이제마가 백하수오, 적하수오, 향부자, 익지인, 대조(大棗)를 가해 입방한 것이다. 만성변비가 있으면 적백하오관중탕에 백출 30g을 加해 완화제로 사용하고, 이름하여 강출관중탕(薑朮寬中湯)이라 한다. 부종이 있으면 적백하오관중탕에 대복피(大卜皮), 지실(枳實), 후박, 목향을 2g씩 가하고 십이미관중탕(十二味寬中湯)이라 한다.

수실인의 변비, 소변불리, 부종, 염좌나 타박에 의한 부종을 막론하고 십이미관중탕에 백출 24g을 加하면 좋은 효과를 볼 수 있다. 염좌상에 자상부항과 제1치료소를 다스린 후에 1~2포씩 복용하면 부종이 잘 낫는다.

18) 곽향정기산 (藿香正氣散)

• 처방

곽향(藿香) 6g, 소엽(蘇葉) 4g, 백출(白朮), 반하(半夏), 진피(陳皮), 청피(靑皮), 대복피(大卜皮), 계피(桂皮), 건강(乾薑), 익지인(益智仁), 감초(甘草:灸) 各3g, 강삼편(薑三:

片), 대조이매(大棗二枚)

• 적응증

허실중간인 수실인의 외감, 내상이 함께 생겼을 때. 발열 두통, 지체통, 오한, 구토, 복통, 하리, 소화 장애와 같은 증상이 생겼을 때.

• 해설

화제국방의 처방을 이제마가 변방해 새로 입방한 것이다. 급성질환에 효과가 좋다. 중병이나 구병(久病), 난치병에는 적합하지 않다.

19) 궁귀탕 (芎歸湯)

• 처방

당귀(當歸), 천궁(川芎) 各 16g

• 적응증

자궁에 이물이 남아서 출혈이 멎지 않을 때, 산후나 인공유산 후 또는 생리 후 월경부지(月經不止), 허증의 산후복통을 다스린다.

• 해설

당귀, 천궁은 수실인의 약물이다 그러므로 다른 체질에는 두드러진 효과를 보기 어렵다. 당귀를 8g 더하면 불수산이 된다. 최산(催産), 포의불하(胞衣不下)에 효과가 있는데, 만약 불수산을 복용해도 순산하지 못하고 양수만 터진 채 태아가 나오지 않을 때는 녹용 40g(녹용탕)을 급히 달여서 복용하면 양수가 다시 보충되어 순산할 수 있다(단, 녹용탕은 다른 체질에도 동일하게 적용).

20) 소자도담탕 (蘇子導痰湯)

• 처방

소자(蘇子) 8g, 반하(半夏), 당귀(當歸) 各 6g, 남성(南星), 진피(陳皮) 各 4g, 후박(厚朴), 지실(枳實) 各 3g, 감초(甘草) 2g

• 적응증

수실인의 실증 또는 허실중간증의 담천(痰喘) 또는 중풍이나 여러 병으로 담성할 때, 담을 제거할 목적으로 사용한다.

• 해설

이제마가 《동의보감》에 있는 소자도담강기탕(蘇子導痰降氣湯)을 수정해 수실인체질에 적합하게 변방한 처방으로 추정된다. 기침이 심하고 담이 많을 때는 소자도담탕에 월견초 20g을 加한다.

21) 감초탕 (甘草湯)

• 처방

감초(甘草) 6g

• 적응증

연설, 언쟁, 울음 등 음성을 너무 크고 높게 하여 목이 쉬었을 때 또는 그로 인해 인통이 생겼을 때 적용한다.

• 해설

장중경 처방으로 감초를 달여서 마시는데, 감초는 수실인의 약이므로 체질이 다른 사람이 복용하면 효과가 미미하거나 여러 차례 복용하면 심하비만이나 오심증이 생긴다. 제1치료소를 진단해서 침치료를 병행하면 더 좋다(완고한 경우).

22) 작약감초탕 (芍藥甘草湯)

• 처방

작약(芍藥), 감초(甘草) 各 12g

• 적응증

대개 수실인 유아(乳兒)의 제부지(啼不止), 복통, 경련, 기타 동통을 다스린다.

• 해설

역시 장중경의 처방으로 수실인에 적용되는 처방이다. 유아(대부분 신생아)가 며칠 동안 울음을 그치지 않을 때, 작약과 감초의 분말(엑기스도 좋음)을 혼합해 입에 조금 넣어주면 곧 울음을 그친다. 그리고 작약감초탕을 1~2포 복용하게 한다. 재발할 때에는 제1치료소를 침으로 다스린다.

23) 감초건강탕 (甘草乾薑湯)

- 처방

감초(甘草) 12g, 건강(乾薑) 6g

- 적응증

수실인이 냉한(冷寒)에 노출되어 소변빈삭증(小便頻數症), 야뇨증(夜尿症), 유뇨증(遺尿症)을 겪을 때

- 해설

장중경의 처방으로 수실인이 한냉지처(寒冷之處)에 오래 노출되거나 생냉지물을 오랫동안 먹었거나, 평소 아랫배가 냉하면 방광 또는 조직 내에 다량의 수분을 오랫동안 간직하지 못해 소변을 통해 자주 배출한다. 이 경우는 염증이 아니므로 소변을 볼 때 삽통(澁痛), 동통, 혈액의 섞임, 작열감 등의 증상은 없다.

24) 소건중탕 (小建中湯)

- 처방

작약(芍藥) 12g, 계지(桂枝), 감초(甘草), 생강(生薑), 대조(大棗) 各 6g, 교이(膠飴) 40g(別包後煎)

- 적응증

수실인이 육체적 노동을 지속적으로 과하게 하여 복직근이 구련되고 복피가 가슬가슬하고 태식(太食)하며 심한 피로감을 주증으로 하여 수반되는 여러 증상을 다스린다. 수반되는 증상으로는 계(悸, 가슴이 두근두근 뛰어 불안한 것), 동즉천(動

則喘), 구건(口乾), 소변자리, 변비, 하리(下利), 비육(鼻衄, 코피가 나는 증세), 어지럼, 야뇨증, 수족번열(手足煩熱, 손바닥과 발바닥이 달아오르는 증상), 복통, 생리불순, 생리통 등이다.

• 해설

장중경의 처방으로 허로이급(虛勞裏急)을 다스리는 약이며, 수실인에 해당하는 약이다. 제약회사에서 제조해 정증(正證)이 아닌 자가 남용·오용하게 하는 경향이 있다. 교이는 물엿(쌀조청)을 사용하는 게 편리하며, 약을 달인 후에 첨가하고 용해한 후 복용한다. 자한하면 황기 8g을 가한다. 생리통, 월경 양이 적을 때 또는 월경불순에는 당귀 8g을 加한다. 이때는 교이를 줄이거나 뺀다. 복직근이 구련 됐을 때를 적응증으로 한다. 복직근이 풀리면 약을 중단하고, 신쌍탕이나 십전대보탕으로 처방을 교체한다.

25) 소반하탕 (小半夏湯)

• 처방

반하(半夏), 생강(生薑) 各 12g

• 적응증

구토, 딸꾹질이 심할 때

• 해설

장중경의 처방으로 구토가 매우 심하고 무엇이든 먹으면 즉시 토하는 경우에 적용한다. 딸꾹질은 대개 구토와 함께 오는 경우가 많다. 마찬가지로 수실인에게 쓰이는 처방이다. 복진상 진수음(振水音)이 증명되는 예가 많다. 어지러움이 심하면 복령 8g을 가한다.

수실인의 불면증이나 변비, 기침, 인통(咽痛)은 제1치료소를 다스리면 낫는다.

그리고 완고하여 치료가 지연될 때 다음의 약을 함께 복용한다.

· 합환피환(合歡皮丸): 水實人 불면증에 합환피를 분말 녹두大로 蜜丸하여 20~30丸씩 제1치료소의 약을 복용 시 함께 복용한다. 또는 합환피 10g을 제1치료소로 정해진 약에 加하여 함께 달여 복용한다.

· 파두산(巴豆散): 해표소(海螵蛸)분말 100g에 파두 한 알을 껍질 벗겨 전자맷돌에 넣어 희석 혼합한 후 160包를 만들어 1일 2~3포씩 복용한다. 峻下劑인 파두는 개인에 따라 적정량이 현저히 다르다. 설사가 심하면 1일 1포로 줄이고, 대변이 통하지 않으면 2포씩 1일 3회 복용하기도 한다. 단, 통상허실상 실증이나 허실중간에 사용한다.

· 강출관중湯: 赤白何烏寬中湯에 白朮 30g을 加하여 여러 날 복용한다. 완하제이며 虛症에 적당한 처방이다.

· 월견초湯 鹿茸加味: 앞서 여러 차례 언급했으므로 생략한다.

· 애기송이버섯(땅속에서 지표로 솟아나지 않은 어린송이버섯)건조 분말해 두었다가 찻숟갈로(보통량) 1일 3회 복용한다. 咽痛, 편도선염을 잘 다스리며, 체질병리상 건강인의 인통, 편도선염에도 주효한다.

---

(3) 화실인 약물 처방과 해설

1) 육미지황탕 (六味地黃湯)

• 처방

숙지황(熟地黃) 16g. 산수유, 구기자 各 8g. 목단피(牧丹皮), 택사(澤瀉), 백복령 各 6g

• 적응증

신허(腎虛)가 제1치료소인 사람에게 생기는 모든 질환을 다스린다.

• 해설

육미지황탕은 전을(錢乙)이 장중경의 처방인 팔미환(八味丸)에서 계지, 부자를 빼고 건지황(乾地黃)을 숙지황으로 교체한 후 육미지황탕이라 했다. 이를 이제마가 산약을 구기자로 수정·교체한 것이다. 이들이 만든 육미지황탕은 신장을 보하는 것을 목표로 입방했다.

2) 독활지황탕 (獨活地黃湯)

• 처방

숙지황(熟地黃) 6g, 산수유(山茱萸) 8g, 복령(茯笭), 택사(澤瀉) 各 6g, 목단피(牧丹皮), 방풍(防風), 독활(獨活) 各 4g

• 적응증

제1치료소가 신허증이면서 가벼운 표증(오풍, 두통, 인통, 지체통, 속쓰림, 가벼운 피부질환 등)이 있다고 진단될 때 모든 질환을 다스린다.

• 해설

기기진단 결과 제1치료소가 신허이며, 제2치료소와 제3치료소로 방광허증이 합해졌을 때 그것을 해결하기 위해 만든 처방이다. 육미지황탕에서 구기자를 빼고 목단피를 감량한 후 방풍, 독활을 첨가함으로써 표증(表症)을 가볍게 함께 다스리는 처방이다. 소화 장애가 있는 부류는 지황을 제거하고 복용한다. 독활지황탕이 주효한 사람에게 B.KI방의 침만 놓아도 표증은 해결된다. 침을 맞을 수 없는 사람에게 꼭 필요한 약이다.

3) 보방광탕 (補膀胱湯)

• 처방

목통(木桶) 12g, 강활(羌活) 8g, 목상산(木常山) 6g, 차전자(車前子) 4.5g, 등심(燈心) 4g, 호장근(虎杖根) 3g, 육종용(肉蓗蓉) 2.5g, 독활 2g, 저령(豬苓) 1.5g

• 적응증

제1치료소가 방광허로 진단된 모든 질환을 다스린다.

• 해설

본의학에서 사용하는 진단기기와 생약을 이용하고 그 반응을 근거로하여 자자가 立方하였다.

4) 사심포탕 (瀉心包湯)

• 처방

황백(黃栢) 10g, 황연(黃連), 현삼(玄蔘) 各 6g, 인동등(忍冬藤), 지골피(地骨皮), 복분자(覆盆子), 금은화(金銀花), 지모(知母) 各 4g, 고삼(苦蔘) 2g

• 적응증

제1치료소가 心包實로 진단된 질병을 다스린다.

• 해설

진단기기와 생약을 이용하고 그 반응을 근거로 하여 저자가 立方하였다. 이제마의 인동등지골피탕을 저자가(加減) 변방해 사심포탕이라 했다. 심포실증은 통상 허실상 실증이 대부분이며, 근육이 경직되는 질환이 많다. 개인에 따라 신한(身寒), 복통, 하리(下利)하기도 한다. 이는 심포의 실함이 기혈의 순환에 장애를 일으켜 발생하는 한냉증이다. 이를 자칫 음증(陰證)으로 오인할 우려가 있다.

5) 형방패독산 (荊防敗毒散)

• 처방

강활(羌活), 독활(獨活), 시호(柴胡), 전호(前胡), 형개(荊芥), 방풍(防風), 적복령(赤茯苓), 지골피(地骨皮), 차전자(車前子), 생지황(生地黃) 各 4g

• 적응증

화실인의 태양병(太陽病) 또는 소양병(少陽病)으로 제1, 2, 3치료소를 막론하고 두통, 지체통, 발열, 오한, 왕래한열이 심한 경우에 적용한다.

• 해설

이제마가 인삼패독산(人蔘敗毒散;화제국방의 처방)을 수정·보충하여 새롭게 입방한 것이다. 구갈(口渴)이 심할 경우에는 석고(石古)와 지모(知母)를 4~6g씩 加하고, 왕래한열이 심할 때에는 시호를 배가(倍加)한다. 기침이 심하면 과루인 8g과 황연 2g을 加한다. 두드러기나 피부발진이 함께 올 때는 연교와 우방자(牛蒡子) 4g씩을 加한다. 대상포진이 생겼을 때는 환처에 자상부항을 여러 차례 반복하여 보조치료한다. 제1치료소를 진단해 침치료를 겸하면 더 신속하게 효과를 내는데, 이미 화실인 체질로 진단된 부류의 외감 또는 표증에 통용한다.

6) 화실인 사심탕 (火實人 瀉心湯)

• 처방

천화분(天花粉), 지유(地楡) 各 12g, 청상자(靑箱子) 7g, 조구등(釣鉤藤) 6g, 형개(荊芥), 결명자(決明子) 各 4g, 박하(薄荷)2g, 석고(石膏), 연교(連翹), 지모(知母), 산치자(山梔子), 건지황(乾地黃) 各 1.5g

• 적응증

心實이 제1치료소로 진단되었을 때 발생 되어있는 모든 질환을 다스린다.

• 해설

옛 의서에는 心을 瀉한다는 처방이 여럿이 있다. 장중경의 三黃瀉心湯(一名 瀉心湯), 半夏瀉心湯, 生薑瀉心湯, 甘草瀉心湯, 변증방약정전의 瀉心湯들이 心을 사한다고 제시되어있다. 그런데 반하사심탕과 생강사심탕, 그리고 감초사심湯은 사심탕이라고는 하나, 장중경이 치료에 목표를 둔 부위는 心下有水氣였다. 그렇다면 실제로 瀉心하는 처방은 삼황사심탕과 사심탕의 두 처방이 된다. 제1치료소가 심실인 자중 사심하는 처방의 침을 놓아 주효한 사람에게 침을 중단하고 삼황사심탕과 사심탕을 몇 차례씩 복용시켜 보라. 침을 놓았을 때와 같은 효과가 나타나는가. 저자는 몇 번 시험해 보았다. 그 약물은 효력을 발휘하지 않음을 확인하였다. 이들의 약은 심장을 사하는 올바른 약이 아닌 것이다. 저자는 약물반응테스트에 의하여 위의 처방을 立方하였다. 양격산화탕을 변방하여 立方한 것이다. 이 처방이 진정한 사심탕이라고 생각한다.

7) 화실인 보신탕 (火實人 補腎湯)

• 처방

백복령(白茯笭), 택사(澤瀉) 各 10g, 구기자(拘杞子), 목단피(牧丹皮) 各 8g, 산수유(山茱萸) 7g, 생건지황(生乾地黃) 6g

• 적응증

신허가 제1치료소로 진단되었을때 모든 질환을 다스린다.

• 해설

저자가 약물과 기기를 이용한 진단테스트에 의하여 검사해본 결과 신장을 보할 때 君藥이 지황보다는 복령, 택사임이 증명되었다. 그러므로 지황은 臣藥의 등급으로 축소되는 것이 옳다고 생각한다. 독자들은 고전의 육미지황탕과 새로 立方한 화실인 육미지황탕을 사용 비교해 보기 바란다.

화실인의 변비, 外感表症, 기침은 제1치료소를 다스리면 낫는다. 그러나 완고하여 치료가 지연될 때는, 아래와 같이 함께 복용한다.

• 목적탕(木賊湯): 복약중에 감기가 들어 가벼운 발열 지체증이 있을 때 목적 600g을 다려서 100cc짜리 플라스틱 병에 30병 되게 하여 넣어 냉장 보관해 두었다가 제1치료소에 해당되는 한약에 1/3병씩 혼합하여 복용한다.

• 녹용(鹿茸): 통상허실상 허증 또는 오래된 기침이 여러 약을 써도 잘 낫지 않을 때 제1치료소에 해당되는 한약에 5g씩 加하여 다린다.

• 감수산(甘遂散): 허실중간, 또는 실증의 완고한 변비에 분말하여 0.5g를 1일 3포 복용한다. 개인에 따라 감수의 적용량이 다르므로 대변이 잘 통하지 않으면 점차로 증가하여 1회에 3g까지 증가한다.

• 망초산(芒硝散): 망초는 분말하여 캡셀에 넣어서 2g씩 1일 3회 복용한다.

역시 개인차가 있으므로 대변이 시원히 배출되지 않으면 1회에 6g이상으로 증가하여, 1일 2~3회 복용한다.

- 수산마그네슘: 망초를 복용하고 속이 메슥메슥하는 증상이 심하면 수산마그네슘(마그밀)으로 교체하여 복용한다. 수산마그네슘은 망초에 비하여 완화제이므로 4T~8T를 1회에 복용한다.

- 결명자(決明子): 제1치료소에 해당되는 한약에 결명자 16g를 가하여 복용한다. 결명자는 완화제이므로 2~3일 이상 복용하여야 대변이 배출되며 허증의 변비에 사용한다.

---

8) 방풍통성산탕 (防風通聖散湯)

- 처방

산치차(山梔子), 활석(滑石), 생지황(生地黃), 방풍(防風), 형개(荊芥), 박하(薄荷), 우방자(牛蒡子), 석고(石膏), 강활(羌活), 독활(獨活), 시호(柴胡) 各 2g

- 적응증

표리(表裏)의 風濕熱이 원인으로 판단되는 모든 병을 다스리기 위해 立方한 처방이다. 피부병, 裏熱病 등.

- 해설

宣明論의 방풍통성산을 이제마가 대폭 수정하여 소양인의 약으로 변방한 것이다.

9) 사소장탕 (瀉小腸湯)

- 처방

연교(連翹) 14g, 별갑(別甲) 10g, 조구등(釣鉤藤) 7g, 청호(菁蒿) 6.5g, 우방자(牛子) 4g, 방풍(防風) 2g.

- 적응증

제1치료소가 소장실로 진단된 모든 질병을 다스린다.

• 해설

역시 진단기기와 생약을 이용하고 그 반응을 근거로하여 저자가 立方하였다.

10) 사삼초탕 (瀉三焦湯)

• 처방

왕불유행(王不留行) 10g, 여정실(女貞實) 8g, 구맥(瞿麥), 호지자(荊條:싸리나무가지, 뿌리) 各 6g, 목적(木賊) 4g, 마치현(馬齒莧), 시호(柴胡), 황매목(黃梅木:생강나무:全草) 各 3g, 하고초(夏枯草), 지부자(地膚子), 편축(萹蓄), 수영(酸模根:뿌리), 토사자(兎絲子) 各 2g, 활석(滑石) 1g

• 적응증

제1치료소가 삼초실로 진단된 모든 질병을 다스린다.

• 해설

진단기기와 생약을 이용하고 그 반응을 근거로하여 저자가 立方하였다.

11) 형방지황탕 (荊防地黃湯)

• 처방

숙지황(熟地黃), 산수유(山茱萸), 복령(茯苓), 택사(澤瀉) 各 8g, 차전자(車前子), 강활(羌活), 독활(獨活), 형개(荊芥), 방풍(防風) 各 4g

• 적응증 및 해설

숙지황은 생건지황으로 쓰는 것이 옳고, 소화 장애(특히 심하비가 있는 사람으로 거궐, 상완, 중완, 하완 중에 압통점이 나타나면) 생건지황마저도 뺀다. 화실인 중에는 기기진단을 할 때 제1치료소가 신허와 방광허의 두 장부가 동시에 제1치료소로 나타나는 예가 있다. 이때 적합한 처방이 형방지황탕이다. 제1치료소가 방광허였다가 얼마 후 신허로 교체되고 또다시 방광허로 됐다가 다시 신허로 자주 교체되는 사람들의 여러 질환을 다스린다.

이렇게 제1치료소 교체가 빈번한 경우는 제2치료소가 제1치료소와의 이탈 범위가 비슷할 때 나타난다. 제1치료소가 신허로 진단되면 신을 보하고, 다시 방광으로 교체되면 방광을 보하는 치료를 몇 차례 하면 되는데, 침치료를 자주 받을 수 없는 사람들에게 투여하면 좋다. 또는 보방광탕 2포(달인 약)에 화실인 육미지황탕 1포를 1일분으로 하여 여러 날 복용해도 같은 효과를 낸다. 기침이 심할 때에는 전호 8g을 加한다.

12) 십이미 지황탕 (十二未 地黄湯)

• 처방

숙지황(熟地黃) 16g (生乾地黃으로 교체), 산수유(山茱萸) 8g, 복령(茯苓), 택사(澤瀉) 各 6g, 목단피(牡丹皮), 지골피(地骨皮), 현삼(玄蔘), 구기자(枸杞子), 복분자(覆盆子), 차전자(車前子), 형개(荊芥), 방풍(防風) 各 4g

• 적응증

신허와 심포실의 두 장부가 제1치료소로 나타날 때(기기진단) 또는 신허가 제1치료소이고 심포실증이 제2치료소, 방광허증이 3치료소로 구성된 여러 병을 다스린다.

• 해설

이제마는 육미지황탕을 입방한 후 그 처방에서 목단피, 구기자를 감량하고 지골피, 현삼, 복분자를 4g 그리고 차전자, 형개, 방풍을 다시 4g씩 加해 십이미지황탕을 입방했다. 제1치료소가 신허와 심포실의 두 장부로 나타날 경우, 십이미지황탕을 복용하게 하고 B.KI방과 S.PC방을 각각 좌우 10초씩 침놓는다. 이렇게 며칠 치료한 후 재진하면 그중 한 장부는 제1치료소의 자리에서 물러나므로 남은 제1치료소만 집중적으로 다스리면 제2, 3치료소는 저절로 치료된다.

예컨대 제1치료소가 신허일 때에는 육미지황탕을 썼다가 얼마 후 심실이 제1치료소로 교체되면 화실인사심탕을, 심포가 제1치료소로 교체되면 사심포탕을, 방광허가 제1치료소로 교체되면 보방광탕을 처방한다.

■ 金實人方

1) 금실인瀉肺方(S.LU) ～ **미완성**

2) 금실인瀉大腸方(S.LI) ～ 망경12g(芒莖: 참어새외 줄기의 **뿌리**), 로근(蘆根:갈내뿌리) 10g, 촉규근(蜀葵根), 골담초(骨擔草) 各9g, 오가피(五加皮) 5g, 권백(卷柏) 4.5g

3) 금실인補心包方(B.PC) ～ 선인장(仙人掌) 15g, 경천(景天) 10g, 귀전우(鬼箭羽), 여뀌(水蔘) 各7g, 율초(葎草:한삼덩굴: 뿌리와줄기) 6g, 개망초(一年蓬:全草) 5g, 근피(槿皮: 무궁화나무 뿌리와 줄기의 껍질) 4g

4) 금실인補三焦方(B.TE) ～ **미완성**

5) 금실인補心方(B.HT) ～ 위령선(威靈仙) 12g, 산자고(山慈姑), 갑오징어육(甲烏賊魚:건조육), 대계(大薊) 各8g, 해표소(海螵蛸:껍질은 제거) 4g, 선인장(仙人掌) 3g, 위유(萎蕤:둥굴레) 2g

6) 금실인補小腸方(B.SI) ～ 향모초(大風芽:全草) 12g, 원추리근(萱根:뿌리) 10g, 복수초(福壽草) 8g, 쪽동백(玉玲花:가지,열매) 6g, 백합(百合), 부용근(芙蓉根), 찔레나무(營實:열매, 뿌리), 비비추(紫玉簪根), 검실(芡實) 各4g, 경천(景天), 대계(大薊), 돌미나리(野水芹) 各3g

■ 土實人方

1) 토실인補肝方(B.LR) ～ **미완성**

2) 토실인補膽方(B.GB) ～ **미완성**

3) 토실인瀉脾方(S.SP) ～ **미완성**

4) 토실인瀉胃方(S.ST) ～ **미완성**

※ 이상 木實人의 補大腸湯, 瀉膽湯, 火實人의 補膀胱湯, 瀉心包湯, 火實人瀉心湯, 瀉

小腸湯, 瀉三焦湯 , 火實人 補腎方, 金實人瀉大腸方, 金實人補心包方, 金實人補心包方, 金實人補小腸方의 12처방은 한의사 염동환이 立方한것임을 밝혀둔다.

(4) 체질과 무관한 약재 이야기

삼라만상 각개는 음오행과 양오행 중 어느 하나에 속하고 그 속성을 닮는다. 본초들도 마찬가지로 각기 음양, 오행의 소속과 속성 그리고 독특한 약성을 내포한다(《동의수세보원》에서는 본초를 약성에 따라 각 체질을 다스리는 약재로 구분·분류를 시도했다).

저자는 이제마의 분류 중 견해를 달리하는 부분이 다소 있다. 본초 중에 어떤 약재는 오행의 소속이 분명한 반면, 어떤 약초는 오행의 속성은 미미하여 거의 무시하여도 되나, 약성만은 뚜렷한 것도 있다는 것이다. 다시 말해 어느 체질이든지 다 쓸 수 있는 약재가 있다는 것이다. 예를 들어 대산(마늘), 녹용 따위가 그것이다. 녹용에 관한 치험예를 근거로 이를 증명하고자 한다.

1) 녹용의 적용 범위

본초를 다룬 책자에 보면 녹용이 강장(强壯), 보기혈(補氣血), 강정(强精), 견근골(健筋骨) 하는 효능이 있어 예부터 최고의 보약으로 애용되고 있다. 녹용을 복용하여 큰 효과를 보는 사람이 있는가 하면, 아무런 효과도 못 보는 부류가 있고, 부작용이 생겨 건강이 더 악화되는 부류도 있다. 이 같은 3가지 형태의 결과로 나타나는 이유를 의료인은 정확히 알고 차질이 없도록 처방해야 한다. 이에 몇 명의 치험 사례를 제시하고 녹용의 적용범위를 구분하고 정리하겠다.

[예 1]

83세 된 할머니는 2개월째 기침이 심해 밤잠을 편히 못 잔다고 했다. 아들과 사위가 의사라서 양방치료를 여러 번 했는데 낫지 않았다. 과거 저자에게서 이 수진자의 체질은 목실인이며 제1치료소가 담실 또는 간실로 몇 차례 교체된 적이 있었다. 수진자가 약물 치료를 원해 사담탕에 녹용을 5g 가해 5일분(10첩 달인 분량)을 달여서 보내주었더니(당시의 제1치료소는 모름) 잘 나았다.

대개 양약의 진해제나 항생제를 써도 낫지 않는 기침의 원인은 자체치유력이 지히됐기 때문이다(양방에서는 면역력 지하를 원인으로 들 것이다). 이때는 제1치료소를 다스리면서 녹용을 복용하면 자체 치유력이 신속하게 보강된다. 목실인의 경우, 제1치료소를 모를 때에는 사담탕에 녹용을 加하면 무난한 통치방이 된다.

[예 2]

저자의 아버님은 수실인으로, 제1치료소는 위허였다가 비허로, 어느 때는 방광실로 가끔씩 교체됐다. 아버지는 젊어서부터 안광은 빛났으나, 얼굴색이 어둡고 음성에 힘이 없으며 식사할 때에는 두면부(頭面部)에 땀을 흘렸다. 때때로 중환자들이 내는 서글픈 한숨을 쉬었고, 식후에는 트림을 많이 하여 썩 듣기 좋지 않았다. 당신이 술회하기를 어려서 집을 뛰쳐나와 많이 굶주렸고, 젊은 시절부터 잡병에 시달리는 등 건강이 좋지 않았다고 했다.

저자가 한의원을 개업했을 때 아버님이 뒷일을 도와주시며 함께 생활했는데 가끔씩 평위산(平胃散)을 복용했다. 쌍화탕은 복용할 때마다 설사를 했는데, 백작약의 성질이 차서 설사가 난다고 작약을 탓했다(실상은 숙지황 탓이다).

그 시절에는 녹용이 고가여서 복용은 엄두도 내지 못했다. 그러다가 환갑이 되어 본인이 좋아하시는 부위의 녹용을 골라 화제국방의 십전대보탕으로 기억되는 처방에 몇 가지 약을 첨가해 20첩을 손수 지으시고 달여서 복용하셨다. 이후 트림 소리가 현저히 줄었으며, 식사 때의 자한, 한숨과 신음 소리가 사라졌다. 풍채가 좋아지고 얼굴색도 밝아지셨다. 그 후에도 가끔씩 녹용이 든 약을 복용했는데, 돋보기를 벗고 책을 볼 수 있었으며, 겨울철에도 두꺼운 내복은 입지 않고, 이불도 가장 얇은 것을 선호하셨다. 87세 때에는 시집을 출간했고, 학교나 여러 단체에 초청강연을 자주 다니셨는데 피곤한 기색이 없었다. 말년에는 전립선 비대증이 있었는지 소변불리, 변비증이 있어 강출관중탕을 드시고 호전됐다. 그리고 97세에 타계하셨다.

[예 3]

저자의 어머님은 체질이 토실인으로, 자녀를 9명 낳았다. 그 중 2명은 수실인이고 7명은 토실인인데, 토실인 중에서 3명을 제외하고 나머지 4명은 병리상의 건강인이다. 이들 건강인은 가끔씩 병이 나면 한두 번 침을 맞으면 낫고, 더 침을 놓으면 거부반응이 일어난다. 그리고 가벼운 질환은 복용하기 편한 양약을 몇 번 쓰면 낫는다.

어머니는 토실인 실증으로 병이 나면 S.ST방을, 어느 때는 S.SP방으로 침놓으면 치료됐다. 어머니가 60대 중반이었을 때(저자가 체질의학을 본격적으로 공부하지 않던 시절) 감기를 앓다가 심한 해수병이 됐다. 한 달이 넘도록 밤잠을 못 이룰 정도로 기침이 나서 약국에서 코데인이 든 양약을 사서 마셨는데 잠시 멎었다가 다시 기침하곤 했다.

당시 저자는 한의원을 개업한 지 얼마 안 됐고 한의사인 저자의 형님은 외국에 계실 때였다. 어머니는 아들에게 부담을 주지 않으려고 한동안 알리지 않았다. 그러다가 소식을 접하고 증상을 들어보니 마땅한 처방이 없어 삼소음(三蘇飮)에서 인삼을 빼고 녹용 3.75g을 가해 6첩을 지었다. 가서 뵈니 기침이 심해 말을 간신히 이어나갈 정도이며 여러 날째 날밤을 새는 형편이었다. 급히 약을 달여 식혀가며 마시고 또 물을 부어 몇 번씩 끓여 여러 차례 나누어 복용했다.

약을 두 첩째 달이는 동안 자매들과 옆방에서 텔레비전을 보고 있었는데 어머님의 방에서 아무런 기척이 들리지 않았다. 염려되어 가보니 곤히 잠들어계셨다. 두세 시간가량 누이들과 이야기를 나누며 기다려보았는데, 어머니는 단 한 번도 기침을 하지 않았다. 두 첩째 달인 약은 잠에서 깨면 드시라 하고 집으로 돌아왔는데, 다음 날 어머니는 오랜만에 단잠을 잤다고 하셨다. 아침에는 몇 번 기침을 하기에 다려둔 약을 복용했다며 흡족해하셨다. 나머지 약을 모두 복용한 이틀 후에는 기침이 멎고 식사도 잘하셨다.

좀 더 완전하게 치료해야 할 것 같아 같은 처방으로 4첩을 더 드렸다. 그런데 그중 한 첩을 다려먹고는 가슴이 뛰고 숨이 차고 답답한 증세가 나타났다.

이런 증상은 어머니가 건강이 나쁠 때 가끔씩 나타나는 것으로 그럴만한 이유가 있다. 어머님이 저자를 임신하고 좌측 무릎에 심한 관절염(아버님에게서 옮은 감염성 질환)을 앓게 되어 오한, 발열, 관절통 등으로 8개월을 밤낮으로 고생하신 적이 있다. 어머니는 드문 체질의 소유자였으므로 관절염에 쓴다는 여러 한약 처방이 효과가 없었고, 당시(1941년)에는 오상체질의학도, 항생제도 없던 시절이라 고스란히 병해를 당해 왼쪽 무릎 관절을 굽히고 펼 수 없는 불구자가 됐다. 더욱이 세균이 심장을 침범해 심낭염과 승모판에도 염증을 일으켰다. 저자를 낳고 나서 겨우 회복됐는데, 그 후부터 건강이 나빠지면 심번(心煩), 천(喘), 심계증(心悸症)이 발작되고 가끔 결대맥이 감지됐다.

약을 중단하니 몇 시간이 지나 진정됐다. 어머님은 며칠 후 나머지 약을 달여 조금 마셔 보시고는 다시 가슴이 답답해져서 약을 중단했다.

몇 년 후 어머님은 손톱과 발톱에 무좀이 생겨서 손톱과 발톱을 뽑는 수술을 하고, 방광결석증이 생겼다. 제1치료소가 옮김에 따라 S.ST방 또는 S.SP방을 침놓아 무좀과 방광결석이 치유됐다. 77세가 되던 초봄에 어머님은 다시 콧물, 눈물, 재채기가 쉴 새 없이 나오고 얼굴이 붓고 골절이 아프며, 두중과 미열, 비색증이 심한 감기에 걸리셨다. 체질 침을 놓으면 막혔던 코가 열리고 두중과 미열이 사라지고 콧물, 재채기, 눈물이 멎었다가 다음 날 다시 시작됐다.

저자는 토실인의 구성 4장부를 차례차례 침놓았다가 그중 S.ST방이 가장 효력이 좋아 집중적으로 침을 놓았는데 조금 호전되다가 다시 기침을 했다. 아마도 고령인 탓에 자체 치유력이 고갈된 듯해 녹용을 쓰기로 했다. 〈변증기문〉에 나오는 서폐탕(舒肺湯)에 녹용 5g을 가해 3첩을 달여 드렸다. 한 첩을 복용하고 막혔던 코가 시원히 열리고 기침도 어느 정도 멎어 또 한 첩을 드셨다. 기침과 콧물, 재채기도 멎어 남은

한 첩을 복용하셨는데, 또 옛날에 일어났던 소동이 다시 발생했다

　S.SP방을 우측에 침을 놓았더니 조금 진정됐다. 다음 날도 S.SP방을 침놓았는데 콧물, 비색, 재채기, 눈물, 기침은 시원하게 낫지 않았다. S.ST방을 침놓았으나 별로 효과가 없었고, B.LR방과 B.GB방을 침놓았으나 비색증이 시원하게 해결되지 않았다. 이번에는 녹용을 더하지 않은 서폐탕 본방만을 달여 2일분을 드렸더니 모든 증상이 나았다. 그리고 S.SP방을 좌우 20초씩 10여 일 침놓아 간신히 회복되셨다.

[예 4]

산후 2개월 된 30세인 부인의 주소증은 앉으면 우측 허리가 심하게 아프고 쏟아지는 것 같아서 1분도 앉아 있지 못했다. 부수 증상은 양 손목의 요골 부위 주변에 지각이 과민해져서 무엇이든지 닿기만 하면 고통을 호소했다. 손목은 힘이 없고 움직일 때마다 새큰거려서 아기를 안기가 어려웠다. 복진이 심히 허해서 복피가 얇고 탄력도 없었다. 가볍게 안압해도 곧 함몰됐다.

　대변은 하루에 2~3회이며, 압진상 우 Y′10혈과 3, 4, 5 요추에 압통이 심했다. 먼저 그곳에 자상부항을 하여 어혈을 뽑아낸 후 앉아보게 했다. 자상부항 이전과 나아진 바 없었다. 허증이므로 제1치료소를 치료하기 위해 진단 순서에 따라 목실인의 허장부인 대장부터 검사했다. B.LI방을 20초, 락혈. 다음은 S.GB방을 20초 침을 놓아도 주소증은 조금도 호전되지 않았다. 그 다음은 수실인 장부로 넘어가 S.BL방을 20초(효과 없음), B.SP방을 20초 침놓아도 마찬가지였다. 5번째 검사 장부인 B.ST방을 좌우 16초씩 침놓고 다음 날 보니 허리가 조금 나아진 것 같다고 했다. B.ST방을 좌측에 20초 우측에 16초 침놓았다. 손발은 차지 않다고 하므로 보중익기탕증을 2일분 주었다.

　이틀 후 허리가 더 아프다고 했다. 다시 한 번 B.ST방을 좌측에 20초 침놓고 9분을 기다려 본 후 앉게 했다. 1분도 채 앉아 있지 못했다. 이로 보아 B.ST방은 제1치료소가 아님이 확인됐다. 화실인으로 옮겨 B.KI방을 20초(효과 없음), 다시 B.BL방

을 20초 침놓았으나 여전했다.

수진자는 토실인이나 금실인으로 추정됐다. 수진자는 대변을 자주 보는데, 대변이 잦은 경향은 토실인보다는 금실인이 많고, 금실인 중에서도 대장실과 폐실 그리고 소장허가 제1치료소로 나타날 때이다. 수진자는 심히 허하므로 제1치료소가 실증일 때 나타나는 폐, 대장은 분류하고 B.SI방을 20초 침놓았다. 9분 후 다시 앉아보게 하니 5분가량 앉아 있을 수 있었다. 우측에 다시 20초를 추가해 침놓고 15분가량 지나서 다시 앉게 하니 10분이 넘도록 앉아 있을 수 있었다. 그러나 손목 부위는 개운치 않다고 했다. 아마 아기 기저귀를 갈아줄 때, 안을 때, 우유 먹일 때 손목을 자주 써야 하므로 쇠약해진 근골, 관절에 부담이 계속된 것으로 추정됐다.

이때는 녹용 같은 준보(濬補)제를 써야 하는데 뒷받침할 약제가 마땅치 않았다. 궁리 끝에 가시오가피 10g, 녹용 5g으로 한 제 다려주었다. 그리고 1~2일 간격으로 B.SI방을 좌우 20초씩 침놓았더니 열흘 후에는 아기를 안고 30분 이상 앉을 수 있게 됐다. 이후 B.SI방을 5~7일에 한 차례씩, 그리고 뜸을 뜨면서 (환처에 무흔구) 11회 더 침놓았더니 허리와 손목이 회복됐다.

[예 5]

61세 되는 부인은 35년 전에 기관지확장증으로 객혈을 몇 차례 했는데 양방치료로 치유됐다. 그 때부터 최근까지 해마다 몇 번씩 감기에 걸리며, 잘 낫지도 않는다고 했다. 그리고 한 달째 약간의 지체통과 피로감, 때때로 어지럽다고 했다. 복진은 허증에 가까운 중간증이고, 대변은 1일 1회이다.

진단하는 순간에는 아무런 병 증상이 없으므로 빠른반응증상진단법의 적용 대상은 아니었다. 진단 순서상 목실인 중 S.GB방을 좌측에 20초 침놓고, 어지럼과 두통 같은 부정적인 증상이 나타나는지 9분간 기다려보았지만 아무 반응이 없었다. 침의 반응을 보기 위해 추가해 12초를 침놓았다.

다음 날 수진자가 조금 좋아졌다고 하여 적중된 것으로 보고, S.GB방을 좌우 20

초씩 침놓고 사담탕을 5일분 주었다. 매일 또는 하루 건너 S.GB방을 침놓았는데, 6일째 되는 날 오후에는 가벼운 두통이 생기고, 피로감이 전보다 조금 심해졌으며, 가래가 더 끓는다고 했다. 두통과 피로감을 목표로 빠른반응진단을 시도했다. B.LI방을 좌측에 20초(호전 안 됨), S.LR방을 우측에 20초 침을 놓았는데도 여전했다. 또 다시 목실인 장부 중 검사 안 한 B.LU방을 좌측에 20초 침놓았는데 급히 가야 한다고 해서 우측에 12초 추가해 침놓고 마황을 뺀 태조탕을 2일분 주었다.

다음 날 다시 왔는데 인후부가 연기를 많이 마신 것처럼 싸한 아픔이 있고, 두통이 더 심해졌으며, 구갈이 있다고 했다. 피로감은 푹 쉬어서인지 조금 풀렸다고 했다. 그간의 경과로 보아 수진자의 체질은 목실인이 아니었다. 수진자들 중에는 증상이 뚜렷하지 않거나 치료 중에 과로를 했거나 양약을 복용했거나 긍정적인 선입견에 치우쳐서 침과 약의 반응을 오인하는 경우가 있다. 이런 경우 오진을 하게 되는 수가 있다. 이때는 수진자가 진단을 다시 해야 한다.

수실인으로 넘어가 허실중간에 해당하는 장부인 B.SP방을 20초간 침놓았다. 증상이 호전되지 않았다. B.ST방이나 S.BL방을 검사할 차례였지만, 수실인 같지 않아서 화실인의 허증 또는 허실중간증에 적용되는 B.KI방을 우측에 20초 침놓았다. 7분 후 두통과 인후부가 편안해졌다고 하여 같은 침을 좌측에 20초 추가하고 10여 분 기다렸는데 한결 편안해졌다고 했다. 다음 날은 더 호전되어 B.KI방을 좌우 20초씩 침놓았다. 제1치료소가 확인된 것이다.

오랜 세월 감기가 자주 드는 것은 체내의 자체 치유력이 심히 쇠퇴했기 때문이므로 녹용같이 강력한 강장제를 넣어 3~4제를 쓰면 좋다. B.KI방을 좌우 20초씩 1~2일마다 침놓았다. 소화 장애가 없어 독활지황탕에 숙지황을 생건지황 16g으로 교체하고 녹용 5g을 가해 한 제(10일분) 다려 주었다.

그 후 수진자는 8개월 만에 다시 내원했다. 그동안 감기에 걸리지 않았고 건강히 지냈는데 며칠 전부터 콧물, 재채기, 눈물이 심하게 난다고 했다. 또 열은 별로 없지만 지체통이 조금 있고 몸이 무겁다고 했다. B.KI방을 20초 침놓았더니 10여 분 후 지체통과 몸이 무겁던 것이 조금 호전됐다. 반대편에 침을 추가했다. 녹용이 든 약은 가격이 부담된다 하므로 독활지황탕을 3일분 주었다. 사흘 후 조금 호전됐다. B.KI방을 침놓고 다시 독활지황탕을 3일분 주었다.

매일 B.KI방을 좌우 20초씩 사흘간 침을 놓았는데 눈물과 콧물, 재재기는 좋아졌지만 기력이 없고 기침이 자주 난다고 했다. B.KI방을 침놓고 숙지황을 생건시황으로 교체한 육미지황탕에 녹용 5g을 가해 한 제를 다시 다려 주었다. 한 첩을 복용하더니 몸이 가벼워지고 활력이 솟는 것 같다고 했다. 수진자는 10여 일간 침치료를 받았는데 호전됐고, 그 후 1년이 넘은 지금까지 다시 내원하지 않았다.

[예 6]

아버지는 38세, 어머니는 35세, 아들은 10세인 한 가족이 왔다. 이들은 한약업에 종사하는 친구가 먼 곳으로 이사가면서 성의껏 지어준 녹용을 넣은 보약을 1일 2~3회씩 정성스럽게 열흘 정도 복용하고 탈이 났다고 했다. 아버지는 약을 복용한 지 3~5일부터 밤이 되면 머리가 가려웠고, 어머니는 가슴이 답답하고 소화가 안 되며, 아들은 두통과 지체통, 오한, 치통이 생겼다. 아버지는 복진상 실증이며 대변은 1일 1회이다. 어머니도 실증이며, 대변은 1일 1회이다. 열 살 난 아들은 어려서 허실이 구분되지 않으나 제법 거궐혈과 상완혈 부위가 유력했다. 대변은 1~2일에 1회다.

먼저 진단 대상이 될 증상이 있는 아들과 어머니를 빠른반응증상진단으로 제1치료소를 찾아냈다. 아들은 간실로, 어머니는 신실로 진단됐다. 아버지는 증상은 없으나 오상체질의 유전법칙을 역산해보니 목실인이었다. 복진은 실증이고 대변이 1일 1회이므로 S.LR방을 좌우 16초씩 침놓았다. 아들은 S.LR방을 우측에 14초 좌측에 6초 침놓았다. 어머니는 S.KI방을 우측에 20초 좌측에 12초 침놓았다. 모두들 복용 중인 약은 중단하게 했다.

다음 날 아버지는 머리의 가려움증이 줄었고, 어머니는 가슴이 편해지고 소화력이 한결 좋아졌으며, 아들은 두통과 치통, 오한, 지체통이 거의 사라졌다. 이들은 6

일간 침치료를 받으면서 아버지와 아들은 열다한소탕을 5일분 복용했다. 어머니는 정기천향탕에 향사양위탕을 합방해 5일분 복용했다. 이후 이들 가족이 불편해하던 증상들은 모두 호전됐다.

이들 가족은 모두 건강하고 체력이 실하므로 녹용 같은 준보제를 복용해서는 안 된다. 그러므로 체내에서 거부해 부작용이 일어난 것이다. 이후 17일이 지나 다시 내원했는데, 남은 보약이 아까워서 몇 차례 복용했다가 다시 부작용이 났다고 했다. 그 약들은 더 이상 복용을 금하고 지난 번과 같은 침 처방으로 치료해 모두 다 나았다.

[예 7]

72세 된 노파는 9년 전부터 저자의 한의원에 가끔씩 들려 침치료를 받는다. 수진자가 침치료만 받는 이유는, 감기가 들거나 요통이 발생되었거나, 혹은 피곤하거나 기력이 없으면 병명이나 병증을 막론하고 어떤 한약도 전혀 복용할 수 없기 때문이다. 몇 첩 복용하면 가슴이 답답해지고 두통, 사지무력증 등의 부작용이 생긴다. 이러한 거부반응은 양약도 마찬가지라서 주사나 복약 모두 불가능하다. 다행히 침은 맞을 수 있다.

체질은 목실인이고 허증이며 식사량도 소량이다. 제1치료소는 담실증이었다가 대장허증으로 가끔씩 교체된다. 침치료로 근근이 지내다가 얼마 전부터는 기력이 급격히 떨어져 걷기도 힘들어졌다고 했다. 그런데 침치료마저 듣지 않았다. 지금까지 사용하지 않던 목실인 처방의 B.LU방과 S.LR방을 하루씩 침놓고 기다려봤는데 더 악화됐다.

이같이 무력증이 주증일 때, 일반적으로는 녹용을 쓰면 주효하다. 곰곰이 생각한 끝에 녹용 한 가지만을 1회에 4g씩 복용하게 하되, 아침과 저녁 2회만 달여 마시도록 했다. 2일분을 주었는데 1회분은 그런대로 복용했다. 2회째 복용한 후 가슴이 답답해지고 두통이 생겼으며, 사지에 힘이 더 빠지고 좋지도 않던 식욕마저 더 떨어졌다고 했다. 녹용 복용을 중단하게 하고 B.LI방을 16초 침놓았더니 조금 회복됐다.

추가해 16초를 반대편에 침놓았다.

7개월 후 수진자가 다시 내원했는데, 기력이 없어 외부 출입을 삼가고 방에서 누워 지낸다고 했다. B.LI방을 좌우 16초씩 침놓았는데, 다음 날 기력이 더 떨어졌다. S.GB방을 좌우 16초씩 침놓았다(수진자의 체력이 매우 약하고 예민해 침량을 줄여놓았나). 사흘 후 조금 호전됐나. 십안에 사성이 있어 매일 침지료를 못하고 토요일마다 S.GB방을 3차례 침놓았다. 최근에는 내원하지 않는다.

예 1부터 예 7까지의 공통적인 특징을 살펴보면 다음과 같다. ① 예 1의 할머니는 목실인이고, 예 3의(저자의 아버지) 수진자는 수실인이며, 예 5의 부인은 화실인이다. 오상체질의학에서 볼 때 각기 체질이 다르지만 모두 녹용의 효과를 톡톡히 보았다. 특히 수실인인 저자의 아버님은 환갑 때부터 여러 차례 녹용을 복용한 후 예전과 달리 건강하게 장수를 누리셨다. 이들이 녹용을 복용할 때의 체력은 통상허실별의 구분상 모두 허증 또는 허증에 가까운 허실중간증에 속했다.

② 예 6의 아버지와 아들은 모두 목실인 체질이며 실증이었고, 35세의 부인은 수실인이며 실증이었다. 이들 모두 실증이라는 공통점이 있으며, 녹용을 복용해 부작용을 일으킨 부류이다.

③ 예 3의 수진자(저자의 어머니)는 토실인이며, 평소에는 허실중간증과 실증의 체력을 넘나들었다. 감기를 앓아 허증이 됐을 때만 녹용이 효력을 발휘했다. 녹용으로 체력이 보강되어 허실중간증이나 실증으로 변하면 즉시 녹용에 대한 부작용이 생겨 복용을 중단했다.

④ 예 7의 수진자는 일체의 한약 및 양약에 대한 거부반응을 나타내는 특이한 사람으로, 심한 허증이면서 보제인 녹용마저 거부반응을 나타내는 부류이다.

따라서 녹용의 적응증을 정리하면 다음과 같다.

㉠ 녹용은 통상허실상 허증에 속하는 부류가 복용할 때 강장, 보기혈(補氣血), 강정(强精), 건근골(健筋骨)의 효능이 있다.

ⓛ 녹용은 실증에 속하는 부류가 복용할 경우, 평소보다 건강이 더 호전되지 않으며 장사(壯士), 역사(力士)로도 변하지 않는다. 반면, 녹용을 지속적으로 복용하면 부작용이나 거부반응이 일어나 피해를 본다.

ⓒ 평소에 실증이었던 사람도 병을 오래 앓거나 조건이 나빠 허증으로 변하면 체내에서 녹용을 요구하며, 적정량을 복용해 체력이 실증으로 변하면 복용을 중단하는 게 좋다.

ⓡ 드물지만 허증이라도 녹용에 대한 거부반응을 일으키는 특이한 부류도 있다.

ⓜ 녹용은 오상체질 중 어느 한 체질에만 적용되는 약물이 아니라, 5체질 모두에게 적용된다. 단, 앞에서 설명한 사항에 준한다.

오상체질의학의 입장에서 전을(錢乙)이 지적받아 수정할 부분이 있다. 그는 "腎有眞水° 有補而無瀉°"라 하여 후학들에게 "신장은 眞水이므로 보는 할 수 있으되 사는 할 수 없다"라는 고정관념을 깊이 심어주었다. 사암(舍岩)과 이제마는 〈신불가사론(腎不可瀉論)〉을 사신의 서서들을 동해 깨트린 바 있나. 12장부는 어느 것이나 허할 수노 있고 반대로 실할 수노 있다. 그래서 고전의 《지료대법(治療大法)》에는 '虛則補, 實則瀉'라고 하지 않았던가?

그런데 장부의 허실은 체질에 따라 그 소속을 달리한다. 신장이 실한 경우는 수실인에서만 찾을 수 있다. 이런 까닭에 나머지 체질에서는 신실증이 제1치료소로 진단되지 않는다. 뿐만 아니라 수실인 중에서도 신실증이 제1치료소로 진단될 때에 한해서만 사할 수 있다. 그러므로 〈신불가사론〉은 체질과 상황에 따라 적용할 수 있되 , 무작정 "有補而無瀉"라는 언급은 수정·보충돼야 한다. 또 전을은 생지황을 숙지황으로 제조하는 방법으로 "砂仁酒拌九蒸九曬杵膏"라 했다. 풀이하면 생지황에 "사인(砂仁) 술을 뿌리고, 찌고 다시 햇볕에 말리고 번갈아 찌고 말리기를 9번 하고 두드리고 찧어서 고약같이 검고 기름기가 돌게 하여 사용하라"라고 했다.

신허가 제1치료소인 환자들 중에는 소화력이 좋은 부류와 소화 장애가 있는 부류가 있다. 소화 장애가 있는 부류는 평소에 급히 식사를 하거나, 식사 중에 화를 내거나, 식후에 곧바로 드러누우면 소화가 안 되며(이들은 구미혈, 거궐혈 상완혈 또는 중완혈 가운데 압통점이 나타난다) 우유를 비롯해 요구르트, 익힌 고구마, 바나나, 과자, 빵, 두유, 초두부, 찰 음식을 먹으면 소화가 안 된다. 소화력이 좋은 사람은 육미지황탕에 생건지황 16g을 넣어 복용해도 소화 장애가 없다. 그러나 후자는 본방의 용량대로 생건지황 16g을 넣어 복용하게 하면 1~2일 이내로 심하비증이 생겨 속이 더부룩하고 가벼운 복통 또는 설사를 하게 되며, 식욕이 저하되고 소화 장애를 호소한다.

전을이 숙지황을 제조할 때 사인(砂仁)주를 뿌리고 여러 번 찌고 볕에 쪼이라고 한 것은 건지황에 의한 소화 장애를 없애기 위함이었다. 사인은 위를 튼튼하게 하고 기의 운행을 도우면서 비위를 보한다. 반면, 생지황 또는 건지황은 신장을 보하며 생진액(生津液), 자양(滋養), 청혈(淸血)하는 약으로 알려져 있다.

오행으로 볼 때 전자는 토(土)를 보하면서 기를 다스리고, 후자는 수(水)를 보하면서 혈을 보한다. 이들을 합하면`토극수하므로 지황의 소화력이 조금 순조로워질 수 있다. 그러나 그 약성은 적지 않게 소멸될 것이다. 뿐만 아니라 육미지황탕의 신수(腎水)를 돕는 나머지 5종의 약물에도 사인의 토를 보하는 속성이 토극수라는 상극의 영향을 주어 사인은 사용하지 않은 것만 못할 것이다. 또한 사인으로 법제한 숙지황은 소화 장애가 있는 부류에게도 어느 정도 또는 그 이상의 소화 장애를 일으킨다.

그러므로 체내에 흡수가 잘되지 않으며, 흡수됐다 해도 혈관 내벽이나 조직 내에 정체되거나 장에 부착되어 숙변을 형성하게 할 수 있다. 반면, 소화력이 좋은 부류에게는 사인을 사용할 필요가 없으며, 사인주를 뿌려서 보신 작용이 약화된 약을 복용할 경우 효과를 얻지 못할 것이다.

이와 같이, 전자와 후자에게 모두 적절치 못한 약을 사용하면 오류를 범하는 것이다. 이를 위해서 소화력이 좋은 부류에게는 숙지황을 쓸 것이 아니라 장중경이 처방한 대로 건지황을 사용해야 한다(건지황은 찌지 않고 생지황을 그대로 건조한 생건지황을 사용한다). 소화력이 좋지 못한 부류는 육미지황탕에서 건지황을 제거하고 복용하면 무난하고 신장도 보할 수 있다.

마지막 문제점은 이제마가 해결했다. 전을이 처방한 육미지황탕 중 태음인의 약에 속하는 산약을 빼고 소양인의 약으로 분류한 구기자로 교체한 것이다. 그리고 지황은 화실인에게만 필요한 약임을 분류해두었다.

각론

I. 병명별 치료론

(1) 병명별 치료론

1) 소화기계질환

① 기능성 위장장애

환자가 호소하는 증상 또는 부위에 구애받지 않고 치료한다(수실인은 특별히 제1 치료소와 일치하는 처방이 없으므로, 온중(溫中) 지제와 거담소도(去痰消導) 시세를 구역(嘔 逆), 구토, 속쓰림, 불사식(不思食), 수족냉, 심하비 등의 증상에 따라 약 처방을 선택한다) 단, 임맥과 독맥에 압통점이 있을 때는 그것부터 먼저 대증치료[29]한 후 제1치료소를 진단해 다스린다. 치료 중에 제1치료소가 교체되면 그에 따라 치료한다(기기진단 포 함).

- 유의사항

식사 중에 화내지 말 것, 급히 먹지 말 것, 식후에 곧바로 눕지 말 것(신경이 둔하고 육체노동이 과한 사람은 식후에 누우면 소화가 더 잘된다. 반면, 운동이 부족하고 예민한 사 람은 식후에 곧바로 누우면 소화 장애를 일으킨다).

- 금기 음식

우유, 요구르트, 치즈, 버터 등 유제품[30], 익힌 고구마, 바나나, 과자, 빵, 두유 음 료, 찰음식 같은 점성이 높은 음식.

② 급성췌장염

담석증(서양의학의 진단 방법)이 원인이 아닐 때 제1치료소를 진단해 보조치료와 겸해 다스린다. 간단히 치료되기도 하지만 일반적으로 여러 날 치료해야 한다. 제1 치료소의 진단은 통증 발작이 시작된 흉복통을 대상으로 빠른반응증상진단을 적용 하기도 하고, 췌장염 진단 후 발작하기 전에 기기진단을 하여, 제1치료소를 다스리

---

29) 〈보조요법론〉 참조

30) 유제품은 효소의 결핍으로 소화 장애를 일으키는데다 점성이 높아서 위장이 예민한 사람은 설사나 소화장 애를 일으키는 것으로 생각된다.

면 더 좋은 결과를 기대할 수 있다.

③ 위암·대장·직장암

현재까지는 본 의학으로는 치료가 불가능하다. 서양의학에 일임하며, 수술 후 회복에 본 의학을 적용한다.

④ 담낭염·담석

담낭염은 담석 크기가 작을 경우에만 치료가 가능하다.

⑤ 간염

간염을 서양의학 특히 우리나라의 양의들은 한방치료를 매우 금기시하며, 그중에서도 약물치료를 매우 경계한다. 양방의학에서는 간염의 원인을 바이러스, 약물, 면역반응이상의 3가지로 구분한다. 오상체질의학에서 바이러스 감염, 약물 해독의 지연, 면역반응이상은 체내의 자체치유력이 저하된 탓으로 본다.

간염도 다른 병과 마찬가지로 간염에 노출될 수 있는 원인을 24가지가 있다. 따라서 치료 처방도 24가지이며, 개체의 원인에 따라 치료를 해야 한다. 이와 같은 치료법은 급·만성을 구분할 필요가 없다. 급성의 제1치료소와 만성의 제1치료소가 다를 수 있으므로 그에 따라 치료 처방이 달라질 따름이다.

바이러스의 종류가 A형인가 B형인가 아니면 비A 비B형인가를 구분할 필요도 없다. 본 의학에서는 바이러스의 종류에 따라 치료 처방이 다르지 않기 때문이다. 생체 내에 번성하는 바이러스는 약물로는 박멸되지 않는다. 그러한 약물이 있다면 항암제처럼 바이러스가 박멸되면서 생체에도 적지 않은 피해를 줄 것이다.

세균이나 바이러스가 체내에서 고조로 번식할 때는, 체내에 그럴 만한 조건이 갖춰져 있다. 비유하자면 균류(菌類)는 적당한 온도, 습도, 영양의 3가지 조건 중 한 가지만 부족해도 활동력과 번식이 중단된다. 바이러스는 생체 내에서 활동하므로 좀 더 다양하고 복잡한 여건이 갖춰져야겠지만, 그중 한두 가지만 부족해도 활동과 번식이 중단된다. 본 의학에서는 그 조건 중 몇 가지를 제거하는 방법으로 바이러스를 퇴출시킨다. 자체치유력을 보강하면, 체내의 곳곳에 바이러스의 생장 조건들이 사라지고, 바이러스는 활동을 중단하게 된다. 급기야 바이러스는 체내의 이물이 되어 소변, 대변, 코피, 가래, 땀샘을 통해 체외로 배출된다. 몸속에 이런 과정을 일으키기 위해서는 장기간에 걸쳐 지속적으로 치료를 해야 한다.

약물이 원인인 간염은 해당 약물의 사용을 차단하고 제1치료소와 그에 해당되는 한약을 복용하면 된다. 면역반응이상도 제1치료소를 다스리면서 가끔씩 교체되는지 기기로 잘 진단해 관찰하면서 치료하면 된다. 단, 스테로이드를 비롯한 대증약물을 오랫동안 사용해 면역체계를 약화시켜 오래되고 고질화되지만 않았다면, 간염은 본 의학으로 깨끗이 치료할 수 있다. 허증일 때는 녹용 5g을 필히 加해야 한다.

⑥ 간경병증

초기에 치료할수록 치유율이 높다.

㉠ 간세포 숫자의 감소 → 황달, 식욕 부진, 무기력, 출혈성 경향, 의식 장애 따위의 증상이 나타날 때는 제1치료소를 진단해 다스리면 치유율이 높다.

㉡ 섬유 조직의 증식 → 간내 혈관의 변경 → 문맥의 고혈압 → 식도정맥류, 비장종대 → 상부 위장관 출혈, Pancytupenia 등의 초래(㉡항의 병이 진전되면 제1치료소를 다스리면서 섭생을 게을리 하지 말아야 한다. 치유율은 ㉠항의 경우보다 낮고 치료 기간이 길다).

㉢ 결정성 재생 → 간 형태의 변형 → 간정맥 및 간림프관을 압박 → 복수 및 문맥고혈압증에 관여(㉢항의 경우에는 제1치료소만 다스리고 약은 중단한다. 치유율은 극히 낮고 예후가 나쁘므로 본 의학의 치료 한계를 넘어선 것으로 본다).

⑦ 간암

현재까지는 오상체질의학으로 치료되지 않는다.

2) 호흡기 질환

① 상기도 감염

가) 감기

제1치료소를 진단해 침과 한약을 2~3일 복용한다. 환자가 내원하지 않아 체질 진단을 할 수 없다면 증상에 따라 투약한다. 콧물, 코막힘, 재채기, 인두통, 기침, 목쉼, 지체통이 있을 때는 서폐탕(변증방약정전, 551)과 신쌍화탕을 합방하면 좋다. 오래되어 기침이 심할 경우에는 환자를 직접 진단해 제1치료소의 침치료와 한약을 쓴다. 기침이 오래됐을 경우에는 녹용 5g을 가한다.

나) 독감

독감은 백신의 보급과 양방치료로 한의원을 찾는 환자들은 독감으로 인한 후유 증을 앓는 이들이 대부분이다. 기침이 멎지 않는다거나 위장장애가 심해졌거나 통증은 사라졌지만 자한·도한이 심하다거나 기력이 많이 쇠해졌다거나 식욕이 없어졌다는 등의 잔여 증상 또는 양방치료가 적합하지 않아 새로운 병증이 생긴 사람들이다. 이들은 반드시 진단해서(초기에도) 제1치료소를 찾고 침치료와 그에 해당되는 약물치료를 해야 한다.

② 만성폐쇄성 폐질환

가) 만성기관지염

나) 폐기종

임맥, 독맥이나 흉복부를 압진해 압통점이 있으면 자상부항을 해 먼저 처리한 후 제1치료소를 진단해 다스린다. 수실인의 경우, 약 처방으로 대증치료한다. 약 처

방이 없는 체질은 제1치료소를 침치료하고, 쇠약해졌거나 오랫동안 기침이 심한
자에게는 전통적인 한방약이나 제1치료소의 침치료와 또는 녹용 5g 한 가지만을
다려서 복용한다. 토실인과 금실인의 경우에는 녹용 10g만 달여서 2회에 나눠 복
용한다. 병이 오래될수록 치료 기간이 길어지는데, 대개 1~2개월 정도 걸린다
(치료 기간이 긴 만큼 제1치료소가 몇 차례 교체될 수 있다).

③ 기관지확장증

병 증상의 심각성에 비해 오상체질의학으로는 치유율이 높다. 압진하여 흉부, 임
맥, 독맥의 압통점이 나타나면, 압통이 심한 부위를 먼저 처리하고(대부분 자상부항
요법) 제1치료소를 진단하여 다스린다. 쇠약하고 오래된 경우에는 기력이 회복된
후 자상부항을 한다. 그리고 약 처방에 녹용 5g을 가한다. 치료 기간은(너무 악화되
지 않은 경우) 2~3개월이다. 만성폐쇄성폐질환의 치료에 준한다. 과로와 고성 지르
기를 금한다.

④ 폐렴

대개 폐렴 환자는 동네 보건소나 양방의원에서 만족할 만큼 치유되지 않을 때 한
의원을 찾는다. 주로 기침이 완전히 해결되지 않거나 자한(自汗), 오풍(惡風), 무기력,
흉통, 불사식(不思食) 따위의 후유증이나 새로운 증상이 해결되지 않을 때이다. 다른
호흡기 질환과 동일한 방법으로 치료하며, 치료 기간은 5~10일 정도이다.

⑤ 흉막염

흉막염도 폐렴과 마찬가지로 양방 치료로 쾌차하지 못했을 때 한의원을 찾는다.
흉막염은 원인이 다양한데, 오상체질의학에서도 24가지 원인과 치료법이 있다. 치
료 중에 제1치료소가 교체되는 예가 많다. 섭생 여하에 따라 치료 기간이 단축되기
도 하고 더 오래 걸리기도 한다. 기관지 확장증과 동일한 방법으로 치료한다.

⑥ 기관지 천식

기관지 천식은 오상체질의학으로 치유율이 높고, 급성경증천식, 급성천식 대발작, 만성천식, 임신부천식 등 천식의 종류와 상관없이 치료한다. 단, 평소에 돌연히 발작하는 천식 증상 이외에 두통, 흉민(胸悶) 따위의 단서가 될 만한 증상이 없을 때는 반드시 기기진단을 해야 제1치료소를 찾을 수 있다.

스테로이드계의 약물을 장기간 복용한 부류들은 기기의 진단에 오진율이 높으므로 기기진단의 약물 복용에 대한 유의사항을 참작해야 한다. 스테로이드계 약물은 의존도가 매우 높고 고질화되어 치유율이 낮다. 기관지천식은 가급적이면 초기에 본 의학을 적용하면 좋다. 알레르기에 의한 발작도 치유율이 높다.

⑦ 폐암

조기 진단은 양방에서도 쉽지 않아 발견이 어렵다. 치료해본 경험이 적고 외과 영역이므로 치유가 어려운 것으로 판단된다.

3) 심혈관계 질환

① 고혈압

오상체질의학에서는 본태성과 2차성 구분 없이 제1치료소를 진단해 치료한다. 본 의학의 치료로 2차성 고혈압은 대개 140~85/130~80mmHg까지 낮아지며, 제1치료소가 적중됐을 경우 치료한 지 하루나 이틀 만에 수치가 떨어지기 시작한다. 본태성 고혈압은 오래되어 고질화됐기 때문에 수치가 좀처럼 낮아지지 않는다. 수치가 떨어진다 해도 여러 날(2~5개월) 치료해야 한다.

본 의학에서는 체질별로 해로운 음식은 금기하며, 소금은 되도록 적게 섭취할 것을 권할 뿐 크게 주요시하지 않는다. 본 의학으로 혈압을 조절하면 오랫동안 안정된다(대개 오랫동안 노하거나 사료과도, 과로를 하면 일시적으로 혈압이 상승한다. 그때는 다시 몇 차례 치료를 받아야 한다).

② 허혈성심질환

본 의학은 죽상경화(동맥경화), 협심증, 부정맥, 급성심근경색증, 심부전증을 함께 취급하며, 치료 방법도 보조치료의 압통점 부위가 약간 다를 뿐 동일하다. 초기일 때는 호진될 수 있지만, 병이 오래된 경우에는 본 의학의 치료 영역을 빗어난다.

4) 내분비와 대사성 질환

① 당뇨병

양약으로 다스리면서 당뇨로 인한 신경염, 급작스럽게 발생하는 저혈당증, (가벼운) 패혈증, 종창 등을 다스리기 위해 오상체질의학의 도움을 받아야 한다. 결과적으로 양·한방 협진을 하는 셈이다. 신경염을 비롯한 위의 증상들은 대부분 성과가 좋다. 치료에 여러 날 소요되지만 제1치료소를 정확히 다스린다면 치료 첫날부터 호전 반응이 나타난다. 본 의학으로 초기에는 치유율이 높다.

② 갑상선종

오상체질의학은 ㉠ 그레이브씨병(미만성 독성갑상선종) ㉡ 하시모토 갑상선종 ㉢ 결정성 갑상선종 ㉣ 아급성 갑상선염 ㉤ 분만 후 갑상선염을 구분하지 않고 제1치료소를 다스린다. 임맥과 독맥 부위(특히 갑상선 종대 부위와 아문 혈 부위)에 압통점이 있을 때는 자상부항요법을 실시한다. 빠른반응증상이 있을 때는 제1치료소의 진단이 용이하지만, 그렇지 않을 때는 기기로 진단한다.

정신불안, 심한 손 떨림, 피로 쇠약, 심계 같은 증상도 본 의학으로 효과가 좋다. 갑상선의 결절 중 작은 것은 풀리지만 크고 단단한 것은 줄어들기는 해도 완전히 사라지지는 않는다(병 증상은 사라진다). 초기일수록 치유율이 높다.

③ 통풍

통풍은 육식과 술을 많이 하는 사람들이 많이 앓는 병이라 하지만, 그렇지 않은 사람에게도 나타난다. 통처가 붓고 아플 때는 빠른반응증상진단이 가능하다. 우선 수진자의 걸음걸이를 살펴 불편한 정도를 대상으로 제1치료소를 진단한다. 제1치료소가 확인된 후에는 통처에 자상부항을 실시한다. 통증 부위에 지각과민이 심한 사람은 사혈하지 않아도 된다.

이 병은 기기진단이 더 정확하고 치료의 완료됨을 수치로 확인할 수 있다. 4~5일 치료하면 통증이 사라지므로 환자 측에서 치료를 중단하는 예가 많은데, 실제로는 완치된 것이 아니라 염증이 소감된 것이다. 통풍은 환절기 또는 해마다 같은 계절에 다시 재발하므로 지속적으로 치료해야 한다. 알코올과 육류는 삼가는 게 좋고, 통처에 자상부항을 하지 않으면 치료 기간이 길어진다.

5) 신경성 질환

① 뇌졸중

오상체질의학에서는 병형이 각기 다른 폐쇄성(뇌경색, 뇌혈전)이나 출혈성(뇌내출혈, 지주막하출혈)을 구분하지 않는다. 분명 뇌혈관에 이상이 생겼지만 병을 일으키게 한 배경과 원인은 뇌가 아닌 장부에 있기 때문이다. 단, 병 발생의 주범인 제1치료소를 진단하기 위해서는 환자가 의사와 대화가 가능할 정도로 의식이 있어야 한다.

병이 가벼운 경우에는 수진자의 걸음걸이를 살핀 후 침을 놓아 빠른반응진단법을 적용해 제1치료소를 진단한다. 좀더 정확하게 진단하려면 기기를 활용한다. 제1치료소의 적중 여부를 확인하기 위해서는 마비처의 발목이나 다리를 대상으로 삼는 것이 가장 확실하다(손이나 팔의 마비는 발이나 다리보다 반응이 늦다). 따라서 의식장애가 있는 뇌졸중 환자는 확진이 어렵다. 이때는 양방의학의 응급처치(대증치료)가 더 적절하다. 뇌수술을 한다거나 용혈제를 투여해 막힌 부위를 소통시켜 의식이 돌아오고 뇌의 부종도 어느 정도 빠지면 대증치료의 역할은 끝났다고 할 수 있다. 이 후부터는 마비를 최소화하고 뇌졸중의 재발을 막기 위해 본의학으로 제1치료소를 다스려야 한다. 이미 괴사된 조직은 포기하더라도 괴사 직전의 뇌세포는 되살릴 수 있다.

마비 증상이 가볍고 의식이 명료하며 발병된 시일이 이를수록 진단이 쉽고 거의 발병 전으로 돌아갈 수 있다. 반면, 발병된 지 오래됐거나(타처에서 치료받은 사람) 마비의 정도가 심하거나 뇌수술을 받은 사람은 기기진단 또는 유전법칙을 적용한다. 발병된지 오래일수록 발병 이전의 상태로 호전되지는 않는다. 치료 기간도 오래 걸린다. 그러나 호전은 되며 재발 방지가 가능하다.

치료할 때 마비된 쪽의 머리(y′3, 4혈), 어깨(y′5혈), 등(y′6, 9), 팔(y′7, 8혈), 허리(y′10혈), 다리(y′11, 12, 13, 14혈) 가운데 압통점이 발견되면 그곳에 자상부항을 실시한 후, 제1치료소를 레이저침으로 치료한다. 자상부항을 한 2~3일 이내에는 증상이 나타난 부위의 반대편에 제1치료소를 다스리는 침을 놓으면 더 효과가 좋다. 치료가 제1치료소에 적중되면 대개가 침치료 후 즉시 효과가 나타난다. 병의 경중 여부에 따라 치료기간이 달라진다.

②안면신경마비

안면신경마비의 원인(본 의학에서는 중간 원인에 해당)은 귓병(耳病) 또는 귀 수술 후의 후유증, 감기, 한냉처의 노출, 3차신경 부위의 병변 또는 종양, 사료과도, 과로 그리고 그밖의 또 다른 원인 등으로 생각된다. 그중에서 사료과도와 과로가 겹친 사람들에게 가장 많이 발생하는 것으로 판단된다. 한의학에서는 안면신경마비를 구안와사라 한다. 이들 원인 중 3차신경에 발생한 종양이나 귓병으로 신경이 손상된 경우를 제외한다면 거의 치유된다. 진단은 반드시 악력측정기를 사용해야 하며 가끔씩(7~10일 또는 치료가 소강 상태일 때) 제1치료소의 교체 여부를 확인하면서 치료한다.

발병된 지 오래될수록 회복이 더디므로 서둘러 본 의학으로 치료해야 한다. 대개 가벼운 마비 증상은 2~5주면 완료되고, 증상이 중하거나 발병된 지 20여 일이 지났으면 50~60일 치료를 해야 한다. 발병된 지 10여 년이 넘었다면 치유율은 매우 낮아진다.

침치료는 처음 2~3주 매일 해야 하며, 제1치료소에 합당하는 한약 처방이 있을 경우 침치료와 함께 복용하면 더욱 효과적이다. 보조치료로는 마비 측의 Y'3, 4, 5 혈 부위를 압진해 압통점이 나타나면 그곳에 자상부항을 실시한 후 제1치료소를 진단해 다스린다. 전통한의학에서는 안면마비를 치료할 때 마비된 쪽에 침을 놓지만, 본 의학에서는 인중, 지창, 협차, 영향, 사백, 동자료 등에 대한 치료가 별 의미가 없다고 보아 시술하지 않는다. 단, 환자 측에서 원할 경우 레이저침을 수직으로 몇 군데 조사한다. 오수혈이 비정상으로 분포된 부류는 치유가 늦어지며, 이들 중 토실인이나 금실인은 치유가 어렵다(현재까지는 한약이 완비되지 못했으므로).

6) 혈액질환

① 철결핍성 빈혈(鐵缺乏性 貧血)

철결핍성 빈혈의 원인을 양방의학에서는 ㉠ 섭취 부족 ㉡ 흡수 부족 ㉢ 소모량의 증가 ㉣ 철 손실의 증가로 보고 있다. 본 의학에서는 이 같은 이론에 보충할 내용이 많다.

㉠항의 경우, 동물성 단백질 섭취를 늘리되 철분을 효과적으로 흡수해 조혈 작용을 도우려면 각 체질에 맞게 섭취하는 것이 효과적이다. 목실인은 쇠고기를, 수실인은 닭과 개와 염소 고기를, 화실인은 돼지고기와 오징어와 굴을, 토실인과 금실인은 해산물이 적합하다. 한약재에는 철분을 비롯한 여러 가지 무기물이 다량으로 포함되어 있으므로 제1치료소를 다스리는 한약도 복용해야 한다.

㉡항은 가장 중요한 문제로 철분제를 복용하면 소화기능이 약한 사람들은 대부분 소화 장애를 일으키고 그에 따른 거부반응으로 온전히 흡수가 이루어지지 않는다.

동물이나 식물에 흡수된 철분은 인체에 친화성이 있어 흡수가 잘된다. 그러므로 제1치료소를 다스리는 약물과 체질에 맞는 음식을 잘 가려서 복용하면 철분을 흡수하는 데 효과적이다.

체내에 제1치료소가 발생하면 철분뿐 아니라 단백질의 흡수에도 장애가 온다. 또 체내에 문제가 있으면 철분이 많은 음식물을 섭취해도 제1치료소의 수치가 높아져 철분 흡수와 조혈 작용이 원활하지 않게 되어 빈혈이 올 수 있다.

ⓒ항의 경우는 ⓛ항의 경우를 참작한다.

ⓡ항의 경우 체내에 외과질환이 있을 때는 그것을 다스리고, 체질에 석합하면서도 철분이 많은 음식을 집중적으로 섭취해야 한다. 내과질환 때문에 철 손실이 많은 사람은 제1치료소를 다스려 병을 고치면서 그에 해당하는 식품과 한약을 복용하면 된다. 체력이 허한 경우에는 약재에 녹용을 넣어 복용하면 양방의 철분제보다 더 좋은 효과를 볼 수 있다.

② 재생불량성 빈혈

오상체질의학의 보조치료를 받으면서 제1치료소의 다스리고 그에 해당하는 한약을 복용한다. 허약이 심할 때에는 반드시 녹용을 첨가한다. 출혈이 있을 때에는 지혈제를 加하지 않고 본방만 사용해도 지혈된다.

③ 출혈성 질환

양방에서는 출혈성질환을 원인별로 구분해 치료한다.

가) 혈소판 이상에 의한 출혈성질환

ⓖ 특발성 혈소판 감소성 자반병(紫斑病)

ⓛ 약물로 인한 혈소판 감소증

ⓒ 혈소판 기능 이상

나) 혈관 이상에 의한 출혈성질환

알레르기성 자반(紫斑)

다) 응혈인자 장애로 인한 출혈성질환

라) 혈우병(血友病)

본 의학에서 나)항일 때 합병증으로 장중첩증 같은 외과질환이 올 때는 외과 치료의 협진을 필요로 할 뿐 양방의학의 원인과 상관없이 제1치료소와 그에 해당하는 한약을 복용한다. 별도로 처방에 지혈제를 첨가할 필요는 없다. 출혈성질환도 초기에 다스릴수록 치유율이 높다. 발병 원인은 대부분 제1치료소이다.

④ 혈액질환(임파계악성종양, 백혈병, 악성임파종)

본 의학으로 치유되지 않는다.

7) 신질환 (腎疾患)

① 사구체신염 · 신증후군 · 급성신부전 · 만성신부전 · 요로감염증

신장의 병은 초기에 서둘러 치료하지 않으면 치료 또는 완치가 어렵다. 양방에서는 신장질환을 사구체신염, 신증후군, 급성신부전, 만성신부전, 요로감염증 등으로 구분하고 더 세분하여 치료한다. 본 의학에서는 신장질환을 병형에 따라 구분하여 치료하지 않는다. 오직 제1치료소를 찾아 다스리는 침과 침처방과 동일한 작용을 하는 약으로 치료한다.

병처는 신장이지만 목실인, 토실인, 금실인의 처방은 신장을 직접 다스리지 않는다. 신장에 병을 일으킨 원인이 모두 다른 장부이기 때문이다. 특히 수실인과 화실인은 신장이 체질 구성 장부 중 하나이다. 예를 들어 (신장이 제1치료소일 때) 수실인은 신장을 사하는 처방으로, 화실인은 신장을 보하는 처방으로 직접 치료하는 경우가 있다.

양방에서 신장질환을 치료할 때는 이뇨제와 스테로이드 제제를 쓰기도 하는데, 개인에 따라서는 스테로이드제제에 대한 의존도 때문에 자체치유력이 저하돼 신장

질환이 만성화되고 고질이 되며 급기야는 투석을 받거나 신장이식을 해야 하는 상황에 이른다.

초기에 본 의학을 적용하면 신장질환은 치유가 잘된다. 그러나 초기에 한의원에 내원하는 예가 드물다. 앞으로 한·양방이 협진하게 되면 치유율이 높아질 것이다.

8) 전염병

① 결핵(結核)

결핵균은 동물, 특히 인류를 가장 오랫동안 괴롭혀온 끈질긴 균이다. 양방의학에서는 대부분 결핵균을 정복했지만, 아직도 결핵환자는 있다고 하는데 한의원에서는 폐결핵 환자를 만나보기 어렵다. 양방치료의 1차와 2차 약을 사용하는 동안 내성이 생기거나 약에 대한 독성이 강하게 나타나 더는 사용할 수 없는 경우, 본 의학과 양방의 치료제(개체에 사용이 가능한 결핵 치료제)를 병용하면 좋은 결과를 얻을 수 있을 것이다. 후유증이 잘 해결되지 않을 때도 본 의학을 적용하면 많은 도움이 되리라 본다.

② 장티푸스

장티푸스는 1종 국정전염병이므로 한의원에서는 치료할 수 없다. 따라서 임상예도 없다. 양방의학에서는 항생제 등을 사용해 그런대로 좋은 성과를 거두고 있는 것으로 아는데 본 의학은 잘 해결되지 않는 잔여 증상의 치료에 적용하면 도움이 될 것이다.

③ 시켈라증

이질형, 콜레라형, 설사형 모두 양방치료에서 담당하고, 치료 후 후유증이 해결되지 않을 때 본 의학을 적용함이 좋다.

④ 식중독

양방치료가 더 적절하며, 치료 후 잔여 증상이 해결되지 않을 때 본 의학이 담당하면 좋은 결과를 가져올 것이다.

9) 소아질환

① 출생 전 관리

임신부터 분만 전까지는 본 의학과 산부인과 전문의가 협진한다면 매우 이상적이 되리라고 믿는다. 초음파 검사와 그 밖의 첨단 진료로 선천성 기형 문제, 염색체 이상 문제, 유전적 문제 등을 양방으로 점검하면서 입덧이나 태아와 산모의 건강은 본 의학의 도움을 받는다면 좋은 성과가 기대된다. 치료는 제1치료소의 다스림과 (이 책에서 다루는) 보조치료를 적용한다.

② 신생아 간호

신생아의 간호는 주의할 점이 있다. 신생아의 얼굴을 거꾸로 들여다보거나 큰 소리 나게 문을 여닫거나 그네 타듯이 흔들거나 하면 심히 놀라므로 이러한 행동은 금한다. 이러한 행동의 결과로 이유 없이 울음을 그치지 않는다든가 양방의학으로 잘 해결되지 않는 구토, 설사, 눈동자의 요동, 잘 놀람 등의 병증은 부모 또는 형제, 자매를 기기로 진단해 유전법칙을 적용하여 체질을 가려낸 후 제1치료소를 진단하고 (영아의 경우 레이저침을 혈마다 1초씩 조사함) 상황에 따라 보조치료를 하면 좋다.

③ 성장과 발달

감기에 잘 걸리거나 소화장애가 있거나 설자를 잘하거나 식욕이 부진한 아이는 성장이 더디고 자라면서 허약해진다. 빠른반응증상진단이나 부모, 형제, 자매를 진단한 후 유전법칙을 적용해 체질을 진단한다. 그 다음에 빠른반응증상진단이나 늦은반응증성진단으로 세1치료소를 진단하고 침이나 약물 치료를 한다. 약에는 반드시 녹용을 첨가해야 건강과 성장, 지능 발달에 도움이 된다.

④ 흔한 발진성질환 (發疹性疾患)

홍역, 풍진, 성홍열은 유아기 때 예방접종을 하므로 한의원에서는 보기 힘든 병이다. 반진, 전염성 홍반, 장관바이러스 감염, 살모네라 감염증, 전염성 단핵구증, 급성열성피부점막임파절증후군, 수두(水痘), 수족구병(手足口病), 농가진, 옴, 스트로풀루스(두드러기와 비슷한 유아기의 피부병), 수막구균, 혈증은 양방 소아과 전문의들이 전담함이 옳다. 소아들의 병은 잘 낫기도 하지만 자칫 하면 사망에 이르기도 한다. 특히 수막구균증 같은 병은 매우 치명적이다.

이상의 병증은 치료됐다 해도 잔여 증상이 남는 경우가 있다. 이때 본 의학으로 잘 해결된다. 발진성질환 중에 대상포진은 소아나 성인을 막론하고 발병되는데, 고통이 심하고 잘 낫지 않아 양방에서는 입원 치료를 권한다. 성인의 경우 3~4개월이 넘도록 잘 낫지 않거나 잔여 증상으로 2~3년간 고생하는 사람들이 본의학으로 쾌유된다. 바이러스는 완고하지만 발병된 부위에 바이러스의 밀도를 낮추면 활동이 급속히 저하된다.

대상포진의 병처는 피부이므로 포진이 발생한 부위에 자상부항요법을 실시해 혈액을 뽑아낸다. 혈액은 부항단지에 적당히 흡입되고 중단되는데, 흡각기(1회용 사용)의 혈액을 닦아내면서 2~3차에 걸쳐 대상포진 부위를 모두 흡입한다. 부위가 너무 넓으면 며칠간 실시한다. 병이 완고하거나 오래된 경우에는 2~5차 실시한다. 흡입 후에는 제1치료소를 진단하고 침과 그에 해당되는 한약으로 다스리면 된다.

⑤ 백일해

백일해는 예방접종을 하므로 발병 환자가 드물다. 예방접종을 하지 않아 발병된 소아는 제1치료소의 침치료와 한약으로 다스린다. 약에는 체질을 막론하고 반드시 녹용 5g을 加한다.

⑥ 상기도감염·급성세기관지염

대개 급한 증상은 양방치료로 잘 해결되지만 기침, 자한(自汗), 미열, 식욕부진, 어지러움 등의 잔여 증상은 본 의학이 치유하는 예가 많다. 제1치료소를 진단하고 빠른반응증상진단이나 유전법칙으로 체질을 진단해 레이저침을 놓는다. 그리고 약 처방에 녹용을 5g 가해 10~20일 치료한다. 6개월 후 한 번 더 치료하면 감기에 잘 걸리지 않는다.

⑦ 소아폐결핵

소아폐결핵은 양방치료와 오상체질의학이 협진해 치료하는 것이 이상적이다. 소아의 장부 조직은 연약해 독성이 강한 화학요법의 피해를 당하면서도 결핵균을 퇴치해야 하는 복잡한 문제가 있기 때문이다. 본의학을 병용하면 약의 독성을 해독하면서 근본 원인(제1치료소)을 제거하고 연약한 장부도 함께 보강할 수 있다. 만약 양방치료만 했다면 필히 본의학으로 뒷마무리를 해두는 것이 좋다.

⑧ 경련성 질환
양방에서는 소아의 경련성 질환을 3가지로 구분한다.

가) 신생아 경련
신생아 중에는 미숙아나 선천성기형 등 비정상적인 문제아가 있는데다 너무 어려서 본의학의 적용이 어렵다. 또한 양방의학의 세밀한 진단이 필요하므로 양방의학에 일임하는 것이 옳다. 생후 3~4개월이 되면 부모의 체질을 기기진단해 유전법칙을 적용하여 치료하면 좋다.

나) 열성경련 (熱性痙攣)
생후 3~4개월이 넘으면 오상체질의학으로 치료가 가능하다. 대개 보조치료와 빠른반응증상진단 또는 유전법칙을 적용해 체질 및 제1치료소를 진단하고 열성 경련을 다스린다. 열이 심할 때 먼저 십정혈(十井穴)을 사혈한 후 경과를 지켜보면서 제1치료소를 다스린다.

① 간질 (癎疾)

㉠ 부분발작: 오상체질의학으로 치유되지 않는 유아는 예후가 좋지 않았다.

㉡ 전신발작:전신발작의 치험예가 없다. 잘 치료되지 않는 것으로 추정된다.

㉢ 분류가 안 되는 발작:한의학에서는 이를 '사간비간(似癎非癎)'이라고 하며, 하루에 10회 넘게 발생한다. 대개 성격이 급하고 고집스러운 유아 및 소아에게서 발견된다. 이들은 본의학으로 잘 치료되지 않으며, 체질과 관계없는 약 처방인 오약순기산을 유아는 2분의 1첩 또는 1첩, 소아는 5~6첩 복용하면 치유된다. 유의할 점은 오약순기산을 본방대로 사용한 바, 탈력 증상이 뚜렷하게 나타났다. 마황을 반으로 줄여 사용하는 것이 좋다. 이러한 발작은 히스테리의 일종으로 보는 것이 타당하다.

② 뇌막염

뇌막염은 진단부터 치료까지 양방의학에서 전담하는데, 양방치료가 옳은 것 같다. 뇌막염은 뇌수종, 청각장애, 뇌성마비, 지능박약, 반복성 경련, 시력장애 등의 후유증이 생긴다. 양방의학과 본 의학이 협진한다면 후유증을 최소화할 수 있다. 양방에서 치료해 더 진전이 없다고 판단되면 곧 본의학의 치료를 실시해야 후유증이 줄어든다.

③ 일본뇌염 · 하기뇌염

제1종 국정전염병이므로 한의원 치료는 허용되지 않는다.

한국전쟁 이후 보건의료 체제가 확립되지 않았을 때는 한의들도 왕진을 갔다가 뇌염 환자를 발견하고 투약한 적이 있다. 1963년경 서울에서 개원한 평양한의원장은 평소의 지인이었던 사람이 위급하다 하여 왕진을 갔다. 환자는 70이 가까웠고, 평소 체격은 건장한 편이었다. 주소증은 발열, 두통이 심하고 고개가 뻣뻣해 뒤로 넘어가고 가끔씩 경련을 일으켰으며 구토를 하고 정신이 혼미했다. 때때로 혼수도 온다고 했다. 맥은 부긴(浮緊), 무한(無汗)이었다. 그는 위독한 일본뇌염으로 진단내리고, 가족의 요구에 따라 갈근을 加한 반하탕 5첩을 지어주었다. 발열, 무한, 두통, 맥부긴, 항배강급, 구토는 갈근加반하탕의 증(證)이다.

당시 그 환자의 병이 진성뇌염인지는 양방 검사를 하지 않아서 확인할 수는 없었으나 그때 전국에 뇌염환자가 속출하고 있었다. 뇌염은 치사율이 많이 낮아졌지만, 생존한 환자는 사지마비, 언어장애, 지능장애, 불안장애, 건망증, 전간발작, 지각 및 감각 이상, 수면장애 등의 심각한 후유증을 앓을 가능성이 크다. 뇌염 후유증은 오상체질의학으로 치료하면 좋다. 단, 뇌염 회복기를 지나 시일이 오래 경과되면 회복이 어렵다. 더 좋은 방법은 뇌염 발병 시 양방치료와 본의학이 협진하는 것이다. 협진을 하면 병도 조금 가볍게 앓고, 후유증도 한결 미미하게 남는다. 발병 중에는 빠른반응증상진단을 할 수 있는 기회가 많으므로 진단이 용이하다. 환자가 의식이 온전치 못할 때는 가족을 기기진단한 후 유전법칙을 적용해 제1치료소를 찾아 치료한다.

10) 산과질환 (産科疾患)

① 유산 (流産)

유산의 원인은 복잡하고 다양하다. 양방의학의 통계에 따르면, 임산부의 10%를 차지하며 그 가운데 37%은 원인불명이다. 오상체질의학은 원인불명 환자들을 치유할 수 있다고 본다. 자연유산, 습관성유산, 절박유산같이 유산이 잘 치유되지 않는 이유는 자궁에 문제가 생긴 탓이지만, 자궁에 지속적으로 문제를 일으키는 원인은 대개 자궁이 아닌 장부에 있다. 여러 달 또는 오랜 시간을 두고 문제가 생긴 (제1치료소인) 장부가 원인인 것이다. 제1치료소를 다스리면 자연유산, 습관성유산을 막을 수 있으며, 아직 발육하지 못한 자궁을 성장하게 하고, 자궁이 건강해져 태아가 정상적으로 자랄 수 있다.

단, 유산과 관련하여 유산의 기미가 보일 때 치료하는 것은 중책, 유산의 기미가 보이기 전에 미리 치데료하는 것은 상책, 유산의 기미가 현저할 때는 실패할 확률이 높으므로 하책에 속한다.

모체가 매독에 감염됐거나 결핵, 자궁기형, 난소종양, 자궁근종은 양방의 산부인과 진료 부분이며, 비전문의로서는 진단이 불가능한 영역이다. 자궁경관 무력증, 부속기염, 고혈압, 황체기능 이상, 항정자항체, 부성정자과소증(남편 치료)은 본의학으로 대부분 잘 치유된다. 가장 좋은 방법은 양방과 한방의 협진이다.

② 입덧

임신을 하면 예민한 여성은 1주 미만부터 입덧이 시작되고, 심한 경우는 해산 전까지 오심, 구토증으로 식사를 거의 하지 못한다. 입덧은 오상체질의학으로 잘 낫고, 진단도 빠른반응증상진단이 가능하다. 한약 처방이 있는 제1치료소는 한약을 복용하면 더 효과적이다(복약 방법은 조금씩 마신다). 약이 구비되어 있지 않은 장부는 레이저침치료만 한다. 그리고 임맥(천돌, 염천, 잔중, 구미, 거궐, 상완, 중완, 하완, 기해, 관원 혈 등)과 독맥(아문, 대추, 신도, 지양과 그 이하의 혈)에 압통점이 있을 때는 레이저침을 수직으로 15초가량 놓아(5초씩 침놓고 1mm씩 옮겨가며) 기의 체증을 푸는 보조치료를 한다.

임맥과 독맥에 압통이 심하고 실증일 때는 자상부항을 실시한다. 빠른반응증상진단으로 오심(惡心), 심하비감, 두통, 심번(心煩) 중 한두 증상이 주소증이며, 이외에도 대상이 될 만한 것이 있으면 그것을 선택해도 좋다. 제1치료소를 다스리거나 임맥과 독맥의 압통점을 해결하면 임부의 건강이나 태아의 발육에 큰 도움이 된다. 병증이 호전되다가 중단되거나 더 심해지면 제1치료소가 교체된 것이므로 새로운 제1치료소를 찾아 치료한다. 진단 대상이 되는 증상이 마땅치 않을 때는 기기진단으로 제1치료소를 찾아낸다.

11) 부인과질환

① 대하증 (帶下症)

양방의학에서 대하증의 원인은 매독, 결핵, 가드네렐라(배우자와 함께 치료), 요충 등이 있는데, 이는 양방치료를 받은 후에 후유증이 남으면 오상체질의학으로 처리하면 좋다. 이밖에 칸디다균, 트리코모나스, 바이러스, 이물질, 화학물질 등의 원인은 본의학으로 치료하는 것이 더 낫다. 산부인과에서는 질정을 삽입하거나 내복, 주사 등으로 치료하면 며칠간은 치유되다가 약을 중단하면 재발한다. 본의학을 적용하면 치유율이 높고 치료 효과가 빠르다. 대하의 색이나 균의 종류는 구분하지 않고 제1치료소를 다스린다. 보조치료로 질용 훈구요법을 실시하면 살균, 소독, 점막보호, 행혈, 지혈을 해 질과 경관을 청결히 하고 건강하게 한다.

② 폐경기증후군

폐경기증후군에 오상체질의학을 적용하면 증후가 발생하는 기간이 짧아지고 증상도 가벼워진다. (압진을 해보고 압통이 있을 때) 견통, 근육통, 요통의 증상이 있는 경우, 그 부위에 자상부항요법을 실시한 후 기기진단 또는 빠른반응증상진단으로 제1치료소를 다스린다. 증상이 없을 때는 보조요법을 실시하지 않는다. 상충(上衝) 증상이 빈번하면 이를 대상으로 빠른반응증상진단을 시도해 제1치료소를 찾아 열흘 이상 치료하면 낫는다.

③ 기능성자궁출혈

오상체질의학으로 잘 치유된다. 기능성 자궁출혈은 이렇다 할 자각증상이 없는 경우가 대부분이다. 그러므로 반드시 기기진단을 한다. 제1치료소에 해당하는 침을 맞고 하룻밤(10시간 이상)을 지나면 출혈이 반감하거나 멎는다. 대개 20여 일 지료하면 낫는다. 치료 중에 다시 출혈이 보이면 제1치료소가 교체된 것이므로 다시 체질 내의 다른 장부 중에서 제1치료소를 찾아 처방을 바꿔 치료한다. 제1치료소에 해당하는 한약을 병용하며, 수진자가 허약할 경우에는 녹용 5g을 加한다. 출혈이 멎고 치료가 막바지에 이르렀다고 판단되면 질용 훈구요법(〈보조요법론〉 참조)을 5~10회 실시해 마무리 하면 좋다.

④ 골반염증성질환

골반염증성질환은 양방보다 오상체질의학으로 치료하면 결과가 더 좋다. 성병이 원인인 경우에는 부부가 함께 치료해도 양방치료로는 완쾌되지 않는 것으로 보아 부부가 함께 자체치유력이 저하된 것으로 판단된다. 이와 같은 질환은 본의학과 양방의 산부인과가 협진한다면 이상적인 치료가 되리라 믿는다. 통증이 있다면 빠른 반응증상진단을 적용할 수 있다. 이외에는 기기진단을 해야 한다. 제1치료소의 치료가 적중되면 다음 날부터 뚜렷한 효과를 볼 수 있다.

⑤ 월경전 긴장증후군

월경 전(월경 시작 4~10일 전) 유방의 불편감, 유체(流體)의 고임(fluiretntion), 약간의 체중 증가, 두통, 감정의 불안정 또는 우울증 등의 증상이 반복적으로 나타났다가, 월경이 시작되면 증상이 소실되는 것을 (양방의학에서) 월경전 긴장증후군이라고 하는데, 반복되는 이 증상들은 제1치료소를 다스리면 대부분 사라진다. 수진자 중 체질병리상 건강한 사람은 제1치료소가 24장부를 모두 검사해도 나타나지 않는다. 이때는 양방의 정신과 치료를 받는 게 좋을 것 같다.

⑥ 불임증

양방 검사 결과 부부 모두에게 결격사유가 없으면서 불임증이 있는 여성 중 35세 이하는 오상체질의학으로 수임할 가능성이 높다. 반면, 연령이 높아질수록 낮다. 2~3개월간 제1치료소를 다스리면 된다. 제1치료소를 찾은 다음에는 격일 치료도 무방하다. 해당되는 한약 복용 요법을 병행하면 더 빨리 효과를 볼 수 있다.

12) 외과질환

① 창상 관리

창상(創傷)은 외과 영역이다. 외과 처치 후 후유증이 잘 해결되지 않는 경우, 이를테면 봉합 부위가 잘 아물지 않고 새살이 돋아나지 않는다거나 회복이 더딜 때 오상체질의학을 적용하면 성과가 좋다. 침으로 제1치료소를 다스리고, 허약한 사람인 경우에는 해당 처방에 녹용 5g을 加한다.

② 치핵 (痔核)

치질은 초기에는 내과 영역이라 할 수 있다. 양방의학에서는 내치핵, 외치핵, 치루 및 항문 주위 농양으로 구분해 치료한다(치루의 경우 결핵성은 별도 치료). 오상체질의학에서는 구분할 것 없이 제1치료소를 다스리면 낫는다(전통동양의학에서도 치질은 7종으로 구분하여 치료한다). 체질과 관계없이 치료하는 처방은 훈구요법(항문용 〈보조요법〉 참조)으로 치료한다. 대변을 본 후 옆으로 누워 글리세린이나 바셀린을 조금 발라 삽입하며, 항문의 천부와 심부에 골고루 쑥의 연기가 전달되도록 기구를 위아래로 움직여준다. 초기에는 2~5회면 주효한다. 치핵이 있다는 느낌이 들 때마다 1~2회 실시한다. 치질이 진행되어 출혈이 심하고 자주 탈항하면 수술 단계로 넘어간다. 양방의학의 외과술은 매우 발달했으나 치질만은 낙후된 것 같다. 수술 후부터 회복기까지 끔찍한 통증으로 여러 날 고통을 받으며, 진통제를 복용해도 통증은 말끔히 사라지시 않는다. 더욱이 위장장애가 있는 사람은 진통제에 대한 피해로 이

중고를 겪는다. 이에 비해 출처는 알 수 없으나 염산키니네와 프로카인, 용뇌를 증류수에 용해해 치질 부위 점막을 얕게 찔러 튜벨크린 테스트하듯 주사액을 삽입하는 방법이 더 나은 것 같다.

③ 소아와 성인의 서혜부 탈장

5~6세 미만의 영유아 및 소아의 탈장은 구조상 선천적으로 문제가 생긴 것이므로 수술이 타당하다. 형편상 수술 날짜를 미뤄야 할 때는 오상체질의학의 제1치료소(유전법칙의 적용과 빠른반응증상진단 또는 늦은반응증상진단을 실시)를 레이저침으로 몇 번 시도하면 탈장된 것이 환원된다. 구조상의 결함이 대단치 않은 경우는 4~5회의 치료로 낫기도 한다. 6~7세부터 성인의 서혜부 탈장은 초기일 때 제1치료소를 진단해 10~20일간 치료하면 반 이상은 낫는다. 몇 년 후 탈장이 재발하고 침치료해도 치유되지 않을 때는 외과 영역으로 변한 것이므로 수술해야 한다.

④ 급성충수염

급성충수염은 자각 증상이 뚜렷해 제1치료소를 빠른반응증상진단으로 찾아낼 수 있다. 복통(우하복부 압통)이나 자세를 바꿀 때 생기는 압통을 진단 대상으로 삼는다. 적중되면 움직일 때 조금 편해진다. 급성은 급격하게 화농하므로 1일에 2~3차 침치료하고 제1치료소에 해당하는 약을 1일 4~5차 복용한다. 압통점의 부위의 (특히 우 Y′10혈에 압통이 있을 때 자상부항요법을 써서) 병세가 완화되면 침과 한약의 횟수를 차차 줄인다. 만성충수염이나 급성충수염 모두 초기에 치료하면 본의학으로 잘 치유된다.

⑤ 내생발톱 (Ingrown Toenail, Onychocryptosis)

내생발톱으로 수술하는 사람을 가끔씩 보는데, 외과술로 근본 치료가 되지 않으며 자주 재발한다. 이 수술은 고통스럽고 불편해 권하고 싶지 않다. 본의학에서는 발톱의 구부러진 가장 높은 부위와 살을 파고들기 전의 굽은 부위 양쪽 발의 ㉠ ㉡ ㉢ ㉣번에 무흔구 뜸을 뜨고 제1치료소를 찾아 다스리면 효과가 좋다.

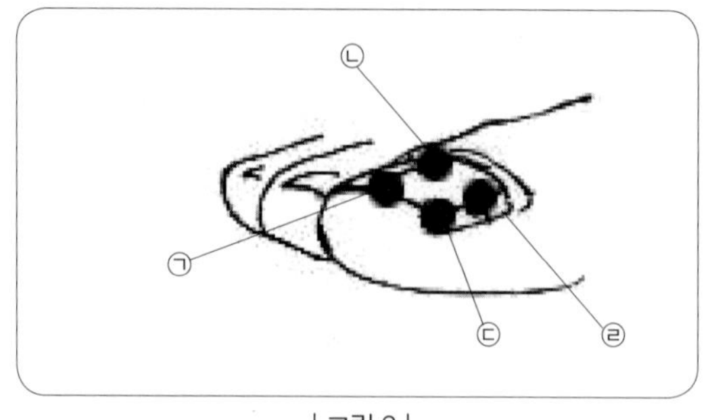

| 그림 2 |

　위의 그림에서 먼저 ㉠과 ㉡에 화상 방지용 딱지(뜸 재료에 별도로 구비되어 있음)를 처음에는 1장, 발톱이 얇은 사람은 2장을 겹쳐 붙인 후, 무흔구(엽록소가 없는 섬유질로만 구성된 흰색 뜸)로 뜸을 뜬다(너무 뜨거워서 참기 힘들면 핀셋을 이용해 무흔구를 떼었다가 화상방지용 딱지를 1~2장을 더 붙인 뒤 다시 뜸을 뜬다). ㉢과 ㉣부위도 마찬가지 요령으로 하루에 1~2회 뜸 뜬다. 열에 대한 저항력이 생기면 딱지를 한 장씩 덜 붙이고 나중에는 딱지를 붙이지 않고 뜸을 뜬다.

　구부러진 발톱 부위에 뜸을 뜨면 1~2일후부터 발톱이 펴진다. 며칠 더하면 파고들던 발톱이 바깥쪽으로 벌어진다. 뜸요법을 가끔씩 실시하면서 기기를 사용해 제1치료소를 찾아 침을 놓는다. 그에 해당하는 한약을 복용하면 효과가 더 좋다. 치료기간은 개인에 따라 다르나 5~20일 이내에 대부분 치유된다.

　⑥ 농양 (膿瘍, Abscess)

　농양을 오상체질의학에서는 천부(淺部)와 심부(深部)의 농양으로 구분해 치료한다. 천부는 피부와 가까운 부위로 자상부항을 실시한 후 제1치료소를 다스린다. 더불어 제1치료소에 해당하는 한약을 병용하면 더 효과적이다. 심부는 피부와 멀리 떨어진 근육, 각 장부의 농양을 말한다(뼈 조직의 내부(골수염) 두개골 내부의 농양은 외과질환으로 다스림). 치료법은 환부를 천자 또는 절개하지 않고 제1치료소만 다스린다. 해당하는 한약을 병용하면 배농이 더 잘된다.

항생제는 사용하지 않아도 배농되는데, 초기에 병용하면 고통이 적고 치료 기간이 빨라진다. 이미 농양이 생겼을 때는 항생제가 (배농에 장애를 주므로) 필요 없다.

13) 정형외과 질환

① 슬부(膝部)의 통증(痛症)

양방의학에서는 슬부의 질환을 7종류로 구분하고 병형에 따라 세분해 다스린다 (골절, 무릎의 인대가 끊어짐, 종양과 같은 외과질환은 제외). 오상체질의학에서는 슬부의 질환을 3종류로 구분해 대증치료 하고(결핵성 관절염은 양방의학과 협진하면 좋다), 제1치료소를 찾아 다스려 치료한다. 다음은 대증치료한다.

㉠ 슬부가 정지 상태에서 (아침, 낮, 밤 관계없이) 동통, 발열, 부종, 오한을 겸하는 경우는 관절에 급성 염증이 생긴 것이다(류머티즘도 포함). 동통 부위를 압진해 민감하게 압통을 호소하는 부위에 자상부항을 실시해 혈액을 뽑아낸다. 그리고 제1치료소를 침치료한 후 해당하는 한약으로 다스린다. 무릎에 무리가 가는 보행이나 오랫동안 서 있는 것은 피한다.

㉡ 슬부가 정지 상태에서는 통증이 없다가 일어설 때나 걸을 때 새끈새끈하고, 무리하게 걷거나 오래 서서 일하면 붓고 통증이 있는 경우는 관절이 쇠약해졌고 기혈이 통하지 않을 때 나타나는 증상이다. 퇴행성 관절질환에서 많이 발견된다.

처음에는 압진해 산통(酸痛:쌔끈쌔끈한 것) 부위를 찾아 자상부항을 1회 실시한 후 무흔구로 뜸을 뜬다. 뜸은 하루에 1~2회, 5~6일간 뜸뜬다. 상태가 심하면 매일 한다. 슬 부위에 기혈이 잘 순환되지 않는 시간이 길어지면 신진대사가 순조롭게 이루어지지 않으므로 연골이 마모되고 인공관절 삽입수술을 해야 한다. 뜸이 끝나면 이어서 제1치료소를 다스린다. 오랫동안 걷고 서 있는 것을 삼간다. 산통이 심하지 않거나 오래되지 않았을 때는 제1치료소의 침치료와 해당하는 한약만으로 다스려도 치유된다.

ⓒ 슬부가 정지 상태에서 통증이 있을 때도 있고, 통증이 없다가 일어설 때나 걸을 때 산통만 있는 경우는 앞의 ㉠항과 ㉡항이 동시에 일어난 것이다. ㉡항은 무릎을 무리하게 사용해 악화된 경우이다. 대부분 무릎이 붓고 삼출액이 고인다. 이때 스테로이드제제나 진통제, 기타 소염제를 장기간 사용하면 무릎은 회복 불능 상태에 빠진다. 결국은 연골이 마모되고 골조직이 약화되어 인공관절 삽입수술에 해야 한다.

오상체질의학에서는 압통 부위에 자상부항과 뜸요법을 교대로 여러 날 치료한다. 무릎과 관계가 밀접한 허리 부분과 대퇴부, 슬와, 슬와 하부(환처 쪽, 환처와 반대 쪽도 가끔 나타남)의 Y′10, 11, 12, 13 혈과 위중혈 부위에 압통이 있을 경우 자상부항을 실시해 보조치료를 겸한다. 대개 제1치료소 진단은 기기로 하며 침치료와 그에 해당하는 한약을 겸용한다.

② 족근 및 족부의 통증

양방에서는 염좌 등 7종류로 구분해 치료한다. 오상체질의학에서는 X-Ray 소견상 골절상만 아니면 무릎과 마찬가지로 압통점을 찾아 자상부항을 실시하고 뜸을 뜨며 제1치료소를 다스린다. 압통점이 없을 때는 제1치료소만 다스린다. 특히 모지(母趾) 경직, 추(鎚) 또는 망치 발가락은 제1치료소가 주원인이다.

③ 고관절 동통(股關節疼痛)

고관절질환은 소아든 성인이든 치료법이 같다. 단, 성인은 퇴행성 질환이다. 슬부의 통증과 같은 방법으로 치료한다. 결핵성인 경우는 양방과 협진하는 것이 좋고, 고관절 부위의 종양은 오상체질의학으로 해결되지 않는다(외과 영역).

고관절은 Y′10혈과 관계가 밀접하므로 압통 여부를 확인해야 한다. 고관절 당처에 압통점이 나타나면 반드시 자상부항을 실시한 후 제1치료소를 다스린다. X-Ray 촬영 결과 연골이 심하게 마모됐을 때는 다리를 절게 되고 걷기가 힘들며 아프다.

이때는 본의학의 치료 영역을 벗어난 외과 영역에 해당된다. 류머티즘일 때는 체질과 관계없이 알로에베라를 제1치료소의 침치료와 한약 치료에 보조제로 복용하면 도움이 된다. 위에 예를 제외하고는 본의학은 병형에 관계없이 고관절질환을 잘 치료한다.

④ 손의 질환

손의 골절이나 탈구, 절단이나 손 피부의 결손은 외과 영역이다. 골절이나 탈구는 깁스를 여러 날 하는데, 골절은 접합되고 탈구(심한 경우)도 환원된다. 그러나 여러 날 고정했으므로 굴신 장애, 부종, 저림 같은 후유증이 남는다. 절단된 경우는 날이 흐리면 아프고 시리며 지각 과민이 오랫동안 남는다. 이식 피부 수술 후에는 피부가 땅기고 지각 과민이 온다. 이때 본의학을 적용하면 양방치료보다 신속하게 후유증을 해결할 수 있다(손의 질환은 당처의 압통은 물론이고 손에 직접적으로 관여하는 y′5, y′7, y′8혈에 압통점이 있는지 확인한다. 압통점이 있다면 반드시 자상부항으로 보조치료를 해야 한다). 제1치료소의 진단은 불편한 증상을 대상으로 빠른반응증상진단을 적용하지만, 불편한 증상이 뚜렷하지 않을 때는 기기로 찾아내 침치료와 해당하는 한약 치료를 해야 한다.

⑤ 근육과 힘줄〔腱〕의 질환

양방에서는 신경마비에서 속발된 근육 약화, 근육 마비, 근육의 고유질환, 외상성 절단의 파열(이 경우 오상체질의학은 후유증 담당), 류머티스성 질환, 염증성 질환 등이 포함되므로 특수치료 영역에 포함되어 중한 병으로 다스린다. 본의학을 적용하면 양방보다 치료가 우수하다. 상황에 따라 보조치료도 한다. 기기진단을 하거나 증상이 뚜렷할 때는 빠른반응증상진단을 적용한다.

⑥ 신경의 질환

양방의학서에는 "이 영역에는 소아마비나 뇌성마비 등 중추신경장애, 나병 같은 말초신경장애, 외상으로 인한 말초신경의 절단이나 기능마비, 신경압박 증후군, 원인 미상의 신경통 등이 포함된다. 이중 신경압박 증후군을 제외하면, 고도의 수부외과적 지식과 기술을 필요로 한다"라고 기술하고 있다. 오상체질의학으로는 나병이나 악성 및 양성 종양이 원인이 아닐 때는 초기에 장기간 치료한다면 예상외로 좋은 성과를 거둘 수 있다.

⑦ 수근터널증후군

골절이나 종양 등 수근터널증후군을 유발한 인자가 발견되면 우선적으로 양방치료를 해야 하며 나머지 증상들은 본의학으로 잘 치유된다. 보조치료는 환처에 압통점은 물론이고 특히 Y′5, 7, 8혈에 압통이 발견되면 먼저 자상부항을 시도한 후 제1치료소를 찾아 다스린다. 대개 제1치료소 진단은 손가락이나 팔목을 움직여보아(자상부항 후) 불편한 정도를 목표로 빠른반응증상진단을 하면 된다.

⑧ 손의 신경통

손의 신경통은 원인이 악성종양이나 골절이 아니면 오상체질의학으로 잘 치유된다. 통증이 격렬하게 진행되므로 빠른반응증상진단이 잘 적중한다. 제1치료소에 적중되면 10분 이내에 통증이 거의 사라진다. 단, 급박한 고통은 2~3일 이내에 사라지지만 잔여 통증이 가볍게 남는다. 잔여 통증은 20일 이상 치료해야 한다. 환처를 크게 다치거나 무리한 노동을 하지 않는 한 재발하지 않는다. 보조치료할 압통점은 별로 나타나지 않는 편이다. 제1치료소에 해당하는 한약을 함께 복용하면 회복이 더 빠르다. 경추 디스크가 원인일 때는 보조치료를 겸하며 치료 기간이 더 길어진다.

⑨ 손의 감염

압통점이 있는 부위에 자상부항을 실시하고 손가락을 몇 번 굽히고 펴게 해본다.

불편한 정도를 대상으로 빠른반응증상진단을 시도한다. 제1치료소가 적중되면 굽히고 펴는 게 수월해진다. 다음 날도 자상부항을 시도해 화농이 되지 않게 혈액을 뽑아낸 후 제1치료소를 다스린다. 압통점이 사라지면 제1치료소만 다스리면 된다.

⑩ 손가락 또는 손목마디의 관절염

오상체질의학에서는 무릎관절질환과 마찬가지로 손의 관절질환도 ㉠ 손가락이나 손목을 움직일 때만 산통이 오는 것 ㉡ 가만히 있어도 관절이 아프고 붓고 열감이 있는 것 ㉢ 움직일 때 아프고 새큰하며, 정지 상태에서도 붓고 아프고 열감이 있는 전자와 후자가 합해진 3가지로 구분한다.

㉠항은 처음 한두 번 자상부항을 한다(자상부항할 때 유의할 점은 손가락의 경우 피부가 얇고 골 조직과 밀착되어 있으므로 시술자의 엄지와 검지 끝으로 피부를 끌어 올려 골 조직에서 분리한 다음, 전자식 삼능침으로 자상을 내야 한다). 자상부항을 한두 차례 한 다음 날부터는 관절 부위, 특히 산통을 느끼는 자리에 무흔구 뜸을 뜬다. 처음에는 열 차단 딱지를 붙이고 뜨다가 화상에 대한 내성이 생기면 딱지 없이 무흔구만 사용한다. ㉠의 경우는 손의 관절이 쇠약하고 과로 상태이므로 손의 노동을 피해야 한다. 무흔구 뜸 치료가 끝나면 제1치료소를 침치료하고 한약을 복용한다. 뜸은 수십 번 실시해야 한다. 민감한 부류는 뜸의 효과를 곧 느끼지만 대개 하룻밤 지나서 나타난다.

㉡항의 경우는 통처에 자상부항을 실시해 혈액을 뽑아냄으로써 염증 요소를 제거한다. 이어서 제1치료소를 다스리는 침을 놓고 그에 해당하는 한약을 복용하게 한다. 자상부항 후 손가락이나 손목을 움직여 보고 침놓은 후 적중 여부를 판단한다.

㉢항의 경우는 상황에 따라 자상부항하고 뜸을 뜨며 손의 노동을 피한다. 자상부항 후 제1치료소의 침치료와 한약치료를 한다. 이 경우는 ㉡항의 제1치료소 진단과 같이 빠른반응증상진단이 적용될 때가 있지만, 대개 건전한 손에 악력 측정을 하거나 양손이 모두 불편하면 폐활량측정 진단으로 제1치료소를 찾아낸다.

⑪ 손의 강직

환처 쪽의 Y′5, 7, 8혈 부위를 압진해 압통점이 있을 때는 그곳에 자상부항을 실시한다. 압통점이 없을 때는 위의 ⓛ항과 같은 방법으로 제1치료소를 진단한다. 대개 빠른반응증상진단이 적용되며 잘 치료된다.

⑫ 상완골 외상과염(上腕骨 外上顆炎) ; 테니스 엘보(Tennis Elbow) 및 잡아당긴 팔(보모 엘보, Pulled Elbow)

손목과 팔목의 과도한 운동, 힘겹고 지속적인 팔의 노동, 완관절과 주관절의 쇠약이 원인이다. 더는 팔에 무리하지 않게 하고 치료한다(대개 당처 이외에 Y′5, 7혈 부위에 압통점이 나타난다). 손목이나 팔꿈치가 정지 상태에서도 통증이 있으면 그 부위에 자상부항한다. 그리고 잔여 증상의 불편한 정도를 대상으로 제1치료소를 찾아낸다.

굽히고 펼 때 새큰새큰한 증상이 있으면 그 증상을 대상으로 빠른반응증상진단을 실시하고, 산통만 있는 수진자는 건전한 쪽에 악력 측정을 하거나 FVC 측정으로 제1치료소를 찾아낸 후 환처에 무흔구 뜸을 뜬다. 처음 뜸을 뜰 때는 1도 화상만 입게 딱지를 붙여 실시한 후 제1치료소를 다스린다. 제1치료소에 해당하는 한약(약 처방)이 있으면 함께 사용하는 것이 바람직하다. 심하게 쇠약한 경우는 한약 처방에 녹용 5g을 加한다. 잡아당긴 팔의 경우에는 제1치료소만 다스려도 잘 치유된다.

⑬ 골절 처치 (骨折處置)

골절은 외과질환이다. 정형외과에서 X-Ray로 확인한 후 적절히 처리하고 깁스를 해 여러 날 고정한다. 문제는 깁스를 푼 다음이다. 오랫동안 고정된 관절 부위는 근육과 힘줄이 굳어서 굽히고 펴는 게 어렵다. 양방의학에서는 물리요법을 실시하고 관절을 굽히고 펴는 운동을 시키는 데 회복이 더디고 고통스럽다.

이때 오상체질의학을 적용하면 빠른 시일 내에 효과를 볼 수 있다. 압통점이 발견되면 자상부항요법을 겸하며, 굴신 장애를 대상으로 빠른반응증상진단을 해 제1치료소를 진단할 수 있다. 제1치료소의 상태에 따라 며칠 또는 그 이상 침놓으면 잘 회복된다. 해당하는 한약을 1일 1포 복용하면 부종이 빨리 가라앉는다.

⑭ 류머티스성 관절염

서양의학과 전통적인 동양의학계에서 류머티스성 관절염은 잘 치유되지 않아 난치병으로 취급된다. 그러나 오상체질의학에서는 그리 어렵지 않은 병으로 치유율이 높다. 소염진통제의 의존도가 높고 관절 기형과 쇠약해졌을 때는 원래대로 돌아갈 수 없지만, 제1치료소를 다스리면 통증은 점차 사라진다.

양 손가락에 류머티즘이 있을 때는 진단은 FVC 측정으로 제1치료소를 찾아낸다. 치료 기간은 발병일이 오래됐으면 2~4개월, 짧으면 1개월 이내에 치유된다. 소염진통제의 피해를 해독하기 위해 알로에베라(건조분말)를 보조치료제로 복용하면 도움이 된다. 다만 알로에베라를 복용하고 설사하면 적응증이 아니므로 복약을 금한다. 제1치료소에 해당하는 한약을 함께 내복하면서 침치료를 한다.

병처에 통증이 심할 때는 자상부항을, 굽히고 펼 때 산통이 있으면 무흔구로 뜸뜬다. FVC 측정할 때는 양약을 중단한 후 하루 지나 측정해야 오진이 없다. 관절에 스테로이드제재를 주사한 경우 기기진단이 오진될 우려가 있다. 유전법칙을 적용해 체질 진단하고 제1치료소는 빠른반응진단이나 늦은반응증상진단에 따른다.

⑮ 퇴행성 관절염 (하지 부위)

퇴행성 관절염은 X-Ray에서 연골이 거의 마모됐거나 관절면의 과잉골형성이 심해져서 외과 영역으로 진단되기 전까지는 걸을 때 통증 또는 산통이 생겨 움직이기가 힘들다. 이때는 과하게 움직이거나 오랫동안 서서 일하거나 많이 걸으면 관절이 붓고 국소발열과 함께 통증이 계속된다. 양방의학에서는 주사기로 삼출액을 뽑아내는데, 당시는 편해지지만 곧 삼출액이 고여 또 뽑아내야 한다. 통증 부위를 압진하면 대개 압통을 호소하며 관절을 굽히고 펴는 게 어렵다. 반면, 관절의 통증은 있으나 압진하면 압통처가 없고 관절 내부에만 통증을 느끼며 굽히고 펴는 게 불편한 부류도 있다.

전자의 경우에는 압통점 부위에 자상부항을 한다. 그리고 굽히고 펴는 정도를 대상으로 제1치료소를 찾아낸다. 제1치료소를 다스리면서 압통이 사라질 때까지 자상부항을 2~3차 실시한다. 후자의 경우는 압통처가 없으므로 자상부항요법은 하지 않고, 전자와 같은 빠른반응진단 방법으로 제1치료소를 진단해 다스린다.

압통 부위가 산통으로 변하면 그곳에 백색 무흔구로 뜸을 뜬다. 처음에는 열 차단용 종이딱지 2장을 겹쳐 뜸을 뜨다가 차차 열에 대한 내성이 생기면 딱지를 한 장만 사용하고, 뜸뜰 부위의 피부가 두꺼워지면 딱지를 사용하지 않고 뜸을 뜬다. 뜸을 뜨다보면 더러는 2도 화상을 입어 수포가 콩알 크기 또는 그보다 크거나 작게 생기며 쓰라리다. 전자 삼능침의 바늘로 찔러 액체를 짜내면, 며칠 후 말라 딱지가 앉는다. 딱지와 관계없이 압통이 느껴지는 부위에는 모두 뜸을 뜬다. 단, 여러 개의 뜸을 뜰 때는 복합되는 열을 방지하기 위해 한 칸씩 건너 불을 붙인다. 며칠 뜸뜨면 압통점이 사라지고 관절에 기혈의 순환이 좋아져서 퇴행을 방지할 수 있다.

인공관절로 교체한 사람 중 약 30%는 후유증으로 고통스러워하는데, 오랫동안 뜸 치료를 하면 호전된다. 오래 치료하면 간혹 제1치료소가 사라지는 경우가 있으므로 유의해야 한다(기기진단할 것). 이때는 제1치료소를 다스리지 말고 뜸 요법만 실시하면 된다. 퇴행성 관절염은 무릎이나 고관절에만 병변이 발생하기도 하지만 약 50% 정도는 2차로 요추질환이 생긴다. 치료 전에 좌우의 $Y'10$, $Y'11$, 12, 13, 14 혈을 압진해 압통점을 찾아본다.

만약 압통점이 나타나면 (요추질환은 퇴행성 관절염의 원인이 되므로) 매일 또는 격일에 2~3부위씩 자상부항한다. 압통점이 완전히 사라지지 않으면 2~3차 반복한다. 자상부항을 한 후에는 제1치료소를 다스린다. Y'반응대의 반응점에는 효과가 적고 화상만 입을 우려가 있으므로 뜸을 뜨지 않는다. 뜸은 두터운 피부에 뜨는 것이 바람직하며, 피부가 연약한 부위에 떠야 할 경우에는 2도 화상을 입지 않도록 열 차단 딱지를 2장 이상 겹쳐 사용해야 한다. 뜸이 피부에 잘 붙지 않으면 딱풀을 바른다.

제1치료소에 해당하는 한약이 있을 때는 복용하는 것이 도움이 된다. 오랫동안 끓인 돼지의 허리뼈나 족발에 양념을 해서 먹으면 효과가 있다.

⑯ 견통

견통은 2가지로 대별된다. 하나는 견정을 비롯한 승모근 부위가 아프고 압진하면 통증을 느끼는 것이고, 다른 하나는 압통은 없고 견통만 호소하는 것이다. 전자의 경우는 과도한 팔의 노동, 컴퓨터나 피아노 같은 손가락의 과도한 움직임, 장시간 운전, 사료과도, 운동 부족(부적절한 자세로 오랫동안)으로 팔과 어깨에 염좌 증상이 생기면 승모근 부위에 피로가 쌓이고 긴장도가 높아지면서 기혈에 순환장애가 일어난다. 이 상태가 지속되면 기혈이 정체되고 어혈이 쌓여 견통이 생긴다.

이때는 통증 부위만 정확히 표시해 자상부항을 실시한다. 통증이 심하고 어혈이 많을수록 걸쭉하고 암적색을 띤 혈액이 흡각기에 많이 고인다. 대개 흡각기로 두어 번 뽑아내면 더는 나오지 않는다. 그 다음은 고개와 팔을 돌리거나 상하좌우로 움직여 잔여 통증을 찾아내 제1치료소를 진단한다. 부항요법으로 통증이 모두 사라졌다면, 제1치료소의 대상이 될 만한 다른 증상을 찾아본다. 다른 증상도 없으면 그것으로 치료를 끝낸다.

견통이 오래되고 완고한 경우는 어깨에서 몇몇 부위로 분산된다. 오래 전부터 팔에 근육통이 있거나 평소에 손이나 팔을 과하게 쓰는 사람은 Y′7, 8혈에 압통이 심하며 손과 팔이 저리다. 사료과도한 사람은 어깨뿐 아니라 목도 뻣뻣하며, 심하면 두통이 생겨 양측 또는 한쪽의 Y′3, 4혈에 압통점이 나타난다. Y′6, 9혈에도 압통점이 나타나기도 하는데 이들 부위에 자상부항요법을 실시해야 한다.

부항요법은 첫날에는 두 곳 이상 하지 않는 것이 좋다. 심한 통증을 호소하는 곳은 이틀 연속 자상부항을 실시하되, 조금 완화되면 하루걸러 실시한다. 제1치료소는 부항요법을 실시한 후에 다스린다. 부항요법으로도 통증이 나아지지 않으면 제1

치료소를 정확히 다스리지 못했다는 증거이다. 단, 통증이 완전히 해결되지 않으면 같은 자리에 한 차례 더 부항요법을 실시한다.

후자의 경우는 폐, 간, 쓸개, 심장 등에 병변이 생겼을 때 부수적으로 나타나는 증상이다. 이때는 부항요법을 하지 않고 제1치료소만 다스린다. 견통을 대상으로 빠른반응증상진단을 적용하면 된다.

섬유조직염은 압통 부위에 여러 차례 자상부항요법을 실시해야 한다. 견봉하점 액랑염 및 삼각근하 점액랑염의 경우는 삼각근 주변, 특히 삼각근 전후의 압통점에 자상부항을 한 후 팔을 앞뒤 또는 상하로 움직여보게 해 불편한 점을 대상으로 제1치료소를 찾아낸다. 오십견이 이에 해당한다. 완치되기까지 여러 차례 자상부항을 해야 하며, 1~3개월 제1치료소를 다스려야 한다. 산통이 남을 때는 통처에 뜸요법을 병행한다. 견부근육질환은 자상부항으로 치료한다.

⑰ 요통

《동의보감》에서는 요통을 증상별로 10종으로 구분해 각기 다른 처방으로 다스린다. 오상체질의학에서는 증상과 상관없이 개체에 따라 제1치료소가 각기 다르므로 5종의 체질부터 구분한 후 체질마다 4~6개의 장부를 침놓아 24종으로 구분해 치료한다. 여기에 보조요법까지 합하면 25종의 치료법이 적용되는 셈이다. 오상체질의학과 《동의보감》 또는 그 밖의 전통적인 기존 동양의학의 요통 치료를 비교해보면, 본의학으로 정확하고 신속하게 근본이 치료되므로 환자가 느끼는 만족도가 매우 높다.

보조요법은 체질과 관계없이 먼저 요추 부위와 좌우 Y′10혈을 압진해 압통점이 나타날 경우 그곳에 자상부항을 실시한다. 그리고 잔여 증상을 대상으로 제1치료소를 진단한다. 진단은 빠른반응증상진단을 적용한다. 요통은 대부분 통증을 수반하므로 (24종이나 되는) 제1치료소를 찾아내는 것은 그리 어렵지 않다. 체질의 진단 순위를 적용하거나 체질의 용모와 성격의 특성을 이용하면 된다. 또는 기기진단으로 제1치료소를 찾아내면 더 정확하고 빠르게 회복할 수 있다. 특히 압통점이 없거나 요통이 뚜렷하지 않을 경우에는 기기 측정 진단이 필수적이다. 해당하는 한약을 함께 복용하면 더 효과가 좋다.

⑱ 요추간판 헤르니아

요추간판 헤르니아는 전통동양의학이 정한 10가지 요통 중 풍요통(風腰痛)에 해당된다. 오상체질의학에서는 이 질환을 2가지로 구분해 치료한다. 하나는 좌측, 우측 또는 양측의 Y′10혈에 압통점이 나타나는 부류이고, 다른 하나는 양측의 Y′10혈에 압통점 나타나지 않는 부류이다(병이 진행돼도 다리의 Y′11, 12, 13, 14, 15혈에 압통점은 없고, 다리 근육이 땅기고 저리다).

이들 모두 초기에는 요통을 호소하고 요추 2, 3, 4, 5 중 한 부위에 압통점이 나타난다. 병이 악화되면 요통은 사라지고 다리의 후외측 근육에 통증이 생긴다. 전자의 경우 병이 진행되면 좌 Y′11, 12, 13혈에 압통점이 나타나고, 더 심해지면 좌 Y′14, 15혈까지 연결되어 압통점이 나타난다. 저리고 땅기며, 앉고 서고 걷는 동작이 고통스럽다. 우측 Y′10혈에 압통점이 나타나는 사람도 좌측의 경우와 동일한 증상을 호소한다. 드물지만 좌측 Y′10혈에 압통점이 있으면서 좌측은 아무 이상이 없고, Y′11, 12, 13혈의 압통점이 반대편인 우측에 나타나며 우측이 아픈 경우도 있다. 반대로 우측 Y′10혈에 압통점이 있으면서 좌측의 Y′11, 12, 13혈에 대칭되는 압통점에 고통을 호소하는 사람도 있다.

통상 좌우 Y′10혈에 압통점이 함께 나타나며, 좌우 중 어느 한쪽이 더 심하다. 각인통(脚引痛)이 뚜렷하지 않을 경우, 가급적이면 제1치료소는 기기로 진단하며, 뚜렷한 증상이 있을 때는 빠른반응증상진단을 해도 무방하다. 치료법은 통증이 심한 어느 한 쪽의 Y′10,12, 13혈 중 첫날에는 압통이 심한 두 곳만 자상부항해 어혈을 뽑아낸다. 흡각 단지에 혈액이 반 정도 고이면 진공을 풀어 닦아내고 다시 흡각한다. 대개 2회 뽑아내면 더는 채혈되지 않는다. 다리를 폈다 구부렸다 하거나 걷게 해 잔여 증상을 대상으로 제 1치료소를 진단한다. 제1치료소가 적중되면 반대편에 침치료를 추가한다. 반대편 압통점은 다음 날 치료한다. 며칠 후에도 압통점이 남아 있으면 재차 실시해도 좋다. 좌 Y′10이나 우 Y′10혈에 압통점이 있으면서 다리의 압통점이 반대편에 나타나는 사람은 그 부위를 찾아서 자상부항하고 제1치료소를 다스린다.

후자의 부류는 제1치료소만 다스려 치료한다. 경추, 요추간판 헤르니아는 외과수술을 받아야 하는 중증도 예상외로 빠른 시일 내에 치유되는 예가 있고, 증상이 경미하면서도 여러 날 치료를 받아야 하는 경우도 있다. 치유 기간은 대개 1개월 내외이다.

요추간판 헤르니아 외과수술을 받고 결과가 나쁘거나 재발하는 사람들 중에는 제1치료소와 치료요구선의 폭이 커진 것이 원인인 경우가 있다. 이를 모르고 현상(요추간판 헤르니아)만 치료하면 원인을 방치한 채 대증치료만 시도한 것이므로 결과가 좋지 않다. 이때는 기기로 제1치료소를 진단해야 하며, 침치료를 하면서 해당되는 한약을 복용하는 것이 빠른 회복에 도움이 된다.

⑲ 경추간판 헤르니아

경추간판 헤르니아도 척추질환이므로 요추간판 헤르니아와 치료법이 같다. 단, 보조요법을 실시하는 부위가 다르다. 압통점이 좌나 우에 나타날 경우 Y′4, 5, 7, 8혈이 되며, 치료 기간은 요추의 경우보다 좀 더 오래 걸린다. 경추간판 헤르니아 환자 중에도 압통점이 없는 부류가 있으며, 마찬가지로 병측의 엄지손가락의 마비감과 고개를 좌우로 기울이는 동작이 불편하다. 병이 진행되면 통증은 조금 가라앉지만 고개를 움직일 때 팔과 손이 저리고 움직이기 불편해진다. 자상부항으로 보조치료를 하고 제1치료소를 다스리면서 해당되는 한약을 함께 복용한다.

⑳ 좌골신경통 · 3차신경통

좌골신경통은 3차신경통과 함께 통증이 극심해 강력한 진통제로도 통증을 진정시키지 못한다. 암이나 특별한 외과 병증의 원인이 없는 한 좌골신경통이나 3차신경통은 오상체질의학으로 잘 치유된다. 진단할 때 통증이 있으므로 빠른반응증상진단이 용이하다. 레이저침을 놓아 제1치료소에 적중하면 7~10분 후에는 통증이 3분의 2 이상 사라진다. 처음 3~4일 만에 급박한 통증이 가라앉고, 잔여 증상은 서서히 회복되어 완전히 치유되는 데까지 20여 일 이상이 소요된다(3차신경통은 1개월 또는 그 이상 치료해야 한다).

신경통은 환자가 지적하는 압통점은 분명치 않으며, 자상부항은 큰 효과를 보기 어렵다. 좌골신경통의 경우에는(압통점이 있을 때) 환처 쪽의 Y′10, 12, 13혈을, 3차신경통은 Y′3, 4혈을 자상부항한다. 다른 신경통도 제1치료소를 다스리면 된다.

특기할 것은 그동안 진료해본 바 제1치료소가 없는 부류는 발견되지 않았다는 점이다. 3차신경통은 통증이 간헐적으로 발생하는 수가 있으므로 악력측정기를 사용해 제1치료소를 진단함이 마땅하다.

14) 피부과 질환
① 바이러스성 피부질환
가) 대상포진

대상포진은 포진을 일으키는 환처 부위에 작열감, 소양감 자통감, 동통감이 격렬해 환자 대부분이 여러 날 입원치료를 받으며, 나았다고 해도 몇 달 내지 몇 년 간 환처에 통증이 남는다. 병의 원인은 바리셀라조스터(Varicella-Zoster) 바이러스로, 양방병원에서는 고통을 해소하기 위한 대증요법을 실시하기 위해 입원치료를 권한다.

오상체질의학 입장에서 봤을 때, 바리셀라조스터 바이러스는 완강하지만 나름대로 약점이 있다. 환처에는 바이러스가 밀집되어 염증을 일으키는데 그곳에 자상부항을 실시해 다량의 혈액을 매일 또는 1~2일 간격으로 3~5차 배출하면 밀집된 바이러스가 혈액을 따라 배출됨으로 세력이 약화되어 기세가 꺾인다. 그리고 제1치료소를 다스리면 바이러스는 패출(敗出)되어 낫는다.

발병 중에는 작열감, 소양감, 자통, 동통감을 대상으로 빠른반응증상진단을 적용해 제1치료소를 진단한 후 자상부항을 실시한다. 그리고 침을 놓지 않은 쪽에 제1치료소를 다스리는 침치료를 추가한다. 해당하는 한약 처방을 겸하면 치유가 빠르고, 대상포진 후유증이 가시지 않는 사람도 잘 마무리된다.

서양의학으로 치료하여 대상포진 후유증이 남은 사람들은 움직일 때마다 환처 부위에 통증을 느끼는데, 이를 대상으로 제1치료소를 찾아낸다. 환처에 자상부항을 2~3일 간격으로 2~4차 실시해야 한다. 그리고 제1치료소를 상황에 따라 적절히 다스린다. 대상포진만 있고 환처 부위에 이렇다 할 자각증상이 없을 때는 기기진단으로 제1치료소를 찾아내야 한다. 가끔씩 제1치료소가 교체된다.

나) 사마귀

심상성사마귀, 족적사마귀, 연소성사마귀들은 사마귀가 난 부위에 유훈구를 10~20회 뜸뜨면 치료된다. 다른 질환이 있으면 제1치료소를 다스리면 효과적이다. 이밖에 바이러스성 피부질환인 단순포진, 수두, 전염성연종(傳染性軟腫), 홍역은 양방의학이 전담한다. 단, 세균성감염처럼 치료가 잘 안 되거나 잔여 증상이 남은 환자는 오상체질의학으로 다스리면 좋은 결과가 있을 것이다.

다) 건선 (乾癬)

우리나라 건선 환자는 2만 명이 넘는다고 한다. 이들은 자외선조사(照射), 스테로이드, 안스랄린(Anthralin), PUAA요법, 메토트렉세이트(Methotrexate, 면역억제제), 레티노이드(Retinoid) 등의 대증치료를 받는 것으로 알려져 있는데, 이 같은 치료법으로는 완치될 수가 없다. 건선도 장부에서 비롯된 병이므로 장부의 허실을 다스리는 오상체질의학으로 치유된다. 그러나 건선을 치료하는 데는 어려움이 많다.

첫째, 건선은 피부병이면서 심히 가렵거나 따갑거나 작열감 같은 자각증상이 없다. 외견상 부스럼 딱지가 있고, 피부에 큰 동전만 하게 불긋불긋 나타나거나 조금 간지러운 정도이다. 원인은 개체마다 다를 수 있으므로 24종이나 된다. 그 중 어느 하나가 한 개체의 제1치료소면서 가끔씩 체질 내에서 교체되기도 한다. 이를 잘 관찰하면서 치료에 임해야 한다. 제1치료소는 기기진단이 필수이다. 간혹 어린이 뿐만 아니라 성인이면서도 악력 측정이나 FVC 측정을 전혀 하지 못하는 부류가 있다. 이들은 가족을 진단해 유전법칙을 적용하고 늦은반응증상진단이나 빠른반응증상진단(건선 이외의 병증이 나타날 때에 한함)을 실시해 제1치료소를 찾고, 그에 해당되는 한약을 복용하면서 치료한다.

건선을 앓은 지 오래된 사람은 대장에 숙변이 많이 쌓여 있기 마련이다. 숙변이 쌓인 증거로 환자의 대변이 갈색 또는 검은 초록색을 띠고 가늘며, 대변을 보는 시간이 정상인보다 오래 걸린다. 숙변을 제거하는 방법은 2가지가 있다. 하나는 6~7일간의 단식요법이다(증류수를 1일에 1000cc 이상을 반 컵 내지 한 컵씩 나누어서 자주 마신다). 단식은 숙변 배설에 적극적인 방법이지만 배고픔과 무력감, 학교나 직장의 결근 등의 어려움이 따른다. 다른 하나는 마그밀(수산마그네슘)을 개인에 따라 1일에 2~4정 복용해 설사를 유도하는 방법이다. 3개월 이상 복용해 대변이 황금색을 유지할 때까지 내복한다.

라) 아토피 피부염

아토피 피부염은 원인(1차 원인)이 다양하다. 그중에서 가장 큰 원인은 태중(胎中)에서 어머니로부터 받은 태열이다. 이 경우는 유아기 때 태열(胎熱 또는 胎毒이라 함)을 앓게 된다. 태열이 있는 소아는 여러 가지 병에 잘 노출되는데, 특히 피부병에 잘 걸린다. 방부제가 들어간 식품을 장기간 먹으면 아토피피부염에 걸릴 수 있다. 또 한 가지 원인으로 태열이 있는 소아가 피부병이 생겨 소아과를 찾아갔을 경우, 태열을 다스려야 하는데, 서양의학에서는 태열에 대한 개념이 없으므로 스테로이드계나 항히스타민제, 항생제 같은 약을 처방한다. 이런 약은 근본적으로 태열을 치료하지 못한다. 게다가 자주 재발하므로 과용하게 되어 결국에는 아토피피부염으로 변한다.

오상체질의학의 치료를 받을 때는 양약 복용을 삼가고, 양약을 복용 중일 때는 2, 3일 지나 양약의 잔여 성분이 배출된 다음 날에 기기로 제1치료소를 진단한다. 제1치료소에 해당하는 한약이 있으면 겸용한다. 밤에 많이 가려우면 내복약은 쓰지 말고 양방에서 처방한 연고를 바른다(내복약은 잔여 성분이 더 많이 남으므로 다음 날 진단에 혼선을 빚는다).

10세 미만의 아동은 환처가 5분의 1이 넘어도 제1치료소만 다스리면 치유된다. 그러나 청소년이나 성인은 건선처럼 단식요법을 하거나 마그밀을 1일 3~6정 복용해야 한다. 아토피피부염은 건선보다는 치유 기간이 오래 걸린다. 매일 호전됨을(각질 또는 진물) 느끼면서도 10세를 기준으로 6~10개월이 소요된다. 침치료는 처음에는 매일 하다가 조금 좋아지면 2~3일에 한 차례씩 하고, 해당하는 한약이 없는 금실인과 토실인은 침치료만 한다(1주에 3회 이상). 치유된 후에는 가급적 습도와 땀, 목욕을 피한다. 특히 과로와 (아토피피부염을 악화시키는) 방부제가 든 음식을 피하고 조미료도 최소한으로 줄인다. 제1치료소의 교체 여부를 확인하면서 치료한다. 단, 아토피성피부병 환자는 잘 치료받아도 잔여 증상이 남으므로 과로하거나 음식을 조심하지 않으면 가끔씩 가려움이 발생한다.

※근간에는 토실인, 금실인을 다스리는 한약이 어느 정도 연구되었으므로 복용하면 치료에 한결 도움이 된다.

마) 지루성 피부염

양방서적에는 이 질환이 유전성이어서 현상 유지를 목표로 한다. 치료 방법은 아토피피부염의 경우와 같고 오래됐거나 환처가 전신의 5분의 1 이상이면 단식요법을 한 후에 치료하거나, 마그밀 복용법을 시행하면서 제1치료소를 다스리고 그에 해당되는 한약을 겸용한다. 기기진단이 필수적이며, 제1치료소의 교체 여부를 관찰하면서 치료한다. 발병 시기가 짧을수록 빨리 치유되고, 오래되면 여러 달 소요된다. 미루어 보아 초기 지루성피부염은 오상체질의학으로 치료가 가능할 것으로 판단된다. 스테로이드계 약을 복용했거나 환자가 소아인 경우는 기기진단이 어려우므로 유전법칙을 적용한다.

바) 주부습진

물 닿는 일을 피하고 강력한 세제를 사용할 때는 면장갑을 끼고 다시 고무장갑을 낀다. 일이 끝나면 자운고를 바르고 제1치료소를 다스린다. 물이 닿으면 치료가 지연되거나 나았다가도 재발된다. 일상생활에서 물을 아주 멀리 할 수 없으므로 여러 날 치료해야 한다.

② 피부 진균증 (皮膚眞菌症)

가) 무좀〔手部足部白癬〕

오상체질의학에서 무좀은 다른 병을 여러 날 치료하다가 부수적으로 치유되는 질환이다. 양방의학에서는 무좀을 치료하는 외용연고제 또는 강력한 살균제가 포함된 파우더를 쓰기도 하고 화학요법을 위해 약을 장기간 복용하게 한다. 본의학에서는 무좀치료에 살균제나 항생제를 사용하지 않는다. 진균류는 잘 박멸되지 않고 생존력이 강하지만, 균류의 활동 조건을 하나라도 맞춰주지 않으면 기세가 꺾여 사라진다. 제1치료소를 다스려 자체치유력을 보강하면 된다.

이러한 치료 방법은 살균제나 항균제를 투여할 때처럼 내성이 생기지 않을 뿐더러 약에 대한 부작용 같은 피해를 입지 않는다. 환처가 헤어지고 피부가 갈라져 염증을 일으키면 자운고를 바른다.

유의할 점은 통풍이 안 되는 장화나 구두는 오래 신지 말며, 항상 발을 건조하게 관리해야 한다. 손의 무좀은 가급적 물일을 피하고 건조히 하면서 발의 치료법에 준한다.

나) 손톱, 발톱의 무좀〔爪甲白癬〕

이 질환도 무좀처럼 다른 병을 치료하는 과정에서 부수적으로 치유되는 예가 흔하다. 일주일에 3~4회 침치료하면서 환처에 엽록소가 섞인 녹색 무흔구 뜸을 2~3개월 뜨면서 제 1치료소를 침치료한다.

다) 기타 진균성피부염

피부진균증인 두부백선(頭部白癬), 체부백선(體部白癬), 완선(頑癬), 칸디다증, 어루러기〔癜風〕, 스포로트리쿰증은 양방 피부과에서 치료하다가 잘 낫지 않는 경우에는 오상체질의학으로 다스리면 잘 낫는다. 기기진단으로 제1치료소를 찾고, 그에 합당한 한약이 있으면 함께 치료한다. 치료 기간은 2~3개월이다.

라) 두드러기

두드러기는 원인이 매우 다양하여 오상체질의학만으로는 치유하기가 어렵다. 각 체질별 해로운 음식 및 화학약품 노출, 약물, 기생충 감염, 신생물이 원인인 경우는 일시적으로 치유될 뿐이다. 그러므로 원인이 되는 대상부터 해결한 다음 진료에 임해야 효능을 발휘할 수 있다.

대개 급성으로 온 두드러기는 심한 가려움을 대상으로 빠른반응증상진단으로 제1치료소를 찾아낼 수 있다. 만성두드러기는 기기진단으로 제1치료소를 찾는다. 외적인 원인인 벌레물림, 자상, 독나방, 독거미류, 벌, 진드기, 벌레나 동물의 털, 해파리, 단순 화학물질은 환처에 자상부항요법을 실시해 혈액을 뽑아낸 후 제1치료소를 침치료와 해당되는 한약으로 함께 다스리면 성과가 좋다. 반면, 두드러기 환자 중에 제1치료소가 없는 부류가 가끔씩 발견된다. 이들은 본의학으로 효과를 보기 어렵다.

마) 세균성 피부감염 (細菌性皮膚感染)

농가진(膿迦疹), 농창(膿瘡), 모낭염(毛囊炎), 절종(癤腫), 옹종(癰腫), 단독(丹毒), 봉와염(蜂窩炎) 및 옴(Scabies)은 양방의학이 전담한다. 그중에 치료가 잘 안 되거나 잔여 증상이 남을 때 오상체질의학이 담당하면 좋은 결과를 얻을 수 있다. 제1치료소 진단은 유전법칙이나 기기로 한다. 해당하는 한약을 복용하면 치료 기간이 단축된다.

15) 비뇨기과 질환

① 성병

임질, 비임균성요도염은 오래도록 항생제 치료를 해도 낫지 않는 환자가 있다. 이들에게 오상체질의학을 적용하면 잘 치유된다(단, 제1치료소가 있는 사람). 제1치료소에 해당하는 약물을 병용하면 더 잘 낫는다. 치료 기간은 1개월 이내이다.

트리코모나스 감염증은 부부관계를 중단하고, 여성에게 질용 훈구기를 이용해 심부와 천부에 쑥 연기가 가득 고이게 한다. 엽록소를 제거하지 않은 쑥 연기는 살균, 소독, 행혈(行血) 작용이 강해 트리코모나스를 살균한다. 남성은 제1치료소와 그에 해당하는 약물을 복용한다. 여성도 같은 치료를 하면 더 효과적이다. 음부포진(陰部疱疹)은 기기진단으로 제1치료소를 찾는다. 트리코모나스 감염의 치료법과 동일하다.

② 양성전립선비대증 (良性前立腺肥大症)

전립선비대증 환자는 일단 비뇨기과 전문의를 찾으므로 치험예가 적다. 초진 시에 오상체질의학을 습득한 한의사와 협진하거나 본의학으로 다스린다면 좋을 것이다. 전립선비대증의 양방치료제는 두꺼워지고 견고해진 전립선의 조직을 무르게 하면서 확장시키는 약을 사용하는데, 이런 약을 오랫동안 복용하면 전립선뿐만 아니라 다른 조직도 얇아져서 뇌출혈 같은 병을 일으킬 수 있고 개체에 따라 부작용이 발생된다. 본의학으로 치유율이 높다.

16) 안과질환(眼科疾患)

① 맥립증 (麥粒症)

오상체질의학에서는 외맥립증과 내맥립증의 구분 없이 치료한다. 비교적 증세가 가벼운 경우에는 안과의원에서 잘 치료되지만, 지속적으로 재발하는 환자는 그 원인이 장부에 있으므로 기기진단으로 제1치료소를 찾아 침과 한약으로 다스려야 한다. 유의할 점은 과로와 음주를 피해야 한다.

② 유행성 각결막염 (流行性 角結膜炎)

유행성 각결막염은 제1치료소를 다스리면 단기간에 가볍게 앓듯이 치유된다. 결막염의 원인은 바이러스의 여러 유형과 관계없이 제1치료소만 다스리면 된다(침치료와 한약 복용을 겸함). 제1치료소가 없는 경우와 경혈 분포의 기형은 침의 효과가 없거나, 볼 수 없다. 경혈 위치의 기형은 유전법칙을 적용해 체질을 진단한다. 침에 의한 제1치료소의 치료를 할 수 없어 보조요법과 한약만으로 치료하므로 회복이 늦다.

③ 굴절 이상 (屈折異常) · 근시 · 원시 · 난시

6, 7세 전후의 소아가 안과질환이 아닌 다른 병으로 제1치료소를 다스려 치유된 후, 예상 외로 근시가 많이 좋아졌다는 말을 보호자에게서 가끔씩 듣는다. 이로 보아 소아일 때에는 오상체질의학으로 근시를 치료할 수 있는 가능성이 엿보인다. 라식 수술한(성인의 근시) 사람의 제1치료소를 다스려 결과가 좋지 않았던 부분을 바로 잡은 예가 있다. 원시와 난시는 안경의 발전 등으로 진보됐고 나머지는 안과전문의에게 맡기더라도 악성 근시는 본의학으로 치료하면 완전하지는 못해도 상당히 호전될 것이다. 기기진단으로 제1치료소를 찾아야 한다.

④ 사시 (斜視)

공동성사시는 안과전문의들이 적절히 치료하고 있으므로 치료해본 바 없지만, 마비성 사시는 오상체질의학을 적용해 몇 명 치유한 적이 있다. 마비성 사시는 타각적으로는 좌측 또는 우측 눈의 검은 동자가 한쪽으로(주로 내측으로) 쏠려서 움직이지 않아 외견상 사시임이 나타난다. 자각 증상으로는 물체가 둘로 보이고, 부수적인 증상으로 두중(頭重)과 어지럼증, 보행불리가 있다. 양방의 안과에서는 발병한 지 6개월 정도 지나면 자연히 회복되기도 하고, 6개월이 지나도 회복되지 않으면 수술해 교정한다고 한다.

본의학을 적용하면 6개월 동안 기다릴 필요가 없다. 부수 증상이 있을 때는 빠른 반응증상진단으로 제1치료소를 진단할 수 있고, 부수 증상이 없으면 기기진단을 한다. 제1치료소에 적중되면 다음 날부터 2개로 보이던 물체의 사이가 조금씩 가까워진다. 또한 외견상으로 쏠렸던 검은 동자가 정상 위치로 조금씩 돌아옴을 확인할 수 있다.

매일 가까워지던 물체가 더는 진전이 없으면 제1치료소가 교체된 것이므로 다시 제1치료소를 찾아 치료한다. 치료가 완료되면 물체가 둘이던 것이 서로 겹쳐져 하나로 보인다. 외견상 사시도 정상 위치로 자리 잡는다. 대개 1개월 전후로 치료되며 발병된 지 오래될수록(1~2년 이상 소요) 치유율이 낮다. 일반적으로 사시와 함께 다른 질환도 치료된다.

⑤ 백내장 (白內障)

백내장은 본의학으로 치유되지 않는다. 안과전문의에 따르면 백내장은 수술 후 몇몇 잔여 증상이 남는다고 한다. 잔여 증상에 오상체질의학을 적용하면 어느 정도 호전된다. 기기진단으로 제1치료소를 찾아야 한다.

⑥ 녹내장 (綠內障)

양방의학에서는 녹내장의 원인이 다양하기 때문에 복잡하게 분류한다. "녹내장의 직접적인 원인은 안압 상승이 시신경유두, 시신경섬유 속에서 장애를 일으켜 시야 협착을 일으킨다"고 한다. 녹내장 초기 환자에게는 안압 상승을 방지하고 시신경 유두와 시신경섬유 속 장애를 방지하는 대증치료제(점안약을 하루에 수차례 투여해야 한다)를 투여한다. 이 방법으로 효과를 보지 못하면, 간단한 외과적 시술 단계를 거친다.

본의학으로 초기의 녹내장 환자 2명을 치료한바 시야가 밝아지고 두통이 사라졌다. 또 한 노파는 과거에 녹내장을 앓아 왼쪽 눈은 이미 실명됐고, 오른쪽 눈마저 점점 보이지 않았다. 더 시급한 것은 진통제가 듣지 않는 오래된 심한 두통이었다. 빠른반응증상진단 결과 폐허가 제1치료소였다. 두통은 첫날 침치료를 받자마자 진정됐고 태음조위탕 본방을 써서 20여 일 후에는 거의 나았고 50일 후에는 두통이 완치되었다.[31]

초기 녹내장은 본의학으로 치료하면 잘 나을 것으로 믿어진다. 특별한 경우를 제외하고는 원인별, 분류별로 치료할 것이 아니라 제1치료소만을 다스리면 될 것이다. 두통이 심할 때는 빠른반응증상진단을, 증상이 뚜렷하지 않을 때는 기기진단을, 이마저도 할 수 없다면 유전법칙을 적용해 체질을 진단하고 늦은반응증상진단으로 제1치료소를 찾아가며 치료한다.

⑦ 안구건조증

양방의학에서는 눈을 독립된 기관으로 취급해 안과라는 하나의 의학 분야를 설립했다. 오상체질의학에서는 눈을 오관(五官) 중 하나인 독립된 기관이면서도 12장부의 지배를 받는 것으로 단정 짓는다. 특히 눈에 생긴 병은 체내의 제1치료소가 된 장부와 밀접한 인과 관계가 있다고 본다. 안구건조증을 양방안과에서는 수시로 인공

---

31) 이 수진자는 춘천에 살기에 그곳의 후배에게 소개하고 처방을 팩스로 보냈다. 그곳에서 10일 치료받고 두통이 말끔히 사라졌다. 이미 실명된 눈은 회복되지 않았다.

누액(人工淚液)을 눈에 넣게 하고 항염증제를 투여하는데, 이런 방법으로는 근본 치료가 어렵다. 제1치료소를 다스리면 안구건조증은 잘 치료된다. 단, 고령일수록 호전도가 지연되는 경향이 있다. 건조한 계절에는 반드시 실내 습도를 높여야 한다.

⑧ 누류증 (淚流症)

누류증은 여성 중에서도 특히 노인층에서 많이 발견된다. 바람이 불 때 외출하면 더욱 심해진다. 먼저 눈에서 코에 이르는 눈물관이 지나는 피부에 레이저침으로 눈물관을 따라 수직으로 촘촘히 조사(照射)한다. 그리고 제1치료소를 찾아내 침치료를 하면 하루 이틀 사이에 주효하며, 10여 회 치료하면 낫는다. 그러나 한두 해 지나면 재발할 수 있다. 반드시 제1치료소를 다스려야 하며, 고령일수록 재발 빈도가 높다. 재발병하면 그때마다 와서 침치료를 하면 다시 낫는다.

17) 이비인후과 질환

① 편도염 (扁挑炎)

편도염 환자는 발병 즉시 오상체질의학으로 치료를 받기도 하고 이비인후과에서 양방진료를 받다가 낫지 않아 오기도 한다. 본의학에서는 편도선염을 일으키는 균의 종류에 상관없이 치료한다. 또한 앙기나(angina)나 성홍열의 후유증, 전염성 탄핵구증이나 디프테리아의 후유증, 무과립구증의 후유증 등도 구분하지 않고 제1치료소만 다스려 치료한다. 제1치료소와 일치하는 한약을 사용할 때는 체질에 맞는 한약의 소염제, 청열제(淸熱劑)를 加한다(〈보조처방론〉 참조).

개중에는 제1치료소가 없으면서 1년에 2~3차 편도선염으로 심히 고통 받는 부류가 있다. 이들은 양방치료나 본의학의 치료도 효과가 없고, 전통적인 한방처방이나 침요법(사혈)으로도 낫지 않는다.

여기에는 특효약이 있다.[32] 특효약이란 애기송이 분말을 말한다. 땅속에서 아직

---

32) 3명을 치료했는데 모두 잘 나았고 1~2년 후 편도염으로 또 찾아올지 모르지만 일단 쾌차했다.

지상으로 솟아나지 않은 어린 야생송이를 구입해 흙을 털고 간단하게 씻은 후 썰어서 전기장판을 가동시킨 후 그 위에 깨끗한 비닐을 깔고 말린다. 더불어 날아가지 않을 정도로 선풍기 바람을 쐬어 2~3일간 말린 다음 가루를 내어 냉동 보관한다. 이 분말을 0.5g씩 1일 3~4회 복용한다. 1~3일이면 낫는다.

② 선양조직증식증 (腺樣組織 增殖症)

오상체질의학은 병명으로 진료하는 의학이 아니므로, 한의사는 병명을 구분하는 능력과 양방의료기기를 사용하고 검사하는 기술을 익힐 필요가 없다. 또한 특수한 병을 제외하고는 병명진단이 필요하지 않다. 선양조직증식증과 비슷한 병은 어린이들에게서 더러 보았는데 초기라서 그런지 곧잘 나았다.

이 병이 심해져서 양방에서 수술하고 여러 날 치료해도 후유증이 말끔히 가시지 않을 때는 본 의학으로 다스려 보면 좋은 결과를 얻을 수 있을 것이다. 기기에 의한 제1치료소 진단 또는 어린이의 경우에는 유전법칙을 적용해 체질 진단을 한 후 빠른반응증상진단 또는 늦은반응증상진단으로 제1치료소를 찾아서 치료한다.

③ 비염 (鼻炎)

양방에서는 비염을 크게 급성비염과 만성비염으로 나눈다. 급성비염은 상기도급성염증 부문에서 포괄적으로 다루었으므로 여기에서는 만성비염만 다룬다.

가) 알레르기성 비염

오상체질의학에서는 알레르기성비염을 계절성비염과 통년성(通年性)비염으로 구분하지 않고 치료한다. 제1치료소만 다스리면 모두 잘 치유된다. 특히 심한 발작성 재채기, 다량으로 흐르는 콧물, 눈과 비(鼻)점막의 소양증, 비폐색은 제1치료소를 다스리자마자 멎기 시작해 며칠 후면 완전히 치유된다. 1치료소에 해당하는 한약을 복용하면 더욱 효과를 볼 수 있다.

(통상허실별로) 체력이 허한 사람은 그 처방에 녹용 5g을 加하면 면역력이 강화되어 지속적으로 치유력을 발휘한다. 제1치료소에 해당하는 한약 처방이 없는 경우에는 녹용 10g 한 가지만을 1일 3회(재탕까지 포함해) 나눠 복용하면 된다(체력이 허 또는 허실중간인 사람에 한해). 체력이 실한 사람은 녹용을 복용할 필요가 없다. 단, 제1치료소가 없는 알레르기성 비염 환자는 본의학으로 치료되지 않는다. 이들에게는 한약, 양약, 재래식 침, 뜸의 대증치료를 적용해야 하며, 가능한 한 알레르기원을 피해야 한다. 섭생을 잘해 다스리는 수밖에 없다.

나) 혈관운동성 비염

알레르기성 비염과 치료법이 동일하다.

다) 호산구성 비-알레르기 비염 (NARES Syndrome)

알레르기성 비염과 치료법이 동일하다.

라) 비후성비염 (肥厚性鼻炎)

알레르기성 비염과 치료법이 동일하나, 병이 오래돼 제1치료소를 다스려도 비폐색이 좀처럼 해결되지 않을 때는 외과치료에 의존할 수밖에 없다. 초기의 경우 제1치료소가 없는 부류와 경혈이 제자리에 분포되지 않은 부류를 제외하고는 제1치료소가 교체되는 것을 잘 관찰해 치료한다. 아문혈 주위(경추 1, 2, 3 부위)에 압통점이 있을 때는 자상부항을 실시하는 등 보조요법으로 여러 날 치료하면 잘 치유된다.

마) 위축성 비염 · 의인성(醫因性) · 비염

알레르기성 비염과 치료법이 동일하다.

④ 부비동염 (副鼻同炎)

비강 및 주위 기관의 골격 이상, 치아 상태, 이물질 및 신생물 등이 원인일 때는 오상체질의학으로 치료되지 않는다. 상악동염, 사골동염, 전두동염, 접형동염, 부비동염의 합병증, 소아부비동염은 초기에 본의학으로 치료하면 원인균에 상관없이 치유율이 높다. 발병 초기에 광범위 항생물질, 혈관수축제, 진통제를 투여하면 멸균, 소염, 진통 효과는 뛰어나지만 정작 부비동염의 원인은 해결된 게 아니므로 재발한다. 더군다나 약의 독성으로 위장장애를 불러오고 축농증이 되다가 수술을 해야 하는 단계로 병이 심해질 수 있다.

수술한 사람들 중 후유증이 남고 만족스럽게 치료되지 않은 환자들은 병에 걸릴 만한 조건을 갖추고 있다. 그것이 제1치료소다. 초기에 자체 치유력을 강화하면 부비동염을 쉽게 치료할 수 있다. 보조치료로는 제1, 2 경추 부위의 아문혈 주변을 압진해보고 그곳에 압통이 있으면(부비동염은 대부분 압통이 있다) 자상부항을 1~2일 간격으로 2~3차 실시하고, 제1치료소에 해당하는 한약처방이 있으면 침과 함께 병용한다. 부비동염은 빠른반응증상진단이 될 대상이 많으므로 제1치료소를 진단하는 데 오래 걸리지 않는다. 진단대상이 되는 증상이 뚜렷하지 않을 때는 기기진단을 한다.

⑤ 이명 (耳鳴)

양방의학의 이비인후과에서는 이명을 귓병의 부수적인 증상의 하나로 취급하는 것 같다. 또 이명증이 주소증인 경우 마땅한 치료 방법이 없다.

이명은 고령일수록 완치가 어렵다. 특히 70세가 넘으면 치유율이 현저히 낮아진다. 또한 발병한 지 3년이 넘으면 치유율이 낮고 치료 기간은 약 40~90일이 소요된다.

이명이 단독 증상일 때는 제1치료소를 기기진단으로 찾아낸다. 그러므로 수진자에게 두통, 오심, 요통, 어지럼증, 복통, 이통(耳痛), 수족의 염좌 같은 진단대상이 있을 때는 빠른반응증상진단을 적용해 제1치료소를 찾아낸다. 치료 기간 중 증상이 여전한지, 이명 이외에 다른 부정적인 증상이 발생하는지를 1~3일 간격으로 점검한다. 부정적인 반응이 나타나거나 증상이 답보 상태가 되면 제1치료소가 교체된 것이므로 그 체질 내의 다른 장부를 점검해 다시 제1치료소를 찾아내 치료해야 한다. 오래된 이명은 치유될 때까지 2~3차 교체된다. 제1치료소에 적중됐다고 판단되면 그에 해당하는 한약도 함께 복용하게 한다.

전통동양의학에서는 이명을 하나의 병으로 간주하는데, 이명이 심할 경우 난청이 되므로 주요시한다. 《내경 소문(素門)》에서는 "신장이 귀를 주관한다"라고 했고, 《영추경》에서는 "신기(腎氣)는 귀와 통한다"라고 하여 신장이 귀와 밀접한 관계가 있음을 언급했다. 따라서 이명증이 있거나 난청 혹은 귓병이 생겼을 때는 신장을 다스리는 약, 특히 신장을 보하는 약을 주제로 하여 몇 가지 보조약물을 첨가한다.

이러한 견해는 확고하고 당연한 것으로 수백 년 동안 전해져 오늘날도 정립된 이론으로 치병에 적용한다. 저자는 이러한 학설의 부당함을 지적한다. 귀는 오관 중 하나로, 기와 혈은 물론이고 체내의 모든 장부와 유기적인 관계를 맺는다. 신장과도 관계가 있지만 신장은 12장부 중 하나일 뿐 귀의 모든 것을 주관하지는 않는다. 신허가 이명의 원인일 수도 있지만 24개의 허실 장부 중 하나일 뿐이다.

이를 뒷받침하는 치험예를 살펴보면, 저자가 본격적으로 본의학에 치중하기 시작한 1980년부터 2011년까지 주소증이 이명증인 사람은 남성이 32명 여성이 25명이었으며, 최고령은 65세였다. 대부분 치료 기간 중 제1치료소가 2~3회 교체됐는데, 처음부터 치유될 때까지 신허가 제1치료소인 사람은 2명뿐이었다(이 예만 보아도 신장이 귀를 주관한다는 학설은 편견이다. 이러한 경우는 코도 마찬가지다). 《영추맥도론(靈樞脈度論)》에 '폐기통어비(肺氣通於鼻)'라 하여 코가 폐와 밀접한 관계가 있음을 언급했지만, 이 학설도 편견에 불과하므로 옛것만을 맹목적으로 인정한 고정관념에서 벗어나야 한다.

몇 해 전, 양방의학신문에 일본에서는 "신장을 보해 이명증을 고쳤다"라며 뜻밖이면서도 조금은 놀랍다는 기사가 실린 적이 있다. 본의학에서는 비병(鼻病)도 다른 질환과 같이 발병 원인(또는 치료 대상)이 24개나 될 수 있다는 것이다. 수차 반복하지만 한 개체에 24개의 장부 중 어느 하나가 제1치료소가 되고, 그 제1치료소는 치유될 때까지 한 장부에만 머물기도 하고 체질을 구성한 다른 장부로 옮겨가기도 한다. 그러므로 다른 질환이나 이명증 모두 동일한 법칙하에 원인과 치료법이 있다. 이명은 사람에 따라 물 흐르는 소리, 바람 소리, 비행기 소리, 매미우는 소리, 모터 돌아가는 소리, 모기 소리 등 다양하다. 그러나 소리에 따라 제1치료소가 달라지지 않는다. 왼쪽 귀의 이명이든, 오른쪽 귀의 이명이든, 아니면 두명(頭鳴)이든 치료할 때는 구분할 필요가 없다.

---

⑥ 이염 (耳炎)

오상체질의학에서는 외이염과 중이염을 구분하지 않고 치료한다. 진단된 제1치료소만 다스리면 된다. 저자는 이염 환자를 거의 보지 못했다. 이비인후과에서 잘 치료하는 것으로 생각된다. 그러나 몇 가지 질환은 본의학으로 치유될 것으로 생각된다.

가) 이진균증 (耳眞菌症)

기기진단으로 제1치료소를 찾아 치료한다. 훈연구(보조요법의) 쑥봉을 잘 꽂은 후 점화해 연기가 기구에 반가량 차면 입구로 나오기 시작한다. 이를 앉은 자세로 환처인 외이에 삽입해 연기를 외이도에 가득 채운다(훈연구 사진 참조). 기구를 살짝 뺏다가 꽂았다가 하면 더 효과적이다(쑥봉이 오래되어 벌레 구멍이 난 것은 엽록소가 적어 효과가 약하므로 사용하지 말 것).

저자는 훈구요법이 불편해 개선해볼 요량으로 쑥을 달인 약물을 은은히 가열해 농축시킨 걸쭉한 액체를 면봉에 발라 외이도에 골고루 발라보았는데, 몇 날을 해봐도 소양증과 분비물이 사라지지 않았다. 과산화수소액으로 모두 닦아낸 다음 다시 훈연구 보조요법을 1일 2회 실시했더니 효과가 있었다. 쑥은 오래 끓이면 일부 성분이 날아가버린다. 휘발하는 성분에 강한 살균력이 있음을 알 수 있다. 제1치료소가 없는 부류 또는 제1치료소를 진단하지 않고 훈구만 사용해도 치유된다. 그러나 훈구요법은 대증요법에 불과하므로 제1치료소를 찾아 다스려야 근본적으로 치유된다.

나) 이성대상포진 (耳性帶狀泡疹)

먼저 이통을 대상으로 제1치료소를 찾아내고,(빠른반응증상진단) 이통이 발생되지 않은 상태에서는 기기진단으로 제1치료소를 찾아낸다. 대상포진을 치료하듯이 귓바퀴[耳介] 주변과 외이도 입구 주변에 전자식 삼능침으로 자상을 낸 후, 가장 좁은 흡각단지를 이용해 혈액을 뽑아낸다. 자상부항이 끝나는 대로 제1치료소에 침을 놓는다. 성인은 첫날에 16초를 추가한다. 자상부항은 통증이 사라질 때까지 3~4일 실시하고 통증이 사라지면 그친다. 모든 증상이 치유될 때까지 제1치료소를 다스린다. 물론 해당되는 한약을 병용한다.

다) 습진상피부염

외이도의 종창을 목표로 귓바퀴를 잡아당겨본다. 이때 호소하는 통증 정도를 대상으로 제1치료소의 대상으로 삼는다. 또는 입을 크게 벌릴 때 종창 부위에 발생하는 통증을 대상으로 추정한 장부를 다스리는 침을 놓고, 7분 후 귓바퀴를 당겨 (또는 입을 크게 벌려보고) 통증이 그대로면 락혈에 침놓아 풀고 다시 침놓기를 반복해 침 처방이 적중 반응이 될 때까지 한다. 적중 반응을 나타내는 장부가 제1치료소이다(빠른반응증상진단).

습진상피부염은 만성화될 경우 양방치료로 종창과 소양감, 발적 증상이 거의 치료되지만, 대개 수액성 삼출액과 가피형성이 잘 낫지 않는다. 이때는 오상체질의학의 도움을 받아 훈연구 1호로 쑥 연기를 쐰다(훈연구 요법은 진균을 박멸하고 수액성 삼출액도 잘 치료한다). 만성이 될 경우 제1치료소는 기기진단으로 찾아낸다(이진균증 치료 참조). 제1치료소의 침치료와 해당 한약을 병용한다.

18) 정신과질환

① 불안장애

모든 환자 중에는 제1치료소가 있는 부류와 체질병리상으로는 건강해서 제1치료소가 없으면서도 나름대로 병이 생겨 앓는 부류가 있다. 마찬가지로 불안장애 환자 중에도 제1치료소가 없는 부류가 있다. 제1치료소는 체내의 모든 기관, 조직, 장부, 신경, 혈관 그리고 정신계와 상호 유기적인 관계를 갖는데, 정신계는 다분히 관념의 영향에 좌우되는 독특하고도 독립적인 기능을 고수하려는 경향이 있으므로 대부분 제1치료소의 발생 여부와 관계없이 불안장애같은 정신질환을 앓게 된다.

가) 공항장애 (恐慌障碍)

공항장애 환자 중 제1치료소가 있는 부류는 오상체질의학으로 잘 치유되고, 제1치료소가 없는 사람은 잘 치료되지 않는다. 후자는 섭생을 잘하거나 증상에 맞춰 대증치료를 하는 수밖에 없다. 특히 공항장애는 안정제를 복용한 지 3~5시간 후에 기기진단을 해야 하는데 기기진단을 하는 날에는 안정제를 복용치 말고 진단이 끝난 다음에 복용토록 한다. 정신계에 병이 있는 경우 FVC 진단을 잘못하는 부류가 대부분이므로 악력 측정으로 체질 및 제1치료소를 진단한다. 체질 및 제1치료소의 교체가 빈번하므로 상황에 따라 빠른반응증상진단으로 제1치료소를 찾아 침놓고, 다음 날 침놓아 교체됐으면 다시 찾아 치료한다.

공황장애는 돌연 어지럼증이 발생해 고통을 주다가 어느 순간 사라지고, 그 다음에는 붕 뜨는 느낌이 들다가 정신이 아찔해지고 가슴이 답답해 금방이라도 죽을 것 같은 공포와 불안에 떨게 한다. 공항장애는 증상이 뚜렷해 빠른반응증상진단을 할 수 있는 대상이 많지만, 곧 사라지므로 진단자가 제1치료소의 적중 여부에 혼돈을 느끼고 오진을 하기도 한다. 대개 "침 맞은 후에 마음이 편안해진다"라는 반응을 적중한 것으로 간주하며, 그날 밤에 여러 가지 발작이 사라졌다면 제1치료소에 적중된 것으로 본다. 초진 시 추정한 장부에 침을 맞고 7분 후에도 여전히 증상이 남아 있거나 더 심하면 비중이다. 침을 맞고 편안해져서 귀가한 날 밤에 다시 발작이 일어나면 근중 또는 비중으로 (공항장애가 아닐 때 이 같은 증상은 근중일 수도 있다) 봐야 한다.

다섯 체질의 장부에 모두 침놓아도 기준 수치를 넘는 장부가 없으면 그 수진자는 제1치료소가 없는 사람이며, 각기 다른 체질을 진단했는데 그때마다 기준 수치를 넘는 장부가 나타나는 사람은 경혈이 제 위치에 분포되지 않은 부류에 해당한다. 후자는 유전법칙을 적용해 체질을 진단하고 제1치료소를 한약으로 치료해야 한다. 앞서 언급했듯이 전자는 본 의학으로 공항장애가 치료되지 않는다. 이 부류의 치료 방법은 섭생을 잘하고 대증치료를 적절히 받아야 한다. 취미에 맞는 적당한 육체노동을 하면 회복에 도움이 된다.

제1치료소가 진단된 수진자는 적중된 순간부터 호전된다. 제1치료소에 해당하는 한약을 복용하면 더 효과적이다. 수진자가 목실인이며 허증이나 허실중간의 체력일 경우에는 공진흑원단을 1일 一丸(탄자대의 환)을 잠자기 전에 복용하면 매우 좋다. 보조치료는 좌 Y′ 3, 4, 5혈 및 잔중혈을 압진해 압통을 호소하는 부위가 있으면 하루에 한 두 곳씩 자상부항한 후 제1치료소를 다스린다.

1999년에 정신과의원에서 여러 달 치료하다 별 진전이 없어 찾아온 30대 후반의 남자가 있었다. 공무원이었던 수진자는 일을 마치고 집에 돌아오면 그때부터 밤새도록 서류가 눈앞에 아른거려서 잠을 잤는지 꿈을 꾸었는지 비몽사몽

이라서 정신과 치료를 받았다고 했다. 수진자는 평소에 스포츠를 매우 좋아했고 매사에 긍정적이고 밝은 성격이었다. 텔레비전에서 방송하는 스포츠 프로는 모두 챙겨보고, 스포츠 기사를 스크랩했다. 틈이 나는 대로 경기장을 찾아 현장의 흥분을 즐기는데, 그날 밤 중에 경기 장면과 스포츠 신문기사가 눈앞에 펼쳐진다고 했다.

체구는 작은 편이나 복진은 실하고 대변은 1~2일에 1회이다. 다른 부수 증상은 없었다. 저자는 처음 접한 병이므로 며칠 치료해보기로 하고 오상체질의학의 진단법에 따라 일단 목실인으로 추정해 S.LR방을 20초 침놓고 10여 분 누워 있게 했다. 이 수진자처럼 늦은반응증상진단을 할 때 점검하는 과정에서 혹시나 오심, 어지럼증, 탈력, 두통 같은 부정적인 증상이 일어나는지 지켜보려는 것이다. 10여 분 후 크게 불쾌한 증상은 없다고 하여 좌측에 12초를 추가했다. 다음 날 수진자는 밝은 표정으로 나타났다. "어젯밤에는 눈앞에 어른거리던 증상이 거의 없었고 숙면을 했다"고 했다. 진단이 대번에 적중한 것이다. S.LR방을 좌우 20초씩 침놓고, 열다한소탕을 10일분 (1일 3회 복용) 주었다. 일요일만 제외하고는 매일 S.LR방을 좌우 20초씩 침놓았는데, 사흘째는 눈앞에 아른거리던 환상이 모두 사라졌다고 했다. 모두 8일간 침치료를 했다(수진자는 춘천으로 발령이 났는데, 그곳에는 S.LR방을 침 놓을 줄 아는 한의사가 있는지 알 수가 없어 열다한소탕을 20일분 주었다. 3개월 후 그는 "그동안 강박장애가 완전히 치유되어 일도 잘보고 승진했다"며 한의원을 찾았다).

이 경우는 제1치료소가 있고, 쉽게 진단된 경우이다. 그 후로는 공황장애의 일종으로 판단되는 환자를 몇 명 치료했는데, 치유된 환자도 있었고 10여 일 오다가 효과가 없어 발길을 끊은 자도 2명이 있다. 이들은 진료 날짜가 충분하지 않아 제1치료소를 찾지 못한 건지, 제1치료소가 없는 부류인지는 알 수 없다 (기기진단을 연구하지 못했을 때의 사례이다).

나) 미만성불안장애·공포장애·외상성스트레스장애

이들의 치료법은 공항장애와 동일하다.

다) 강박장애

강박장애는 기기진단으로 제1치료소를 찾아야 한다. 다행히 진단 시에 부수 증싱이 있으면 빠른반응증상진단이 가능하다. 제1치료소를 다스리면 예상보다 치료가 잘된다.

② 우울증

양방의학에서는 우울증을 다음과 같이 분류한다.

㉠ 반응성 혹은 신경증성우울증

㉡ 내인성지체성우울증

㉢ 내인성초조성우울증

위의 분류중에서 ㉠은 심리적인 발병 요인이 있는 경우이므로, 그 원인이 해결돼야 한다. 그 원인이 의사의 심리요법으로도 해결되지 않을 만큼 큰 사건이거나 한이 맺혀 오래된 것이라면 해결이 어렵다. 또한 그것이 피할 수 없는 운명적인 상처일 때는 다스리기가 쉽지 않다. 오상체질의학에서는 ㉡과 ㉢을 하나로 보는데, 우울증 환자 중에는 제1치료소가 없는 경우가 있다. 이들은 진단이 오래 걸리면 참지 못하고 포기하는 경향이 있으므로 24개나 되는 장부를 하나씩 검토하기 위해서는 반드시 진단기기를 사용해 제1치료소의 진단 기간을 줄여야 한다. 제1치료소가 있는 환자들은 적중되면 며칠 내로 우울증이 호전된다.

빠른 회복은 사실상 양방의학과 협진하는 셈이다. 환자들은 본의학으로 치료를 받으면서도 몰래 정신과 전문의가 처방한 약을 복용하는 예가 많다(저자는 본의학의 치료 방향과 상반되지만 않는다면 반대하지 않는다).

㉡과 ㉢의 우울증 중 제1치료소가 있는 부류는 확실히 호전된다. 보조요법으로는

좌우의 Y′3, 4, 5 혈과 잔중혈을 압진해보고 압통이 있는 부위에 자상부항한다. 대증치료지만 많은 도움이 된다. 기기진단을 할 때는 반드시 진단하는 날에는 양약, 녹차, 커피, 드링크제 복용을 중단한다(진단 후에 복용).

③ 수면장애

수면장애를 호소하는 부류는 그 수가 예상외로 많고 치료도 쉽지 않다. 수면장애를 양방에서는 불면증과 수면과다증의 2가지로 구분한다. 제1치료소를 다스려 불면증과 수면과다증을 치유할 수 있다. 다시 말해 제1치료소는 하나지만 개체에 따라서는 불면증이 될 수도 있고, 수면과다증으로 나타날 수도 있기 때문에 증상이 다르더라도 제1치료소만 다스리면 치유된다. 따라서 본의학에서는 불면증과 수면과다증을 구분하지 않는다.

문제는 제1치료소가 없는 불면증이나 수면과다증이다. 젊어서 여러 해 불면증으로 고생해본 저자의 연구에 따르면, 제1치료소가 존재하는 부류와 없는 부류 모두 금기사항과 권장사항이 있다. 이 조건을 먼저 갖춘 후 치료에 임해야 한다.

㉠ 하루에 3km 이상 걷는다. 빨리 걸어서는 안 된다.

㉡ 매일 조금 과한 듯하게 육체노동을 하라. 노동은 생산적이거나 건전하고 보람이 있으면 더 좋다. 자연을 사랑하고 보호하는 등 취향에 맞는 것을 택한다. 특히 돌담을 쌓는 일을 하면 上氣되었던 氣가 기해혈(氣海穴)로 하기(下氣)되므로 권장할 만하다.

㉢ 커피, 녹차류, 시판 음료수, 조미료, 시중의 가공 음식류를 일체 금한다.

㉣ 고민, 분노, 잡념, 사료과도를 피하기 위해 라디오나 텔레비전, 담담한 내용의 독서, 친구와 대화하는 시간을 되도록 오래 갖는다.

㉤ 낮잠을 자지 않는다.

㉥ 잠을 며칠 못 자면 몹시 괴롭다. 의식적으로 잠을 청하려고 하지 마라.

이 6가지 조건을 지키면서 제1치료소를 다스리고, 그에 해당하는 한약을 복용한다. 제1치료소가 없는 경우에는 위의 수칙을 반드시 그리고 꾸준히 실행하면 자연 치유된다. 대도시에 사는 사람은 이 수칙을 실행하기 어려우므로 별도로 시간을 내야 할 것이다. 수면에 도움을 주는 양약은 의존도가 높고, 습관성이 강하므로 가급적 피한다(두부의 손상, 신생물에 의한 불면증은 제외).

④ 치매 (癡呆)

《원색최신의료대백과사전》에는 치매를 "뇌의 기질적(器質的) 장애에 의해 후천적으로 일어나는 회복불능의 기능장애로써 의식장애에 의한 것이 아닌 것을 말한다"라고 기술하고 있다. 그리고 장애의 방향에 따라

㉠ 기억적 치매

㉡ 구상적 치매

㉢ 통각적(統覺的) 치매의 3가지 병형으로 나눈다.

노인병 부문에서는 노인성치매를 "노화에 따른 뇌의 퇴행성 변화에 의해 나타나는 노인성 정신장애를 '노년성치매'라고도 한다. (중략) 이 질환에서 노인성 변화로는 전두엽(前頭葉)에서 뚜렷한 뇌 위축을 육안으로 볼 수 있다. 조직학적으로는 신경세포의 감소, 신경세포 내 리포푸스신의 증가, 노인반(老人斑)의 출현, 신경원섬유의 비후, 해마의 과립공포변성 등을 들 수 있다. (중략) 병의 원인은 확실치 않으며 특이한 치료법도 없다"라고 기술되어 있다.

저자는 치매를 분류한 3가지 병형과 노인성치매를 대동소이한 병으로 본다. 오상체질의학에서는 치매를 회복할 수 있다고 본다. 단, 초기일수록 치유율이 높고, 초기가 아니더라도 진료자와 환자 간의 질의응답이나 대화가 가능하면 좋다. 연령이 낮을수록 호전되거나 치유되는 비율이 높다. 저자가 치험해본 바에 따르면 치매의 원인은 제1치료소의 출현 때문이다. 제1치료소를 다스리면 호전 내지 치유된다.

환자와의 질의응답과 대화가 필요한 이유는 제1치료소의 진단과 병의 심각한 정

도를 파악하기 위함이며, 제1치료소의 교체 여부를 알아내 치료에 따른 호전 여부를 점검하고 기록함으로써 호전 또는 치유의 가부를 예측하기 위해서이다. 저자가 전통동양의학을 접어두고 본의학으로 집중적으로 치료하면서 접한 치매 환자는 50~70대 남자 2명 여자 7명으로 모두 9명이다. 15~30년 전에도 치매는 불치병으로 인식되어 환자가 생기면 한 가정에 심각하고 고달픈 문제가 됐다. 외부에 알리지 않고 가족이 번갈아 감시하고 간호하며 대소변을 받아내는 힘겨운 나날을 보내면서도 양방과 한방을 막론하고 치료받지 않았다. 약 15년 전부터는 국가에서 치매요양병원을 설치해 대부분의 치매 환자가 그곳에 수용되고 있다. 이로써 한의원에서는 더는 볼 수 없는 병이 됐다.

초기에 그런대로 의식이 있다고 판단되는 수진자에게는 악력측정기로 제1치료소 진단이 가능하다. 중증일 때는 유전법칙을 적용해 진단해야 하며, 늦은반응증상진단으로 제1치료소를 찾아 치료에 임한다.

저자를 신뢰하는 사람들의 가족 중 치매 환자를 치료해본 적이 있다. 한 수진자는 70대의 노파로 보호자로 따라온 아들, 딸, 며느리들이 진료대에 눕히면 벌떡 일어나 앉아서 닥치는 대로 때리고 걷어차서 진단도 못하고 몇 마디 대화를 나눌 수도 없어 돌려보내야 했다. 이런 환자는 진료를 할 수도 없고, 치료될 수 있는 한계선을 넘은 예이다.

또 다른 70세 할머니는 1년 전부터 기억력이 극도로 나빠져 툭하면 길을 잃기 일쑤여서 몇 번이나 가족이 찾아 헤맸다. 나이, 주소, 자녀의 이름을 물어보면 잘 모르고, 가끔씩 몇몇 자녀의 이름은 기억했다. 어느 때는 거울에 비친 자신과 이야기하기도 하고, 몇 달 전에 분가한 아들과 며느리가 함께 산다고 여겨 밥상을 차리고는 그들의 수저와 밥과 국을 함께 차려놓았다. 남편이 "아들 내외는 몇 달 전에 떠나갔잖느냐?"고 말하면 그들 몫을 내려놓았다. 며칠 후에는 또다시 그들 몫까지 차렸다. 이 수진자는 오른쪽 팔이 잘 펴지지 않고, 오른쪽 손가락 모두가 오므려진 채 펴지지 않았다(3개월 됐다). 저자는 손가락과 팔을 제1치료소의 빠른반응증상진단 대상으로 삼고 이를 치료하면 치매도 회복되리라 예측했다. 할머니의 체격은 작은 편이고 복진은 허실중간이며, 대변은 1일 1회이다. 담석증이 있고 병원에서는 노인성치매로 진단했다. 이 할머니는 수실인의 S.BL빙이 직중되어 팔과 손가락이 조금 펴졌나. S.BL방을 매일 짐 놓았더니 조금씩 펴지기 시작해 13일 후에는 손가락과 팔이 모두 펴졌다. 그러나 기억력은 그만큼 회복되지 않았으며 하루 전에 치료받은 사실을 기억하지 못했다. 6개월 넘도록 수실인 처방을 2~3일씩 침을 놓아도 더 진전이 없었다. 한약도 50일 써보았고 다른 체질의 장부도 침놓아 보았지만 차도가 없었다. 이 수진자는 치료에 실패했다. 이 경우는 자체 치유력으로 회복할 수 있는 한계를 넘어선 것으로 추측된다.

57세의 골격이 굵고 크며 조금은 비만한 남자는 영서지방에 사는데 정신이 없고 금방 한 일을 잊어버린다고 했다. 병원에서는 치매라고 진단내렸지만, 그는 그 사실조차 잊고 있었다. 주소와 이름을 기억하지 못했고, 나이와 주민등록번호도 몰라서 의료보험카드를 보고 차트에 기록을 해야 했다. 그 기억력으로 어떻게 중형 트럭을 몰고 경사가 가파르고 길이 구불구불한 대관령 고개를 넘어 저자의 한의원을 찾아왔는지 놀라웠다. 또 어떻게 돌아갈지 염려되기도 했다.

수진자는 목실인으로 간실이 제1치료소로 추정됐다. 늦은반응증상진단으로 S.LR방을 좌우 16초씩 침을 놓았다. 다음 날 주소를 물으니 앞의 한 글자만 말하고는 더는 대답하지 못해 저자가 가르쳐주고 따라하게 했다. S.LR방을 좌우 20초씩 침놓고 열다한소탕을 2일분 주었다. 이틀 후에는 "몸이 가벼워졌고 머릿속이 좀 편해졌다"면서 더듬더듬 말했다. 주소를 물으니 또 머뭇거리며 대답하지 못했다. 그날부터는 열다한소탕을 10일분씩 주고 일주일에 3회 내원하게 하여 S.LR방을 좌우 24초씩 침놓았다. 3개월 후에는 주소, 이름, 주민등록번호, 나이를 물으면 척척 대답했다. 인사도 잘하고 미소를 짓기도 하고 과묵했던 그가 간호사에게 무언가를 묻기도 했다. 증상이 호전되었고 제1치료소는 교체되지 않았다. 그날 열다한소탕 10일분을 가져간 이후로 내원하지 않았다(10개월 후에 그의 소식을 들으니 일을 잘하고 있다고 했다. 이 경우는 치매가 호전됐고 성공한 사례이다).

나머지 5명의 여자 치매 환자들은 제1치료소가 진단됐고, 이름, 주소 주민등록번호, 자녀의 이름 등을 기억하기도 하고 기억하지 못하기도 하는 초기 경증이었다. 이들은 2개월 이내에 모두 호전 내지 치유됐다.

수원에서 온 79세의 남자 치매환자는 토실인이며, 앞서 소개한 토실인 수진자의 부친이다. 펜션에 투숙하면서 아들이 모시고 오고, 일이 바빠서 못 올 때는 펜션 여주인의 도움을 받아 진료를 받았다. 처음에는 앉고 서기가 힘들고 얼굴이 어두웠으며 내내 멍한 표정이었다. 장남의 이름을 물으면 자신의 이름을 답하고, 과거에 무슨 일을 했는지 물으니 모른다고 했다. S.SP방으로 침치료한 며칠 후 자신의 나이와 주민등록번호, 집주소는 대답하지 못했지만, 부인과 두 아들의 이름은 정확히 말했다. 간단한 뺄셈과 덧셈도 하지 못했다. 3일간 침을 맞고는(S.SP방) 전직이 교사였음을 기억해냈고, 5일 후에는 교육공무원 (학교교장)이었다고 또렷이 대답했다. 그리고 간단한 덧셈 뺄셈도 해냈다. 그 다음부터 한의원을 내원할 때는 반드시 인사를 챙겼으며, 점점 교장선생님다운 면모가 보이기 시작했다. 한 달 동안 일요일만 빼고 매일 침치료만(토실인 처방을) 3개월 받고 나서 거의 정상에 가깝게 호전됐다. 그러던 어느 일요일에 이제 건강하고 앉고 서고 걷기도 잘하며 정신도 맑아졌으니 집에 가겠다고 했다. 그리하여 아들에게 전화를 해서 의견을 물으니 "부친은 고집을 세우면 말릴 수 없다"고 했다. 저자는 "3개월가량 객지에서 홀로 지내다시피 했으니 불편하고 집에 가고 싶을 것이요. 열흘 이내에 다시 내원해 3개월 정도 집과 한의원을 오가며 (재발 없이 정상으로 돌아올 때까지) 치료를 더하라고 권했다. 그러나 그 후로 수진자는 내원하지 않았지만 상태가 좋다는 소식은 들었다.

이듬해인 2010년 3월 25일에 수진자가 다시 내원했다. 9개월 만에 다시 악화된 것이다. 처음 내원할 때와 같은 상태였고, 전에 한 질문을 반복해서 물어보니 모른다고 답했다. 서고 앉고 걷는 것도 먼젓번 치료 때보다 못했다. 이번에도 S.SP방이 제1치료소였다. 2일간 침놓았더니 서는 동작이 좋아지고 나흘 후에는 자신의 직업이 학교의 교장이었던 것 같다고 했다. 그러나 식욕이 왕성해져서 옆에 누군가가 없으면 갖가지 음식을 먹어 과식하고 몇 번씩 설사를 해 바지와 이불에 대변을 묻히는 일이 잦아졌다. 바지에 소변 본 일도 잊고 틈만 나면 해송이 우거진 숲속, 바닷벌, 낯선 동네를 헤매고 다녀 길을 잊기 일쑤라고 했다.

그리고 한의원의 침치료를 기피하기 시작했다. 수진자가 묵고 있는 펜션 여주인은 요양보호면허가 있어 환자들을 잘 다룰 줄 아는데 수진자가 한의원에 치료받으러 가도록 설득하지 못했다. 언젠가는 강릉의 펜션에 머물면서도 13일간 치료받기를 마다했다. 저자는 친절하고 예의 있게 그리고 간곡하게 수진자의 체질이 남달라 약보다 침을 위주로 열심히 치료받아야 한다고 말했다. 수진자는 그러겠노라 약속하고 나서도 다시 내원하지 않았다(오고갈 때 인사도 빠뜨리고, 결국 벽에 대변을 바르고 바지에 소변을 보는 횟수가 늘었으며, 길을 더 자주 잃어버려 부인이 수원 집으로 모셔가고 말았다). 이 경우에는 지속적인 치료를 하지 않아 실패한 예이다.

여기서 치유됐다고 하는 표현은 50~60대의 초기 치매환자들이 저자의 지시대로 침과 한약을 충분히 쓰고 치료받은 부류로, 그 연령대의 정상인과 다름없는 상태로 회복된 경우를 말하는 것이다. 호전됐다는 표현은 50~60대라도 잘 치료됐으나 환자 스스로가 치료를 마감하고 더는 내원하지 않은 환자들과 잘 나았다고 판단되지만 70대 이상의 치매환자는 나날이 노화하므로 치료를 충분히 받았어도 치유라는 표현보다는 호전됐다고 한다.

II. 치험예 ————

〈진단론〉에서는 주로 제1치료소를 찾기 위한 단순질환을 대상으로 치험예를 제시했다. 제1치료소를 확인하는 방법을 진단과 치험예로 몇 차례씩 제시했다. 여기에서는 조금 더 증상이 다양하고 발병된 지 오래되어 회복이 어려운 병의 치료 방법을 보여주기 위해 제1치료소의 진단 과정과 치료방법이 제시된다. 이 치험예에서는 제1치료소가 교체되는 경우, 오진했을 때의 상황과 대처법 및 보조요법의 활용 을 중심으로 서술했다.

1) 뇌졸중 환자의 수술 후 후유증

[예 1] 이름: 이○대, 성별: 남자, 생년월일: 1951. 2. 9, 초진: 2005. 4. 29

이 환자는 과거(2005년 4월 29일) 오른팔을 올리는 동작이 어려워져 한 차례의 침치료와 보조요법(우측 Y′ 5혈 부위의 자상부항)을 받았고, 열다한소탕을 3일분 복용한 바 있다. 그때 복진은 실했고, 대변은 1일 1회이며. 얼굴은 네모지고 조금 비만한 목실인에게서 흔한 외모였다. S.LR방을 20초 침놓고 7분 후 팔을 들어보게 하니 한결 나아졌다.

수진자는 그 이후로 더는 내원하지 않다가 2008년 7월 28일 보호자의 부축을 받으며 가까스로 진료실까지 왔고, 혼자서 진료대 위에 오를 수 없어서 보호자의 도움을 받아야 했다. 수진자는 1년 전 고혈압으로 쓰러져 종합병원에 실려가 좌측 머리 전반부의 두개골을 절개하고 수술한 지 1년째였다. 좌측 머리 전반부에는 폭 2.5cm, 길이 7cm 정도의 모발이 없는 흉터가 있었다. 그곳이 절개 부위였다.

서고 앉는 동작에 도움이 필요하고, 혼자 걸을 수 없었다. 앉아 있어도 넘어질 때가 많고, 건망증과 기억력 감퇴가 심하다고 했다. 그리고 오른손을 가끔씩 떨었다. 뇌졸중으로 즉시 응급수술을 받았는데 왜 상태가 좋지 않은지 주치에게 물었더니 "현재 수막염 상태이며 그것이 낫지 않아서"라는 대답을 들었다고 했다. 수진자를 혼자 걸어보게 하니 비틀비틀하며 몇 걸음 못걷고 쓰러질 뻔하여 부축해 다시 진료대에 눕혔다. 이 동작을 대상으로(빠른반응증상진단) 제1치료소를 진단하기로 했다. 복진은 실한 편이고 대변은 4~5일에 1회인데, 대변 보는 건 힘들지 않다고 했다. 체질은 3년 전에 목실인으로 확인됐으므로 S.LR방을 건처인 왼쪽 발에 20초 침놓았다. 9분 후 다시 걷게 하니 효과가 없었다(락혈 사용). 그 다음은 우측에 S.GB방 20초(락혈사용), B.LU방을 좌측에 20초 침놓았지만 마찬가지였다. 마지막 남은 B.LI방을 좌우 20초씩 침놓고 다음 날 보기로 했다. 체질도 확인됐고, 앞서 놓은 침이 모두 효과가 없다면 아직 확인하지 못한 B.LI방이 제1치료소가 분명했다.

다음 날 수진자는 걷는 모습이 나아졌다. 3년 전에는 제1치료소가 간실이었는데,

대장허로 교체된 것이다. 수진자는 몇 년 전 부인과 헤어졌고, 딸이 출가해 아들과 둘이 살고 있었다. 직업은 없고 수술 결과마저 나빠 생업을 갖지 못해 국가에서 도움을 받는 극빈자였다. 침치료비도 국가에서 최저 비용으로 지원해주고 있었지만 그것마저도 간신히 내는 형편이어서 한약을 복용하기 어려웠다. 복용하는 약은 양방병원에서 주는 혈압강하제뿐이었다. 그러므로 침치료로 치료해야 했다. 양방에서 주는 약은 그대로 복용하게 했다. 마비나 기억력 감퇴, 손의 떨림 같은 증상이 사라지면 혈압은 자연히 치유된다(악성고혈압이 아닐 경우). 그에게 양약마저 중단시키면 심리적으로 매우 불안해할 것 같아서 양약을 1/2로 줄여서 복용하도록 허락했는데, 결국 협진하는 셈이 됐다.

매일 B.LI방을 좌우 20초씩 침놓고 토요일은 침량을 좌우 24초로 늘려 침놓았다. 병의 호전도가 빨라서 3일째인 8월 1일에는 오른손의 떨림이 멎었다. 스스로 일어나 앉을 수 있게 됐으며, 일주일 후에는 혼자서 걸어왔다. 한 달 후에는 건망증이 다소 나아졌고, 과거의 기억력도 조금씩 회복됐다. 치료받은 지 2개월이 지난 9월 29일은 병원의 정기 검진일이므로 수막염 상태를 확인해보라고 했다. 두부를 촬영한 결과 수액이 고인 상태는 오상체질의학으로 치료받기 전과 똑같았다고 했다. 하지만 환자의 상태는 꽤 호전됐으므로, 계속 B.LI방을 일주일에 5~6일씩 치료했다. 수진자는 침치료를 받고 나면 기분이 좋고 힘이 나며, 식욕도 좋고 잠이 잘 온다고 했다. 이로 보아 제1치료소가 대장허에 머물러 있다고 판단됐다.

다음 해인 2009년 6월 22일에 병원에서 머리 부분을 MRI 촬영을 했는데, 여전히 수액이 차 있다고 했다. 병원에서 주는 혈압강하제(1/2로 줄인 것)를 매일 복용하므로 혈압은 140/80mmHg을 유지하고 있었다. 2009년 12월 4일에는 건망증을 거의 느끼지 않았으며, 가볍게 뛸 수도 있었다. 그런데 이 환자에게서 가끔씩 술과 담배 냄새가 났다. 혈압을 재보니 160/110mmHg이었다. 건강이 좋아져서 다시 술과 담배를 조금씩 한다고 했다. 심지어 혈압강하제도 매일 복용하지 않았다. 재발의 위험이 있으니 술과 담배를 넣으라고 단단히 주의를 주었다. 12월 30일에는 혈압이

170/110mmHg(좌측)으로 높았다. 그동안 약속을 어기고 술과 담배를 계속한 것이다. 치료가 거의 다 된 듯하여 술과 담배를 완전히 끊고 나서 치료를 더 하기로 하고 일시 중단했다. 혈압약은 양방병원에서 주는 양을 줄이지 않고 복용케 했다. 이 수진자는 2005~2008년 사이에 제1치료소가 한 차례 교체된 후 2년여 동안 대장허를 유지했다.

2010년 7월 5일에 수진자와 전화 통화를 했다. 술과 담배를 끊지 못했고, 혈압이 좀 더 올라서 강하제를 매일 복용한다고 했다. 사는 즐거움을 찾지 못해 친구들과 어울려 술과 담배를 하는 것 같았다. 걷는 것이나 손떨림, 건망증은 별 이상이 없다고 했다. 다음 날 수진자가 내원해 혈압을 재보니 110/80mmHg이었다. 소주는 저녁때 3~4잔씩 하고, 담배는 하루에 한 갑을 피우며, 체중은 55kg을 몇 년째 유지한다고 했다. 아픈 데는 없고, 잘 걷고 손떨림이나 건망증도 없다고 했다. 저자는 저녁에 소주를 한 잔만 하고, 담배는 5개비만 피우다가 점차 끊으라고 했다. 그리고 혈압이 조금 낮으므로 혈압강하제를 2일에 1회 복용하되 10일 후에 다시 혈압을 재보자고 했다. B.LI방을 좌우 20초씩 침놓고, 담배와 술을 줄이지 않으면 이번에는 뇌경색이 올 우려가 있으니 명심하라고 주의를 주었다.

[예 2] 이름: 김○섭, 생년월일: 2000. 5. 23(만 9세), 성별: 남자, 초진일: 2009. 6. 29

어린 수진자는 열흘 전 아침에 일어나보니 어지럽고 왼쪽 반신이 마비되어 몇 차례 일어나다가 넘어지고 쓰러져서 급히 구급차에 실려 갔다. 진단 결과 머릿속의 동맥이 좁아져서 즉시 우측 전방 두개골을 절개하고 수술을 받았다. 아이에게는 우측 전두부에 폭 2cm, 길이 6cm가량의 머리털이 없는 수술 흉터가 남아 있었다. 수술 후 열흘이 지나도 여전히 일어서면 넘어졌으며, 왼쪽 손발의 마비가 심하고 팔이 안으로 오그라들어 펼 수가 없었다. 다급해진 부모는 저자에게 치료를 받고자 했다. 수진자는 부모가 안아 진료대에 눕혀졌다. 가슴 쪽으로 오그라든 팔과 손목, 손가락을 펴보았으나 가까스로 펴졌다가는 다시 구부러졌다. 특히 손가락 5개가 모두 안쪽으로 구부러져 주먹을 쥔 듯했다.

팔이 펴지지 않는 증상을 빠른반응증상진단 대상으로 하여 제1치료소를 찾아내기로 했다. 수진자는 나이에 비해 체격이 큰 편이고 비만한 편이었다. 복진은 실하고, 대변은 1일에 2회이다. 진단 1순위 체질인 목실인으로 본다면 폐허를 제1치료소로 추정하고 이를 확인하기 위해 S.LR방을 우측에 16초 침놓았고 9분을 기다렸다가 팔을 펴게 했지만 조금도 펴지지 않았다. 락혈인 지정혈을 P방향으로 16초 침놓아 S.LR한 것을 푼 후, B.LU방을 우측에(건처인 쪽) 16초 침놓았다. 9분 후 팔이 눈에 띄게 펴지고 엄지와 검지도 조금 펴졌다. B.LU방을 병처인 우측에 12초 추가해 침놓고 10여 분 후 다시 한 번 더 펴보게 하니 상태가 조금 더 나아졌다. 잠을 잘 못잔다고 하기에 마황을 빼고 다려둔 태음조위탕을 1일분(성인의 3분의 2 분량인 2포를 3회에 나눠 복용하게 함)을 주고 다음 날 내원하라고 했다.

이튿날 수진자는 많이 호전되어 도움을 받아 스스로 진료대에 올랐다. 엄지와 검지도 제법 굽히고 펼 수 있었다. B.LU방을 좌우 14초씩 침놓고 전날 가져간 탕약을 9일분 주고 일요일을 제외하고 매일 침치료를 받을 것을 권했다. 7월 25일에는 왼쪽 팔과 다섯 손가락이 거의 다 펴졌다. 7월 29일에는 주먹을 쥐었다 폈다 할 수 있게 됐고 왼쪽 발목도 위아래로 움직일 수 있었다. 탕약을 10일분 더 주고 B.LU방을 좌우 14초씩 침놓았다. 8월 4일에는 손가락을 엄지와 검지 순으로 구부렸다가 다시 새끼손가락부터 무명지, 장지 순으로 구부렸다 폈다 하는 운동을 시켜보았다(간혹 두 손가락이 함께 붙어서 움직였다). 8월 31일에는 감기 때문에 미열과 기침, 두통이 있다하여 마황일물환(녹두대) 15알씩 1일 3포 3일분을 주고 복용하게 했더니 감기가 나았다(기존에 복용하던 탕약과 함께). 조금 절름거리던 걸음걸이도 거의 정상으로 돌아왔다.

11월 16일에는 친구들과 뛰어 다니다가 넘어져서 얼굴에 찰과상을 입었다. 뛰기에는 조금 균형 장애가 남은 듯했다. 또 머리가 어지럽다고 했다. B.LU방을 좌측에 18초 침놓았더니 어지러움이 곧 사라졌다. 우측에 추가해 침을 10초 놓았다. 12월

21일에는 걷는 게 자연스럽고, 뛸 때는 균형 장애가 사라진 듯했다. 손가락을 차례 차례 구부렸다 펴는 것도 잘했다. 병증상이 대부분 사라지면 제1치료소도 치료요구 선 가까이 근접했다고 볼 수 있다. 병증상이 모두 사라지면 제1치료소는 치료요구 선 이내로 완전히 환원된 것으로 본다.

9월부터는 침치료를 일주일에 2~3회 받으라고 했다. 탕약은 그동안 두 달 간 복용했으므로 중단했다. 이 수진자는 2009년 6월 29일부터 그해 12월 21일까지 6개월 간 침과 한약(60일)으로 치료해 모든 병 증상이 사라져 치료를 마쳤다. 2010년 7월 5일 수진자의 근황을 알아보니 건강하게 땀을 뻘뻘 흘리며 잘 뛰어놀고, 잘 먹고, 아픈 데도 없다고 했다.

2) 마비성복시증(複視症)

[예 3] 이름: 강○신, 성별: 남성, 생년월일: 1942. 11. 20, 초진일: 2009. 1. 29, 복진: 허실 중간, 대변: 1일 1~2회 늦은반응증상진단(기기의 진단이 재차 연구되지 않았을 때의 치험예)

수진자는 왼쪽 눈의 검은 눈동자가 내자 쪽으로 심하게 쏠려서 이상이 있음을 한눈에 알 수 있었다. 발병된 지 20일째이며, 아침에 잠에서 깨어나니 방 안의 물건들이 2개로 겹쳐보였다고 했다. 안과에 가서 진찰받아보니 마비성 복시증이라고 했다. 병처의 눈이나 건강한 눈이나 가리고 보면 물체가 하나로 보이지만 선명하지는 않았다. 손을 떼면 물체가 둘로 겹쳐 보이고, 먼 곳의 사물일수록 양쪽 눈의 초점의 폭이 더 커지기 때문에 하나의 물건이 각각 따로 놓여 있는 듯했다. 또 다른 증상은 3개월 전부터 가끔씩 오른쪽 어깨와 삼각근이 아프고, 며칠 간격으로 고개를 좌우로 살래살래 흔들게 됐다. 가끔씩 가벼운 두통이 있고, 1시간에 2회 정도로 소변이 잦았다. 복부에 가스가 찬 것처럼 배가 부르며, 길을 걸으면 발을 헛딛고 약간 어지러워했다.

수진자는 안과의원 몇 곳에서 진찰을 받아봤는데 하나같이 6개월 정도 지나면 저절로 안쪽으로 돌아간 검은 눈동자가 다시 돌아올 수도 있다고 했다면서 만일 변화가 없으면 수술을 해야 한다고 했다. 기다린다고 해서 낫는다는 보장도 없고 당장 걷고 생활하기에 불편하므로 저자에게 치료를 받고자 했다.

수진자는 조금 비만한 편이며, 혈압은 135/85mmHg, 대변은 1일 1~2회 보는데 2회 보는 때가 더 많다고 했다. 체질을 목실인으로 볼 때 제1치료소가 폐허나 대장허 가운데 하나로 압축됐다. 그런데 복진이 허실중간이면서 조금 허한 경향이 있고, 물체가 둘로 보이는 것 외에 당장은 평소에 느끼던 가벼운 두통은 없고, 걸으면 어지럽다고 했다. 이는 한쪽 안구가 내자 쪽으로 돌아가 초점이 안 맞아서 일어나는 증상이므로 마비가 풀리기 전에는 호전되지 않는다.

이 경우에는 늦은반응증상진단을 적용해야 한다. 먼저 대장허로 추정하고 B.LI방을 좌측에 20초 침놓고 10여 분간 누워 있게 했다. 그동안 두통, 어지러움, 오심, 탈력 같은 부정적인 증상이 나타나는지 확인하기 위해서였다(늦은 반응 증상 진단을 할 때 반드시 점검하는 게 좋다). 부정적인 반응도 비중이라는 진단을 내릴 수 있으므로 다음 장부를 제1치료소의 추정 장부로 바꿀 수 있다. 수진자가 특별한 이상이 없다고 하여 B.LI방을 우측에 12초 추가해 침놓았다.

다음 날 수진자는 여전히 형광등이 둘로 겹쳐 보이고, 걸어오는데도 어지럽고 땅이 약간씩 솟았다 가라앉았다 한다고 했다. 이번에는 B.LU방을 좌우 16초씩 침놓고 10여 분간 누워 있게 했는데 별 반응이 없었다. 잠들기가 쉽지 않다고 하여 마황을 뺀 태음조위위탕을 주고 하루분을 복용하게 했는데 호전되지 않았다. 이번에는 S.GB방을 좌우 16초씩 침놓고 또 10여 분 누워 있게 했는데 별 이상이 없었다. 다음 날에는 겹쳐 보이던 사물의 간격이 조금 좁아졌고, 걸을 때 생기던 어지럼증도 가벼워졌다고 했다. 오른쪽 어깨와 삼각근 부위는 여전히 아프다고 했다. 그곳에 압통점이 생겼으므로 자상부항을 실시한 후, S.GB방을 좌우 8초씩 추가해 침놓고 사담탕을 2일분 주었다. 2월 3일에는 눈은 편해졌지만 어깨는 계속 무겁고 아프다고 했다. 복시증이 조금 나아지고 어깨는 통증이 있으므로 여전히 S.GB방이 제1치료소일 수 있었다. 우측 Y´5혈(견정혈 주변)과 삼각근 부위의 압통점에 자상부항을 한 번 더 시도하고, S.GB방을 좌우 20초씩 침놓았다. 2월 5일까지 같은 침 처방과 약으로 치료했더니 오른쪽 어깨와 삼각근의 통증이 나았다.

그러나 다음 날에는 복시증이 전보다 나빠졌다고 했다. 침 처방을 바꿔 S.LR방을 좌측에 16초, 우측에 20초 침놓았다. 다음 날 복시증이 더 나빠지고 어깨가 다시 아프다고 했다. 복시증이 조금 좋아졌었다는 S.GB방이 제1치료소인 것 같아 12일까지 침놓고, 사담탕도 7일간 복용하게 했다. 복시증과 어깨가 조금 나아진 듯하더니 다음 날은 오른쪽 팔이 조금 아프다고 했다. 치료에 문제가 있는 것 같아 B.LI방을 좌우 20초씩 침놓았다. 이튿날 오른쪽 팔은 호전됐으나 복시증은 더 악화됐다. 양다리가 무겁고 두요증(頭搖症)이 다시 생겼다. 또 왼쪽 종아리의 바깥쪽이 냉하게 느껴진다고 했다.

이로써 수진자의 체질이 목실인이 아닌 것으로 판단됐다. 처음에 S.GB방을 놓았을 때 수진자가 눈이 조금 좋아진 듯하다는 말에 그를 목실인으로 보고 계속 목실인 장부를 넘나들면서 여러 날을 허비하는 우를 범한 것이다. 수실인 체질로 넘어가 복진이 허실중간에 해당하는 B.SP방을 우측에 20초 침놓고 10여 분 누워 있게 했다. 수진자는 시야가 조금 밝고 선명해진 것 같다고 했다. 기분에 따라 증세가 호전되는 듯한 착각을 하는 부류일 수도 있으므로 수진자의 반응을 크게 염두에 두지 않기로 했다.

B.SP방을 좌측에 20초 침놓고 다음 날 반응을 물으니 전날 잠깐 좋아지는가 싶더니 마찬가지라고 했다. 팔이 아프냐고 물으니 아프지 않다고 했다. 일단 근중으로 보고 B.ST방으로 바꿔 좌우 20초씩 침놓았다. 다음 날 복시증은 조금 좋아졌으나 오른쪽 팔과 삼각근 부위가 다시 아프다고 했다. 삼각근 안쪽 압통점이 있는 부위에 무흔구를 5개 뜯뜬 후 B.ST방을 좌우 20초씩 침놓았다. 이번에는 복시증과 어깨와 팔은 조금 좋아졌으나 심흉 부위가 답답하고 통증이 조금 있다고 했다. 다음 날인 2월 19일에는 심흉부 통증은 여전하지만, 복시증은 조금씩 좋아지는 것 같다고 했다.

이로보아 수진자는 수실인 체질로 판단됐다. 정기천향탕과 진주일미산을 3일분 주고 (심흉부의 울체된 기와 두요증을 목표로) S.BL방을 좌우 20초씩 침놓았다. 다음 날 수진자는 전날 차를 타고 먼 곳에 다녀왔더니 몸살이 나서 기침이 나고 코가 막히고 다리가 아프다고 했다. 비색과 몸살기로 발생한 다리 아픔을 대상으로 빠른반응 증상진단을 해 제1치료소를 검진해보았다. 복진을 무시하고 수실인 장부 중 검사하지 않은 S.KI방을 우측에 20초 침놓자 9분 후에 막혔던 코가 시원하게 트이고 다리가 편안해졌다고 했다. 이로 보아 신실증이 수진자의 제1치료소였다. 좌측에 20초를 추가해 침놓았다.

2월 22일부터는 S.KI방을 좌우 20초씩 침놓았다. 천궁계지탕을 2일분 주어 몸살을 풀어주었다. S.KI방에 침놓으면서부터 복시증이 급속하게 호전됐다. 흉부와 팔의 통증, 다리의 냉한 느낌도 사라졌다. 다만 삼각근 부위의 불편함만 조금 남았다. 복시증은 나날이 회복되어 2월 24일에는 먼 곳의 사물만 겹쳐 보인다고 했다. 타각적으로도 돌아갔던 동자가 눈의 중심부로 거의 돌아왔다. 매일(일요일 제외) S.KI방을 좌우 20초씩 침놓고 정기천향탕을 3포씩(2첩 다린 것) 복용하게 했다. 3월 2일에는 왼쪽 눈동자를 스스로 바깥쪽으로 옮길 수 있었다. 그래도 오른쪽 삼각근은 낫지 않아 1도 화상을 입히는 무흔구뜸과 침으로 치료했다.

3월 6일 수진자는 복시현상이 오후에만 약간씩 나타나는데, 고개를 정면으로 하고 좌우로 눈을 움직이면 사물이 흔들린다고 했다. 그리고 바깥쪽, 즉 귀의 상방 부위는 흐리게 보인다고 했다. 3월 19일에는 복시현상과 눈동자를 움직일 때의 흔들림이 없고 자각적으로 거의 다 나은 것 같다고 했다. 3월 25일에는 오후에도 복시현상이 없고 먼 곳을 봐도 복시가 되지 않는다고 했다. 다만 밤에 텔레비전을 보면 화면이 조금 흐리고 옆으로 보면 화면이 떨려 보인다고 했다. 4월 1일에는 다 나은 것 같다며 치료를 그만해도 될 것 같다고 하여 그렇게 하자고 했다. S.KI방을 좌우 20초씩 그리고 정명혈에 5초 간격으로 1mm씩 옮겨가면서 20초 침놓았다. 안구가 안쪽으로 틀어지지 못하게 하는 마무리였다.

2010년 1월 8일 수진자는 다시 내원했다. 이번에는 요통이 문제였다. 눈은 정상으로 보였고 복시증도 없다고 했다. 좌우 Y′10혈에 압통점이 있으므로 자상부항을 하고 S.KI방을 20초씩 침놓고는 여신탕 5일분을 주었다. 조금 편안하다고 하더니 다음 날 다시 요통으로 힘들어했다. B.SP방을 우측에 20초 침놓았더니 호전되어 좌측에 20초를 추가했다. 다음 날 허리가 또 아프다고 했다. 밤사이 제1치료소가 교체된 것이다. B.ST방을 좌측에 20초 침놓았더니 조금 호전되어 우측에 20초를 추가했다.

다음 날인 1월 12일 요통이 조금 좋아졌으나 크게 편하지는 않다고 했다. 수실인 장부 중 점검하지 않은 S.BL방을 20초 침놓고 10여 분 기다려보았으나 호전되지 않았다. 락혈에 침놓아 풀고 B.ST방을 좌우 24초씩 침놓았더니 조금 호전됐다. 제1치료소가 신실에서 비허로, 다시 위허로 교체된 것이다. 만약 이틀간 B.ST방을 침놓아도 요통이 완전히 치료되지 않으면 며칠 동안 해온대로 치료를 더하면 될 것이라고 일러주었다.

저자는 가끔씩 한의사가 환자의 말을 경청해야 하는 적정선에 대해 되뇌곤 한다. 제1치료소 진단 시 환자의 착오나 과장된 표현, 개인적인 잘못, 예를 들어 침치료 후 착각을 하거나 다른 약을 복용했거나 금기한 음식을 먹었거나 과로, 사료과도로 나타난 반응이나 환자의 말에 지나치게 귀를 기울이고 더 정확히 치료하려고 하다가 침놓은 후 찾아낸 제1치료소를 근중이나 비중으로 속단해 다른 장부로 넘기는 착오를 범하기도 한다. 이때는 며칠 동안 제1치료소가 아닌 장부를 다스리다가 다시 앞서 포착한 제1치료소로 되돌아와 올바르게 치료하는 예가 가끔씩 있다. 이러한 오류를 피하기 위해 진단자는 환자가 하는 말에 적정선을 잘 지켜야 한다고 자주 다짐하고 있다.

---

3) 교상 (咬傷) 치험

[예 1] 이름: 길○배, 성별: 남성, 생년월일: 1944. 11. 13, 초진일: 2010. 7. 19, 뱀에 물림

수진자는 이틀 전 아침에 밭일을 하기 위해 말뚝을 짚고 일어서다가 오른손 셋째 손가락과 넷째 손가락 뒤쪽 세 번째 마디 부분을 뱀에게 물렸다. 순식간에 손가락과 손등이 퉁퉁 붓고 손가락 모두 구부릴 수가 없게 됐다. 이어서 팔이 부어올라 어깨 부위로 올라갔다. 벨트를 풀어 팔의 상부를 꽁꽁 동여매고 종합병원으로 갔지만 그곳에는 사교상(巳咬傷)에 대한 해독제가 없었다. 해독제가 있다고 해도 부작용이 심해 사용에 문제가 있다고 하면서 링거만 꽂아줘서 침대에 누워 있다가 왔다고 했다. 팔은 점점 무겁고 아프고 평소 불편했던 왼쪽 고관절에도 통증이 왔으며 몸살이 생겼다고 했다.

고통스러운 하룻밤을 보내고 내원한 수진자에게 급한 대로 뱀의 이빨 자국이 있는 곳과 부은 손등 중 압통이 심하게 나타난 4곳과 팔 부위에 압통점이 있는 3곳에 자상부항을 실시해 많은 혈액을 뽑아냈다. 뱀에 물린 후 즉시 내원했다면 손가락과 손등 부위에만 자상부항을 했을 텐데 하룻밤 사이에 뱀의 독이 팔 전체에 깊숙이 퍼진 것이다. 자상부항을 끝낸 후 손가락을 구부려보게 하니 통증은 조금 덜하지만 혈액을 뽑아내기 전과 다름없이 구부리기가 어렵다고 했다. 손가락의 굴신 장애를 제1치료소의 진단 대상으로 삼고 빠른반응증상진단을 시도했다.

수진자의 복진은 실하고, 평소에 대변은 1일 1회이다. 진단순위 1위인 체질을 목실인으로 볼 때 수진자는 간실이 제1치료소로 추정됐다. S.LR방을 우측에 20초 침놓고 9분간 기다렸다가 손가락을 구부려보게 했다. 눈으로 보기에도 침놓기 전보다 한결 가볍게 구부려졌다. 수진자도 조금 전보다 수월하게 구부러진다고 했다. 제1치료소에 적중한 것이다. 침을 맞기 전보다 더 편하게 구부러진다면 침의 효과가 9분 동안 손가락의 부종을 그만큼 소감시켰다고 볼 수 있다. S.LR방을 왼쪽 발에 20초 침놓고 10여 분 기다렸다가 주먹을 쥐게 해보았다. 전보다 더 잘 쥐어졌다. 손가락 끝과 손바닥의(손목 쪽) 후방 부위가 더 가까워졌다. 좌우에 S.LR방을 4초씩 추가하고, S.LR방에 해당하는 열다한소탕을 5일분 주고 하루에 4회 복용하라고 일러주었다. 체내에 들어온 뱀의 독을 빨리 배설하기 위해서이다. 다음 날은 손등의 부종

464

은 많이 빠졌으나 오른쪽 어깨가 아프다고 했다. 우 Y′5혈(견정혈 부위)에 압통점이 나타났다. 이는 전날 물린 부위와 팔에 치료한 부위가 많아 어깨를 압진하지 못한 탓에 평소에 압통점이 있었는지 뱀에게 물린 후 발생된 것인지 알 수 없었다. 손등의 4곳(전날 자상부항을 한곳)과 우 Y′5혈에 자상부항을 했다. 팔 부위는 부종이 내리고 압통이 적어서 한 부위만 부항을 했다.

수진자는 일 때문에 3일간을 한약만 복용하며 외지로 다니다가 7월 23일 다시 내원했다. 뱀에 물리지 않은 둘째 손가락의 삼간혈(三間穴) 부위에 지각 마비감이 생겼다. 물린 당처와 마비감이 발생한 곳에 자상부항을 한 후 S.LR방을 좌우 24초씩 침놓고 열다한소탕을 5일분 더 주었다. 1~2일마다 S.LR방으로 침치료를 했는데 7월 29일에는 주먹을 꽉 쥐어보라고 했더니 손가락이 손바닥까지 닿지 않아 꽉 쥐어지지 않았다. 열흘간 치료했으므로 그 사이 제1치료소가 교체되지 않았을까 싶어 S.GB방을 좌측에 20초 침놓고 9분 후 주먹을 꽉 쥐어보라고 했다. 손가락이 손바닥에 닿았고, 손가락 마디마디도 조금 구부려졌다. 우측에 S.GB방을 20초 추가했다.

이틀 후에는 주먹이 쥐어졌다. 뱀의 이빨 자국이 있는 곳과 손등 손목의 압통점 부위에 자상부항을 하고 S.GB방을 좌우 24초씩 침놓았다. 8월 2일에도 동일하게 침치료를 하고 사담탕을 5일분 주었다. 8월 5일에는 손등, 손가락, 팔목 부위에 부종은 없으나 압통점이 있고 그 부위가 조금 딱딱해진 것 같다고 했다. 게다가 뱀에게 물리지 않은 부위인 삼간혈 부위에 지각마비감이 남아 있으므로 (마비감을 빨리 해결하기 위해) 지난번과 같은 부위에 자상부항을 한 후 B.LU방을 좌우 20초씩 침놓았다. 8월 9일에는 삼간혈 부위의 마비감이 사라졌다. 이튿날, 물린 자리가 딱딱하게 굳은 것 같은 부위에 무흔구 뜸을 5차례 떴더니 거의 나았다고 했다. B.LU방을 좌우 28초씩 침놓고 자상부항은 하지 않았다. 수진자는 왼쪽의 고관절 부위와 왼손 둘째 손가락의 관절이 불편하다고 했다. 고관절은 연골이 조금 마모된 것 같아 자상부항과 뜸을, 둘째 손가락은 퇴행성 관절질환이므로 뜸 치료를 7일간 하고 호전됐다.

[예 2] 이름: 최○자, 성별: 여성, 생년월일: 1926. 4. 6, 초진일: 2008. 8. 29, 재진일: 2009. 6.12, 통상허실: 허증, 대변: 1일 1회, 벌레에 물림

수진자는 2008년 8월 29일에 오른쪽 발을 삐었는데, 그 부위의 부종이 심하고 보행이 어려워 5차례나 침치료를 받아 치유된 바 있다. 체질은 수실인이며 제1치료소는 위허였다. 이듬해인 2009년 6월 12일, 오른쪽 장지를 벌레에 물려 심히 가렵고 어지럽다며 내원했다. 손등과 팔꿈치 아래는 크게 부어서 흡사 게[蟹]의 엄지발 같았다. 벌레에 물린 당처인 장지와 팔뚝 부위(매우 가려워 함)와 압통점이 함께 있는 3곳에 자상부항을 실시해 혈액을 뽑아낸 후 가운뎃 손가락을 구부려보게 했지만, 부어서 조금밖에 구부려지지 않았다. 지난해에 제1치료소였던 B.ST방을 왼쪽 발에 20초 침놓고 9분 후 다시 손가락을 구부려보게 했다. 침을 맞기 전보다 많이 구부려졌다. 이때 손가락에 호전반응이 왔다면 또 다른 빠른반응증상진단의 대상인 어지럼증도 함께 호전되는 것이 오상체질의학 치료의 특징이다. 자체치유력은 문제가 발생된 여러 곳을 동시에 치유하기 때문이다. 치료 전에는 걸을 때 어지럼이 심했는데 10여 분 후 걸어보게 하니 어지럼이 덜하다고 했다. 부종을 다스리기 위한 보조약물로 십이미관중탕을 3일분 주고, B.ST방을 우측에 20초 추가해 침놓았다.

이튿날에는 부은 것은 좀 가라앉았지만, 전날 저녁때까지는 편하더니 다시 가렵고 어지럽다고 했다. 부종이 내린 것은 십이미관중탕이 효과를 본 것이고, 다시 어지러움을 느낀 것은 제1치료소가 교체된 것으로 판단됐다. B.SP방을 우측에 20초 침놓고 8분 후 손가락을 구부려보게 했더니 침을 맞기 전보다 나아졌다. 전날과 같은 부위에 자상부항을 하여 혈액을 부항단지로 반 이상씩 두 차례나 뽑아냈다. 그리고 B.SP방을 좌측에 28초로 증가해 침놓았다(다음 날은 휴진일임).

6월 15일에는 가려움과 부종이 많이 호전됐다. 가렵고 압통점이 있던 부위에 자상부항을 한 후 B.SP방을 좌우 24초씩 침놓았다. 다음 날은 가려움과 부종은 많이 사라졌으나 몸살기가 있는지 바람이 싫고[惡風], 삭신이 쑤신다고 했다. 열은 별로 없지만 머리가 무겁고 어지럽다고도 했다. 80세가 넘은 노인이 여러 날 자상부항을 한데다 내원 전에 가려움으로 밤잠을 거의 못잔 것이 원인으로 보였다. 그리하여 과로가 쌓이고 기력이 쇠진되어 몸살이 난 것 같았다. 제1치료소도 교체된 듯 했다. 머리가 무겁고 삭신이 쑤시는[肢體痛] 증상을 대상으로 S.BL방을 우측에 20초 침놓았다. 9분 후 두중과 지체통이 호전됐다. 이날은 자상부항을 피하고 S.BL방을 우측에 20초 침놓은 후 황기소엽탕을 2일분 주었다. 다음 날은 몸살과 가려움, 부종과 어지러움이 많이 나았다고 했다.

S.BL방을 좌우 24초씩 침놓고 이틀 후에 오라고 했는데, 수진자는 다음 날 다시 내원했다. 벌레 물린 가운뎃손가락 부위가 붓고 가렵다고 했다. 손가락과 손등이 또 다시 조금 부었고 손가락이 완전히 구부려지지 않았다. 두 부위에 자상부항해 혈액을 뽑아낸 후 손가락을 구부려보게 했지만 완전하게 되지는 않았다. S.BL방을 좌측에 20초 놓고 8분 후 구부려보게 했는데 나아지지 않았다. 락혈에 침놓아 풀고, 다시 B.SP방을 우측에 20초 침놓았다. 8분 후 손가락 끝이 구부려져 손바닥에 거의 닿았다. 제1치료소가 다시 비허로 교체된 것이다. 좌측에 추가해 28초 침놓았다.

다음 해인 2010년 7월 17일, 전보다 훨씬 수척해진 모습으로 다시 내원했다. 이번엔 양쪽 팔꿈치 아랫부분부터 손목까지 퉁퉁 부었다. 전날 고추밭에서 고추를 따다가 모기에 물렸는지 밤새 잠을 못 자고 긁었더니 붓고 긁은 자리가 쓰라리다고 했다. 부위가 너무 넓어 심히 가려운 곳만을 가려서 자상부항을 시도했다(노파의 요구대로 하면 양쪽 팔뚝 전체에서 피를 뽑아야 했다. 노인인데다 체력이 허약한 터라 피를 너무 많이 뽑을 수 없고, 피를 뽑을 때 어혈이 아닌 맑은 피도 섞여서 나오므로 빈혈이 될 우려가 있었다. 가려움은 벌레에 물려 알레르기를 일으킨 것이므로 채혈만으로는 가려움이 모두 낫는 것이 아니라고 가까스로 설득하여 적정량의 혈액만을 뽑아냈다. 모기나 벌레에 물려 가려운 곳은 물린 즉시 그 부위에 지름 4mm이내로 자상부항을 하는 것이 가장 효과가 좋다. 벌레에 물린 후 시간이 지체될수록 반경을 넓혀 자상부항을 해야 한다. 벌레에 물린 후 어떠한 연고제를 사용해도 이 방법만 못하다. 이후에 제1치료소를 다스리면 알레르기를 진정시킬 수 있다. 독소를 해독하고 대소변과 한선(汗腺)으로 배설시킨다).

수진자는 농촌에서 어린 시절을 보냈는데, 이나 벼룩, 빈대가 있는 방에서는 좀처럼 지내기가 힘들었다고 했다. 한번 물리면 며칠씩 가렵고 부었으며, 양방의 약을 써도 듣지 않고 속만 쓰릴 뿐 겨울에는 겨울대로 여름은 여름대로 가려워서 당시에는 사는 게 말이 아니었다고 했다. 결국 벌레가 많은 농촌에서는 살지 못하고 도회지 변두리에서 생활했는데, 작은 채소밭 하나도 가꿀 수 없는 형편이었다.

치료약은 경제적으로 넉넉하지 못해 천궁계지탕 1일분과 알로에베라 분말 3포를 주었다. 지난해에 마지막으로 주효했던 처방인 B.SP방을 좌우 20초씩 침놓았다. 8일 후 수진자가 다시 내원했다. 지난번 처방으로 며칠간 편했는데 재발했다고 했다. 가려운 곳에 자상부항을 실시하고 B.SP방을 좌우 24초씩 침놓았다. 오상체질의학으로 2~3개월간 치료받으면 벌레물린 데 대한 알레르기가 가벼워지리라 판단된다.

[예 3] 이름: 강○애, 성별: 여성, 생년월일: 1944. 11. 13, 초진일: 2010. 5. 31, 개에 물림

수진자는 65세가 넘었으나 동안(童顔)으로 젊은이 같았다. 마을길을 지나가는데 느닷없이 중간 크기의 개가 달려들어 왼쪽 종아리와 엉덩이를 물었다. 그 바람에 본능적으로 물린 부위를 손으로 잡는 바람에 오른쪽 장지와 무명지마저 물렸다. 며칠 전 새끼를 낳은 개가 지나치게 예민해져서 행인에게 달려든 것이다.

수진자는 사고가 있던 다음 날 내원했다. 물린 부위는 이빨 자국이 선명하고 검푸르게 멍이 들었으며, 물린 곳이 따갑고 찌뿌듯하면서 조금 붓고 아프다고 했다. 다행히 개는 광견병 백신을 맞았다. 수진자의 복진은 허실중간이고, 대변은 1일 1회이다. 먼저 물린 부위 4곳에 자상부항해 혈액을 뽑아냈다. 손가락을 구부려보게 했더니 상처 때문에 부어서 구부릴 때 따갑고 아프다고 했다. 왼쪽 종아리의 물린 부위도 마찬가지로 굽히고 펴는 데 힘들다고 했다.

이 두 증상은 빠른반응증상진단의 대상이다. 체질을 목실인으로 볼 때, 수진자는 담실이 제1치료소로 추정됐다. S.GB방을 우측에 침놓고(좌측 상처는 담경이 지나가는 부위이므로) 8분 후 물린 손가락을 굽히고 펴게 해보았다. 무릎과 발목도 굽히고 펴게 해봤지만 나아지지 않아 락혈에 침놓아 풀었다. B.LI방을 검사할까 하다가 B.SP방을 우측에 20초 침놓았다. 수진자는 몸매가 호리호리하고 흉각이 예각이어서 수실인 유형 2로 판단돼 수실인의 허실중간 복진에 해당하는 처방을 선택했다. 8분 후 손가락을 굽히고 펴게 했더니 자통감(刺痛感)이 덜하다고 했다. 왼쪽 발목과 무릎도 조금 전보다 부드러워졌다고 했다. B.SP방을 좌측에 12초 추가하고 황기소엽탕을 1포 주었다.

이튿날인 6월 1일은 자통과 부종, 찌뿌듯한 느낌이 조금 나아졌다고 했다. 다시 물린 자리에 자상부항을 한 후, B.SP방을 좌우 20초씩 침놓고 황기소엽탕을 1포 주었다. 셋째날도 동일한 약과 같은 침처방으로 치료했는데, 수진자의 말이 평소에 발에 무좀이 있다고 했다. 최근에는 갈라지고 헐어서 아프고 가려웠는데 많이 좋아졌다고 했다. 그 후 수진자는 한동안 내원하지 않았고, 개의 주인이 수진자에게 탕약을 한제 지어주라고 예약 전화를 했다. 다시 내원한 수진자에게 6월 7일 황기소엽탕 2포와 정기천향탕 1포를 1일 복용량으로 하여 10일분 주고 B.SP방을 좌우 24초씩 침놓았다.

황기소엽탕을 처방한 이유는 수진자가 허증에 가까운 허실중간이며 자상부항을 여러 차례 하여 체력이 허해진데다 개에 물린 것은 외상(外傷)이고, 몸이 찌뿌듯한 것은 몸살기가 있는 소치이고 표증(表症)이기 때문이다. 정기천향탕은 수진자가 개에 물릴 때 매우 놀라 기가 막혀 순환이 좋지 않은 곳과 요란해진 氣를 풀어주기 위해서이다. 그 후 3차례 자상(刺傷)부항과 B.SP방을 좌우 24초씩 침놓았다.

4) 당뇨합병증
[예 1] 이름: 이ㅇ석, 성별: 남자, 생년월일: 1956. 2. 4, 초진일: 2010. 2. 20
병원 환자복을 입고 양쪽에 목발을 짚은 채로 내원한 수진자는 왼쪽 발목에 붕대를 많이 감고 있었다. 자세히 보니 발목 아랫부분이 없었다. 수진자는 15~16년 전에 당뇨병이 발병됐고, 10개월 전부터 왼쪽 발가락과 발등에 종창(腫瘡)이 생기더니 화

농이 됐으며, 점점 악화되어 종창 부위가 괴사됐다고 했다. 급기야는 당뇨발이 되어 발목을 절단한 것이다. 한의원을 내원한 이유는 절단한 윗부분이 또다시 괴사되어 재수술을 하게 됐는데 지금까지 사용하던 약과 새로운 약을 써도 식전, 식후 구별 없이 혈당 수치가 350~400mg/dl에서 그 이하로 내려가지 않는다는 것이었다. 재수술을 해야 하지만 혈당 수치가 너무 높아서 수술을 할 수가 없는데, 하루가 멀다 하고 괴사 부위가 확대되고 있었다.

복진은 허증에 가까운 허실중간이고, 대변은 1일 1회이다. 당시 자각 증상은 왼쪽 종아리와 발목 부분에 약간의 지각마비가 있고, 가슴이 답답한(압통점은 없다) 증상이 있었다. 심번(心煩)을 대상으로 빠른반응증상진단을 하기로 했다. 목실인으로 볼 때 담실증이 제1치료소로 추정되어 S.GB방을 우측에 20초 침놓고 8분간 기다렸더니 답답하던 가슴이 한결 시원해졌다고 했다. 담실을 제1치료소로 추정하고 우측에 (왼발 절단) 추가해 16초를 침놓고 사담탕 1일분을 주었다. 이튿날 사람을 시켜 사담탕 4일분을 가져가면서 밤사이 혈당 수치가 130~150mg/dl으로 떨어져서 재수술을 했다고 했다. 5일 후 다시 사람을 보내 사담탕 5일분을 더 가져가면서 전하는 말이 수술 후 환처 주변에 계란 반 만한 크기의 물집이 생겼는데 한약 복용 후 가라앉았다고 했다.

초진 후 12일 만에 수진자는 목발을 짚고 다시 내원했다. 수술한 다리의 붕대를 풀어 보여주는데 발목 끝이 봉합사로 챙챙 감겨 깨끗이 마무리되어 있었다. 별 불편한 증상은 없고 혈당조절제와 소염제를 복용하고 있다고 했다. S.GB방을 24초 침놓은 후 다시 추가해 24초 침놓았다. 한약을 달라고 하여 양약과 시차를 두고 복용하라고 하고는 사담탕을 5일분 주었다.

6일 후 사람을 시켜 사담탕 3일분을 더 가져가더니 다음 날인 3월 9일에는 수진자가 내원했다. 왼쪽 어깨가 심히 아프다고 했다. 좌 Y´5혈 부위에 압통점이 넓게 퍼져 있으므로 그곳에 자상(刺傷)부항을 한 후 S.GB방을 28초씩 두 차례 침놓았다. 사흘 후 수진자는 어깨가 아픈 것이 더 심해진 것 같다고 했다. 혹시 목발을 오래 짚지 않았는지 확인해보니 그렇지 않다고 했다. 그렇다면 제1치료소가 교체된 것으로 보아야 한다. 여전히 좌측 Y´5혈에 압통점이 있으므로 그곳에 자상부항을 시도했다. 검붉은 혈액이 많이 배출됐는데 팔을 돌려보게 하니 어깨가 별로 편하지 않다고 했다. B.LI방을 우측에 20초 침놓고 8분 후 왼쪽 팔을 돌려보게 했다. 어깨의 통증이 많이 사라졌다고 했다. B.LI방을 좌측에 추가해 28초 침놓았다. 10여 분 후 어깨가 편안해졌다고 했다. B.LI방을 좌우 4초씩 추가해 침놓고 보대장탕을 5일분 주었다. 사흘 후 수진자가 다시 내원해 어깨가 나았다고 했다. 그동안 제1치료소가 담에서 대장으로 교체된 것이다. 이번에는 오른쪽 종아리와 발, 발가락이 저리다고 했다. 당뇨병에서 비롯된 신경염일까 싶어 우측 Y´10, 12, 13혈을 압진했더니 우 Y´10혈과 13혈에 압통점(가로 2,5cm, 세로 5cm)이 있고, 좌측 Y´13혈에도 압통점(가로 3cm, 세로 6cm)이 발견됐다(Y´10혈과 13혈의 압통점은 요추간판탈출증과 치료 방법이 같아서 같은 질환으로 취급한다).

추간판 연골이 탈출해 다리를 지나는 신경을 압박하면, 그 신경이 지나가는 주위의 근육이 땅기고 신축활동이 방해된다. 또 기혈의 운행을 방해해 저리고, 무겁고, 아프고, 감각이 둔해지며, 경련이 일어나기도 한다. 만약 당뇨병이 심한 사람이라면 종창이 생겨 조직이 괴사될 가능성이 크다. 머지않아 반대쪽 다리에도 종창이 생기고 괴사가 일어나 절단해야 할 것이다. 압통점이 나타난 Y´반응대 모든 곳에 자상부항을 한 후 B.LI방을 좌우 28초씩 침놓았다.

9일 후 수진자가 다시 내원했다. 다리의 저림은 좋아졌으나 오른쪽 발이 붓는다고 했다. 요추간판연골의 탈출로 신경과 근육에 취약점이 있는 발인데다 그 발만을 내딛어 부담을 준 것으로 판단됐다. 다시 압통 부위인 우 Y´14, 15혈에 자상부항을 하고 B.LI방을 좌우 28초씩 침놓았다. 3월 24일에 혈당 수치는 $150mg/dl$ 안팎이라고 했다(혈당조절제 매일 복용). 오른쪽 발의 부종은 거의 사라졌다. B.LI방을 좌우 28초씩 침놓고 보대장탕을 3일분 주었는데, 3월 27일 내원하여 또다시 오른쪽 발과 종아리가 붓고 저린다고 했다. 제1치료소가 교체 된 듯하여 S.LR방을 우측에 20초씩 두 차례 침놓았다. 사흘 후 증상이 나아지지 않아 B.LU방을 좌우 20초씩 침놓고 마황을 뺀 태음조위탕을 3일분 주었다.

4월 8일 수진자는 다시 내원했다. 종아리와 발의 부종, 발의 저림은 나았다. 혈당 수치는 식전 130mg/dl, 식후 2시간 내외에 150mg/dl을 유지하고 있었다. 그런데 왼쪽 어깨가 다시 아프다고 했다. 당뇨병과 견통은 무관하며, 목발을 짚고 다녀서 생긴 통증으로 보였다. 좌 Y′5혈에 자상부항을 실시하고 B.LU방을 좌우 28초씩 침놓았다. 수진자가 당뇨병을 앓은 지 오래됐으며, 그동안 대증치료제인 혈당조절제를 계속 복용했기 때문에 췌장에서는 그 약에 대한 의존도가 높아졌을 것이다. 이미 습관이 되어 근본 치료는 불가능하다.

이 수진자의 경우 S.GB방이나 B.LU방 같은 침치료가 직접적으로 혈당 수치에 영향을 준 것은 아니다. 평소 수진자에게 잘 듣던 혈당조절제가 재수술이 임박한 즈음에 효과를 내지 못한 것은 환자의 제1치료소가 급작스럽게 이탈 폭을 넓히는 바람에 양약의 효력에 제동이 걸린 탓이다. 즉, 제1치료소를 다스림으로써 자체치유력이 활성화된 후에야 비로소 약이 제 효과를 발휘한 것이다.

[예 2] 이름: 최○직, 성별: 남자, 생년월일: 1942년생, 초진일: 2007. 12. 3
수진자는 시애틀에 사는 한국계 미국인으로, 강릉 근교에 아파트를 구입해 1~2년에 한 번씩 그리운 고국에 부부가 함께 와서 몇 달간 지내다 돌아가곤 한다. 수진자는 18년째 당뇨병을 앓고 있으며 양방의 혈당조절제를 오랫동안 복용하고 있다. 혈당 수치는 200~250mg/dl을 오르내리며, 운동을 하면 130mg/dl까지 낮출 수 있다고 했다. 병 증상으로는 양쪽 발등이 냉하며 성욕이 줄었다고 했다. 무엇보다도 10여 년 동안 발등과 종아리 아랫부분에 흡사 고춧가루를 혓바닥에 뿌려 놓은 듯 얼얼하고 따끔따끔하며 매운 듯한 기분 나쁜 자극이 잠든 시간을 빼고는 계속된다는 것이다. 당뇨병에서 비롯된 신경염이라 판단됐다. 미국의 의사들은 이 증상을 해결하지 못했다.

10여 년 동안 지속된 증상이 제1치료소를 다스린다고 해서 금세 반응이 나타날 것 같지는 않았다. 침놓고 하룻밤을 지내야 반응을 알 수 있는 늦은반응증상진단으로 제1치료소를 찾아야 하는 경우로 보았다. 복진은 허실중간과 실의 사이에 해당하고, 대변은 1일 1회이다. 체질을 목실인으로 볼 때, 간실이나 담실 가운데 하나가 제1치료소일 것 같았다. 먼저 S.LR방을 좌우 20초 침놓았다. 침량을 좀 과하게 하여 가부간의 반응을 보려고 했지만, 이튿날 별 반응이 없었다.

오상체질의학은 아무리 오래된 병증이라도 증상이 뚜렷하면 하룻밤 지나면 호전 여부를 알 수 있다. 이틀째 되는 12월 4일에는 처방을 바꿔 S.GB방을 좌우 20초씩 침놓았다. 다음 날 조금 편해진 듯하다고 하여 오후에 다시 S.GB방을 좌우 20초씩 침놓았다. S.GB方 침을 맞은 날 밤부터 매우 편하다고 했다. 오전과 오후에 좌우 24초씩 침놓고 사담탕(녹용이 첨가된 처방)을 10일분 다려주었다. 수진자가 13일 후에 돌아가야 하므로 침량도 늘리고 하루에 두 차례 침치료를 했다. 12월 12일에는 경포 호수 주변을 가볍게 한 바퀴 뛰었는데 혈당이 120mg/*dl*으로 내려갔다. 그러나 다음 날에는 발등에 통증은 사라졌지만 대신 서늘해졌다고 했다. 제1치료소가 교체된 것 같아 B.LI방을 좌우 24초씩 침놓았더니 오후에는 서늘함이 조금 덜하다고 했다. 다시 B.LI방을 24초씩 침놓고 복용 중이던 사담탕을 중단하고 보대장탕(녹용이 첨가된 처방)으로 교체했다. 12월 15일에는 S.GB방과 사담탕으로 치료할 때보다 훨씬 더 호전됐다.

경과가 좋아지므로 완전히 치료하고 귀국할 것을 권했다. 수진자가 12월 말경에는 서울에 들를 일이 있으므로 12월 28일에 치료를 마쳐야 한다고 하므로 12월 24일에는 그동안 검사하지 않았던 장부인 폐를 다스려보았다. 오전에 B.LU방을 좌우 20초씩, 오후에 다시 좌우 20초씩 침놓았다. 다음 날 B.LU방은 별 효과가 없어서 B.LI방으로 침처방을 환원했다. 일요일에는 치료가 없으므로 토요일 오후에 B.LI방을 좌우 32초씩 증가해 침놓았다. 그동안 보대장탕만 복용하면서 양방의 혈당조절 제를 사나흘 중단해보기로 했다. 12월 27일에는 식후 1시간 만에 측정하니 혈당 수치가 125mg/*dl*까지 내려갔다. 그러나 혈당조절제를 중단하니 기력이 빠지고 허전하다 하여 다시 복약하기로 했다. 발등이 시린 것과 10여 년간 수진자를 괴롭히던 고통은 말끔히 사라졌다. 12월 28일에는 B.LI방을 오전과 오후에 좌우 28초씩 침놓았다. 수진자는 보대장탕에 녹용 5g을 加해 20일분의 한약을 가지고 미국으로 떠났다. 그 후 보름 정도 지난 어느 날 수진자에게서 전화가 왔다. 무사히 도착했으며 발의 고통은 완전히 사라졌다고 했다. 또 기분 좋은 일은 체력이 좋아져서 동료들보다 골프의 최장타자가 됐다고 했다.

[예 3] 이름: 김○권, 성별: 남자, 나이: 만 47세, 생년월일: 1963. 6.21, 초진일: 2010. 5. 11

수진자는 당뇨병이 발병된 지 15년이 됐다. 합병증으로 양쪽 발이 저리고 따가운 신경염의 증상으로 고생하고 있었다. 또 왼쪽 엄지발가락과 연결된 발바닥에(종자뼈) 사화산의 분화구 같은 종창(腫瘡)이 생겨 부어 있었다. 분화구처럼 팬 곳의 지름은 대략 20~25mm이고, 깊이는 약 7~8mm 정도로 골막이 보일 정도였다. 오른쪽 발에는 새끼발가락과 연결된 발바닥과 좌우의 발뒤꿈치에 종창이 있었고 왼쪽 발과 마찬가지로 비슷한 크기의 구멍이 나 있었다. 저자가 발의 상태를 살펴보는 도중에 간간이 악취가 났고 패인 구멍에는 항생제분말로 보이는 가루를 가득히 메운 거즈가 붙어 있었다. 하지만 분비액이 나와 거즈를 적갈색으로 물들이고 있었다. 식사를 할 때는 상반신에 땀[自汗]이 많이 나며 양쪽 발이 저리고 감각이 둔하다고 했다. 혈당조절제를 매일 복용하여 식후 2시간 혈당 수치는 200mg/*dl*정도 된다고 했다.

복진은 실한 편이고 대변은 하루에 1회이다. 얼굴이 네모나면서 어두운 황갈색을 띠고, 육질이 단단하며 성격이 과묵한 것으로 보아 수진자는 '각 체질별 성격과 외모'로 볼 때 목실인 체질에 S.LR방이 제 1치료소로 예측됐다(S.LR방은 체질별 진단 순위 1위인 목실인(MOK SIL IN=G(M)) 체질에 소속된 장부이다).

저자는 수진자에게 진료대에서 내려와 4~5m를 왕복으로 걷게 했다. 그리고 어떤 동작을 할 때 발의 어느 부분이 어떻게 불편한가를 기억해두라고 했다. 분명한 병증상이 있으므로 빠른반응증상진단법을 적용하기 위함이었다. S.LR방을 오른쪽 발에 20초 침놓고(레이저침) 7분 후 조금 전과 같이 똑같이 걸어보게 한 후, 진료대에 앉으라고 하고는 호전 여부를 물어보았다. 침묵을 지키던 수진자는 발을 딛을 때 땅기던 것과 발이 무겁던 것이 한결 편해졌다고 했다. 이로써 수진자는 체질이 목실인이며, 제1치료소가 S.LR방으로 확인됐다.

　S.LR방을 왼쪽 발에 14초 추가해 침놓고 부소맥(浮小麥)을 10g첨가한 열다한소탕을 10일분 주었다. 다음은 진료기록부의 내용이다.

5/12

양쪽 발의 저림이 덜하다고 함. 재차 적중임을 확인했으므로 S.LR방을 좌우 24초씩 증가해 침놓고 다려두었던 약을 줌(부소맥은 자한을 다스리기 위해 첨가함).

5/13

오른쪽 발뒤꿈치의 항생제 분말을 닦아내고 자세히 보니 창상의 구멍이 100원짜리 동전만 함. 저자는 수진자에게 환부에 항생제를 도포하지 말고, 괴사와 염증, 종창은 레이저침과 한약으로 잘 다스릴 수 있으니 창상에 자운고를 두껍게 발라 하루 지나면 닦아내고 새로 바르라고 일러줌. 그러면 창상이 호전되어 괴사를 막을 수 있고 새살이 돋아난다. 6통의 자운고를 줌.

5/14

자운고를 발랐더니 창상이 억조이고 땅기던 것이 한결 부드럽고 신선한 느낌을 준다고 함. 창상의 부종도 조금 빠짐. S.LR방을 좌우 28초씩 증가해 침놓음.

5/15

걷기가 한결 편하다고 함. 발의 저림도 호전됐다고 함. S.LR방을 좌우 28초씩 침놓음.

5/17

호전 유지. S.LR방을 좌우 24초씩 침놓음.

5/18

평소에 차가웠던 발(저자에게는 말한 바 없음)에 온기(溫氣)가 있다고 함. S.LR방을 좌우 28초
씩 침놓음.

5/20

발등 부분의 저린 느낌이 많이 사라졌고, 발끝과 발바닥의 저림은 남아 있다고 함(혈당조절
제 매일 복용).

5/22, 5/24

S.LR방을 좌우 28초씩 침놓음.

5/29

지금까지 어둔했던 발의 감각이 많이 되돌아왔다고 함. S.LR방을 좌우 24초씩 침놓고 부
소맥 20g을 첨가한 열다한소탕을 2일분 줌. 자운고도 여러 통 줌.

5/31

증상 호전됨. S.LR방을 좌우 24초씩 침놓음. 부소맥 20g을 가한 열다한소탕을 10일분 줌.

6/2, 6/3, 6/5, 6/8, 6/10. 6/11, 6/12.

S.LR방을 24~28초씩 침 놓음.

6/14

식사할 때 가슴과 등에 나던 땀이 멎었음. 단, 머리와 얼굴 부분에는 땀이 난다고 함. S.LR방
을 좌우 28초씩 침놓음. 부소맥 20g을 加한 열다한소탕을 10일분 줌.

6/15, 6/17, 6/21, 6/24, 6/26, 6/28

종창이 많이 나았으므로 2~3일에 한 번씩 침치료함. 약도 1일 2회, 시간의 여유가 있을 때
는 3회 복용하도록 함. S.LR방을 좌우 24초씩 침놓음.

7/1

자운고를 발랐던 창상 부위를 과산화수소로 말끔히 닦아내니 오른발 뒤꿈치를 비롯해 종
창이 패인 곳 전부 꽃게의 알처럼 새살이 돋아나 팬 곳의 구멍을 거의 메우고 있음. 발바닥
의 저림이 사라짐. 양쪽 발가락 끝부분은 아직도 저리다고 함.

7/8

오른발 종창 2개는 거의 다 나아서 패인 곳이 없어짐. 새 살이 올라온 양쪽 표피는 부드럽고 연약함. S.LR방을 좌우 28초씩 침놓음.

7/12, 7/13, 7/15

S.LR방을 좌우 24초씩 침놓음. 그리고 식사 때 머리에 나던 땀[頭汗出]은 많이 술었음. 자운고를 줌. 틈나는대로 발바닥, 특히 종창 부위를 햇볕에 노출시키면 피부가 두껍고 단단해 진다고 일러주고 그렇게 하도록 함.

7/16, 7/17, 7/22, 7/26, 7/28, 7/29, 7/31, 8/3, 8/4

(S.LR방을 좌우 24초씩) 이제부터는 침치료만 하기로 함. 약은 본인의 요구에 따라 중단함. 얼마 전부터 양쪽 발가락 끝부분이 또다시 저리다고 함. 하루 이틀 정도 상태를 보아 S.GB방으로 처방을 교체하려고 고려 중임.

8/9

수진자는 지난 5일간 나타나지 않더니 8월 12일에 다리를 심하게 절면서 진료대 위로 올라왔다. 얼굴이 얼마나 고통스러운지 찌푸려져 있었고, 양발은 붕대로 감싸어 있었다. 그동안 자신을 찾아온 고향 친구들과(수진자는 이곳이 객지였다) 바닷가에서 술을 한껏 마시고 모래밭에서 10여 시간 광란에 가까운 춤을 추고 노래했다고 했다. 즐거워서 자신이 당뇨병 환자이고 발바닥이 성하지 않다는 사실을 까맣게 잊고 어린애들처럼 한시도 쉬지않고 내내 뛰어다녔다는 것이다. 그후로 오른쪽 발등이 붓고, 종창 부위가 쑤시고 아파서 다음 날부터 양방병원에서 치료를 받았다고 했다. 걷기가 많이 힘들다고 하여 처음 내원했을 때처럼 진료실을 걸어보게 한 후, S.GB방과 S.LR방 중에 어디에 침을 놓을까를 고민하다가 붕대를 풀어 침놓을 부분에 S.LR방을 우측에 24초 침놓았다. 10여 분 후 걸어보게 하니 조금 편해졌다고 했다. 좌측에 24초 침놓고 다음 날 내원하라고 했으나 수진자는 나타나지 않았다.

그후 8개월이 지난 4월 21일 수진자가 내원했다. 수진자는 최근에 양쪽 발이 조금씩 저리다고 했다. 양말을 벗겨보니 오른발 새끼발가락과 이어진 발의 모양이 사각(斜角)으로 8cm 가량 사라졌고, 상처는 모두 아물어 깔끔했다. 왼쪽의 엄지발가락 후방 종자골 바닥 부위가 부어 있어서 압진했더니 조금 아프다고 했다. 수술 후에는 상처가 잘 아물었고 그동안 저린 증상이나 발의 부종, 걸음을 옮길 때마다 발이 무겁거나 식사할 때 머리에 땀나는 증상, 발바닥의 종창은 더는 생기지 않았고, 발이 제법 따뜻하다고 했다. 걸어보게 한 후, S.LR방을 우측에 20초 침놓았다. 10분 후 저리던 증상이 사라졌다고 했다. 좌측에 추가해 28초 침놓았다. 다음 날에는 불편한 곳이 하나도 없다고 했다. S.LR방을 좌우 20초씩 침놓았다. 그리고 저린 증상이 나타나면 더 치료받아야 하며 최소한 일주일에 1회 정도는 침치료를 더 하라고 일러주었다. 그날 이후 수진자는 내원하지 않았다.

그는 2010년 5월 10일에 첫 진료를 받았고, 2010년 8월 9일까지 3개월간 침치료를 하고 한약을 복용해 거의 치유됐다. 그런데 과음과 광란의 시간(10시간)을 보낸 후 악화되어 절단 수술을 받았다. 8개월 후에는 환부가 있던 발이 조금 저리다고 했는데, 기존에 받았던 침 처방을 2회 받고 저린 증상이 사라졌다. 새끼발가락과 발의 일부를 수술받은 수진자의 종창이 치유됐고 모든 증상이 호전된 것은 오상체질의학의 치료 효과로 생각된다. 또다시 발에 저린 증상이 나타난 것은 본 의학의 치료가 좀 더 필요했던 것으로 판단된다. 그러나 수진자는 더는 한의원에 오지 않았다.

4) 아토피성 피부염

[예 1] 이름: 최○희, 성별: 여성, 생년월일: 1994. 8. 9, 초진일: 2001. 6. 6

이 소녀의 집안 사람들은 오상체질의학으로 잘 치유되어 저자를 깊이 신뢰하고 있었다. 수진자의 아버지는 교원이어서 강원도의 이곳저곳의 학교로 자주 전근을 다닌다. 수진자를 처음 본 때가 소녀의 나이 8세 때로, 당시에는 빈약한 체구에 얼굴은 아토피성피부염이 극도에 달한 특유의 황갈색 두터운 딱지가 이마와 양쪽 귀 주위, 눈두덩과 입언저리, 턱과 목을 뒤덮고 있었다. 팔꿈치와 오금도 딱지와 피멍이든 채로 주름이 있었는데 그나마 얼굴보다는 덜한 편이었다. 이마와 눈두덩, 귀 부위의 딱지와 입언저리와 턱에 생긴 딱지가 위아래로 수축되는 통에 얇은 뺨에는 몇 줄의 굵은 주름이 생겨 흡사 원숭이의 뺨 같았다. 자칫하면 문둥이로 보일 수도 있었다.

이런 까닭에 수진자는 학교에서나 동네의 아이들이 멀리하여 친구가 없고, 가려움으로 성격이 비뚤어져 보였다.

언젠가 수진자의 부모를 며칠간 치료한 적이 있는데 아버지는 수실인, 어머니는 토실인으로 확인됐다(맥진 진단). 수진자는 태어나서부터 피부병을 자주 앓았고, 그때마다 양방의 피부과 치료를 받았다고 했다. 아마 태열이 있었던 것으로 추정된다. 2년 전부터는 피부병이 부쩍 심해지더니 아토피성피부염으로 진단됐고, 양방의 피부과 치료를 받다가 점점 악화됐다. 때마침 아버지가 강릉으로 전근되어 저자의 한의원을 찾은 것이다.

식욕은 좋은 편이고 대변도 1일 1회이므로 허실중간증으로 보았다. 체질이 부모 중 어느 쪽인지 알 수 없고, 어려서 맥진으로 확진하기 어려웠다. 먼저 아버지 쪽인 수실인으로 정해 (수실인은 복용할 한약처방이 많아 치료가 수월할 것 같았다) 첫날 S.KI방을 좌우 10초씩 침놓고, 천궁계지탕을 어른의 2분의 1 분량으로 1일 3회 복용하게 하여 5일분을 주었다. 가려움이 심하면 피부과에서 처방한 약을 먹되, 가급적이면 한약만 복용하도록 일러주었다. 수진자의 경우 늦은반응증상진단이 적용되므로 하룻밤을 지나야 가부를 알 수 있었다.

다음 날인 6월 7일, 수진자는 조금 덜 가렵다고 했지만, 어머니는 밤에 많이 긁더라고 했다. 저자는 수진자의 말에 따라 S.KI방을 좌우 10초씩 침놓았다. 이튿날 수진자는 여전히 가려워서 피부과 약을 1회 복용했다고 했다. B.SP방을 좌우 10초씩 침놓았다. 6월 9일에는 가려운 것은 덜하지만 피부에 발진이 더 심해졌다고 했다. 가려운 것이 덜한 이유는 전날 복용한 양약의 효과일 수 있었다. 침 처방을 바꿔 B.ST방을 좌우 10초씩 침놓았다. 6월 11일(10일은 일요일)에는 피부의 발진은 덜하지만 여전히 가렵다고 했다. 수실인에서 침놓지 않은 마지막 처방인 S.BL방을 좌우 10초씩 침놓고 황기계지탕을 1일분 주었다. 다음 날에는 두통이 있고 가려움이 심하다고 했다. 이로써 수실인 체질이 아닌 것으로 단정 짓고 토실인 치료에 돌입했다. 다행히 두통이 있어서 빠른반응증상진단을 할 수 있었다.

수진자가 현재에도 머리가 아프다고 하므로 S.SP방을 우측에 12초 침놓았다. 7분 후 상태를 물어보니 머리 아픈 게 조금 덜하다고 했다. 좌측에 8초 추가해 침놓고 보호자인 어머니에게 조심해야 할 점을 알려주었다. 수진자는 어머니와 체질이 같고, 쇠고기, 돼지고기, 닭고기, 비린 생선과 우유, 요구르트, 두유 그리고 과자, 음료수, 아이스크림, 치즈와 방부제가 든 음식을 절대 먹지 않도록 하며, 먹고 싶어하면 집에서 만들어주라고 했다. 그리고 굴을 포함한 조개류, 도루묵, 멍게, 대구와 상추, 아욱 같은 야채류, 메밀, 팥을 많이 먹이라고 했다. 토실인은 복용할 한약이 연구되지 못했으므로 일요일을 제외하고는 매일 침치료를 받아야 한다고 일러주었다.

6월 14일에서 27일까지 S.SP방을 좌우 12초씩 침치료했다. 수진자는 가려운 것을 참아낼 정도로 가벼워져서 양약을 복용하지 않고 견뎌왔는데, 6월 28일에는 많이 가렵지는 않지만 전날 오후에는 열이 심하게 나서 양방병원에서 주사를 맞았다고 했다. 감기가 걸렸었는지, 제1치료소가 교체된 것인지는 알 수가 없었지만 S.ST방을 좌우 12초씩 침놓았다. 6월 29일에는 가려움증이 호전되지 않은 것으로 보아 S.ST방도 제1치료소는 아니었다. B.LR방을 좌우 12초씩 침놓았는데, 다음 날 가려움이 조금 덜하다고 했다. B.LR방을 좌우 14초씩 침놓았다. 7월 2일는 조금 덜 가렵지만 만족스럽지 않다고 했다. 그동안 확인하지 않은 B.GB방을 좌우 12초씩 침놓았다.

다음 날에는 전날보다 덜 가렵다고 하여 그때부터 4일간 B.GB방을 침놓았다. 가려움이 많이 사라졌는데 7월 7일에는 음식을 먹고 체했는지 복통이 생기고 식욕이 없다고 했다. 또 임맥의 거궐, 구미 상완, 중완, 하완과 독맥에 있는 지양혈 그리고 그 위아래로 압통점이 나타난 곳에 레이저침을 수직으로 혈마다 5초 1mm씩 이동하면서 10초간 침놓았다. 그 다음 B.GB방을 좌우 12초씩 침놓았다(4일간). 호전되는가 싶더니 7월 12일에는 다시 가려움이 심해져서 양약을 복용해야 했다. 음식에 신경을 쓰는데도 가려움이 심했다. S.SP방을 좌우 12초씩 침놓았다. 7월 13일에도 가려움은 여전하다고 했다. 가려운 곳을 너무 긁었더니 상처가 나고 그곳이 쓰라리다 하여 자운고를 1통 주어 바르게 하고, B.GB방을 좌우 12초씩 침놓았다. 7월 14일에도 여전히 가렵다고 했다. 며칠 후 그 이유가 알려졌다.

실은 수진자의 할머니가 누군가가 알로에와 정체를 알 수 없는 성분이 든 약을 주어 그것을 6월 30일부터 7월 12일까지 복용하게 했다는 것이다. 그동안의 치료에 차질이 생겨 다시 원점으로 돌아가야 할 것 같았다. 다시는 허락 없이 약을 함부로 먹여서는 안 된다고 재삼 주의를 주고, 다시 B.LR방부터 새로 시작해 좌우 14초씩 침놓았다. 16일에는 가려움이 한결 덜하다고 하여 이날부터 9월 7일까지 일주일에 5~6회 B.LR방을 좌우 14초씩 침놓았다. 그동안 가려움은 차차 좋아지고 피부에 두껍게 붙어 있던 딱지가 얇아졌다. 일부는 피부에서 스스로 떨어져나갔다.

9월 8일, 닭볶음탕을 먹은 후부터 온몸이 다시 가렵다고 했다. 금기하는 음식을 또다시 적어주고 반드시 지키라고 강조했다. B.LR방을 좌우 14초 침놓았더니 다음 날은 가려움이 멎었다. 이제부터는 일주일에 3~4회 침을 맞으라고 했다. 11월에 접어들면서부터 흉측하던 딱지가 거의 사라지고 얇은 가피만 더러 남았다. 11월 16일에 B.LR방을 좌우 14초씩 침놓고 치료를 끝내야 했다. 수진자의 아버지가 춘천으로 전근을 가므로 가족이 이사를 가야 했기 때문이다.

다음 해인 2002년 1월 17일, 소녀는 어머니와 함께 인사를 하러 한의원을 찾았다. 수진자의 팔꿈치와 오금, 목, 턱 그리고 등과 복부를 샅샅이 살펴보니 가피가 하나도 없었다. 환자 자신도 더는 가렵지도 않다고 했다. 춘천에 가서는 근방의 온천을 자주 다녔는데 그 효과도 본 것 같다고 했다. 병 증상이 없어졌으니 제1치료소도 치료요구선 이내로 돌아온 것 같았지만 혹시나 하는 마음에 B.LR방을 좌우 9초씩 침놓았다. 그리고 음식 조심을 한 번 더 당부했다.

[예 2] 이름: 김ㅇ현, 성별: 여성, 생년월일: 1993. 12. 13, 초진일: 2004. 8. 27,

제1치료소: 심포실

수진자는 10년째 아토피성피부염을 앓고 있다. 체격은 나이에 비해 큰 편이고, 얼굴과 입언저리와 목은 대부분 각질화됐으며, 굵은 주름과 아토피성피부염 특유의 황갈색 딱지로 뒤덮였다. 팔꿈치 안쪽과 오금도 각질화되고 굵은 주름과 긁어서 생긴 손톱자국투성인데다 가렵고 쓰라리다고 했다.

피부병이 오래되고 환처의 면적이 넓으며 약을 장기간 복용한 성인의 경우, 반드시 일주일 정도 단식하여 조직 속의 노폐물을 분해시켜 대변(숙변)과 땀, 가래, 소변 등으로 배출한 다음에 치료해야 낫는다. 그러나 수진자가 배고픔을 참기 어려울 것 같아 단식은 차후에 대비하기로 했다.

증상은 일반적인 아토피성피부질환과 같으나 몸에서 열감을 많이 느끼는 점이 조금 달랐다. 복진은 허실중간이고, 대변은 1일 2~3회이다. 쓰라린 환처에 자운고를 바르게 하고 목실인의 허실중간증부터 점검했다. 외모나 성격도 목실인 같았다. 가려움을 참기 어려우면 지금까지 사용하던 양약을 최소한만 쓰라고 권했다.

다음은 진료기록부의 기록이다.

8/27

B.LU방 양측에 12초씩 침놓음.

8/28

가려움증이 여전하다. B.LU방을 좌우 16초씩 침놓음.

8/30

전날 밤에 가려움이 더 심해져서 처방을 교체하여 B.LI방을 좌우 16초씩 침놓음.

8/31

전날에는 열이 나고 가려움이 더 심해져 수실인 처방으로 옮겨 S.KI방으로 양측에 14초씩 침놓음

9/1

가렵고 번열이 나고 두통까지 생김. 두통은 여전함. S.GB방을 좌측에 16초 침놓았지만 7분 후에도 두통은 여전함. 좌측 락혈에 침놓아 풀고 두통을 빠른반응증상의 대상으로 삼아

B.SP방을 우측에 16초 침놓음. 7분 후 두통이 조금 덜하다고 함. B.SP방을 우측에 추가해 10초 침놓음.

9/2

전날 밤 조금 덜하더니 다음 날도 마찬가지 상태. 또다시 두통 점검. 좌측에 B.ST방을 16초 침놓고 7분 후 조금 덜하다 하여 우측에 추가해 16초 침놓음.

9/3

두통이 조금 덜하더니 다시 아프다고 함. 가려움은 여전함. S.BL방을 16초 침놓고 7분 후 두통이 조금 가벼워짐. 추가해 S.BL방을 16초 침놓음.

9/4

밤에 두통과 가려움이 여전함. 침 처방을 교체하여 목실인의 S.LR방을 좌측에 16초, 우측에 12초 침놓음.

9/6

전날의 증상이 조금 나아짐. S.LR방을 좌우에 16초씩 침놓음. S.LR방에 해당하는 약물인 열다한소탕을 3분의 2로 줄여서 3일분 줌.

9/9

가려움이 악화되고 또 두통이 있음. 양약을 다시 복용했다고 함. 지금까지 목실인과 수실인의 장부를 모두 점검했는데, 침을 맞으면 악화되는 경우와 침 맞을 당시에 빠른반응증상 중의 하나인 두통은 일단 멎고, 다음 날은 악화됨을 반복하므로 종잡을 수 없음. 두통이 잠깐 멎는 것은 가반응이며, 가반응은 양약의 소염진통제와 침의 작용이 모두 작용한 현상으로 보임. 8장부를 하나씩 침놓아도 가려움증이 호전되지 않으므로 모두 비중으로 봐야 함. 7일간 침놓고 3일간 약을 사용한 것이 (수진자는 괴로웠어도) 목실인과 수실인이 아님을 확인했음. 이제 5체질 가운데 진단 제 3순위인 화실인 장부를 점검할 차례임. B.KI방을 우측에 16초 침놓았는데 두통은 호전되지 않음. S.SI방을 좌측에 16초 침놓고 7분 후 두통이 조금 호전됨(본 의학에서는 소효(小效)라고 함). 우측에 S.SI방을 16초 추가함.

9/10

다음 날 가려움(소양증)과 두통이 여전함. S.HT방을 좌우 16초씩 침놓음.

9/11

전날의 증상이 모두 호전됨. S.HT방을 좌우 16초씩 침놓음. 방풍통성산을(이제마방) 10일 분 줌.

9/13

그제 밤은 가려웠고, 전날 밤은 가려움이 멎었으나 두통과 해수가 발생함. S.HT방을 좌측에 16초, 우측에 14초 침놓음.

9/14

간밤에 가벼운 소양증이 생김. 두통은 여전하고 기침이 멎지 않음. S.HT방과 S.TE방을 비교하기 위해 S.TE방을 좌우 16초씩 침놓음(두통 호전).

9/15

가려움증이 멎고 두통은 조금 줄어들었으나 해수는 낫지 않음. 한 번 더 S.TE방을 좌우 16초씩 침놓음.

9/16

두통과 기침도 덜하고 평소에 가끔씩 생기던 번열감이 사라짐. S.TE방을 좌우에 16초씩 침놓고 4초 추가함. 화실인 금기음식과 권장음식 알려줌.

금기음식: 개고기, 닭고기, 염소고기, 노루고기, 생강, 계란, 후추, 파, 사과, 귤, 고추, 겨자, 참기름, 벌꿀, 조기, 인삼, 황기, 당귀.

권장음식: 보리, 팥, 녹두, 배추, 오이, 참외, 양배추, 돼지고기, 오징어, 새우, 생굴, 청어, 배, 감, 딸기.

9/17

모든 증상이 (두통, 가려움, 번열, 기침) 호전됨. S.TE방을 좌측에 16초, 우측에 20초 침놓음.

9/18

S.TE방을 좌측에 16초, 우측에 20초 침놓음.

9/20

호전 상태가 유지되어 잠을 편안히 잘 잤다고 함. S.TE방을 좌측에 16초, 우측에 20초 침놓음.

9/21

호전 유지. S.TE방을 좌측에 16초, 우측에 20초 침놓음.

9/22

호전 유지. S.TE방을 좌측에 16초, 우측에 20초 침놓음.

9/23

전날 오후부터 두드러기가 생겼고 조금 가렵다고 함. 처방을 교체하여 S.PC방을 좌우에 16초 침놓음.

9/24

두드러기는 멎었으나 입술과 구강이 건조해짐. 압진하니 지양혈과 그 위아래쪽 부위에 압통이 있음. 지양혈 부위에 수직으로 레이저침을 5초 침 놓고 1mm를 다시 옮겨 10초씩 3곳에 침놓은 후 S.PC방을 좌측에 16초, 우측에 20초 침놓음.

9/25

입술, 구강건조증, 두드러기 모두 사라지고 가렵지 않다 함. 심포실이 현재의 제1치료소로 판단됨. 지양혈과 S.PC방을 좌측에 16초, 우측에 20초 침놓음. 사심포탕을 3분의 2로 줄여 5일분 줌.

9/30

그동안 침을 못 맞고 약만 복용해서인지 9월 29일 밤에는 조금 가려웠다고 함. 안면의 두껍던 가피와 목, 이마 입언저리의 각질화된 피부의 굵은 주름이 현저하게 사라지고 가려움은 없음. 사심포탕을 3분의 2로 줄인 것을 10일분 줌.

10/1 ~ 10/11

S.PC방을 좌측 16초 우측 20초 침놓았는데 상복통과 소화장애가 또 발생함. 구미혈, 거궐혈, 상완혈, 지양혈에 압통점이 있는 것으로 보아 평소에 공상을 많이 하고 식사 때 화를 잘 내고 급하게 식사하는 습관이 있다고 판단됨. 압통점에 침놓고 (레이저 수직침) 식사할 때의

나쁜 습관을 고치도록 지시함.

10/12

심하비는 소효(小效)해짐. 사심포탕 3분의 2 분량으로 10일분 줌.

지양혈, 구미혈, 거궐혈, 상완혈에 10초씩 수직으로 침놓고 S.PS방을 좌측에 16초, 우측에 20초 침놓음.

10/15, 10/16, 10/17, 10/18, 10/22, 10/25

S.PC방을 좌측에 16초, 우측에 20초 침놓음.

10/27

다시 소화장애로 심하부위의 혈과 지양혈에 압통점이 나타나 자상부항을 실시함.

10/29

소화가 잘됨. 환처에 바르는 자운고를 줌. 얼굴의 각질 부분은 나날이 얇아져 피부가 정상으로 돌아옴.

11/20 ~ 12/31

무슨 사정이 있었는지 자주 내원하지 않음. S.PC방을 좌측에 16초, 우측에 20초 2회 침치료함.

2005년 1/7

추운 계절이라 그런지 손발이 차다고 함. 사심포탕은 전통한의학에서는 청열하는 약재지만 화실인의 심포실증이 제1치료소인 사람에게는 수족과 몸을 따뜻하게 함(울결된 화를 풀어버림으로써 기혈을 소통시키기 때문). S.PC방을 좌측에 20초, 우측에 16초 침놓음. 사심포탕을 3분의 2 분량으로 10일분 줌.

1/8, 1/10, 1/11

침 맞고 한약을 복용하는 동안 수족은 따뜻해졌으나 양쪽 볼이 붉고 가렵다고 함. 어릴 때 찬바람을 쏘여 동상에 걸린 듯함(자상부항을 실시). 양시사혈(兩顋瀉血)을 하고 S.PC방을 좌측에 20초 우측에 16초 침놓음.

1/13

볼의 붉음과 가려움이 없어짐. S.PC방을 좌측에 20초 우측에 16초 침놓음.

1/14

S.PC방을 좌측에 20초, 우측에 16초 침놓음. 자운고 1통 줌.

1/17

다시 양시가 가렵다고 함. 자상부항을 실시해 혈액을 뽑아냄. 자세히 알아보니 지난 12월 말경부터 1월 초까지 추운 지방인 횡계에서 며칠 지내며 찬바람을 맞고 다녔다고 함. 동상이 확실하다고 판단함. S.PC방 좌측에 20초, 우측에 16초 침놓음.

1/18

양이개(兩耳介)도 가렵다고 함(동상의 흔적이 있음). 귓바퀴에 자상부항을 실시한 후 혈액을 손끝으로 눌러서 짜냄. S.PC방을 좌측에 20초, 우측에 16초 침놓음.

1/20, 1/21, 1/24

S.PC방을 좌측에 20초 우측에 16초 침놓음. 며칠 전보다 손발이 더 따뜻해졌다고 함. 사심포탕을 3분의 2 분량으로 10일분 줌.

1/25 ~ 2/22

2~3일 간격으로 S.PC방을 좌측에 20초, 우측에 16초 침놓음. 얼굴의 각질화와 주름이 거의 없어짐. S.PC방을 좌측에 20초, 우측에 16초 침놓음.

2/24

목과 얼굴에 조금씩 가려움이 생김. S.PC방 좌측에 20초, 우측에 16초 침놓음.

2/25

가려움이 멎음. S.PC방 좌측에 20초, 우측에 16초 침놓음.

2/26

1~2일 간격으로 S.PC방을 침놓음 (3/23일까지). 입언저리의 각질화된 것과 가피(딱지)와 가려움이 없어지고 얼굴이 예쁜 소녀의 모습으로 돌아옴. 팔꿈치 안쪽과 오금 부위는 조금 번쩍이는 느낌이 있다고 함(가피가 떨어져 새로 드러난 피부이기 때문). 환처였던 피부에 바르라고 자운고 3통을 선물로 주고 치료를 끝냄(다시 가려우면 또다시 내원하라고 일러줌).

이 수진자는 아토피성피부병으로 2살 때부터 고생했으며 여러 가지 양약과 한약을 썼다. 저자에게 온 것은 2004년 8월 27일이고 치료를 끝낸 것은 2005년 3월 23일이다(오래 치료받아야 했음). 체질을 진단하는 데 13일이 소요됐으며, 제1치료소를 찾아내는데는 12일이 걸렸다. 진단 소모에만 25일이 걸린 셈이다. 제1치료소를 좀 더 빨리 찾아내야 하지만 당시의 진단법으로는 최선이었다. 2010년, 여름에 기기진단법이 연구됐는데, 이 수진자는 스테로이드 제제를 장기간 복용했고, 스테로이드 제제의 연고를 바르고 있었으므로 기기로 진단해도 오진이 날 것이 뻔했다. 이런 경우 부모를 기기진단하고 유전법칙을 적용했다면 진단에 소요된 날짜가 3분의 1로 줄어들었을 것이다(2006년 어느 날 수진자의 어머니를 만났다. 아이는 음식을 조심하지 않으면 가끔씩 가려움이 생기지만 심하지는 않다고 했다. 최근에는 알로에와 또 다른 건강식품을 복용하고 있는데 거의 다 나은 셈이라고 했다).

5) 전립선 비대증

[예] 이름: 김ㅇ동, 성별: 남성, 생년월일: 1967. 2. 5, 초진일: 2002. 7. 8

이 수진자는 2002년 7월 8일부터 2010년 8월까지 매년 또는 2~3년 만에 하루나 이틀, 길면 5일간 자상부항이나 간단한 보조요법만을 받으므로 체질을 정확하게 확인하지 못하다가 2007년에 목실인임이 확인됐다. 2009년 9월 30일에 왼쪽 무릎과 종아리에 타박상을 입어 치료를 받으러 왔는데, 그때 발생한 지 1년 넘은 전립선비대증의 치료가 가능한지 문의해왔다. 양방 비뇨기과에서 진단받은 후 평생 매일 약을 복용해야 한다는 말에 마음이 내키지 않아 1년 동안 참고 지내왔다는 것이다. 발병된 지 너무 오래되지 않고 고령만 아니면 잘 치유되므로 그때부터 무릎의 염좌와 함께 전립선비대증을 치료하기로 했다(저자는 인내심을 갖고 열심히 치료받을 것을 다짐받았다).

먼저 타박상의 압통 부위에 자상부항을 한 후 무릎을 굽히고 펴게 해보고 잔여 증상을 대상으로 제1치료소를 진단했다. 복진이 7년 전에는 허실중간이었는데 몇 년 전부터는 실증으로 변했고, 대변은 1일 1회이다. 압통처에 자상부항을 한 후 굽히고 펴게 해보았다. 치료 전보다는 나아졌지만 아직도 불편하다고 했다. 그 불편한 정도를 잘 기억해두라고 하고는, 2년 전 마지막 치료할 때 제1치료소가 폐허였으므로 B.LU방부터 검사했다. 우측에 20초 침놓고 7분 후 타박상을 입은 무릎을 굽히고 펴게 해보았지만 호전되지 않았다. 락혈에 침놓아 풀고 S.LR방을 우측에 (좌측은 간경락이 지나는 부위에 자상부항을 했으므로 피함) 20초 침놓았지만 7분 후에도 여전했다 (락혈 사용).

왼쪽 팔에 B.LI방을 20초 침놓았는데 7분 후 무릎의 움직임이 호전됐다. 이로써 현재의 제1치료소가 B.LI방임을 찾아냈다. 이 침처방과 보대장탕으로 무릎의 타박과 전립선비대증이 함께 치료되므로 우측에 16초 추가해 침놓았다. 그리고 녹용을 뺀 보대장탕을 10일분 처방했다(이튿날 보호자가 찾아감).

수진자의 전립선비대증은 소변이 가늘어서 배뇨가 힘들고, 자주 마려우며(밤에 자다가 2회) 잔뇨감이 심한 편이었다. 다음 날인 6월 1일에는 잔뇨감이 가벼워졌으나, 왼쪽 슬와(오금)가 땅긴다고 했다. 왼쪽 슬부와 종아리의 압통 부위에 자상부항을 한 후, B.LI방을 좌우 20초씩 침놓았다. 다음 날 무릎과 종아리는 좋아졌으나 소변은 여전하다고 했다. 종아리에 자상부항을 하고 B.LI방을 좌우 20초씩 침놓았다. 이튿날에는 또다시 왼쪽 종아리가 땅기고 잔뇨감이 있다고 했다. 제1치료소가 교체된 듯하여 종아리에 자상부항을 한 후, S.GB방을 좌우 20초씩 침놓고 보대장탕 대신 녹용을 뺀 사담탕을 주었다.

6월 4일 잔뇨감과 종아리, 무릎이 땅기던 증세가 호전됐다. 타박상의 압통 부위에 자상부항을 하고 S.GB방을 좌우 20초씩 침놓았다. 기존에 처방한 보대장탕을 모두 사담탕으로 교환해주었다. 6월 5일부터 6월 9일까지 같은 처방으로 치료했다. 수진자는 위중(胃中)이 편하고 소변이 잘나오며, 타박 부위도 굽히고 펴기가 한결 편하다고 했다. 사담탕 10일분을 처방했다. 6월 10일과 11일에도 동일한 처방으로 치료했다.

6월 12일에는 잔뇨감은 좋아졌으나 소변을 볼 때 소변줄기가 나오기 전에 시간이 걸린다고 했다. S.GB방을 좌우 20초씩 침놓았다(7월 20일까지). 7월 2일부터는 타박 부위에 자상부항 대신 무흔구 뜸요법으로 바꾸고, 7월 6일과 7월 16일에는 사담탕을 10일분 주었다.

7월 11일에는 소변줄기가 굵고 잘나오지만 조금 잔뇨감이 남는다고 했다. 7월 20일에는 잔뇨감이 사라지고 무릎과 종아리가 다 나았다. 수진자는 완전히 나은 듯하니 일단 치료를 마치기로 하고 다시 이상이 있으면 그때 또 내원하겠다고 했다(조금 더 치료해야 했지만 수진자의 생각에 맡기기로 했다).

2010년 2월 1일 수진자가 다시 내원했다. 주소증은 아침이면 입이 쓰겁다(구고증, 口苦症)고 했다. 잔뇨감이 조금 느껴지고 자다가 깨서 소변을 2회 보며 소변이 다시 가늘어졌다고 했다. 사담탕을 10일분 주고 S.GB방을 좌우 20초씩 침놓았다.

2월 2일에는 구고증이 사라졌다. 소변은 굵게 잘나오며, 잔뇨감도 밤사이에 사라졌다고 했다. 수진자는 그후로 한동안 내원하지 않다가 8월 6일에 다시 한의원을 찾았다. 수진자는 전립선비대증이 다 나은 것 같다고 했다. 새벽에 소변을 1회 보며 소변줄기가 굵고 잔뇨감이 느껴지지 않는다고 했다.

이번에는 좌우의 손가락과 발가락에 바람이 드는 것 같은 증상이 있다고 했다(양방의사는 통풍성 관절염으로 추정함). 이 증상은 8월 27일까지 치료해서 나았는데, 그동안 제1치료소가 S.GB방이었다가 S.LR방으로 2일간 교체되더니 다시 B.LU방으로 이틀간 교체됐다. 현재는 B.LI방이 며칠째 제1치료소로 자리하고 있다.

그동안 전립선비대증의 원인이 된 4장부를 모두 다스렸으므로 충분히 치료 됐으리라 생각된다. 부득이한 경우(침이나 한약에 대한 알레르기가 있는 사람, 70세 이상의 노인, 경혈이 제 위치에 있지 않는 부류)를 제외하면, 전립선비대증은 가급적 초기에 오상체질의학의 치료법으로 다스리는 것이 바람직하다. 양방의학의 치료법은 대증치료라고 볼 수 있으므로 향후 10여 년 동안은 올바른 치료법으로 인식될지 모르나 여러 해 지나면 인체에 좋지 않은 결함이 발견되리라 예측된다.

6) 기억상실증

[예] 이름: 심○녀, 성별: 여성, 생년월일: 1936. 12. 5, 초진일: 1999. 9. 7, 근간 진단일: 2010. 7. 3

수진자는 11년째 저자의 한의원을 드나들며 병이 나면 며칠 치료를 받고 낫는다. 잘 치유되는 이유는 저자가 수진사의 체질을 잘 알고 있기 때문이다. 처음에는 토실인으로 봤지만 목실인으로 확인됐고, 그 사이 간, 대장, 폐, 담으로 제1치료소가 여러 차례 교체됐으며, 그때마다 잘 찾아내 치유했다. 근간에는 인척인 조카가 한의사가 되어 강릉에 개업했는데, 그곳에서 치료를 받는지 발길이 끊겼다가 4년 만에 저자를 찾아왔다.

닷새 전 잠에서 깼는데 자녀들과 친지들의 전화번호가 하나도 생각나지 않았다고 했다. 수첩에서 찾아 전화를 걸으려 해도 버튼을 누를 수가 없었고, 어떻게 통화해야 하는지조차 모르겠고 막막하기만 하여 급히 병원을 찾았다. 의사들이 문진법으로 몇 가지 물어보았는데 그때는 정확하게 대답했다고 했다. 병원에서 처방한 약을 3일간 복용하고 주사를 맞았는데 점점 가슴이 답답해지고 정신이 흐려지며, 두통과 항강증, 좌측 견통이 생겼으며, 자신의 주민등록번호, 이름, 주소도 가물가물하더니 얼마 후 전혀 생각나지 않았다고 했다. 그때 치매의 시초이거나 전조 증상이라는 직감이 들었다고 했다. 다른 곳에서 한방치료를 이틀간 받았는데 더 악화됐다고 했다.

혈압은 120/80mmHg이고(강하제를 복용하지 않음), 대변은 항상 변비이며, 복진은 허실중간이었다. 먼저 좌측 Y′4, 5혈에 압통이 심하게 나타난 곳에 자상부항을 해서 검붉고 끈적끈적한 어혈을 많이 뽑아냈다. 빠른반응증상진단으로 제1치료소를 찾아낼 진단 대상이 마땅치 않았으므로 늦은반응증상진단에 의존할 수밖에 없었다. 4년 전 마지막으로 치료할 때 제1치료소가 S.GB방이었으므로 S.GB방을 좌우 18초씩 침놓았다.

74세인 수진자는 홍각이 둔각이며 풍만한 외모에 보기 드물게 교양이 있고 겸손하며 나이보다 젊고 인상이 좋다. 그런데 치료받기를 싫어하고 한약을 복용하지 않으려고 한다. 한두 번 치료해서 호전되면 스스로 치료를 중단했다가 재발하면 허겁지겁 내원한다. 이번에는 꾸준히 치료받지 않으면 노인성 치매가 올 우려가 있거나, 이미 발생했을 수도 있으니 30일간 매일(일요일 제외) 침치료를 받고 한약을 3제 복용해야 하며 그 후에도 한 달에 2~3차 침치료를 받아야 한다고 알려주었다.

7~8년 전만 해도 수진자는 매우 행복한 삶을 살았다. 그러던 중 그녀에게 갑자기 불행이 닥쳤다. 결혼한 지 2년도 안 된 하나뿐인 아들이 갑자기 암으로 사망했고, 이어서 남편도 세상을 떠났다. 그때 너무나 큰 충격을 받아 저자에게 며칠 치료를 받는데 그마저도 중단하고 눈물과 한숨으로 나날을 보내며 생을 포기하듯이 살았다. 그녀가 다니던 오대산 월정사에 아들과 남편의 납골을 안치하고 49제를 지내는 동안 매일 절에 가서 기도하고, 집에 돌아와서는 매일 밤새워 컴퓨터로 죽은 아들에게 응답도 없는 이메일을 보냈다고 했다. 그런데 월정사에서 젊지만 범상치 않은 도승을 알게 됐다. 도승은 애절한 그녀의 사연을 듣더니 며칠 후 신도님의 아들은 1년 내로 환생할 것이니 상심하지 말라고 했다는 것이다. 부인의 막내딸이 사내아이를 낳을 것인즉, 그 아이가 죽은 아들이 환생한 것이라는 이야기였다. 막내딸은 몇 년째 피임 중이며, 더 아기를 낳을 생각이 없었다. 그런데 어느 날 갑자기 막내딸이 심한 복통을 호소하여 산부인과에 갔더니 큰 병을 얻기 전에 빨리 피임기구를 제거하라고 했다는 것이다. 의사의 말대로 피임기구를 제거했는데, 그 후로 두 달 만에 임신이 됐고 달이 차서 아들을 낳았다. 수진자는 믿어지지 않았으나 그 후에도 우연이라고는 할 수 없는 몇 가지 일들이 일어나 도승의 말을 믿게 됐다. 또 궁금증을 해결하기 위해 도승을 찾으니 제주도의 어느 토굴(옛날 산촌의 집)에서 문이란 문은 모두 못질하여 폐쇄하고 음식과 옷가지만 들어갈 만한 구멍 하나 남기고 그곳에서 화두의 해답을 찾고 있다는 것이다. 그는 어느 경지에 이를 때까지 외부와 차단된 수행에 들어간 것이다. 이렇듯 전설 속에서나 있을 법한 일을 겪은 수진자는 그때부터 평온을 되찾아가고 있었다.

하지만 수진자가 겪은 슬픔이 너무나도 큰데다 건망증의 빈도가 높은 편이고, 정신계에 상처를 받았기 때문에 그 여파로 치매가 올 수 있다고 추정됐다.

다음은 진료기록부의 기록이다.

7월 14일

선날 밤에는 잠을 잘 잤고, 정신을 조금 차릴 수 있으며 왼쪽 어깨가 편해졌다고 함. S.GB방을 좌우 20초씩 침놓고 사담탕을 10일분과 대황환 30알을 1일 3포 복용하게 함(변비가 심해서).

7월 15일

전화번호를 잘 떠올릴 수 있었고, 주소와 주민번호도 확실하게 생각났다고 함. 전화도 몇 군데 걸을 수 있었다고 함. 그러나 뒷골[後頭]이 아프다 하여 압진했더니 양Y´4혈에 압통이 있음. 그곳에 자상부항을 하고 S.GB방을 좌우 20초씩 침놓음.

7월 17일

정신이 더 맑다고 함. 수진자가 말하기 전에 저자가 먼저 압진을 했다. 아플 것이라 미리 말하고 잔중혈과 그 위아래쪽을 손끝으로 누름. 수진자는 펄쩍 뛰면서 아파했다. 잔중혈과 그 위아래쪽을 합해 길이 7cm, 폭2cm 부위를 자상부항함. 그곳이 아픈 이유는 마음에 큰 상처를 받았거나 크게 놀랐거나 화병이 났기 때문임. 가슴이 뛰고 답답하고 한숨을 자주 쉬게 되는데, 양방의학에서는 이 병의 원인도 모르고 치료법도 없다. 기(氣)가 막혀서 그곳을 누르면 아픈 것이다. S.GB방을 좌우에 20초씩 침놓음.

7월 19일

가슴이 답답한 것이 좋아졌고, 전화번호가 더 많이 생각나고 전화도 잘 걸 수 있음. 그러나 앞머리가 아프고 정신이 가끔씩 몽롱해짐. 양Y´3혈을 압진하니 펄쩍 뛰며 아파함. 수진자는 생각이 너무 많고 정신계 쪽의 병을 앓고 있으므로 머리가 아프고 몽롱한 것임. 책이나 텔레비전을 적게 보고 생각을 많이 하지 말아야 한다고 일러주었다. 양Y´3혈에 자상부항을 하고, S.GB방을 좌우 20초씩 침놓음.

7월 21일

앞머리가 아픈 것은 사라짐. 정신은 맑지만 말이 잘 나오지 않음. 치매나 중풍, 파킨슨병 따위는 느닷없이 발생하는 것이 아니고, 체내에 그럴 만한 원인이 도사리고 있기 때문임(저자는 그렇게 알고 있다). 예방도 되고 치료도 되므로 지시대로 열심히 치료받기를 권함. S.GB방을 좌우 20초씩 침놓고 아문혈을 압진했더니 압통이 없음. 양Y′4혈에 공(空)부항을 해줌.

7월 23일

말하는 것은 조금 나아진 것 같으나 양쪽 종아리가 무겁고 아프다고 함. 변비가 조금 낫는 듯 싶더니 다시 심해졌다고 했다. 대황환 1회 복용에 40환(丸)으로 증가함. 수진자는 마그밀을 1회 4T가량 함께 복용하니 좋다고 하여 그렇게 하라고 했다. 양Y′13혈에 압통점이 있으므로 자상부항함. 높은 산중에 있는 암자에는 올라가지 말며, 절도 많이 하지 말고 서서 간단히 하라고 주의를 줌. S.GB방을 좌우 24초씩 침놓음.

7월 26일

오른쪽 종아리는 가벼워졌지만 왼쪽은 여전히 아프고 무겁다 함. 변비도 그대로라고 한다. 좌측Y′13혈에 자상부항을 한 번 더하고, 처방을 바꿔 B.LI방을 좌우 24초씩 침놓음. 녹용을 뺀 보대장탕을 1일 3포로 10일분을 예약하고 우선 다려놓은 2일분을 먼저 줌. 양약은 먹지 않도록 하고 대황환40丸을 1일 3포씩 마그밀 4Tab와 함께 복용하게 했다.

7월 28일

대변이 잘 나오고 양쪽 종아리가 편해졌으며 정신이 좀 더 맑아졌다고 함. 제1치료소가 며칠 전부터 B.LI방으로 교체된 것을 2～3일 늦게 발견했기 때문이라고 판단함. 좌측Y′13혈에 자상부항을 한 번 더한 후 B.LI방을 좌우 28초씩 침놓음.

7월 31일

건강이 좋아졌다고 했다. 말도 잘 나오고 양Y′3혈에 공(空)부항을 함. B.LI방을 좌우 28초씩 침놓음.

8월 2일

정신이 맑아지고 아픈 데가 없다고 했다. 좌Y′4혈을 압진하니 치료가 필요할 만큼 압통이 나타남. 좌Y′4혈에 자상부항을 하고 B.LI방을 좌우 24초씩 침놓음.

8월 4일

전두통이 조금 있다 하여 압진하니 양 Y′3혈에 중간 정도 압통이 있음. 양 Y′3혈에 자상부항을 하고, B.LI방을 좌우 24초씩 침놓음.

8월 7일

B.LI방을 좌우에 28초씩 침놓고 양 전추혈에 공(空)부항함.

8월 9일

또 변비증이 발생했다. 수진자의 변비는 40년이 넘은 고질이며, 지난 36일 동안 한약을 20일분밖에 안 썼고 그것으로도 완치는 어렵다. 현상 유지를 하려면 한약을 더 써야 하고, 보대장하는 침도 더 맞아야 한다고 하니 한약은 먹기 싫다며 그만 복용하겠다고 했다. 일주일에 2회 단식하고 물만 1L가량 매일 마실 것을 권했다. 이마저도 자신이 없다 하여 대황환을 40알씩 1일 3포 2일분을 주었다. B.LI방을 좌우 24초씩 침놓음.

8월 12일

B.LI방을 좌우 24초씩 침놓음. 대황환을 2일분 줌. 그 후 50일이 지날 때까지 수진자는 내원하지 않았다. 완전 하지는 못하지만 그런대로 건재한 것으로 생각하고 있다(그러나 완치 단계에 이르기에는 조금 더 치료를 받았어야 할 것이다).

7) 안면신경마비 치험

[예 1] 이름 : 최○재, 성별 : 남성, 생년월일 : 1939. 7. 10, 초진일 : 2010. 7. 9, 복진 : 실~중간, 대변 : 1일 1회, 제1치료소가 오랫동안 교체되지 않은 예

수진자는 20일 전부터 안면 왼쪽에 3차신경마비가 발생하여 이곳저곳에서 치료받다가 병이 고질화됐다. 빠른반응증상진단의 대상이 될 증상이 없었다. 왼쪽 눈을 감기 어렵고, 입술이 오른쪽으로 처져서 입을 벌리면 어금니와 아래 송곳니가 보일 정도로 입술이 두드러지게 비뚤어진 것 말고는 다른 증상이 없었다. 외모가 화실인으로 보여서 처음에는 화실인을, 그 다음에는 목실인 장부를 2~3일씩 침놓아가며 호전 또는 악화의 여부를 관찰해 제1치료소를 찾는 데 한 달 걸렸다. 그러나 목적은 하나도 달성하지 못한 난처한 상태였다(그러던 중 기기진단이 연구됐다).

보기 39 왼손 악력 측정		
기준 수치	265	락혈
S.KI. 20	291	

악력측정기로 제1치료소를 진단해(시간 여유가 없어 체질만 진단), S.KI방을 우측에 20초 침놓았더니 적중되어 수실인 체질로 진단됐다. 보기 39의 수치로 보아 S.KI방이 제1치료소일 수도 있으므로 당일은 S.KI방을 좌측에 추가해 20초 침놓고 진료를 마쳤다. 이튿날 수진자가 호전 여부를 잘 모르겠다고 하여 제1치료소의 진단을 실시했다.

보기 40 왼손 악력 측정		
기준 수치	290	락혈
B.SP. 20	281	외관 r.
S.KI. 20	289	편력 p.
B.ST. 20	317	내관 r.
S.BL. 20	289	열결 p.

보기 40을 보면 전날의 치료소였던 S.KI방은 수치 1이 낮아 치료요구선(기준선) 아래로 잠입되고, B.ST방이 제1치료소로 나타났다. B.ST방을 좌우 24초씩 침놓고 또 8초씩 추가했다(그동안 잘못 치료한 데 대한 배상쯤으로 보면 된다). 다음 날 수진자가 진료대에 눕는 동작까지 자세히 관찰해보니 말할 때 입 모양이 조금 달라졌다. 좌우를 둘러보는 왼쪽 눈은 확연하게 달라졌다. 수진자는 오늘따라 기분이 상쾌하고 밤에 잠을 잘 잤다며 기분 좋은 미소를 지었다. 백하수오부자이중탕 1포에 정기천향탕 2포, 기를 되돌리기[回氣] 위한 이신환(二神丸)을 20丸씩(녹두大) 1일 3포 탕약과 함께 복용하게 했다. 그리고 B.ST방을 좌우 32초씩 침놓았다. 마비는 나날이 호전됐다.

같은 침 처방으로 치료하고 약을 20여 일 투여한 후 휘파람을 불어보게 했더니 완전하지는 않으나 소리가 비슷하고 입술 모양이 정상에 가까웠다. 제1치료소를 다시 검사해보았다.

보기 41 왼손 악력 측정		
기준 수치	271	락혈
B.ST. 20	322	내관. r.
S.BL. 20	311	열결. p.
B.SP. 20	312	외관. r.
S.KI. 20	319	편력. p.

보기 41에서 보듯 제1치료소는 B.ST방이며 20일 전에 없었던 제2, 3, 4치료소가 나타났다. 안면마비는 현저히 호전됐다. 그러나 치료를 더 하라는 뜻인지, 이 상황이 무엇을 뜻하는지 알 수 없었다. 새로 나타난 제2, 3, 4 치료소는 별 의미가 없을 수도 있다. 17일 후인 10월 6일 다시 측정해보았다.

보기 42 왼손 악력 측정		
기준 수치	316	락혈
B.ST. 20	368	내관 r.
S.BL. 20	326	열결 p.
S.KI. 20	357	편력 p.
B.SP. 20	357	외관 r.

보기 42에서처럼 제1치료소는 교체되지 않았다. 수진자는 다 나은 것 같다면서 치료를 그만 해도 되지 않겠느냐고 물었다. 그러나 입술을 아래로 내릴 때 어금니 하나가 보이는 것이나 제1치료소의 수치를 보나 치료를 더해야 했다. 그래서 침치료만(얼마 전부터 침치료만 했음) 더 해 제1치료소를 낮추어 치매나 뇌졸중 같은 질환을 예방하자고 했다. 수진자가 동의하여 B.ST방을 좌우 24초씩 침놓았다.

■추기

이 치험예는 〈진단론〉의 악력측정 부문의 "제1치료소가 교체되지 않는 예"의 예2에 마무리 부분을 정리한 것이다. 이 사례와 "수칙을 어기면 오진이 발생된다"의 예2를 예1 '치험예'에 재차 싣고 더불어 예3을 추가했다.

B.ST방을 좌우 24초씩 격일로 10월 30일까지 치료하고, 그날 악력 측정을 한 후 치료를 끝내려 했다. 그러나 진료할 환자가 너무 많아서 측정을 며칠 후로 미루고 침치료(B.ST방 좌우에 24초씩)만 했다.

11월 5일 악력 측정을 실시했다.

보기 43 왼손 악력 측정		
기준 수치	318	락혈
B.SP. 20	312	외관. R.
S.KI. 20	330	편력. S.
B.ST. 20	360	내관. R.
S.BL. 20	328	열결. S.

30일 만에 재측정해보니 보기 43과 같이 제1치료소는 B.ST방이었다. 우측에 28초 추가해 침놓고 진료를 끝냈다. 휘파람을 불어보게 했더니 정상적인 소리가 났다. 저자는 안면마비의 원인과 관련해 과로했거나 오랫동안 무슨 고민했는지 물어보았다. 수진자는 친구들과 어울려 3차에 걸쳐 소주(작은병)를 3병 정도 마셨고, 날이 더워 찬방에서 선풍기를 틀어 놓고 5시간가량 자고 일어났더니 입과 눈과 뺨이 마비됐다고 했다. 수진자는 외견상, 자각상 완치됐다고 믿고 있지만, 오상체질의학의 입장에서 보면 완치된 게 아니다. 기준 수치보다 제1치료소의 수치가 42나 많기 때문이다. 차후에 다른 병이 생길 것이며 그때 마저 다스려야 할 것이다.

[예 2] 이름: 고○옥, 성별: 여성, 생년월일: 1959. 5. 15, 초진일: 2010. 10. 04
수진자는 한국 나이로 52세이며, 9년 전에 오른쪽 가슴에 유방암 수술을 받은 기왕력이 있다. 최근에 과로하고 생각을 지나치게 한 후, 오른쪽 얼굴에 마비가 왔다. 오

른쪽 눈을 꼭 감을 수가 없고, 눈물이 흐르며, 입술이 약간 처졌다. 건처인 왼쪽 얼굴도 조금 감각이 둔하며 눈물이 흘렀다. 체형은 마른 편이고 추위를 잘 타고 수족이 냉했다. 1년 전부터 고개를 앞뒤로 오리처럼 흔드는 증상이 생겼다고 하는데, 진료하는 동안에도 (긴장한 탓도 있겠지만) 몇 번씩 흔드는 것으로 보아 하루에 여러 차례 발생하는 것으로 생각됐다.

복진은 허실중간이고, 대변은 1~2일에 1회이다. 안면마비는 내원 하루 전부터 시작됐다고 했다. 담실이 제1치료소로 추정됐다. 왼손에 악력측정기를 쥐어주고 진단을 시작했다. 약물 복용 여부를 물어보고, 수칙을 잘 설명했으며 예비 측정 동작도 실시했다(보기 44).

보기 44 왼손 악력 측정

기준 수치	169	락혈
B.LI. 20	190	대종. R.
B.LU. 20	192	비양. S.
S.LR. 20	149	지정. R.
S.GB. 20	188	통리. S.

목실인 B.LI방부터 기기진단을 시작했다. 기준 수치는 169이고 측정 수치가 190이어서 기준선보다 높게 나와 목실인으로 체질이 진단됐다. 나머지 목실인 3장부를 검사했더니 B.LU방이 제1치료소로 나타났다. 우측 Y´4혈 부위에 압통점이 약간 있으므로 그곳에 공(空)부항을 하고 눈물 흐름을 치료하기 위해 누선이 코까지 지나가는 부위의 좌우에 레이저침을 수직으로(누선을 따라) 촘촘히 조사했다. B.LU방을 좌우 20초씩 침놓고 그런 다음, 마황을 뺀 태음조위탕을 2일분 주었다.

이틀 후 수진자는 마비된 쪽은 조금 나아졌지만 왼쪽 눈이 뻐근하고 눈물이 난다고 했다. 왼쪽 누선을 따라 레이저침을 수직으로 침놓고 B.LU방을 좌우 20초씩 침놓았다. 이틀 전에 다려두었던 한약을 8일분 주었다. 다음 날은 왼쪽 눈이 뻐근한 것과 눈물 나던 것이 호전됐다. 이튿날에는 B.LU방을 좌우 24초씩 증가해 침놓았는데, 오른쪽은 호전됐으나 왼쪽은 다시 뻐근하다고 했다.

저자는 초진 시에는 대부분의 수진자에게 항상 7~8일간 매일 치료를 받도록 한다. 그 사이 초진한 것의 적중 여부를 확인하기 위함이다. 즉 제1치료소가 적중됐나, 밤사이 교체되지는 않았나, 교체됐다면 그 장부를 찾아보고, 혹시 체질을 오진하지는 않았는지 다각도로 확인하기 위해서이다.

계속 B.LU방을 침치료하고 한약을 4일간 복용하게 했는데, 10월 11일에는 왼쪽에 두통이 생기고 왼쪽 코가 막혔다. 또 마비처인 오른쪽 눈에 눈물이 많이 나며, 왼쪽 눈에 산감(酸感)이 있다고 했다. 즉시 빠른반응증상진단을 시도했다. B.LI방을 좌측에 20초 침놓았다. 7분 후 상태가 여전하여 (락혈 사용) S.GB방을 우측에 20초 침놓고 7분을 기다렸다. 왼쪽 눈의 시큼한 느낌이 사라지고 막혔던 코가 탁 트였다고 했다. S.GB방을 좌측에 20초 추가해 침놓고 태조탕 대신 사담탕을 2일분을 주었다.

이틀 후인 월요일에는 왼쪽에 두통이 생겼다. 왼쪽 눈은 호전됐지만, 마비처인 오른쪽 눈은 다시 눈물이 심하게 나고 눈꺼풀이 부었다. S.GB방을 좌우 24초씩 침놓고 사담탕을 2일분 더 주었다. 이튿날 마비처에 지각과민이 생겨 표피를 만지면 아프다고 했다. 대개 안면마비의 경우 마비처에 지각과민이 발생하면 여러 날 마비되어 처졌던 부위에 감각이 돌아온다. 즉, 회복 과정에서 발생하는 증상이다. 또다시 S.GB방을 좌우 24초씩 침놓았다.

다음 날 이상한 증상이 나타났다. 양 볼에 큼직한 눈깔사탕을 물고 있는 듯한 느낌이 든다고 했다. 진단상 체질은 목실인이 맞고, 복진은 허실중간이며, 몸은 호리호리한 편이다. 침치료를 하지 않은 장부는 오직 S.LR방뿐인데, 악력 측정에서는 간이 잠재장부로 진단됐었다. 저자는 B.LU방과 S.GB방을 침놓아 체력이 향상되어 제1치료소가 S.LR방으로 교체되는 예를 자주 경험한 바 있다. S.LR방을 좌우 20초씩 침놓고 열다한소탕을 5일분 주었다. 이튿날 사탕을 물은 듯한 느낌은 호전됐지만, 오른쪽 눈에는 눈물이 많이 난다고 했다. 계속해서 S.LR방을 3일간 침놓았더니 10월 23일에는 휘파람을 조금 불 수 있다고 했다. 한번 불어보게 했더니 완전하지는

500

않아도 그런대로 비슷했다.

일요일을 제외하고는 매일 S.LR방을 좌우 20초씩 침놓고, 열다한소탕도 열심히 복용하게 했는데 이상하게도 수진자는 마비되지 않은 왼쪽 눈이 불편하고, 왼쪽 얼굴의 감각이 둔하며 자주 가벼운 통증이 생긴다고 했다. 10월 30일에는 가끔씩 오리처럼 머리를 앞뒤로 흔드는 것과 왼쪽 얼굴의 마비감 그리고 많이 흐르던 눈물이 현저히 줄었다. 오래전부터 밤에 잠들기가 어려웠는데 요즘은 좋다고 했다. 11월 2일에는 웃을 때의 입 모양이나 오른쪽 눈의 뜨고 감는 것이 타각적으로 정상인과 같아졌다. 다만 왼쪽 콧방울에 마비감이 남아있고, 왼쪽의 아래 눈꺼풀이 자주 떨린다고 했다. 눈 주변의 경련은 생각이 많고 과로했기 때문이라고 했더니 요즈음 고민이 많고 과로를 하는데 어쩔 수 없이 해야 하는 실정이라고 했다. 이때 고민을 줄이지 않고 과로도 요령껏 피하지 않으면 안면마비가 재발할 우려가 있다고 알려주었다.

왼쪽 눈 주변과 오른쪽 콧방울에 레이저침을 수직으로 조사했다. 그리고 B.LU방을 좌우 20초씩(침 처방을 바꾸어) 3일간 침치료했더니 콧방울과 왼쪽 아래 눈꺼풀의 떨림이 호전됐다. 그런데 왼쪽 볼에 이물이 붙어 있는 느낌이 든다는 것이다. 왼쪽 볼의 Y′1혈과 그 주변에 레이저침을 수직으로 조사하고 침처방을 바꾸어 B.LU방을 좌우 24초씩 증가해 침놓았다. 마황을 뺀 태음조위탕을 10일분 다려주었다. 11월 8일에는 왼쪽 볼의 이물 부착감과 왼쪽 아래쪽 눈꺼풀, 수족 냉증, 오른쪽 콧방울의 마비감이 거의 없어졌고, 오리처럼 고개를 흔드는 빈도가 줄어들었다고 했다.

치료를 시작한 지 34일 만에 안면마비가 치유된 것으로 간주하고 일단 한약 치료를 끝냈다. 왼쪽 아래쪽 눈꺼풀이나 볼이 떠는 잔여 증상은 오리처럼 머리를 흔드는 증상을 고칠 때 마저 해결될 것이다. 마황을 뺀 태음조위탕을 모두 복용하면 그 후부터는 침치료만으로 치유될 것이라고 알려주었더니 수진자가 매우 기뻐했다.

[예3] 이름: 임ㅇ남, 성별: 여성, 생년월일: 1939. 8. 18, 초진일: 2010. 9. 17
수진자는 사나흘 전에 오른쪽에 안면마비가 발병됐다. 오른쪽 눈 주위가 붓고 눈물

이 흘렀다. 입을 벌리기가 힘들며, 특히 턱 부위에 지각감각이 둔했다. 복진은 허실 중간이고, 대변은 1~2일에 1회이다. 얼굴 윤곽은 원과 직사각이 조화를 잘 이루어 한눈에 전형적인 목실인으로 보였다. 악력 측정에 대한 예비지식과 측정 방법을 자세히 설명하고 진단을 시작했다. 그런데 수진자가 잘못 알아듣고 악력을 가하다가 중단했는지, 왼손의 악력이 약한지 보기 45와 같이 기준치가 73이 나왔다. 이는 악력이 지극히 약하거나 악력을 가할 때 수칙대로 하지 않으면 나타나는 결과이다. 수진자가 고령이므로 재측정하려면 20분 정도 휴식을 취해야 한다. 재측정할 때 또 수칙을 지키지 못할 것을 대비해 첫 검사 장부를 수진자와 가장 연관성이 가장 멀다고 예측되는 장부로 택했다. 토실인의 B.LR방을 우측에 20초 침놓고 8분 후 결과를 보았다. 보기 45에서 보듯이 기준 수치보다 무려 56이나 높았다.

보기 45 왼손 악력 측정		
기준 수치	73	락혈
B.LR. 20	129	지정 r.
S.GB. 20	171	통리 p.
B.LI. 20	163	대종 r.
B.KI. 20	119	편력 r.

락혈인 우측 지정혈에 r.방향으로 20초 침놓아 푼 후, 저자는 한번 변칙검사를 시도해보았다. S.GB방을 좌측에 20초 침놓았다. 8분 후 171이라는 수치가 나왔다. 그 다음 B.LI방은 163, 다시 한 번 거리가 먼 B.KI방을 좌측에 20초 침놓았다. 119가 나왔다. 이로써 기준 수치를 수칙대로 측정하지 않았다는 증거가 드러났다. B.KI방을 침놓은 것을 풀고, 이튿날 수칙 및 유의 사항을 상세히 일러주고 다시 측정했다.

보기 46처럼 기준 수치는 158이었다. 검사할 장부는 수실인의 허실중간인 B.SP방부터 했다. 수치의 차이를 보아 수실인이 아니므로 목실인으로 넘어갔다. 측정 결과는 B.LU방, 즉 폐허가 제1치료소로 진단됐다. B.LU방을 좌우 24초씩 침놓고 마황을 뺀 태음조위탕을 10일분 주었다. 안면의 마비는 하루하루 호전됐다. 첫날에는 눈물이 흐르던 것이 나아지는가 싶더니 다음 날에는 턱의 감각이 조금씩 돌아왔다.

보기 46 오른손 악력 측정		
기준 수치	158	락혈
B.SP 20	134	외관 r.
S.GB 20	157	통리 p.
B.LI 20	159	편력 r.
B.LU 20	170	비양 r.
S.LR 20	123	지정 r.

　수진자의 경우 대변이 1～2일에 1회이므로 B.LU방이 제1치료소로 진단된 것은 기기가 아니고는 (특히, 첫 진단 시) 예측하기도 어려웠을 것이다. 치험예 앞부분에 기록된 보기 2의 경우는 양약이 한창 작용할 때 침놓아 오진이 났고, 보기 45의 경우는 기준 수치를 측정할 때 수진자가 악력을 계속 가해야 했는데 그렇지 못해서 오진이 일어난 것이다. 악력 측정을 처음 실시하는 수진자에게는 자칫하면 오진이 발생될 수 있으므로 재차 요령을 숙지하게 하고 미리 연습을 시킨 후 (악력 동작을 너무 여러 번하면 기력이 빠지므로 1, 2회만 시도할 것) 본 측정에 임하는 것이 좋다(〈진단론〉의 수칙을 어기면 오진이 발생한다의 예2로 이어진다. 이 부분은 〈치료론〉에 해당하므로 예 1, 2로 나누어 해설했다).

　9월 18일 다시 마황을 뺀 태조탕을 주고 B.LU방으로 침놓아 치료했더니 오른쪽 눈꺼풀의 부종이 가라앉고 흐르던 눈물이 줄어들었다. 입 벌리기가 한결 편해졌고 벌리는 모양도 동그라미에 가까워졌다. 턱의 지각마비감도 조금 풀렸다. 누선을 따라 레이저침을 수직으로 조사하고, B.LU방을 좌우 28초씩 침놓았다. 9월 27일에는 오른쪽 목덜미에 통증이 생겼다고 했다. 압통점이 있는 좌 Y´4혈에 자상부항을 한 후 B.LU방을 좌우 24초씩 침놓았다. 9월 28일에는 오른쪽 목덜미의 통증이 사라졌고, 입 모양이 더 좋아졌으며, 눈물도 거의 나지 않는다고 했다. 그러나 턱의 마비감은 아직 완전하지 않다고 했다. 우 Y´4혈에 압통이 남아 있어서 자상부항을 하고

B.LU방을 좌우 24초씩 침놓았다. 10월 1일에는 턱의 감각이 더 좋아졌다. 마황을 뺀 태조탕을 10일분 더 주고 전과 마찬가지로 B.LU방을 침놓았다. 그동안 매일 또는 격일로 침치료를 했고, 병도 거의 나았으므로 10월 30일에 침치료도 끝냈다(탕약은 경제적인 사정으로 중단함).

지금까지 치료한 안면신경마비 환자 중 치료한 사람이나 수진자의 입장에서도 모두 만족할 만한 치료였다. 기기의 진단 연구가 시작되기 전에 안면신경마비는 치유율이 가장 낮았지만, 앞으로는 높을 것으로 예측한다. 이 경우는 재진으로 정확하게 진단한 후 제1치료소가 끝까지 B.LU방을 고수한 예이다.

안면마비가 생기면 환자들은 대부분 한의원을 찾는다. 그러므로 양약을 복용하지 않는 예가 대부분이다. 만일 양약을 복용한다면 혈압강하제나 혈당조절제 정도이다. 양방병원을 며칠 다닌 사람도 스테로이드제제를 복용했다면 오진의 우려가 있으므로 스테로이드제제를 복약한 2~3일 후에 기기진단을 해야 하며, 그때까지 기다리기 어려우면 2~3일간 보조치료를 한 후 진단해야 한다.

8) 공진흑원단
[예 1] 이름: 이ㅇ섭, 성별: 남성, 생년월일: 차트에 기록하지 않았음, 초진일: 2008. 5. 10, 재진일: 2009. 7. 3

수진자는 저자와 같은 아파트에 사는 정형외과전문의이다. 체격은 근육질이며 키가 크다. 새벽에는 수영, 저녁에는 헬스로 운동을 즐긴다. 진료에 바쁜 일상이지만 틈틈이 자동차로 스피드를 즐긴다. 복진은 실과 허실중간의 사이이며, 대변은 1일 2~3회이다. 담배는 피지 않고 술은 거의 금하고 있다.

건강해 보이는 40대 후반의 의료인이 저자에게 건강 상담을 의뢰했다. 저자에게 치료를 받은 1건을 제외하고 대개 내과 전문의들은 양방의학에 대한 긍지가 대단해서인지 한의사를 찾지 않는다(다른 분야의 양방의사들은 가끔씩 지자를 찾는다. 저자도 다른 과의 전문의나 내과의를 찾는다). 수진자는 1년에 몇 차례씩 부정맥이 뛰는데 하루 이틀 지나면 정상맥으로 돌아온다. 선배 의사와 교수를 찾아가 여러 차례 정밀진단을 받았으나 원인을 규명하지 못했다. 그 밖의 증상으로는 조금 피곤하고 가슴이 답답하다고 했다.

압진해보니 압통점은 없었다. B.LU방을 좌우 20초씩 침놓고 하룻밤 지난 후 늦은반응증상진단을 했더니 다음 날 피곤이 조금 풀렸다고 했다. 수진자는 좋다고는 할 수 없는(저자는 잘 사용하지 않는) 녹용을 (한약 몇 재를 지을 만큼) 갖고 있었는데, 마황을 뺀 태음조위탕에 5g씩 넣어 20일분을 지어주었다.

1년 후 수진자가 다시 저자의 아파트로 왔다. 이번에는 부정맥 발생의 빈도가 한 달에 2~3회며(저자가 진단할 때는 정상맥이었다), 피곤하고 가슴이 답답하며 잠을 잘 자지 못한다고 했다. 또 술을 조금만 마셔도 간 수치가 높아진다고 했다. 가장 심각한 것은 삶의 의욕이 점점 없어진다고 했다. 수진자는 그동안 병원을 증축하느라 정신과 육체가 모두 과로하고 과민한 상태로 보였다. 공진흑원단의 적응증이라고 판단해 아침저녁 1알씩(탄자대) 5일만 복용해보라고 하고는 공진흑원단(이제마 입방) 10丸을 주었다.

다음 날 낮에 수진자는 전화를 걸어 공진흑원단을 저녁에 한 알만 복용해도 될 정도로 약효가 강하고 효과가 좋다고 했다. 그날부터 수진자는 (공진흑원단이 고가의 약이기도 하고 곧 나을 것이라는 기대를 품고) 공진흑원단을 저녁 식후 2시간쯤 지나 꼭꼭 씹어서 그리고 겉을 감싼 금박까지 따뜻한 물에 풀어 정성스럽게 복용했다.

공진흑원단을 복용한 첫날, 수진자는 (책을 보고 있었는데) 책상에 이마를 대고 깊은 잠에 빠져버렸다고 했다. 부인이 부축하여 침대에 눕혔는데 어찌나 깊이 잠들었는지 침대에 누운 기억이 없다고 했다. 심지어 평생 해본 적 없는 늦잠까지 자고 말았다. 수진자는 생전 처음 깊은 잠에 취해 잠에서 깰 수가 없었다고 했다. 가장 반가운 것은 사춘기와 청년기 때처럼 밤새도록 발기가 되어 사그라지지 않았다는 것이다. 저자와 수진자 사이에는 서로 존중하고 속된말은 하지 않아서 성문제까지는 이야기한 적이 없었는데, 느낌으로 보아 4~5개월 동안 발기가 되지 않아 성생활을 못한 것 같았다. 그리고 답답하던 가슴이 시원해지고 머리가 맑아졌으며 삶의 의욕이 되살아났다고 했다.

10丸을 다 복용하고 다시 전화가 왔다. 그동안 어쩔 수 없는 자리여서 술을 마셨는데 그 다음 날 간 수치가 오히려 떨어졌다고 했다. 50丸을 더 복용하라고 일러주었다. 50丸을 거의 복용하던 어느 날 수진자와 엘리베이터에서 만났다. 최근 상태를 물어보니 만면에 미소를 지으며 부정맥은 한 번도 발생하지 않았고, 모든 것이 좋아졌다고 했다.

[예2] 이름: 김○재, 성별: 남성, 생년월일: 2001. 4. 17, 초진일: 2010. 06. 24

수진자의 아버지는 체질이 목실인이고, 어머니는 금실인이다. 수진자는 대변이 1일 1회이며, 10세 전후의 모든 소년 소녀들이 그렇듯이 복진이 허하다. 소아정신과에서는 불안장애라고 진단내렸다. 수진자는 항상 마음이 불안하고, 심계항진이 잦으며, 두려움이 심해 밤이면 문 밖을 나가지 못했다. 밤새 뒤척이면서 자고, 도한(盜汗)이 심해 잠들면 베개와 속옷이 축축하게 젖었다. 긴장하거나 꾸중을 들으면 손끝에서 땀방울이 뚝뚝 떨어진다고 했다. 소식(小食)을 해서인지 항상 배가 고픈데, 특히 저녁 식사 후 간식을 4~5회나 먹어야 잠들 수 있었다. 몇 년 전부터 봄이 되면 3월과 4월, 가을이면 9월과 10월에 코 알레르기가 생기면서 양쪽 눈이 벌겋게 충혈되고, 눈물을 흘리며, 코와 눈이 가렵다고 했다. 재채기를 자주하고 콧물이 나며 비색(鼻塞)이 심해 입으로 숨을 쉬기가 일쑤였다.

초진 시에 마침 왼쪽 코에 비색증이 있어 그것을 대상으로 빠른반응증상진단을 실시했더니 S.GB방에서 적중 반응이 나왔다. 이미 좌측에는 S.GB방을 14초 침놓았으므로 추가해 우측에 10초만 침놓고, 사담탕보다는 공진흑원단이 더 적절한 적응증으로 진단돼 1환(탄자대)을 주었다. 그리고 매일 잠들기 전에 반씩 갈라서 복용하도록 했다. 이튿날 어머니가 말하기를 지난밤에는 뒤척이지 않고 잘 잤다고 했다. 저자는 수진자에게 공진흑원단이 잘 맞으니 10환을 복용하게 하고 2알을 더 주었다. S.GB방을 좌측에 14초, 우측에 12초 침놓았다. 나흘 후에는 도한이 거의 사라졌다.

7월 12일에는 두통이 생겼다. S.GB방을 좌측에 14초 침놓고 7분을 기다렸지만 두통이 여전해 락혈인 통리(通里)에 침놓아 풀었다. S.LR방을 우측에 14초 침놓고 7분 후에 두통이 사라졌다. 좌측에 12초 추가해 침놓았다. 그 후 공진흑원단 10丸만 복용하면서 침치료를 받으러 오지 않았다. 어느 날 침치료를 받으러온 어머니에게 들으니 수진자가 명랑하고 씩씩해졌으며 밤길을 걸어도 무서움을 덜 탄다고 했다. 또 혈색이 좋아지고 야단을 쳐도 손끝에서 땀방울이 떨어지지 않는다고 했다. 베개가 뽀송뽀송한 것으로 보아 도한도 사라진 것 같다고 했다.

10일 후인 9월 7일 수진자는 어머니와 함께 내원했다. 해마다 치르는 코 알레르기 때문이었다. 공진흑원단 처방 중에는 사향과 제조와 녹용이 들어 있는데, 알레르기를 치료하는 데는 녹용의 양이 적고 제조와 사향은 효과가 없다. 당시에는 비색증도 없고 제1치료소를 찾아낼 만한 빠른반응증상진단의 대상이 하나도 없어서 기기진단을 해야 했지만, 아직 어려서 가능할까 싶었다. 폐활량측정기보다 진단이 더 용이한 악력 측정 진단을 시도했다. 기력이 더 나은 오른손에 악력측정기를 쥐어주었다.

보기 47과 같이 제1치료소가 B.LI방으로 나왔다. 좌측에 12초 추가해 침놓고, 녹용을 加한 보대장탕을 5일분 주었다(5일분을 10일간 복용하게 함).

보기 47 오른손 악력 측정		
기준 수치	151	락혈
S.LR 16	126	지정 p.
S.GB 16	146	통리 p.
B.LU 16	128	비양 r.
B.LI 16	156	

약을 모두 복용한 10일 후인 10월 1일에 수진자는 어머니와 함께 내원했다. 근간에는 잠을 잘 자고 식사량이 배로 늘었으며 밤참은 2회로 줄었다고 했다. 밤 외출

을 곧잘 하고 불안이 없어졌으며 체중이 1kg 늘었다고 했다. 그러나 아침에 콧물이 조금 흐르고 가래를 자주 뱉는다고 하여 B.LI방을 좌우 16초씩 침놓았다. 수진자가 그동안 복용해온 공진흑원단이 10丸, 녹용 5g을 가한 보대장탕 10첩, 그리고 S.GB 방을 5회, S.LR방을 2회, B.LI방을 2회 침놓은 것이 치료의 전부였다. 이듬해 3월과 4월에 코 알레르기가 또 발생해 약을 더 복용할 수도 있지만 최근에는 매우 건강해 졌다.

[예 3] 이름: 김ㅇ준, 성별: 남성, 생년월일: 1996. 12. 18, 초진일: 2010. 06. 25

수진자는 예2의 형이다. 수진자의 어머니는 불안장애로 여러 해 정신과와 한의원을 다니며 치료받았는데 별 효과를 못 보았고, 지난해 모 종합병원의 정신과 담당의로 부터 공황장애로 재진단받았다. 어머니의 영향을 받았는지 아들들 모두 심한 불안 장애 증상을 나타냈다.

초진 시 수진자의 증상은 요통으로 몸을 굽히고 펴기가 어렵고, 목과 코에 가래와 콧물이 꽉 차서 호흡이 불편하며, 오른쪽 머리에 두통이 있었다. 평소에 겁이 많아 4 층에 차려놓은 공부방에 홀로 있기가 두려워 올라가지 않는다고 했다. 늘 가슴이 뛰 고[心悸亢進], 어머니가 자살할 것 같은 강박관념에 시달려 자주 울었다(실제로 수진 자의 어머니는 우울증으로 죽어버려야겠다는 말을 자주 한다). 밤에 복도에서 아버지와 마주치기만 해도 소스라쳐 놀라 소리를 지르고 눈을 가린다고 했다. 봄과 가을에는 동생과 마찬가지로 비(鼻) 알레르기 때문에 기침을 심하게 한다. 체격은 나이에 비 해 매우 큰 편이며, 복진은 실하고, 대변은 1일 2~3회이다.

압진을 해보니 양 Y´10혈에 압통점이 민감하게 나타나고, 누웠다가 진료대의 좌 우를 감싸 쥐고 일어나는 동작이 어려웠다. 양 Y´10혈에 자상부항을 실시해 어혈을 뽑아내고 진료대를 잡고 일어나는 동작을 하게 해보니 조금은 편해졌지만 불편함 은 여전히 남아 있었다. 목실인 폐허증으로 추정하고 B.LU방을 우측에 18초 침놓 고 7분 후 다시 일어나게 하니 동작이 한결 가벼웠다. 이로써 수진자는 목실인이며,

B.LU방이 제1치료소로 진단됐다. B.LU방을 좌측에   12초 추가하고, 마황을 뺀 태음조위탕을 10일분 처방했다(우선 1일분을 먼저 주었다).

이튿날 오른쪽 두통과 요통 그리고 목과 콧속의 가래가 많이 사라졌다. 3일간 같은 침처방과 같은 약으로 치료했는데 7월 10일에는 요통이 조금 다시 생겼다. 양 Y' 10혈과 11혈 사이에 압통점이 나타났다. 그곳에 자상부항을 하여 어혈을 뽑아낸 후 B.LU방을 좌우 20초씩 침놓았다.

같은 처방으로 치료하던 7월 16일에는 다시 요통이 생겼고 속이 메슥거리고 가슴이 뛰고 답답한 증상이 나타났다. 그리고 전에 없던 제5요추와 제12흉추에 압통점이 나타났다. 그 두 곳에 자상부항을 하고 B.LU방을 좌우 20초씩 침놓았다. 다음 날, 전날의 증상은 호전됐으나 가슴이 답답한 증상은 여전했다. 잔중혈을 압진했더니 압통이 있어서 그곳에 자상부항을 한 후 마황을 뺀 태음조위탕을 10일분 더 주었다. 흉추와 잔중, 요추에 압통점이 나타날 때마다 그 부위에 자상부항을 하면서 B.LU방을 좌우 20초씩 침놓았다(일주일에 2~3회). 또 변비가 생겨서 대황환(녹두 대)을 15알 주었는데 몇 번 복용하지 않았는데도 해결됐다.

이렇게 치료하는 동안 가슴과 허리, 흉추 부위의 통증은 사라졌다. 요통은 개운할 정도로 낫지 않아 B.LI방으로 침 처방을 바꾸었다. 다음 날 허리는 편안해졌는데 가슴이 답답하다 하여 잔중혈에 두 차례 자상부항을 하고 B.LI방을 좌우 20초씩 침놓아 외부의 불편함을 일단 정리해주었다.

불안장애 증상은 별로 호전되지 않았다. 공진흑원단을 복용할 때가 온 것이다. 8월 7일 공진흑원단 5丸을 주고 매일 잠들기 전에 한 알씩 씹어서 물과 함께 복용하게 했다. 침치료는 일주일에 3~4회 B.LI방을 좌우 20초씩 침놓았다. 8월 13일까지 공진흑원단을 6환 복용한 후, 늘 불안하던 마음이 편안해지고 겁이 덜 나며 놀람도 사라졌다고 했다. 더는 밤거리에서 사람을 마주쳐도 무섭지 않고 가슴이 심하게 뛰지도 않았다. 뿐만 아니라 용기가 나고 사지에 힘이 솟으며 기분이 명랑해지고 정신이 맑아져서 공부가 잘된다고 했다.

8월 14일에는 잔중혈의 위아래로 압통점이 나타나고 답답하다고 했다. 그 부위에 자상부항을 해주고 S.GB방을 좌우 20초씩 침놓았다. 그리고 전날 맞은 B.LI방과 비교해 어느 것이 더 나은가를 물어보았더니 S.GB방이라고 했다. 제1치료소가 대장에서 담으로 교체된 것으로 판단됐다. 수진자 어머니에게 공진흑원단을 20알 복용하라고 일러주었다.

8월 31일에는 수진자의 어머니 말이, 수진자가 공진흑원단을 한 알만 더 먹으면 4층에 올라가서 혼자 공부할 수 있다며 자신감을 보였다는 것이다. 수진자는 9월 2일까지 공진흑원단 20丸을 복용했다. 9월 4일에는 기침을 하기에 물어보니 체육시간에 옷을 너무 가볍게 입은 채로 오랫동안 운동장에서 땀을 흠뻑 흘리며 운동을 한데다 젖은 옷을 그대로 입고 있어서 감기가 들었다고 했다. 집에 돌아온 후 곧장 내과 병원에 가서 주사 맞고 약을 복용해 두통과 오한, 지체통은 사라졌지만 밤새 기침을 했다는 것이다. 그 다음 날 내과에 가서 기침치료를 받고 약을 지어왔는데 또 밤새 기침으로 잠을 못자고 가슴이 결리고 목이 아팠다면서 저자의 한의원을 찾았다. 그동안 공진흑원단을 20알이나 복용했는데도 사향은 감기나 기관지까지는 면역력이 미치지 못하는 것 같았다. 악력 측정으로 제1치료소를 찾아보았다.

보기 48에서 B.LI방은 잠재장부이다. B.LU방을 침놓고 5분가량 지났는데 기침이 멎었다. 7분이 다 되어 락혈에 침놓고 S.GB방을 검사했다. 그때도 기침을 하지 않았다. S.GB방은 기준 수치보다 4가 더 높았다.

수진자가 바쁘다고 하여 통리에 침놓아 풀고 S.LR방은 검사하지 못했다. B.LU방

보기 48 왼손 악력 측정		
기준 수치	274	락혈
B.LI 20	258	대종 r.
B.LU 20	290	비양 r.
S.GB 20	278	통리 p.
S.LR 20		

을 좌우 24초씩 침놓고 마황을 뺀 태음조위탕을 1일분 주고 다음 날 다시 진료하기로 했다. 이튿날 수진자는 기침이 심해서 잠을 잘 못 잤고, 목이 간지럽고 답답하며, 식욕이 하나도 없고, 두통과 콧물이 쉴 새 없이 흐른다고 했다. 전날 악력 측정 시 침 치료를 끝내자마자 제1치료소가 교체된 것이 분명했다. 전날 검토하지 않은 S.LR방부터 침놓아 검사했다.

보기 49 오른손 악력 측정

기준 수치	259	락혈
S.LR 20	257	지정 p.
B.LU 20	261	비양 r.
S.GB 20	209	통리 p.
B.LI 20	267	

보기 49를 보면 전날과 달리 제1치료소가 B.LI방으로 교체되어 있다. 기침이 너무 심하므로 B.LI방을 추가해 좌우 28초씩 침놓았다. 그리고 녹용을 뺀 보대장탕 6포를 주고 어머니가 복용하는 녹용 5g만 달인 약을 한 봉씩 섞어 먹이도록 했다. 집에 도착하자마자 녹용을 혼합한 보대장탕을 복용하고 저녁 식사 전에 한 봉 더 복용하니 기침이 멎었다고 했다. 수진자는 바이러스에 대한 저항력도 약했던 모양이다. 녹용 5g을 加한 보대장탕을 10일분을 처방하고, B.LI방을 좌우 20초씩 침놓았다. 9월 25일에는 어머니와 함께 내원했는데 얼굴이 뽀얗게 피고 혈색이 좋아 보였다. 수진자는 아픈 데가 하나도 없다고 했다. 그래도 혹시나 하여 B.LI방을 좌우 20초씩 침놓았다.

위의 수진자 어머니는 금실인 체질이고 공황장애를 앓고 있다. 복진은 허증이고, 대변은 1일 1~2회이며, 뼈대가 가늘고 키가 153cm에 체중은 45kg이다. 소화가 잘 안 되고, 항상 불안하고 우울하며 가슴이 답답해 높은 산이 가로막고 있으면 곧 그곳을 떠난다. 또 여러 사람과 마주앉기를 꺼린다. 알레르기가

있어서 재채기, 눈물, 콧물, 눈코의 가려움 비색증이 있고, 짜증을 잘 내며, 차를 타고 높은 고개를 넘으려면(대관령) 어지럽고 무섭고 긴장되어 그곳을 피한다. 그러나 사업상 일이 있을 때는 그것을 참으면서 겉으로는 명랑한 체하고 예절 바르며 사교적이다. 사업 수완과 손재주가 있어 특수한 꽃집을 경영해 생활은 윤택한 편이다. 아들이 경이적인 효과를 본 것을 직접 확인한 어머니는 공진흑원단을 복용하고 싶어했다. 저자는 좋은 효과를 기대하기 어렵다고 했으나 본인이 원하므로 20丸을 주었다. 그러나 예1, 예2, 예3과 같은 효과는 보지 못했다.

이제마는 공진흑원단을 태음인을 위한 약이라 했다. 태음인은 오상체질의학의 목실인과 체질이 같다. 수실인, 화실인, 토실인에게도 복용하게 해봤지만, 기분이 좋고 피부가 고와졌다는 사람이 대부분이었다. 피부가 고와지는 것은 마른 녹용을 생용(生用)하는 데서 나타나는 효과로 생각된다.

수진자의 어머니는 녹용 한 가지만을 20일분씩 달여서 하루에 10g을 복용하는데 재탕까지 하여 하루 3회 복용하게 하면서 제1치료소가 교체될 때마다 금실인의 B.HT방, B.SI방, B.PC방, B.TE방으로 침치료했다. 또 잔중혈 부위에 압통 반응이 빈번하므로 자상부항을 자주해서 효과를 보았다. 그러는 동안 체중이 3kg 늘고 성격이 밝아지고 체력이 좋아져서 밤이 깊도록 거뜬히 일을 해낸다. 그동안 버스를 타지 못했는데 이제는 탈 수 있고, 대관령도 무난히 넘으며 소화장애, 알레르기 증상, 어지러움, 불안, 공포증이 많이 사라졌다. 여러 사람과 마주 보고 앉을 수도 있고, 비행기와 배도 탄다. 앞으로도 저자에게 여러 달 치료를 받겠지만, 내원하는 빈도가 점차 줄고 있다.

여기서 중요한 점은 공진흑원단이 아무에게나 적용되지 않는다는 것이다. 공진흑원단의 주약인 사향, 제조는 목실인(태음인)에게만 효과가 있다. 수진자의 어머니는 녹용으로 체력이 좋아졌고, 금실인의 침치료로 공황장애가 호전됐다.

[예 4] 이름: 허ㅇ구, 성별: 남성, 생년월일 : 1952. 3. 2, 초진일: 2010. 8. 2, 요추디스크

수진자는 체중이 75kg 신장은 165㎝이며, 복진은 허실중간이다. 대변은 3일에 1회다. 30년 전 뇌졸중 후유증으로 오른쪽 반신에 가벼운 마비가 남아서 오른쪽 다리를 조금씩 끌면서 걷는다. 3년 전에 오른쪽에 요추디스크 수술을 받아서 때때로 발에 힘을 주면 경련이 일어나고, 오른쪽 무릎의 오금과 발바닥이 간질거렸다. 또 요통이 있고 양쪽 고관절 부위가 자주 아프다고 했다. 왼쪽에 가벼운 두통이 있고 오른쪽 다리도 무력했다. 이보다 더 심각한 병증은 2~3회에 한 번씩 쉬었다가 뛰는 맥결대(脈結代:부정맥)이었다. 한 달간 S.LR방을 침치료 받고 열다한소탕에 대황환을 30丸씩 복용해 큰 효과를 봤지만 부정맥은 별 진전이 없었다. 마침 기기진단이 연구되어 제1치료소의 교체 여부를 확인하기 위해 검사해보았다.

보기 50 왼손 악력 측정

기준 수치	289	락혈
B.LU 20초	289	비양 r.20초
S.GB 20초	289	통리 p.20초
B.LI 20초	289	편력 r. 20초
S.LR 20초	289	지정 p. 20초

보기 50을 보면 기준 수치와 목실인의 4장부 모두 수치가 똑같다. 이는 저자가 바쁜 탓에 평소에 여러 해 복용하는 약을 복용한 지 얼마나 됐는지 물어보지 않고 진단을 한 탓인 것으로 추정되었다. 약 복용 시간은 아침 9시였고, 악력 측정은 오전 10시 30분에 시작했다. 복약 후 1시간 반이면 약의 작용이 절정에 이르는 시간이다. 복용하는 약은 4가지로, 1회에 SELECTOL T-200mg, ZANIDIP 10mg, OLMETEC PLUS 20/12.5mg, ASPIRIN PROTECT 100mg이며, 1일 투여횟수 1회, 아침 식사한 지 30분 후 복용이었다. 이중에 아스피린과 또 어떤 다른 약이 진단에 방해를 한 것으로 추측됐다. 6일 후 오후 3시에 재측정을 시도했다. 보기 51을 보면 제1치료소가 B.LU방으로 교체되어 있다. 이때부터 B.LU방을 좌우 20초씩 침놓고 마황을 뺀

보기 51 왼손 악력 측정		
기준 수치	375	락혈
B.LU 20	387	비양 r.
S.LR 20	363	지정 p.
B.GB 20	332	통리 p.
B.LI. 20	359	편력 r.

태음조위탕으로 한약 처방을 바꾸었다. 수진자는 교체한 침 처방과 약 덕분인지 발이 끌리던 것이 한결 덜하고 발과 오금의 간지러움이 나아졌다고 했다(이는 〈진단론〉의 악력 측정에 의한 진단 예 중 '수칙을 어기면 오진이 발생한다' 중 예1의 이어지는 이야기이다. 앞으로 설명하는 부분은 뒷 이야기로 〈치료론〉에서 끝맺음하겠다).

S.LR방과 열다한소탕, B.LU방과 마황을 뺀 태음조위탕 그리고 B.LI방을 여러 날 치료해봤지만, 결대맥(부정맥)은 조금도 호전되지 않았다. 공진흑원단에 기대를 걸고 9월 27일에 3알을 주고 잠자기 전에 한 알씩 복용하게 했다. 지금까지 아침마다 복용하던 양약을 중단하되 만약 혈압이 급격하게 오르거나 부정맥이 심해지면 다시 복용하라고 했다(공진흑원단을 복용하는 한 그런 일은 없을 것이라고 말해주었다). 그리고 B.LU방을 좌우 24초씩 침놓았다.

이튿날부터 공진흑원단의 효과가 나타나기 시작했다. 부정맥이 조금 호전되어 2~3회에 일식(一息)하던 것이 5~6회로 바뀌었다. 수진자는 머리에 피가 잘 도는 것 같고, 정신이 나며, 지난밤에는 몇 차례 발기가 되었다고 했다. B.LU방을 매일 침 맞으며 공진흑원단을 모두 복용하자 부정맥이 더 호전되어 5~8회에 일식하게 됐다. 그러나 요추디스크 수술을 한 오른쪽 종아리와 발에 힘을 주면 경련이 일어나는데, 오래된 증상이라서 그런지 나아지는 기미가 전혀 보이지 않는다고 했다. 침처방을 B.LI방으로 교체해 좌우 24초씩 침놓고, 공진흑원단을 5丸 주었다. 그리고 일주일간 B.LI방을 침놓았다.

수진자는 10월 2일 동료들과 단거리 등산을 했다. 산에 오를 때마다 숨이 매우 가빴는데 한결 덜했었다고 했다. 10월 6일에는 부정맥이 5회, 9회, 12회에 한 차례씩 건너[一息] 뛰었다. 하지만 오른쪽 발에 힘을 주면 생기는 경련은 여전했다. 침처방을 B.LU방으로 교체해 좌우 24초씩 침놓았다. 하지만 제1치료소가 B.LU방인지 B.LI방인지 또는 교체됐는지 병 증상이 확실치 않아 구분할 수가 없어 악력 측정 진단을 해보았다.

보기 52를 보면 B.LU방이 제1치료소이다. B.LU방을 좌우 24초씩 침놓았다. 공진흑원단은 매일 한 알씩 복용하게 했다.

보기 52 왼손 악력 측정

기준 수치	375	락혈
B.LU 20초	387	비양 r.
S.LR 20초	363	지정 p.
S.GB 20초	332	통리 p.
B.LI. 20초	359	대종 r.

10월 8일에는 맥박이 9~15회에 일식했다. 수진자가 평소부터 허리가 약하다고 하여 3, 4요추에 열차단 딱지 2장을 겹쳐 붙여 무흔구 뜸을 뜬 후 B.LU방을 매일(일요일 제외) 침놓았다. 10월 12일에는 맥박이 13~15회에 한 번씩 건너뛰었다. 10월 18일에는 혈압이 140/92mmHg였고 부정맥이 3, 5, 7, 16회에 일식했다.

호전되던 부정맥이 후퇴한 듯했다. 저자가 양방의사에게 들은 바에 따르면, 최근에 연구된 혈압강하제는 혈관 및 근육을 이완시켜 혈압을 낮추지만 심장의 박동이 느려진다. 이 문제를 해결하기 위해서 심장박동을 빠르게 하는 약물을 함께 처방한다고 했다(제약회사에서). 오상체질의학의 입장에서 보면 부득이한 경우를 제외하고는 모든 고혈압 환자들이 이와 같은 처방을 받아 약을 일생 복용한다는 것은 올바른 치료법이라 할 수 없다.

10월 21일에는 오른쪽 혈압이 140/92mmHg였는데, 다음 날인 22일에는 170/100mmHg으로 상승했다. 처음에는 복용하던 혈압강하제를 중단했기 때문이라고 여겼지만, 매일 침치료를 받고 공진흑원단을 복용하는데 이렇게 급상승하는 것은 다른 요인이 있다고 보았다. 공진흑원단 외에 다른 약을 복용하는지 물어보았더니 그동안 홍삼엑기스 두 병을 10일간 복용했다고 했다. 복용한 이유를 물으니 몸에 좋을 것 같고 아내가 권해서 복용했다고 했다.

수진자 같은 목실인 체질은 삼(參)이 맞지 않는다. 인삼이나 홍삼, 산삼, 장뇌는 위장과 비장을 보하고 방광을 사하는 효능이 있다. 목실인의 장부는 비장과 위가 허하거나 방광이 실하지 않으므로 삼을 복용하면 엉뚱한 장부를 다스리므로 오히려 좋지 않다. 체질에 맞지 않는 한약을 오래 복용하면 병이 더 악화되므로 금기사항이다(이제마의 체질별로 구분하는 〈본초론〉 참조. 이 책자가 아님). 혈압강하제를 2일간 복용하게 하여 오른쪽 혈압을 140/90mmHg으로 낮추었다. 2일간 혈압강하제 복용을 중단하니 150/90mmHg으로 올랐다. 여전히 B.LU방을 좌우 24초씩 침놓고, 공진흑원단도 계속 복용하게 하면서 혈압강하제를 중단하면 170/100mmHg이 되고, 다시 복용하면 140/90mmHg이 되기를 몇 차례 반복하더니 11월 3일에는 130/90mmHg으로 떨어졌다. 일식하는 맥을 한 박자로 본다면 그 사이 2분의 1 박자로 줄어들었고, 줄어든 일식마저도 13회, 9회, 다시 13회로 중단 횟수가 줄었다. 오른손에 악력 측정을 하여 제1치료소의 변화 여부를 검사해보았다.

보기 53 11월 3일 오른손 악력 측정		
기준 수치	313	락혈
B.LU 20초	354	비양 r.
S.LR 20초	313	지정 p.
S.GB 20초	313	통리 p.
B.LI. 20초	314	대종 r.

보기 53를 보면 제1치료소는 여전히 B.LU방이다. B.LU방을 좌우 24초씩 침놓고 공진흑원단을 계속 복용하게 했다. 11월 4일에는 오른쪽 혈압이 110/80mmHg까지 떨어졌다. 그 다음날은 130/80mmHg, 2일간 강하제를 중단하니 다시

170/100mmHg으로 올랐다. 이렇게 쉬었다 오르면서 다시 하강하기를 10여 회 반복하더니 혈압이 130/90mmHg선을 열흘간 다시 150/100, 130/90, 140/90, 120/80이 됐다. 그리고 다시 상승하여 160/100, 다음 날은 170/100까지 올랐다. 다시 강하제를 복용하게 했다. 다음 날은 160/100, 그 다음 날은 160/90으로 하강했다.

혈압강하제를 중단했다 복용하게 했다 하는 목적은 그동안 2병이나 복용한 홍삼엑기스의 피해를 최소화하고 수진자의 부정맥을 좀 더 정상에 가깝게 치료해보기 위함이었다. 그동안 등산할 때마다 가슴이 답답했던 증상이 호전됐고 보행이 한결 좋아졌다. 다만 허리가 약하다는 느낌이 들어 그것도 함께 보완되기를 원하므로 압통점 위에 화상방지용 딱지를 2장씩 깔고 무흔구 중 열량이 적은 것으로 뜸을 떴다. 그러나 가끔씩 2도 화상을 입으므로 화상연고를 바르고 며칠 치료하고 염증이 사라지면 공기를 쏘이게 하여 가피가 앉게 건조시켰다. 다시 가피가 단단해지면 또 뜸을 떴다.

11월 26일에 제1치료소를 다시 검사해보았다. 보기 54를 보면 제1치료소뿐만 아니라 모든 치료소가 치료요구선 이내로 잡입했다.

보기 54 11월 26일 오른손 악력 측정

기준 수치	349	락혈
S.LR 20초	317	지정 p.
B.LI 20초	314	대종 r.
S.GB 20초	312	통리 p.
B.LU 20초	329	비양 r.

이때부터는 장부는 다스리지 않고, 섭생요법으로 치료해보자고 했다. 허리에 뜸 치료와 식사요법(돼지의 허리뼈를 감자, 콩나물, 고추장, 미나리와 함께 고은 음식)으로 허리를 보강하며, 매일 가볍게 2km 이상 걸으라고 했다. 그리고 혈압강하제 처방 중 아스피린을 뺀 나머지 3가지 약은 반으로 줄여서 2일에 1회 복용하도록 권했다. 그러나 부인이 줄이지 말고 매일 복용하라고 하므로 그대로 한다고 했다. 혈압이

11월 27일에는 140/100, 11월 30일에는 110/80, 12월 2일에는 110/70, 12월 4일에는 110/70로 떨어졌다. 그래서 이틀간 양약 복용을 중단하게 했더니 12월 6일에는 160/100, 12월 7일에는 170/100으로 다시 올랐다. 또다시 강하제를 복용하니 12월 8일에는 150/80, 12월 10일에는 140/90, 3일 후에는 110/70으로 낮았다. 수진자가 혈압강하제를 복용해 110/70까지 떨어진 것은 처음이며, 수축기혈압이 110으로 낮아진 것도 오상체질의학으로 치료를 받은 후부터 나타나는 현상이라고 했다. 저자는 심장박동이 정상에 가깝게 회복되려면 2분의 1씩 매일 또는 이틀에 한 차례씩 혈압강하제를 쓰는 게 좋으므로 겁을 내지 말고 그렇게 하도록 권했다.

그동안 공진흑원단을 60丸가량 복용했다. 12월 13일에는 심장박동이 24~25회마다 일식하는데 그 폭이 3분의 1가량으로 줄어서 잠깐 쉬는 듯하다가 넘어가는, 매우 호전된 맥박이 감지됐다. 그리고 혈압강하제를 반으로 줄여 복용한 12월 17일에는 혈압이 130/80, 12월18일에는 120/80으로 측정됐다. 제1치료소를 다시 측정해 보았다.

보기 55 오른손 악력 측정		
기준 수치	312	락혈
S.LR 20초	311	지정 p.
B.LI 20초	312	대종 r.
S.GB 20초	308	통리 p.
B.LU 20초	305	비양 r.

보기 55와 같이 모든 장부가 치료요구선 이내로 잠입했다. 그래서 장부(목실인)를 다스리는 침과 공진흑원단도 중단했다. 체질병리상으로는 치료가 완료되어 건강인으로 나타났기 때문이다.

여기서 더 치료하면 역효과가 난다. 몇 달 후에 다시 제1치료소가 나타날 수 있으므로 그때 다시 다스리면 된다. 섭생을 잘하고, 혈압이 조금 오르면 강하제를 반으로 줄여 복용하면 침과 한약 치료를 하지 않아도 나날이 건강이 회복될 것이다. 뇌졸중과 요추디스크탈출증도 재발하지 않을 것이다. 단, 한 달에 한 번 혈압을 측정하고 맥진을 하도록 했다. 그리고 음식표대로 지킬 것을 당부하고 일단 진료를 끝냈는데, 2012년 1월 하순이 되도록 저자에게 오지 않고 있다.

9) 요추간판탈출증

[예] 이름: 권ㅇ정, 성별: 여성, 생년월일: 1973. 5. 16, 초진일: 2010. 11. 5

한의원을 찾는 환자 중 손 또는 발의 염좌상과 허리의 염좌상이 가장 많다. 그리고 요추간판탈출증 환자가 그 다음을 차지한다. 40년 임상하는 동안 요추간판탈출증 환자를 수없이 치료했고, 오상체질의학이 숙련되면서부터 단기간에 양질의 치료를 할 수 있었다. 경증 환자는 쉽사리 고쳤고, 외과의사가 수술을 해야 한다는 중증 환자도 여러 명 치유했으며, 수술을 받고 재발한 사람도 본의학을 적용해 잘 치유했다. 심한 외상이 원인인 경우를 제외하고 추간판탈출증은 내과질환이라 할 수 있다.

6년 전에 요추디스크헤르니아라는 진단을 받은 수진자는 매우 조심스럽게 생활하며 더 악화되지 않도록 노력했다. 그런데 몇 달 전부터 직업상 자전거를 오래 타고 다니다가 악화되고 말았다. 요통과 왼쪽 종아리와 대퇴부 바깥쪽 뒷부분이 저리고 땅기고 아파서 다리를 굽히고 편다든가 앉고 서기가 힘들어서 하던 일을 여러 날 쉴 수밖에 없었다. 또 식사와 대소변 보러 다니기도 어려워졌다. 외과의에게서 수술을 권유받고 망설이던 중 저자의 한의원을 찾았다.

요추디스크헤르니아 치험예 가운데 이 수진자는 진료상 두 가지 특색이 있다. 첫째, 처음부터 기기진단으로 제1치료소를 찾아냈다. 둘째, 금실인으로 그중에도 발견하기 어려운 소장허증이 제1치료소라는 점이다. 금실인은 6개의 장부가 모여 체질을 구성하는데, 이 수진자는 폐를 제외한 다른 장부는 치료요구선을 넘지 않고 오직 소장 하나만 치료소이자 제1치료소이다(S.LU방은 검사하지 못했음).

땅기고 통증을 느끼는 부분을 압진했더니 좌우 Y´10혈에 길이 3cm, 폭 3cm의 압통점이 예민하게 나타났고, 좌측 Y´12혈에 손바닥 크기만 한 압통점이(길이 15cm,

폭 7cm) 있으며, 좌 Y′13혈에는 길이 17cm, 폭 3cm의 압통점이 심하게 나타났다. 복진은 허실중간이며 대변은 1일 1회다. 비만한 편이며 너그러운 성격에 얼굴이 매우 크고 팔, 다리가 보통사람보다 굵으며 피부가 검다. 금실인 같기도 하고 목실인 같기도 하여 일단 목실인으로 추정했다. 커피나 양약은 복용한 바 없다고 하여 왼손에 악력 측정 진단을 실시했다.

보기 56 11월 5일 왼손 악력 측정		
기준 수치	174	락혈
S.GB 20초	131	통리 p.
B.SP 20초	141	외관 r.
B.LU 20초	145	비양 r.
B.KI 20초	154	편력 r.

보기 56에서처럼 기준 수치 측정 후 목실인 장부인 S.GB방을 제1치료소로 추정하고 침놓았더니 7분 후 기준 수치보다 43이나 못 미치는 숫자가 나왔다. 목실인과는 거리가 먼 체질인 듯하여 수실인의 허실중간 장부인 B.SP방을 20초 침놓았더니 또 기준 수치보다 33이 못 미쳤다. 수실인도 아니라고 보고 락혈에 침놓아 푼 후 다시 한 번 목실인의 허실중간에 해당하는 B.LU방을 침놓으니 145가 나왔다. 기준 수치보다 29가 모자라므로 목실인은 아니라고 단정했다. 그 다음은 화실인의 허실중간 내지 허증에 해당하는 장부인 B.KI방을 검사했다. 154가 나왔다. 수진자의 체질과 먼 수치이다. 첫날은 일이 바쁘다 하여 4장부만 검사하고 락혈에 침놓은 후 대증 치료를 했다. 양 Y′10혈에 자상부항을 하고 진료를 마쳤다. 사흘 후 수진자가 양팔이 피곤하다 하여 폐활량측정기로 FVC를 측정했다.

화실인의 B.BL방과 토실인의 B.LR방까지 검사해봤으나 FVC 측정한 보기 57처럼 진단되려면 10~11이 모자랐다. 화실인은 토실인보다 3이 더 많으므로 잠시 보류하고 금실인으로 넘어갔다. 수진자처럼 요추디스크탈출증으로 여러 해 고생해 행동이 부자유스럽고 통증이 심한 경우에는 제1치료소가 없을 수가 없다. 치료요구선을 넘어선 장부의 이탈폭과 병변의 중함은 비례하기 때문이다. B.TE방을 검사했더니 기준 수치보다 4가 부족하다. 수진자의 체질이 금실인이 아닌가 하는 생각이 들었다. S.LI방은 기준 수치보다 8이, B.PC방은 6이, B.HT방은 4가 모자란다.

보기 57 11월 3일 FVC 측정

기준 수치	278	락혈
B.BL 20초	269	열결 r.
B.LR 20초	266	지정 r.
B.TE 20초	274	공손 r.
S.LI 20초	270	대종 r.
B.PC 20초	272	풍융 r.
B.HT 20초	274	광명 r.
B.SI 20초	293	

　　FVC 측정은 악력 측정처럼 팔에 힘이 들어가지 않으므로 실제로는 힘들지 않다. 마지막 한 장부만 더 측정하기로 했다. 일곱 번째 검사 장부로 택한 B.SI방은 수치가 293이 나왔다. 기준 수치보다 19가 높다. 이로써 수진자의 체질은 금실인으로 진단됐다. 금실인 장부 중 검사하지 않은 S.LU방이 하나 남았지만 복진이 허실중간이므로 제1치료소가 될 가능성이 적고 더 진단할 기력도 시간도 없어 포기했다. 만약 B.SI방으로 치료해 효과가 없다면 그때 S.LU방은 제1치료소일 것이며, 정확을 기하기 위하여 금실인 장부 6개에 포함해 재진하기로 하고 S.SI방을 제1치료소로 정했다.

　　왼쪽 종아리 좌 Y′13혈에서 14혈에 이르는 부위의 압통점에(길이 15cm, 폭 7cm) 자상부항을 해 걸쭉한 암적색 어혈을 많이 뽑아냈다. 그러고 나서 우측에 S.SI방을 20초 추가해 침놓았다. 11월 9일에 다시 내원했는데 앉고 서는 동작이 한결 편해졌다. 좌 Y′13혈 한 곳에만 길이 17cm, 폭 3cm의 압통점에 자상부항을 재차 실시했다. 어혈이 많이 나왔다.

　　이 부위에 어혈이 발생하는 이유는 요추에서 밀려나온 디스크 연골이 신경을 밀어내 압박하면 다리로 내려가는 신경도 자극을 받아, 신경이 가야금 줄처럼 팽팽해지고, 신경이 지나가는 부위의 근육에 악영향을 준다. 그것을 즉시 받아들이는 곳이 허리 부위에서 다리로 내려가는 Y'반응대다. Y'반응대는 하지로 향하는 근육의 긴장도와 비례해 기가 결체되고, 그 결체는 혈액의 순환을 방해해 어혈을 만든다. 밀려나온 추간판이 환원되지 않는 것은 손상을 다스려야 할 자체치유력이 제 기능을 하지 못하기 때문이다. 한편으로는 Y'반응대 압통부위에 발생한 어혈이 회복에 장애를 주기 때문이며, 직업상 장기간 반복해야 하는 나쁜 체위나 평상시에 잘못된 자세를 하기 때문이다.

전자의 경우는 Y'반응대 압통점에 자상부항을 하고 제1치료소를 다스리면 자체치유력이 탈출한 추간판을 정상에 가깝게 돌려놓는다. 후자의 경우는 직업적인 피해(수진자의 경우 자전거 타기)를 최소화하도록 과로를 피하고 몸에 무리가 가지 않는 자세로 바꿔야 하며, 나쁜 자세는 교정하면서 제1치료소를 다스려야 한다. 그리고 환처 쪽의 Y'10, 11, 12, 13, 14, 15혈 가운데 압통점이 나타나는 부위에 자상부항을 하면 된다. 이렇게 치료받고도 치유되지 않으면 수술을 받아야 한다. 대체로 수술을 해야 하는 경우는 급격한 외상, 추락, 교통사고 등으로 추간판연골이 회복되지 못할 만큼 탈출했을 때이다.

11월 10일은 자상부항을 계속 실시했으므로 하루 쉬고 B.SI방을 좌우에 24초씩 침놓았다. 대신 자상부항한 양 Y'10혈 부위에 공(空)부항을 하여 혈행을 돕도록 했다. 11월 11일에는 좌 Y'13혈의 압통이 완전히 해결되지 않았으므로 또다시 자상부항을 실시했다. 걸쭉하고 끈적끈적하며 암적색이었던 혈액이 조금 선홍색으로 변했고 농도도 옅어졌다. 이미 어혈이 많이 배출됐음을 알 수 있었다. B.SI방을 좌우 24초씩 침놓았다. 11월 13일에는 좌 Y'12혈에 압통점이 남아 있어 한 번 더 자상부항을 했다. 압통을 느끼는 부위가 반가량 줄었다. B.SI방을 좌우 28초씩 증가해서 침놓았다.

11월 15일에는 좌 Y'13혈에 압통점이 남아 있어서 또 자상부항을 했다. 압통처가

3분의 1가량 줄어 있었다. B.SI방을 좌우 24초씩 침놓았다. 다리의 불편함도 많이 호전됐다. 11월 17일에는 노동이 과한 탓인지 왼쪽에 요통이 생겼다. 좌 Y′10, 13혈의 압통 부위에 자상부항을 한 후 B.SI방을 좌우 24초씩 침놓았다. 11월 19일에는 왼쪽 요통과 종아리가 한결 편해져서 상반신과 무릎을 굽히고 펴는 것은 할 수 있다고 했다. 수진자는 일이 바빠서 자주올 수 없다고 하면서 내복약을 원했다.

그러나 마땅한 약이 없어 침치료와 보조요법만 하기로 했다. 11월 20일에는 좌 Y′10, 12혈에 압통점이 가볍게 남아서 그곳에 자상부항을 하고 B.SI방을 좌우 28초씩 침놓았다. 11월 23일에는 좌 Y′13, 14혈에 압통점이 조금 남아 자상부항한 후 B.SI방을 좌우 28초씩 침놓았다.

12월 8일부터 보름동안 침치료를 하지 못했다. 직장 일이 밀려서 과로했더니 요통이 생겼고, 좌경외측(左脛外側) 부위가 저린다고 했다. 위경락이 지나는 좌경외측 부위에 나타난 압통점과 좌 Y′10혈의 압통점(축소됐음)에 자상부항을 하고 B.SI방을 좌우 28초씩 침놓았더니 10분 후 호전됐다. 12월 9일에는 왼쪽 허리와 다리는 활동에 지장이 없을 만큼 좋아졌으나 오른쪽 허리와 종아리가 조금 저리다고 했다. 수진자는 장례식장에서 꽃 장식을 하는데 허리와 다리를 수없이 굽혔다 폈다 해야 했다. 그 동작이 과해 회복이 지연되지 않나 염려됐다. 우측 Y′12, 13혈에 자상부항을 하고 B.SI방을 좌우 28초씩 침놓았다.

12월 14일에는 다른 부위의 압통점이 모두 사라졌다. 다만 왼쪽 발의 복숭아뼈[左足外踝] 아래에만 압통점이 조금 남아 있었다. 그곳에 자상부항을 하고 B.SI방을 좌우 28초씩 침놓았다.

그 후 수진자는 내원하지 않았다. 간호사에게 전화를 걸어 근황을 알아보게 하니, 수진자는 허리와 다리가 아프지 않아 일에 지장이 없어서 좋다고 했다. 불편하면 다시 내원하겠다고 했다. B.SI방이 치료요구선 아래로 잠입했는지, 다른 장부가 제1치료소로 교체됐는지, 제대로 치료됐는지 궁금했다. 2010년 11월 5일에 초진하고 39일 후 수진자 스스로 나았다고 믿고 진료를 끝냈다. 기기 측정을 통해 재진을 하고

자 했으나 수진자가 바빠서 실시하지 못했다. B.SI방이 그런대로 주효한 것으로 보아 제1치료소가 교체되지 않은 것으로 생각된다.

(3) 각 체질별 해로운 음식과 유익한 음식 그리고 생약류

체질과 상관없이 소화가 잘 안 되는 사람은 기본적으로 (우유, 빵, 과자, 요구르트, 버터, 찰진 음식, 치즈, 익힌 고구마, 바나나, 초두부)는 금해야 한다.

목실인	
유익한 음식	해로운 음식
쇠고기, 콩, 수박, 두부, 된장, 수수, 잣, 호도, 밤, 은행, 도라지, 연근, 당근, 설탕, 들기름, 마늘, 녹용, 율무차, 마(산약), 냉이	메밀, 조개류, 새우, 게, 포도, 생강, 인삼

수실인	
유익한 음식	해로운 음식
찹쌀, 차조, 양젖, 감자, 당근, 무, 개고기, 노루고기, 굴비, 북어, 김, 미역, 참기름, 생강, 파, 마늘, 후추, 겨자, 토마토, 복숭아, 귤, 벌꿀, 인삼, 누룽지, 시금치, 사과, 닭고기, 오리고기, 나물쑥	보리, 팥, 돼지고기, 게, 참외, 오이, 생굴, 바나나, 오징어, 정강이(아지), 맥주, 배, 얼음, 딸기, 밀가루, 녹두, 새우, 고등어, 꽁치

화실인	
유익한 음식	해로운 음식
보리, 팥, 녹두, 배추, 오이, 참외, 양배추, 돼지고기, 오징어, 새우, 생굴, 청어, 배, 감, 딸기, 맥주	개고기, 닭고기, 생강, 염소고기, 노루고기, 계란, 후추, 파, 사과, 귤, 고추, 겨자, 참기름, 벌꿀, 조기, 인삼, 황기, 당귀

524

토실인	
유익한 음식	**해로운 음식**
메밀, 멍게, 상추, 배추, (비리지 않은) 생선, 포도, 마늘, 미역, 다시마, 굴, 고추냉이, 생맥주, 새우, 팥, 아욱, 도루묵, 모든 조개류, 꼬들피, 돗나물	밀가루 음식, 과자, 빵, 잣, 칼국수, 우유, 버터, 치즈, 요구르트, 두유, 쇠고기, 도라지, 무, 연근, 은행, 호도, 인삼, 황기, 양고기, 개고기, 알타리무, 굴비

금실인	
유익한 음식	**해로운 음식**
모든 채소류, 모든 생선류(특히 갑오징어), 산나물, 현미, 귀리, 메밀, 오가피, 돌미나리, 달래	우유, 치즈, 버터, 쇠고기, 돼지고기, 무, 콩, 밀가루 음식, 비지, 두부, 인삼, 동물성 기름

참고문헌

- 동의수세보원, 사상의학회 발행, 이제마 원저
- 동의수세보원주석, 국제인쇄출판사, 한동석 역
- 사상의학원론(원명, 동의수세보원), 이제마 원저, 홍순용·이을호 역구
- 사상의학체질의학론, 한얼문고, 윤길영 저
- 실제적 동의수세진료의 비결 全, 향림서원
- A STUDY OF CONSTITUTION-ACUPUNCTRE, 권도원 술(세계 제1차 동양의학 동경침술대회 발표논문)
- 정선 한국의 체질이론, 대성문화사(경희대학교 한의학과대학, 제42기 졸업준비위원회 편저)
- 황제내경소문해석, 홍원식 역
- 황제내경영추해석, 홍원식 역
- 상역 동의보감, 허준 저, 허민 역
- 난경, 왕숙화 저, 성락기 편저
- 동양의학대사전, 사관원 저, 고문두 편수 (중국)
- 한방의학용어대사전, 채인식·권현덕·변원구 공역
- 십사경락과 경혈의 도해, 목하청 도저 (일본)
- WHO STANDARD ACUPUNCTURE POINT LOCATIONS IN THE WESTERN PACIFIC REGION-World HealthOrganization-western pacific Region
- 침구임상실제, 행림출판사, 최주약 저

- 침구치료의 신연구, 목하청 그림, 中村了介 공동 집필, 정민현 역
- 사암도인침요결, 행림서원
- 경혈취혈법(대전대학교 한의과대학 의침회)
- 원색최신의료대백과사전, 신태양사 편집국
- 원색천연약물대사전, 김재길 저
- 가정의학(서울대학교 출판부)
- 동의처방대전, 염태환 편저
- 동의사상처방집, 염태환 편저
- 사상의학의 재고, 대한한의사협회지, 염동환, 1982
- 사상의학의 재고 II, 대한한의사협회지, 염동환, 1992

악력측정기

- 악력측정기는 시중에서 구할 수 있는 것이 2종류이다. 하나는 일본 제품이고 또 하나는 중국 제품이다. 일본 제품은 가격이 45만 원대이고 중국 제품은 8만 원대인데, 중국 제품은 측정에 어려움이 있고 정확도와 읽기 등에 결함이 있어 권하지 않는다. 일본 제품은 정밀하지만, 악력기를 쥐었다 놓을 때마다 진동으로 축이 조금씩 회전하는 결함이 있다. 축이 회전하면 처음 측정과 40~50분 후의 측정 수치에 오차가 발생하므로 오진의 원인이 된다.
- 이를 방지하기 위해 저자는 축과 축을 끼운 가로 기둥에 반창고를 ×자로 감아(사진 참조) 회전을 방지한다. 축이 고정됨으로써 남성용과 여성용, 청소년용의 악력기 3대가 필요하다. 다시 말해 남성은 손이 크므로 악력의 폭을 크게 하여 높이 6으로 해야 하고, 여성은 5.5로, 청소년은 4.5~5로 고정해야 한다. 제품 구입처는 아래와 같다.
- 판매처: 명문의료기(Myeong mun), http://mymedical.co.kr
- 상품명: 디지털악력계(5401), My-5401
- 원산지: Japan
- 제조사: TAKEI
- 가 격: 450,000(수입품으로 가격 변동이 있을 수 있음)
- 전 화: 02-2677-5087, 팩스: 02-2679-2229

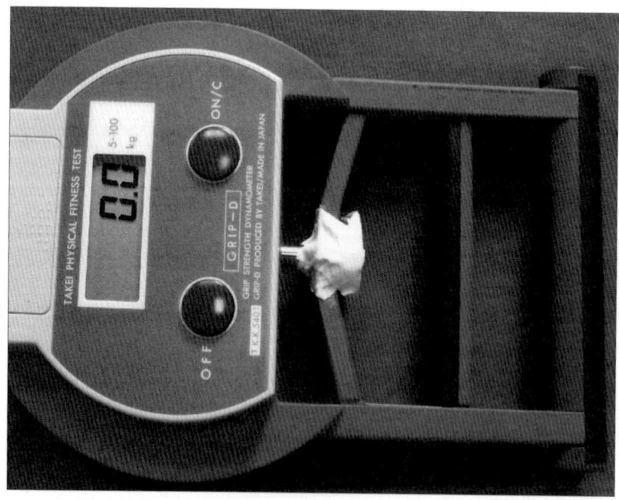

| 악력(握力) 측정기 |

폐활량측정기

- 판매처 : 아이엠텍(IMTech) http://blog.naver.com/vp1000
- 상품명 : 휴대용폐기능측정기(진단기)
- 원산지 : 영국
- 제소사 : MicoSpirometer
- 가 격 : 수입품으로 가격 변동이 있을 수 있음
- 전 화 : 070-8836-3008, H.P : 010-3768-9440, 팩스 : 02-557-9440
- 주 소 : 서울시 영등포구 양평동 1가 164-5(302)호
- E-mail : myblue63@naver.com
- 오상체질의학에서는 FVC 측정 수치만 필요하므로 다른 검사(여러가지 폐기능을 검사하는 기능)는 의미가 없다. 최근에 새로 나온 폐활량측정기는 15년 전 것보다 기능이 더 좋은지 가격이 220만 원대를 넘는다. 과거에는 10분의 1 가격이었다.

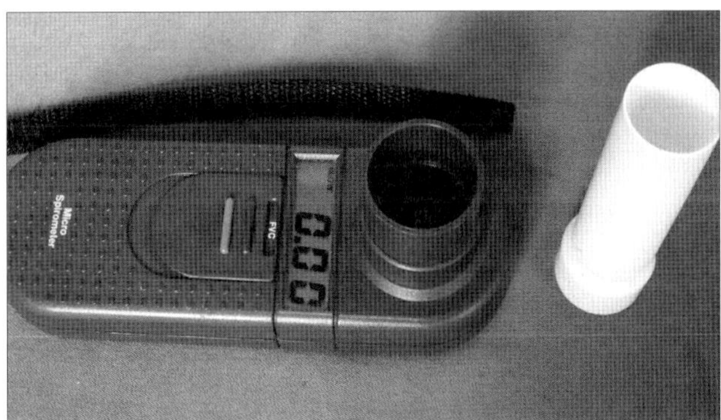

| 폐활량 측정기 |

레이저침 구입처

- 판매처: 오상의료기 (Lacumed사)
- 전 화: 033)648-5256
- H.P: 011-9480-8682
- 팩스: 033-647-6936
- 주 소: 강원도 강릉시 교2동 146-4 2F

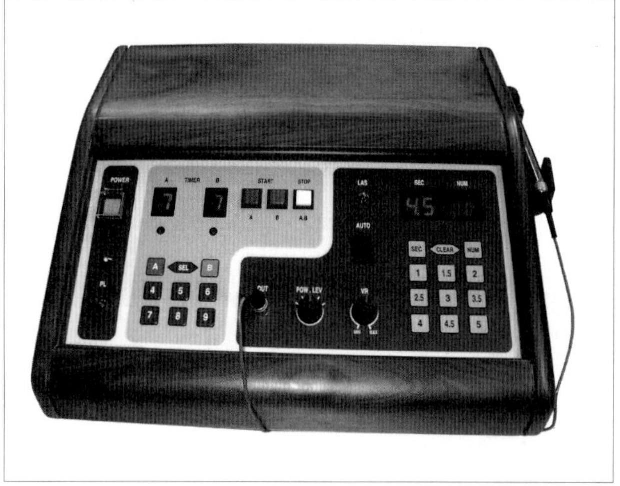

| 레이저침 |

오상체질의학 원론과
새로운 침 치료법

초판 1쇄 인쇄 2012년 6월 29일
초판 1쇄 발행 2012년 7월 4일

지은이   염동환
펴낸이   신민식

책임편집   김미란
편집   황남상
디자인   정미진
마케팅   계소영
경영지원   김경희

펴낸곳   가디언
출판등록   2010년 4월 27일
주소   서울시 마포구 서교동 394-66 동우빌딩 3층
전화   02-332-4103(마케팅)   02-332-4104(편집실)
팩스   02-332-4111
전자우편   gadian7@naver.com   블로그   http://blog.naver.com/gadian7
인쇄 · 제본   (주)상지사 P&B   종이   월드페이퍼(주)

ISBN 978-89-966493-5-9 13510

* 책값은 뒤표지에 있습니다.
* 잘못된 책은 구입한 곳에서 바꿔드립니다.
* 이 책의 전부 또는 일부 내용을 재사용하려면 사전에 가디언의 동의를 받아야 합니다.

부록의 쓸모

본서(오상체질의학 원론과 새로운 침치료법)에서 제시한 진단법은 Laser침과 악력 측정기, 폐활량 측정기를 이용하는 것이었는데, 여러 달 임상을 하다 보니 예상외로 경혈이 제 위치에 분포되지 않은 부류가 약 12%가량 발견되었다. 경혈이 있어야 할 부위에 있지 않다는 얘기는 어느 의서에도 어느 선배에게서도 들어본 바 없었다. 이러한 부류들은 침으로 장부보사를 할 수 없다. 그리하여 다시 본초와 악력기, 또는 본초와 폐활량 측정기를 사용하는 진단법을 연구하였는데 이 진단 방법은 진단 전에 약물을 사용했다든가 커피나 차, 드링크제의 복용에도 크게 저촉받지 않으며, 다섯 체질 진단의 적중율이 98% 이상을 상회하는 장점이 있고(제1치료소의 진단에는 약물사용, 커피, 차, 드링크제의 복용이 다소 영향을 주는 것으로 판단됨) 한의사(원장)의 지시에 따라 진단할 장부보사 처방과 순서를 지시해주면 조수의 수준에서도 체질 및 제1치료소의 진단이 가능한 간결한 방법과 진단자 한 명이 1시간이내에 4명까지를 진단할 수 있는 이점이 있게 된다.

그러나 본서를 이미 출판할 기일은 약속되었는데 연구된 장부보사용 약물처방 24개 중 12~13 처방밖에 완성되지 못한 형편이었다.

나머지 11~12 처방이 완성되려면 몇 년 또는 10여 년 이상의 시간이 소요될 듯 하여, 일차로 본서를 출판한 후 나머지 처방이 연구된 다음 증보판을 출간하기로 결정하였다. 그런데 다행히도 본서가 출판된 지 1년이 조금 넘어서 연구되지 못하였던 처방이 모두 완성되었다.

부록에는 새로 연구한 본초를 이용하는 진단방법과 믿어도 좋을 만한 치료 처방이 제시된다.

덧붙여 처방이 완성될 때까지 식을 줄 모르는 열성과 끈질긴 학구열로 협조를 아끼지 않은 남상경 박사에게 고맙다는 말을 전한다.

2013년 가을, 저자

1. 진단편

※본서의 진단법은 제 1진단법이고, 부록에 수록한 진단법은 제 2진단법(벨트 진단법)이라 한다. 제 2진단법인 벨트 진단법이 더 쉽고 적중율이 98%를 상회하므로 이를 사용하는 것이 더 향상된 것이므로 애용하기 바란다.

本草를 이용하는 진단법도 본서에 소개된 악력측정기 또는 폐활량측정기와 타이머가 동원되는 것은 여전하다. 그러므로 Laser침을 이용한 진단법과 유사한 원리라 하겠다. 전자는 Laser침을 놓고 그 결과를 보는 것이고, 후자도 상복부에 약물주머니를 얹고 탄력 있는 벨트로 고정시킨 후 그 결과를 보는 것이다. 진단방법은 본서의 진단법을 다시 한 번 끌어내어 약간의 차이점을 구별도 하고, 습득하기 쉽게 상세히 적겠다.

A) 진단의 시작은 기준수치를 측정하면서 시작한다.

◉ 기준수치에 동원되는 도구와 준비물

① 검사 결과의 수치를 기록할 표를 만들어 차트에 붙인다.

악력기	폐활량	우측	좌측
날짜		성별	
성명		나이	
기준수치			

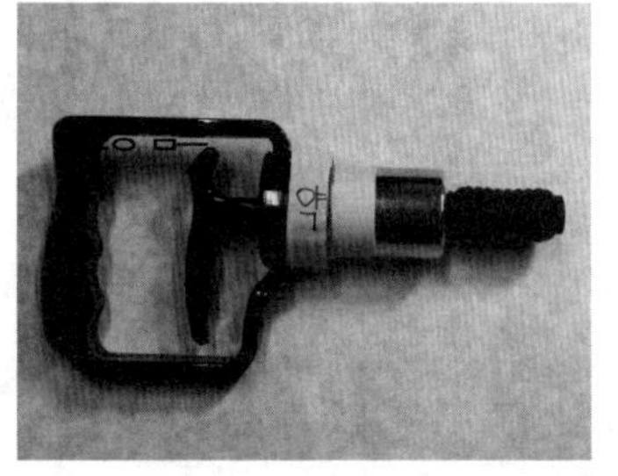

② 한의원에서 부항에 사용하는 진공펌프는 (왼쪽의 사진)악력측정기 사용 시 팔이나 손, 손목에 염좌상을 예방하기 위하여 4~5차 쥐었다 놓았다 하여 근육에 무리가 가지 않도록 악력을 시도하는 에비운동용이다. 스프링이 익센 것은 니퍼로 1,2마디를 잘라내고 인위적으로 늘려서 끼워둔다.

③ 악력 측정기(아래사진)는 다른 제품을 사용치 말고 사진의 것을 3개 준비하는 것이 정확도가 높아서 추천한다.(일본산)

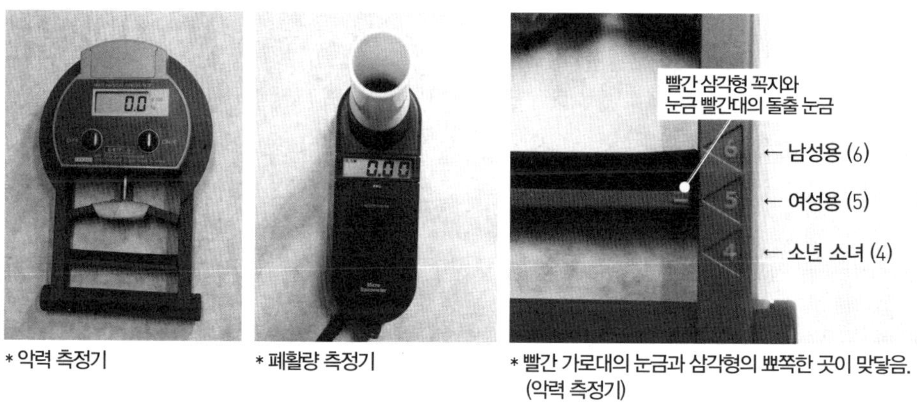

* 악력 측정기 * 폐활량 측정기 * 빨간 가로대의 눈금과 삼각형의 뾰쪽한 곳이 맞닿음. (악력 측정기)

이들 악력 측정기는 사진과 같이 반창고를 중앙에 ×자로 몇 겹 붙여야 한다 악력기의 축과 당김대의 진동으로 조금씩 축이 돌아가서 수치에 오차가 나는 수가 있다. 이를 방지하기 위하여 ×자로 고정시키는 것이다.

※**기준수치**란 침을 놓거나, 心下部(구미, 거궐, 상환穴 부위)에 한약을 넣은 여과지 봉투를 올려놓지 않은 상태로 악력기나 폐활량 측정기로 측정한 수치를 말한다. 악력기나, 폐활량 측정은 7,8분 사이를 두고 4,5회 측정한다면 횟수가 더해감에 따라 기력이 조금씩 떨어지게 된다. 그러나 약물을 상복부에 밀착시켰을 때는 그 약력에서 발산한 氣가 체내의 반응에 따라 좌우되므로 오차는 거의 무시되어도 괜찮다.

④ 기준수치 측정 전 준비과정
수진자를 진료대 위 중심부에 천장을 바라보고 반듯이 누인 후 좌,우의 팔과 손에 이

상이 없는 편을 선택하여 유연하게 개조한 진공펌프를 손바닥이 천장을 향해 펴게 하고 쥐어준 후 천천히 쥐었다 놓았다 4,5회 반복한다.

그러고는 20초 가량 지체한 후 그 손에 악력측정기를 쥐워준다.

⑤ 악력 측정을 실시하여 기준수치를 얻어 낸다

악력측정시는 주의사항을 엄수해야 한다. 먼저 손바닥을 천장 쪽으로 마주보게 하고, 악력기도 액정판이 위로 보게 할 것이며 손가락 2,3지 사이에 세로축을 끼고 2,3,4,5 지를 악력기 당김 가로대에 나란히 쥐도록 한다. 그다음 진단자가 지시한다. "숨을 한껏 크게 들이마시고 다 마신 다음 들이마신 숨이 코나 입으로 나가지 않게 중단하고 나서 곧 악력기에 힘을 주어 잡아당긴다. 당길 때 옆으로 비틀지 말고, 덜렁 쳐들지도 말 것이며, 힘이 든다고 당기는 도중 잠깐 쉬어서는 안 됩니다"라고 일러준다. 진단자는 ON 스위치를 넣은 후 지시한다.(가볍게 한번 연습시켜 본다. 세게 하면 안 된다.) 그다음 실기로 들어가 "자! 잡아당겨요. 좀더 세게 쉬지 말고 더 세게 비틀거나 번쩍들지 말고 평면을 유지하면서 더 세게 계속해서 쉬지 말고 좀더" 기준 수치가 어디까지 올라가면 더 오르지 않는다.

이때부터 진단자는 "좀더 좀더 한껏 힘을 내세요" 하면서 4초를 센다. 그러고는 모두 끝낸다.

※ 만약 수진자가 최선을 다하지 않으면 그 진단은 오진을 초래한다. 숨을 한껏 들이마시고, 숨을 꼭 참고 새지 않게 하며 쉬지 말고, 최선을 다한 후에 더는 수치가 오르지 않을때 악력기를 "그만!"하고 놓게 한다. 이때 나온 수치가 기준수치이다. 첫 번째의 기준 측정을 할 때 수진자가 생소해 해서 진단자의 말을 잘 이행치 못한 것 같아 미덥지가 않을 경우 설명을 다시 한 번 잘해주고, 약 5분 후 재측정을 시도하고 전자와 후자 중 더 높게 나온 것을 기준수치로 선택 기록한다.

B) 기준수치의 측정이 끝나면 체질을 진단해야 한다.

⊙ 체질 및 제1치료소 진단 시 필요한 준비물은 타이머(Laser 침에 부착됨). 장부를 보사하는 한약 처방을 여과지 주머니에 넣은 24봉투의 검사용 한약, 탄력 벨트 폭 10㎝ , 길이 100㎝ ~ 120㎝. 드라이어기, 악력 측정기, 폐활량 측정기, Laser침에 타이머가 없을 시에는 독립된 타이머도 좋음.

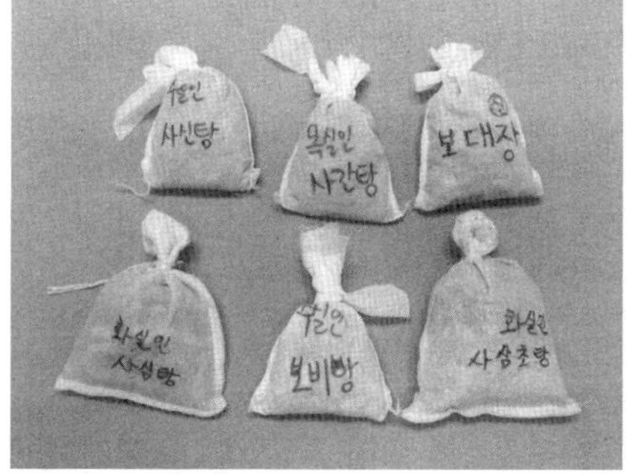
한약분진을 불어내기 위한 드라이어기

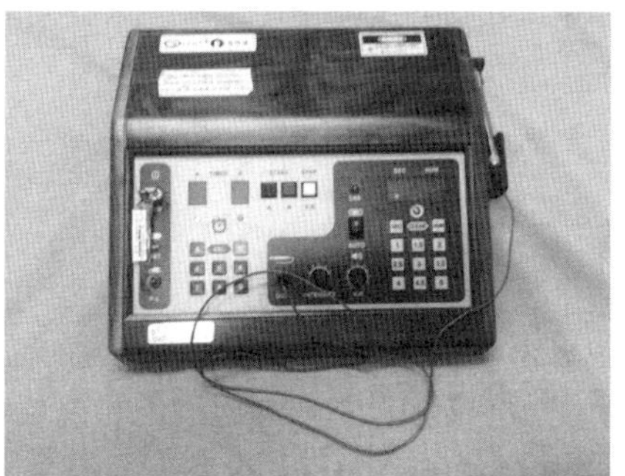
약봉지 고정용 벨트 (일반의료기 판매소에 있음)

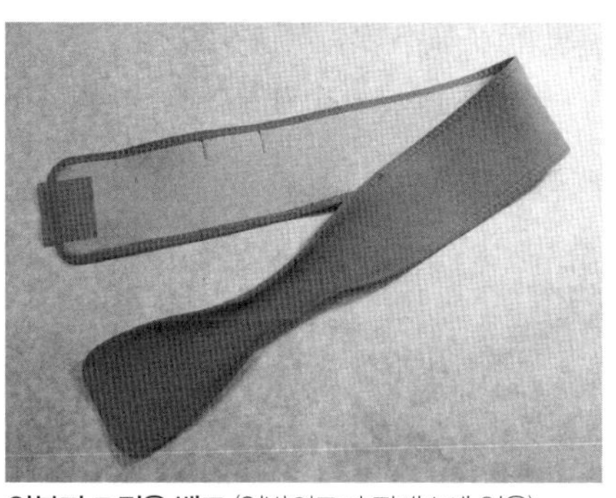

한약재가 든 여과봉지

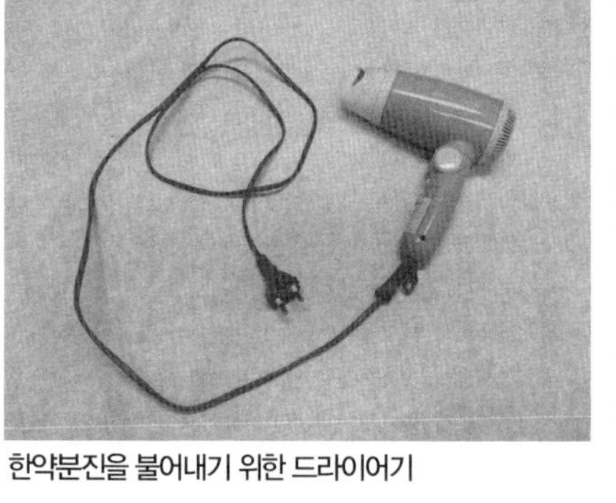
Laser침과 타이머 겸용

① 본서의 체질진단 순위에 따른다. 숙련된 진단자는 대략 외모와 복진을 보아 수실인 또는 화실인을 순위1로 정할 수 있으나 경험이 일천한 진단자는 체질진단 순위를 따름이 좋다. 통상허실을 결정하는 거궐 상완의 안압(按壓)정도에 따라 정해진 장부(본서참작)를 조수(진단자)에게 지시하다.

"목실인의 사간탕부터 시작하라"또는 "목실인의 가감보대장탕부터 시작히라"아니면"화실인의 보신방부터 시작하라"고 지시한다. 그러면 조수는 지시한 한약이 들어있는 여과지봉투의 묶은 끈을 검상돌기 아래 복피에 밀착시킨 후 탄력벨트를 당겨서

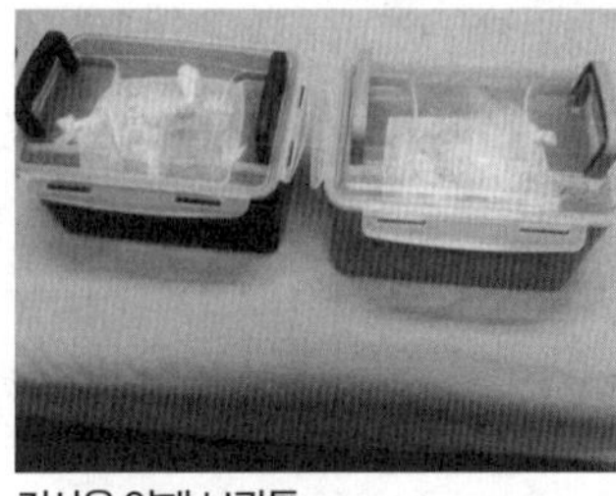

검사용 약재 보관통

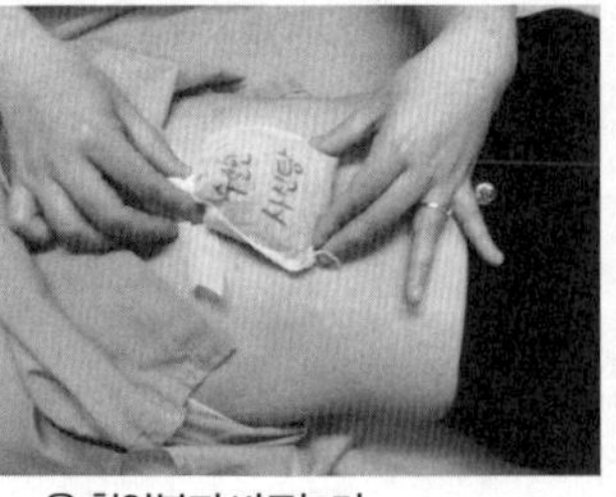

test용 한약봉지 바로놓기

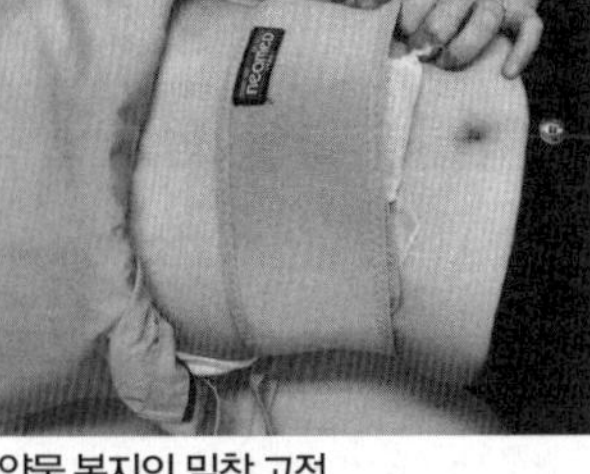

약물 봉지의 밀착 고정

악력측정 시의
옳은 동작과 잘못된 동작

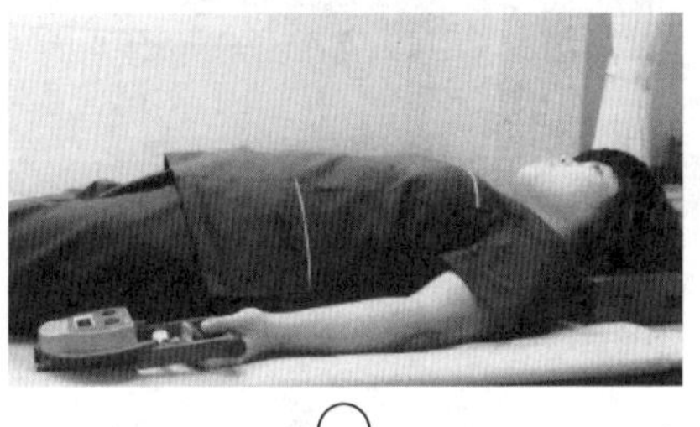

○

수평이면 정상

수평을 끝까지 유지해야 한다

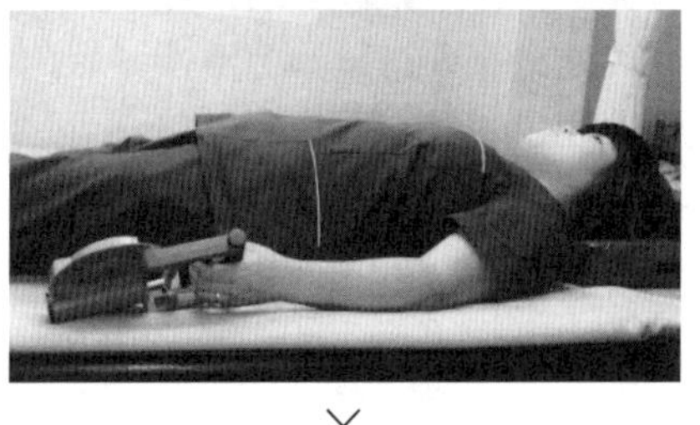

×

40도 이상 비틀었음

비틀지 말고 수평을 유지하라 지시한다

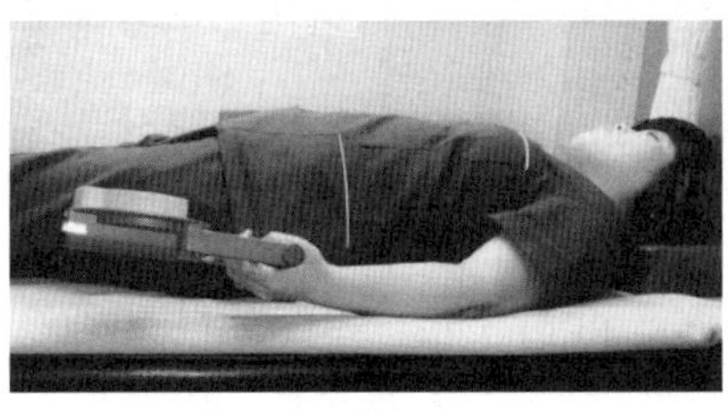

×

덜렁 들었음

들지 말고 수평을 유지하라 지시한다

폐활량
측정 방법

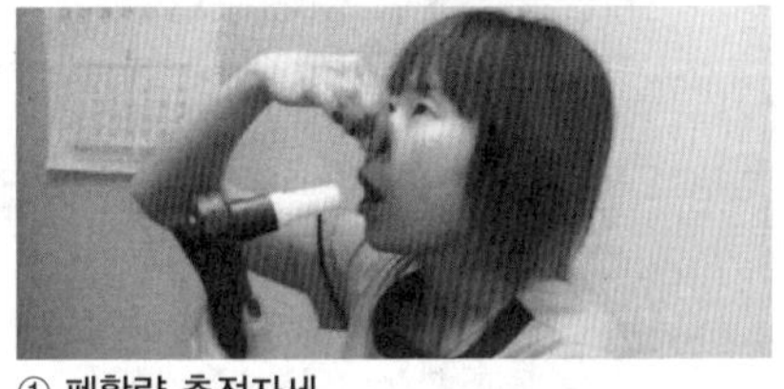

① 폐활량 측정자세

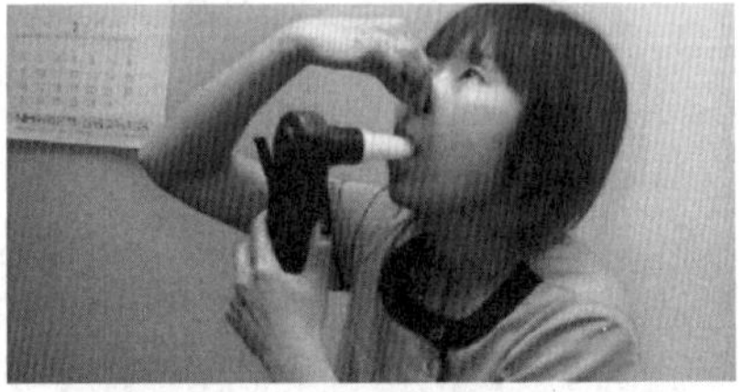

② 몸을 조금 젓히면서 공기를 한껏 마신 다음 숨을 중단한다. 코와 입술 사이로 공기가 새지 않게 한다.

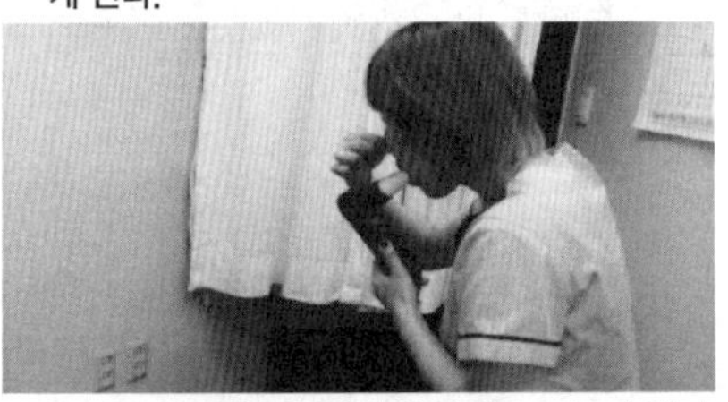

③ 공기를 세차게 배출하면서 상체를 조금 숙인다.

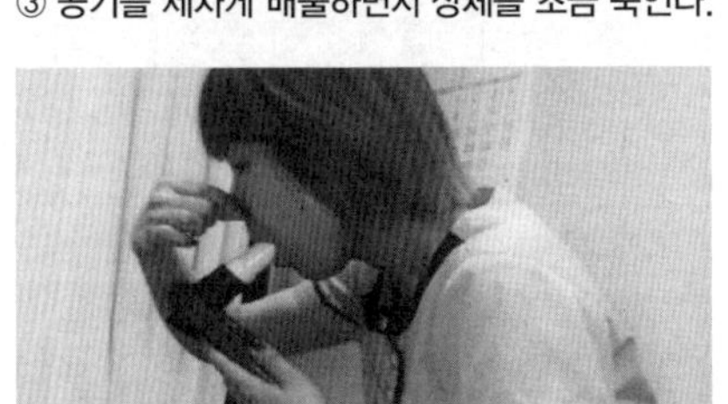

④ 마지막에는 상체를 더 숙여 폐 속의 모든 공기를 배출한다.

6

찍찍이 지퍼로 여과지 봉투를 감싸 몸통과 함께 감아서 고정시킨다.

그리고 70세 미만은 7분, 70세 이상의 수신자는 8분의 타이머를 눌러 시간이 될 때까지 기다린다.

②70세 이하는 7분, 70세 이상은 8분 동안 상복부에 약재를 넣은 봉투를 가볍게 밀착한 다음 벨트를 감싸 완전히 밀착되도록 한다. 상복부(구미, 거궐, 상완, 중완) 부위에 한약 봉투를 밀착하는 이유는 이 부위가 6장 6부들이 위치한 가장 중심부이므로 진단의 정확도가 높은 곳에 고르게 밀착시키려는 것이다. 7, 8분 동안 체내의 장부와 봉투에 든 약력의 氣가 교류한 시간이 끝나기 20초 전에 준비 신호음이 나고 20초 후에는 벨이 울린다. 진단자는 20초 전 신호에 서둘러 수진자의 정해진 손에 악력 측정기를 쥐어 주고 7, 8분에 벨이 울리면(체질진단부터는 진공펌프기로 예비운동을 안 해도 된다) 기준 수치를 측정할 때와 똑같이 "숨을 크게 들이마신 후 마신 공기가 밖으로 새지 않게 호흡을 멈추고 악력기에 악력을 가하라! 좀더 세게 멈추지 말고 악력기를 한쪽으로 비틀거나 덜렁 들지 말고 평면을 유지하며 힘껏 더! 힘껏 최선을 다해서 악력을 주어요"라고 계기판에 5~7초 후에는 수치가 오른다. 대개가 그 이상은 오르지 않게 된다. 불과 10초 이내에 나타난 수치이다. 그러나 진단자는 좀더 세게! 최선을 다하여 끝까지 힘을 주라고 하면서 4초를 더 경과하면 개인에 따라 2~5 수치가 더 오르기도 한다. 그 후 더 이상 못 오르면 악력을 멈추라 한다.

※ 폐활량 측정기의 경우에는 3, 4회 기준수치 측정 때와 같이 호흡을 마셨다가 폐활량기의 불음 대롱을 2㎝ 가량 동그랗게 물고 코나, 입술 사이로 헛바람이 새지 않게 연습시킨 후 고개를 조금 뒤로 젖히면서 숨을 한껏 들이마신후 고개를 점차 숙이면서 폐 속이 공기를 모두 세게 배출시기는 것이다.

연습을 몇 번 한 후 진단자는 올리고 내리는 스위치를 작동시켜서 FVC라는 글씨가 나오게 하여, 수진자의 왼손에 쥐어준다. 그러면 수진자는 숨을 한껏 들이마신 다음 숨을 멈추고 오른손 엄지와 검지로 콧방울을 좌우에서 눌러 코를 완전히 막고, 폐활량기의 불음 대롱을 2㎝ 가량 입속에 넣고 입술을 동그랗게 하여 공기가 불음대롱 안으로만 들어가게 한 후 폐 안에 한껏 마셨던 공기를 세차게 모두 남기지 말고 불어댄다. 이때 고개와 가슴은 앞으로 숙이는 동작을 한다.

끝까지 공기를 배출했으면 진단자는 수진자에게 "됐어요. 잘 했어요"라고 말하면서 폐활량기를 받아쥐어 FVC의 수치를 기록한다. 폐활량 측정은 누워 있다가 준비신호가 울리면 일어나 앉아서(정좌:正座) 검사한다. FVC 측정은 지능이 낮은 사람에게는 적합지 않다. 악력기나 폐활량기 모두의 검사가 불가능한 자는 친족을 검사하여 유전법칙을 적용한다. 폐활량 측정 시에도 기준수치는 약봉지를 배에 얹지 않으며, 체질검사와 제1치료소검사, 시에만 한약봉지를 밀착시켜 구미 거궐 상완 중완에 탄력 벨트로 감싸는 것도 동일하다. 숨을 마시고 배출할 때는 신호음이 난 후 일어나 앉아서(정좌) 실시한다. 폐활량 측정기는 손가락, 손목, 팔굽 등 양쪽의 관절이나 근육에 병이 있어 악력측정이 불가한 부류에게만 사용한다.

(보기 1) 木실인 체질로 진단된 예

(보기 1)의 수진자는 좌측발의 염좌를 치료하러 왔는데 좌측발을 잠깐도 딛지 못한다. X-RAY 소견으로는 골절이나 관절에 이상이 없다고 했다. 좌측내과(안쪽 복숭아뼈) 下方을 압진했더니 압통을 느끼는 부위가 있어 그곳에 전자삼능침으로 자상을 내고 부항을 부쳐 혈액을 뽑아냈는데 그리 많이 배출되지 않았다. 다친 지가 2일이 되었는데 염증은 그리 심하지 않은 것 같고, 한번 딛어 보라고 했더니 딛으려고 애쓰나 고통으로 디뚱디뚱하다가 끝내 바로 서지도 못했다.

X-RAY 소견은 아무 이상이 없고, 딛을 수는 없다면 조금 이상한 염좌상이라고 봐야겠는가? 장부를 다스려 치료해볼 참이었다.

먼저 진공펌프기로 예비운동을 한 후, 별 이상이 없다는 측의 (환처와는 관계없이) 우측손에 악력기를 쥐워준 후 숨을 크게 한껏 마신 다음 숨이 코나 입술로 새지 않도록 숨을 참으라고 일러준 후 "악력기는 수평을 유지하며 쉬지 말고 계속해서 힘껏 최선을 다해 더 세게! 당겨요." 5, 7초 이내에 수치가 올라가 더 이상 오르지 않는다 그래도 4초 동안을 더 좀더 좀더 세게 쥐어봐요 한 후 "그만"하고 악력기를 잡은 손을 풀어준다. 기준수치가 나왔다. 435. 이번부터는 체질검사에 들어가는 것이다. 역시 반듯이 누운 자세로 한약을 넣은 여과봉투의 잘라맨 끈 부분이 수진자의 검상돌기 아랫부분에 겹치게 하고 구미, 거궐, 상완, 중완혈까지 밀착되게 한 후 탄력복띠를 허리를 감아올려 한쪽은 여과봉투를 감싸고, 한쪽은 찍찍이 지퍼로 알맞은 탄력을 주어 고정시킨다. 수진자는 복진이 실하고 술은 마시지 않는데도 대변은 오래전부터 습관이 되어 1일2회를 본다. 체질진단순위 1위인 목실인중 사간탕을 주려다 보폐탕으로 바꾸었다. 대변을 1일2회 보기 때문이었다. 타이머를 작동하면 6분 40초가 지나 준비 신호가 난다. 그에 따라 진단자가 준비를 하고 진료대 옆 의자에 앉는다. 7분이 되어 벨이 울린다.

　이 수진자는 통상허실별로 실증이었으니 체질이 목실인으로 진단되었다면 두 번째 장부는 사간탕을, 세 번째나 네 번째 장부는 가감보대장탕이나 아니면, 가감사담탕을 검사 대상으로 순서를 정한다. 체질이 진단되었어도 나머지 장부를 검사해야 하는 이유는 다음 장에 해설된다. 나머지 2,3,4세 장부 장부의 검사방법도 제일 먼저 검사한 장부와 똑같은 지시와 방법, 진단 후 약봉지에서 나온 분진을 드라이어기로 불어내기, 약봉지를 배에 밀착시키는 시간차의 간격들이 모두 동일함을 잊지 말아야 할것이다. 첫 검사에서 보폐탕이 기준수치보다 높게 나와(보기1)의 수진자는 목실인 체질로 진단되었다.

(보기1)

악력기	폐활량	우측	좌측
날짜	2014. 1.2	성별	남자
성명	황○원	나이	35
기준수치		435	
보폐湯		442	
사간湯		501	
가감 사담湯		434	
가감 보대장湯		446	

(보기 2) 水실인 체질의 진단 예

(보기 2)

악력기	폐활량	우측	좌측
날짜	2014. 12.4	성별	여자
성명	최○숙	나이	65
기준수치		202	
사담湯		182	
보비湯		242	
사신湯		245	
보위湯		196	
사방광湯		255	

(보기 2)의 여인은 요통이 심하여 진료대에 오르기는 했으나 돌아눕는 동작, 천정을 향해 앙와(仰臥)하는 자세를 하는데도 5분 이상이 소요되었다. 압진해 보니 우측옆구리 12번 늑골 하부와 제3요추에 약간의 압통점이 있었다. 그 두 곳을 전자삼능침으로 자상을 낸 다음 부항을 부쳤는데 혈액은 예상보다 적게 배출되었다. 7분 후 움직여보게 했더니 별로 호전되지 않았다. 체질검사를 해야 했다. 키는 훌쩍

크고, 복진은 허실중간이며, 대변은 변비여서 양약을 여러해 복용 중이고, 흉각은 보통각이다. 기준수치를 측정한 후 목실인의 사담탕부터 검사했다. 기준수치가 202인데 비하여 가감사담탕은 20이나 낮다. 이로 보아 목실인은 아닐 가능성이 높다. 체질검사 순위 2번인 수실인으로 넘어가 통상허실의 중간형인 보비탕을 검사했더니 242라는 40이나 높은 수치가 나와서 체질은 수실인으로 진단되었다. 나머지 3장부를 검사했다. 사신탕 245, 보위탕 196, 사방광탕 255였다.

(보기 3) 火실인 체질의 진단 예

(보기 3)의 수진자는 앞, 뒷머리에 두통이 있고 항강증과 불면증 그리고 각슬이 통(痛)하고 찌릿한 느낌이 자주 온다. 압진결과 좌ʹ10(穴)에 압통점이 있고, 몇 달 전부터 요추협착증도 발생되어 왼쪽 다리가 땡기이고 움직이면 찌릿찌릿해진다.

수진자는 중키에 흉각은 보통각이며 복력은 허한 편에 속한다. 기준수치는 219로 나왔고, 음주는 안하며 대변은 가끔씩 1일에 2, 3회 볼 때가 있다. 木실인의 가감보대장탕을 먼저 검사대상으로 선택했고 기준수치가 나온 즉시 가감보대장탕을 상복부에

밀착시켰다. 7분 후 악력을 측정했더니, 예상외로 22나 낮은 수치로 나왔다. 일단 11 이상의 차이가 나니 목실인은 아니라고 보아야 한다. 그다음은 진단 순서대로 水실인, 보위湯을 검사했다. 더 낮다. 이번에는 火실인 보신방을, 264라는 45가 더 나왔다. 이 수진자는 火실인이다. 이후부터는 火실인의 장부만을 검사하면 된다. 보방광탕은 286 으로 기준수치보다 67이나 많았고, 사삼초탕은 244이다. 이날 체질진단은 완료되었 다. 5장부나 검사했으므로 나머지 장부는 내일 검사하기로 하였다.

이튿날 김○희 수진자의 火실인 나머지 장부를 검사했다. (보기 4)역시 복진이 허증 에 해당되어서인지 사심탕과 사심포탕은 기준선 아래로 떨어졌고 어제 검사에 가장 높게 나온 보방광탕이 오늘도 제일 높게 나왔다.

(보기3)

악력기	폐활량	우측	좌측
날짜	2013. 9. 5	성별	여자
성명	김○희	나이	50
기준수치		219	
가감 보대장湯		197	
보위湯		189	
보신湯		264	
보방광湯		286	
사삼초湯		244	

(보기4)

악력기	폐활량	우측	좌측
날짜	2013. 9. 6	성별	여자
성명	김○희	나이	50
기준수치		208	
사소장湯		212	
사심湯		207	
사삼초湯		191	
보방광湯		268	

(보기 5, 6, 7) 金실인 체질의 진단 예 1

금실인과 토실인은 진단순위가 4번과 5번이므로 그 체질을 찾아내려면 목실인, 수 실인, 화실인을 거쳐야 한다. 그래서 거의가 최소한 2,3일의 진단 기회가 주어져야 한 다. (보기 5) 수진자는 37세의 여인으로 결혼한 지가 3년이 넘었는데 임신이 안되고 있 으며, 소화불량, 식후의 속쓰림, 빈발하는 인통(咽痛)과 편도선염으로 늘 불편한 나날을 보내고 있었다. 복진은 다소 허한 편이고, 대변은 1일 1~2회 본다. 기준수치를 측정한 후 목실인의 가김보대장탕을 첫 번째 검사대상으로 했는데 기준수치보다 41이나 낮게 나왔다.

이런 경우 목실인의 여러 장부를 검사한데도 모두가 부정적인 수치가 나올 것이다. 수실인의 보위湯을 그다음으로 검사했다. 이것도 30이나 낮은 수치이다. 체질을 바꾸어 火실인의 보방광탕을 했더니 더 낮았다. 토실인으로 넘어가 보간방을 해보았다. 가장 낮게 나왔다. 이제 남은 체질은 金실인 밖에 없다. 체력도 약한 편이어서 이날은 4장부만 진단했다.(보기5)

다음날은 기준수치 측정후 금실인 허증, 허실 중간의 장부만을 검사할 것이다. 보소장탕을 검사했더니 체질에 적중되어 37이나 상승한 수치가 나왔다.(벨트진단의 경우 한번 검사후 드라이어기로 상복부와 벨트가 봉지에 닿았던 부분을 항상 불어내야 한다.) 그다음 장부검사인 사대장탕은 30이 많게 나왔다. 그리고 보심방은 232이며 이후부터는 사폐방도 235여서 모두 기준수치를 넘었다. 이날도 역시 복진이 허하며 기력이 없으므로 4장부만을 검사했다.(보기 6)

(보기 5)

악력기	폐활량	우측	좌측
날짜	2013. 4. 19	성별	여자
성명	김○아	나이	37
기준수치		258	
가감 보대장湯		217	
보위湯		228	
보방광湯		213	
토실인 보간湯		175	

(보기 6)

악력기	폐활량	우측	좌측
날짜	2013. 4. 20	성별	여자
성명	김○아	나이	37
기준수치		199	
금실인 보소장湯		236	
〃 사대장湯		229	
〃 보심湯		232	
〃 사폐湯		235	

(보기7)

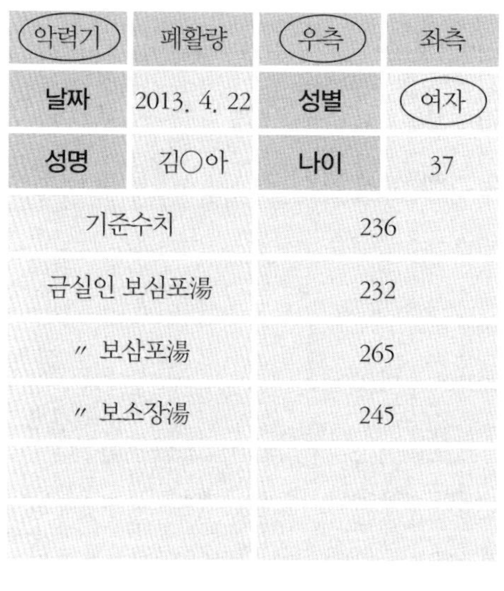

악력기	폐활량	우측	좌측
날짜	2013. 4. 22	성별	여자
성명	김○아	나이	37
기준수치		236	
금실인 보심포湯		232	
〃 보삼포湯		265	
〃 보소장湯		245	

(보기 7)의 기준수치는 236이다. 검사치 않은 두 장부 중 보심포탕 주머니를 상복부에 올려놓고 벨트를 매었다. 6분40초 후에 준비 신호음이 울리고 20초 후에 다시 끝맞음 벨이 울렸다. 악력 측정기는 232까지 올라갔으나 기준수치의 아래이다. 그 다음은 보삼초탕을 검사했다 265가 나왔다. 이제는 2일 전에 가장 수치가 높았던 보소장탕과 오늘에 높게 나온 보삼초탕을 비교해야 할 차례이다. 그래야 어제와 오늘 기준수치가 다른 상황에서 진정 높은 수치가 어느 장부인지 확인할 수 있다. 보삼초탕이 이 수진자의 장부 중 수치가 가장 높았다.

(보기 8, 9, 10) 숲실인 체질의 진단 예 2

이 노파는 몇 년 전부터 목실인으로 알고 열다한소탕, 태음조위탕, 보대장탕을 가끔 1일분씩 썼고, 주로 습식부항을 곁들여 그런대로 효과를 보았다. 그런데 2011년 12월 5일 두통이 심하여 잔중혈과 양 $y'3$혈에 습식부항을 했고 S.GB方을 좌우 20초씩 침놓았더니 상충과 비통(臂痛)이 발생했다. 복진은 허실중간이고 대변은 1,2일에 한 차례씩 본다. 저자는 S.LR方, BLU方, BLI方을 교대로 2일 동안 침놓아 보아도 효과가 없었다. 노파는 평소 홧병이 있어 두통을 잘 앓는 편이었고, 올 때마다 양 $y'3$혈에 부항을 부치면 곧 잘 해결되었는데 이번에는 효과가 없을 뿐 아니라, 가끔씩 상충증(上衝症)을 나타냈다.

저자는 새로 연구된 체질진단법을 적용시켜 무엇이 낫지 않는 문제인가를 찾아보기로 했다. 첫날은 (보기 8)과 같이 木실인에서 부정적인 반응만 나왔다. S.GB方을 침 맞고 상충과 비통이 발하였으므로 사담탕은 테스트하지 않았다.

이튿날 다른 체질을 검사했다. 수실인의 보비방을 검사해보았다. 23이나 낮게 나왔다. 土실인의 사위방을 검사할까 하다가 본의학의 진단 순위로 보아 金실인의 허실중간, 또는 허증에 해딩되는 보삼초탕을 선택했다. 드디어 金실인으로 체질이 잡혔다. 그러므로 金실인 구성 장부를 하나씩 검사하였는데 보심포탕이 가장 높은 수치였다. 내일은 오늘 하지 않은 보심탕과 보소장탕, 오늘 가장 높은 보심포탕의 3장부를 대결시켜 볼 것이니 꼭 나와야 한다고 다짐을 받았다.(보기9)

(보기8)

악력기	폐활량	우측	좌측
날짜	2013. 12. 7	성별	여자
성명	박○녀	나이	70
기준수치		284	
사간湯		257	
보폐湯		255	
보대장湯		225	

(보기9)

악력기	폐활량	우측	좌측
날짜	2013. 12. 8	성별	여자
성명	박○녀	나이	70
기준수치		239	
수실인 보비湯		216	
금실인 보삼초湯		269	
〃 사폐湯		262	
〃 보심포湯		280	
〃 사대장湯		246	

(보기10)

악력기	폐활량	우측	좌측
날짜	2013. 12. 12	성별	여자
성명	박○녀	나이	70
기준수치		276	
금실인 보소장湯		286	
〃 보소장湯		296	
〃 보심포湯		275	

(보기 10) 어제의 검사에서 기준수치 보다 41이나 높았던 보심포탕은 오늘에는 기준 기준수치 아래로 낮어지고 보심탕은 두 번째이고 보소장탕이 가장 높게 나타났다. 금실인 6장부의 진단은 모두 완료되었다. 그동안 가끔씩 목실인으로 치료하여 다소 호전되었다고 했는데 습식부항의 덕을 보아 효과가 있었던 것으로 오인되었던 것 같고, 목실인 치료가 한계까지 와

서 드디어 거부반응을 나타냈던 것이었으리라 생각된다.

(보기 11, 12) 土실인 체질의 진단 예

수진자는 갱년기에 들어선 주부로 복진은 허실중간보다는 허한 편에 속하고 흉각은 보통각이며 대변은 1일1회 본다. 음식이 체하기를 잘하고, 평소에도 소화불량증이 있었다. 항시 수족이 차가우며 월경을 시작하면 10여 일씩 멎지 않고 시원스레 배출되지도 않는다고 했다. 수원에서 강릉까지 왔는데 하루 이틀 더 있을 형편은 못 되고 오전 (보기 11) 오후 (보기 12) 두 차례의 진료를 하기로 했다.

(보기 11)

악력기	폐활량	우측	좌측
날짜	2013. 1. 15	성별	여자
성명	안○경	나이	49
기준수치		304	
목실인 가감사담湯		262	
보위湯		301	
보비湯		249	
사방광湯		299	
사신湯		290	

(보기 12)

악력기	폐활량	우측	좌측
날짜	1. 15 오후	성별	여자
성명	안○경	나이	49
기준수치		261	
토실인 사위湯		299	
〃 사위湯		305	
〃 보간湯		274	
〃 보담湯		287	

(보기 11)의 경우 사담탕은 기준수치보다 38이나 낮으므로 체질을 바꾸어 수실인의 보위탕을 검사하였는데 기준수치보다 3밖에 낮지 않았다. 수실인일 것으로 기대하고 보비탕을 검사했더니 249가 나왔다 55나 낮아졌다. 수실인일 가능성이 부정적으로 나타나지만 다시 사방광탕을 검사했더니 299로 나왔다. 5밖에 낮은 수치기 아닌가? 수진자의 복진은 허증에 해당되므로 신실일 가능성이 희박하다. 사신탕을 검사했더니 예상대로 낮은 수치가 나왔다. 기준수치보다 14나 낮았다. 대개 기준수치보다 10 미만

의 수치가 나오면 그 검사한 장부가 속한 체질로 진단되기 마련인데 이 경우는 예외였다.

(보기 11)에서 보위당은 거의 기준선에 가까운 수치였는데 이럴 때는 정반대인 사위탕을 검사해볼 필요가 있다. 또 기준수치보다 많이 낮은 장부도 정반대의 장부를 검사해볼 필요도 있다. 사위탕을 검사해보았다.(보기12) 오후에는 기준선이 261이 나왔다. 그리고 토실인 사위방은 299라는 수치가 나와서 체질이 토실인으로 진단되었다. 토실인의 나머지 장부를 계속해서 검사했더니 모두 기준선수치보다 높게 나왔다.

(보기13, 14) 또 다른 토실인 체질의 검사 예

수진자는 좌우의 이명증(耳鳴症)이 발생된 지 2년 가량 되었고 좌우 종아리의 정맥류 수술을 3년 전에 했는데 어쩐 일인지 부분 부분 재발되었다. 복진은 실하고, 흥각은 둔각이며 대변은 1일1회 본다. 기준선 측정 후 사간탕을 테스트했는데 13이나 아래였다. 목실인의 보폐탕을 한 번 더 검사했다. 그러나 이번에는 277이라는 목실인으로 진단되기는 멀어진 수치가 나오므로 목실인 체질은 접어두기로 했다. 그다음은 사신방을 검사하려다가, 팔다리가 견실하고 흥각이 둔각이며 복진이 실해서 火실인의 사심포탕을 해보았다. 328이다. 火실인과도 수치 차이가 멀다. 金실인으로 넘어가 사대장탕을 검사했다. 330이 나왔다. 이도 일단 부정적인 반응이다. 마지막으로 土실인의 실증장부인 사비탕을 검사했다. 339. 그중 가장 많은 수치이다. 검사약이든 여과 봉투를 바꿀 때마다 하는 드라이어기로 상복부와 벨트가 여과 약봉지를 감쌌던 곳의 분진을 불어낸 후, 내일 한 번 더 검사하기로 하고 보냈다. 수실인의 사신탕은 오늘 검사치 않았는데, 기준수치와 사비방의 수치차가 10 미만이며 오늘의 검사한 장부 중 가장 가능성을 기대할 만하여 내일 사위방부터 검사해보기로 마음을 정했다.

만약 아니면 사신탕을 두 번째로 검사하리라. 이튿날 기준수치는 345였고 사위방을 검사한 수치는 393이었다. 수진자는 土실인이었다. 나머지 2장부도 예상외로 기준수치를 넘어섰다.

(보기 13)

악력기	폐활량	우측	좌측
날짜	2013.9.12	성별	남자
성명	송○욱	나이	61
기준수치		348	
사간湯		335	
보폐湯		277	
사심포湯		328	
금실인 사대장湯		330	
토실인 사비湯		339	

(보기 14)

악력기	폐활량	우측	좌측
날짜	2013.9.13	성별	남자
성명	송○욱	나이	61
기준수치		345	
토실인 사위湯		393	
〃 보간湯		385	
〃 보담湯		365	

C) 체질 진단이 끝나면 이어서 제1치료소를 진단해야 한다.

본서에서도 여러차례 언급된 바 있지만 제1치료소는 체질을 구성한 허장부와 실장부중 기준수치보다 높고, 다른장부보다도 가장 높아진 수치를 나타낸 장부이다. 제1치료소로 진단된 장부는 개체가 병에 노출되게 한 배경과 낫지 않고 있는 병의 원인이 되는 장부이며, 체질을 구성한 나머지 장부들의 주도권마저 쥐고 있는 장부인 것이다.

앞의 (보기 1)의 경우는 목실인이며 사간탕이 제1치료소이고, (보기 2)의 경우는 수실인 체질이며 제1치료소는 사방광탕이 된다.

(보기 3, 4)의 경우는 체질이 火실인이며 보방광탕이 제1치료소이다.

또 (보기 5, 6, 7)의 경우는 金실인이며 제1치료소는 보삼초탕이다.

(보기 8, 9, 10)의 수진자는 金실인이며 제1치료소는 보소장탕이 된다.

그리고 (보기 11, 12)의 2일간 검사한 수진자의 체질은 土실인이고 제1치료소는 사비탕이 된다. (보기 13, 14, 15)의 2일간 검사한 수진자 역시 토실인 체질이며 제1치료소는 사위탕이다.

D) 확진된 체질은 일생(一生) 그 체질의 소질을 고수(固守)하는 데 비하여 제1치료소는 유동성을 갖는다.

앞서의 언급을 반복하지만 확진된 체질은 일생 교체되지 않으며 그 소질을 2세에게 유전한다. 치료에 의하여 체질 내의 모든 치료소가 치료요구선 아래로 잠입하면 더 이상 개체 내에서 장부보사 치료를 거부하여 병이 발생되면 대증치료에 의할 수밖에 없으나, 그 체질의 소질을 잠재하고 있다가 악조건을 맞나면 다시 체질 내의 장부가 치료요구선을 이탈하게 되며, 일생 그 체질의 속성을 간직하고 있게 된다. 반면 제1치료소는 유동성을 갖게 되어 체질 내의 구성장부 중에서 이장부 저장부로 교체되며 개체에게 주어진 형편대로 교체되므로 일정한 법칙도 순서도 기간도 없이 제1치료소의 자리가 바뀔 수도 있다. 그러면서 체질 내의 제1치료소는 치료를 요구한다. 제1치료소 및 모든 치료소가 기준선 수치 이하로 내려오면서 마지막까지 치료선 밖의 수치가 될 때까지 치료를 요구하게 된다.

D) 진단 시 유의사항과 제1치료소가 교체되는 여러 양상

① 진단 시 수칙을 어기면 오진이 발생된다.

② 본서에 언급한 통상허실 구분의 참착을 소홀히 하면 체질진단에 여러 날이 소요되는 예가 있다.

③ 제1치료소를 진단하는 30~45분 동안에 제1치료소였던 장부가 진단이 끝나기 바쁘게 곧 다른 장부로 교체되는 예가 있다.

④ 진단이 끝나 제1치료소를 다스리는 침을 놓은 후 1~2시간 내에 제1치료소였던 장부가 느닷없이 다른 장부로 교체되는 예가 있다.

⑤ 침과 탕약으로 치료하는 동안의 3~10일 전후에 제1치료소가 교체되는 예가 있다.

⑥ 제1치료소가 2장부로 나타나는 예가 있다.

⑦ 30년이 넘도록 한 장부만이 제1치료소를 유지하는 부류의 예가 있다.

⑧ 예외의 경우도 있다.

이상 D) 항의 ①~⑧ 까지의 양상은 뒷장의 『치료편』에서 한 조목씩 자세한 해설을 다시 하기로 하겠다.

벨트 진단의 원리

본초(本草, 生藥)를 맨손으로 만지거나 피부에 밀착시키면 체내에는 그 氣가 침투한다. 그 氣가 陰陽五行허실의 속성을 강하게 함유한 약재라면 침투한 약재와 상생 관계를 갖는 장부는 氣力이 잠깐이라도 보충된다. 반대로 상극되는 약재라면 氣力이 삭감되어 氣力과 근육에 영향을 준다. 만약 그 개체가 선천적으로 허한 소질을 소유하고 있으며 그 장부를 보하는 약재 6, 7가지를 합하여 여과지에 넣고 묶어서 구미, 거궐, 상완, 중완穴이 위치한 상복부에 밀착시킨 후 7, 8분을 지속시키면 개체 내에서는 자체치유력이 발생되어 앓고 있던 질병이 7,8분 간이라도 호전되면서 한편으로는 근력 또한 강하여진다. 이때, 악력측정이나 폐활량측정을 하면 기준수치보다 월등히 높게 측정될 것이다. 반대로 개체가 거부하는 약재를 상복부에 밀착시키면 앞의 예와 반대의 결과가 나타날 것이다. 이같이 氣力의 변화를 약재에 의해 인위적으로 발생시킬 수 있다. 이를 오상체질의학의 병리이론에 대입하면 체질은 물론이고 제1치료소, 제 2, 3…치료소의 진단이 가능해진다. 그 뿐만 아니라 치료 중의 경과 점검, 치료의 완료 여부까지 확인을 할 수가 있다.

2. 치료편

※ 본 의학의 치료는 체질을 찾아내고 그중에 있는 제1치료소를 진단하여 그 제1치료를 다스리는 침과 탕약을 진단자에게 침놓고 복용시키는 것이 곧 치료인 것이다. 본서의 병리론, 치료론, 임상치험예 에서 여러 차례 언급된 바 있지만 한 번 더 강조해야 할 만큼 잊어서는 안될 주요사항이어서 또 언급하는 것이다. 예컨대 역류성 식도염의 수진자가 있다고 가정하자. 본 의학을 적용, 진단했더니 체질은 금실인이고 제1치료소는 폐실증이었다. 본 의학에서는 이 역류성 식도염의 수진자에게 폐를 사하는 침과 폐를 사하는 사폐탕을 주어 무난히 잘 치료했다. 그러나 오상체질을 접해본 바 없는 의료인은 왜 역류성 식도염에 사폐하는 약을 써야 하는가에 대하여 이해가 가지 않고, 심한 거부감마저 갖게 된다. 이러한 예가 대다수다. 저자는 이에 답한다. 이 수진자는 폐가 실해서 金과 火장부 간의 균형이 크게 깨어지고 그것으로 인해 점점 자체치유력이 저하되고, 그 저하된 자체치유력은 개체의 평소 취약했던 소화기에 역류성 식도염이라는 병을 만든 주범이 되었다. 그러니 병은 현상이고 결과이나 폐가 실한 것은 병의 원인이고 뿌리며 배경이다. 이때 현상만을 치료하면 일단 치료되나 원인과 배경을 다스리지 않았으므로 재발하고 만족한 치유가 될 수 없으며 대부분 재발하여 일생복약 해야 한다. 자체치유력을 활성화시키면 강력 신속한 치유력이 병을 스스로 찾아가서 치유시켜버릴 뿐만 아니라 원인을 제거하므로 재발방지까지 하게 된다. 그러므로 제1치료소를 다스리는 의학은 한차원 앞선 치료법이라 하겠다.

※ 앞의 진단편 D)항의 8항목을 치료와 연관지어 이해가 쉽도록 예를 들어 가면서 해설하겠다.

D) ① 진단 시 수칙을 어기면 오진이 발생된다.

본 진단법은 악력 측정기를 이용하여 수진자가 일정한 자세 하에 숨을 한껏 들이마신 후 호흡을 중단하고 입이나 코로 공기가 새어나가지 않도록 하면서 최선을 다한 악력을 측정하는 것이 진단 상의 주요사항이며, 폐활량 측정진단 역시, 숨을 한껏 들이마시고 오른손으로(엄지,검지) 콧방울을 잡아서 막고, 불음대롱을 20㎜ 가량 입에 물고, 그러는 사이 공기가 입술과 코로 새어 나가지 않게, 또 대롱과 입술 사이로 새어 나가지도 않게 하면서 마셨던 폐 속의 공기를 불음대롱으로 모두 세게 배출하는 게 주된 목표로 삼는 진단법이다. 그러므로 진단자는 수진자에게 잘 이해가 가도록 설명하여서 납득이 되어 실행하도록 해야 오진이 없는 바른 진단이 이루어질 것이다. 진단하는 동안에 특히 진단자는 정신을 진단에만 집중시켜『진단편』에 상세히 언급한 순서와 자세 및 수칙을 빠짐없이 실시하여 바른 진단이 이루어지도록 지시해야 한다. 만약 수진자가 제대로 이행하지 못하면 몇 차례 가볍게 반복하면서 그사이에는 5분 가량씩 휴식을 주고 숙지하도록 하여 목적을 달성하도록 유도하여야 할 것이다. 특히, 기준수치검사를 잘못하여 오진이 가끔씩 발생하는데 이는 측정기를 처음 대하는 수진자가 생소하고 부담감을 느껴 당황하고 겁을 먹어 제대로 못하므로 오진이 발생하는 것으로 생각된다.

진단자는 친절하고 자상하여야 하며 이 진단법이 쉬운 것이어서 잘할 수 있을 것이라는 자신감을 부여하면서 실행하도록 한다. 이같은 진단법은 물리적인 방법을 사용하므로 다소 힘들고 불편하겠으나(제1치료소를 침으로 다스리면 곧 회복한다) 현재로는 그 이상의 방법이 없으며 이 원리를 받아들여 더 편한 측정법이 연구되기를 기대할 따름이다.

D) ② 통상허실 구분의 참작을 소홀히 하면 체질진단에 여러 날이 소요된다.

(보기23)

악력기	폐활량	우측	좌측
날짜	2013.4.24	성별	여자
성명	폴리○정	나이	52
기준수치		220	
가감 보대장湯		197	
사심포湯		199	
보위湯		210	
보비湯		204	
사신湯		207	

이 수진자는 미국유학생인데 만학을 해서인지 늘 시간에 쫓겨 제대로 진료할 여유가 없었다. 4~5년 전부터 항상 좌측에 두통이 있고, 기력이 없으며 다리에 힘이 없고 후들후들하는 느낌이 있다 한다. 그리고 가슴이 답답하고 심계(心悸)증이 있다. 대변은 1일 2,3회 보며 복진은 허증이다. 빠른반응증상진단을 적용하려면 심계증(心悸症)과 두통인데 현재에는 두 가지

증상이 모두 어찌된 일인지 없다. 어차피 벨트진단을 해야 한다. 기준수치는 220이고, 우선 순위로 가감보대장탕을 선택했더니 197이 나와서 13이나 낮았다. 그사이 어쩌다 진료실은 수라장으로 변해버렸다. 심히 불편하여 계속 신음하는 여인, 틈만 나면 질문을 해대는 보호자, 쉬지 않고 우는아기, 차 시간이 바빠서 빨리 가야 한다는 어느 수진자. 이들이 정신을 흐트려놓고 있는데 조수는 차트를 들이대고 다음 검사할 장부를 물어본다. 저자는 사삼초탕을 하라고 한다는 게 사심포탕을 검사하라고 말해버렸다. 조수는 바람처럼 옆 진료실로 가버렸다. 사심포탕은 199가 나왔다. 화실인도 거리가 멀다. 이번에는 수실인의 보위탕을 검사했다. 210이 나왔다. 기준수치보다 10이 낮지 않은가? 이 여인의 체질이 수실인일 가능성이 높아졌다. 다음은 보비탕을 검사했는데 204가 나왔다. 조금 멀어졌다. 이번에는 사신탕을 검사해 207이 나왔다. 여기까지 검사하는 동안, 기준수치검사까지 6회를 검사했으니 수진자는 팔이 아프다고 했다. 기준수치까지 5회만 검사하면 적당한 부류에게 조금 무리했다. 팔을 몇 번 주물러 주면서 내일 또 보자고 했다.

다음날 만학의 수진자가 여행가방을 끌고 왔다. 진료가 끝나면 바로 비행장으로 가려는 것이다.

(보기 24)

악력기	폐활량	우측	좌측
날짜	2013. 4. 24	성별	여자
성명	폴리○정	나이	52
기준수치		217	
사방광湯		191	
사비湯		196	
보광방湯		201	
보삼초湯		196	
보신방湯		204	

(보기 25)

악력기	폐활량	우측	좌측
날짜	2013. 11. 13	성별	여자
성명	폴리○정	나이	52
기준수치		246	
보심湯 (금실인)		235	
보신방湯		250	
보광방湯		262	
사심湯		220	

이날의 검사 역시 체질진단도 못했다. 기준수치는 217인데 어제 기대를 걸었던 사방광탕이 191로 하락, 토실인 체질의 사비탕이 196, 보간탕이 201, 보삼초탕이 196, 보신방이 204, 그중 화실인 장부인 보신방이 가장 높은 수치를 보였다. 체질진단이 되지 않았으니 미안하지만 다음 기회에 날짜를 몇 일 마련한 후 진단하자고 했다. 7개월 후 만학하는 수진자가 또다시 왔다. 이번에는 전번의 병에다 첨가되어 좌측팔까지 삐어서 왔다.(보기25)기준수치는 246, 금실인 보심탕은 235, 화실인 보신방을 전번에 맨 마지막 검사 장부로 한 것이 마음에 걸려 다시 한 번 해보았던 것이다. 화실인 보신방은 250이 나와서 수진자의 체질이 화실인으로 진단됐다. 이제는 화실인의 검사 안 한 처방만 하면 된다. 보방광탕을 했더니 262가 나왔다.

(보기 26)

악력기	폐활량	우측	좌측
날짜	2013.11.14	성별	여자
성명	폴리○정	나이	52
기준수치		232	
보방광湯		252	
사소장湯		245	
사삼초湯		247	

사심탕 하나를 더 검사했다. 229가 나왔다. 이튿날 나머지 검사를 마저 했다.(보기 26)기준수치는 232이고, 첫 번째 검사는 어저께 검사의 가장 높은 수치를낸 보방광탕을 했다 252였다. 그다음 사소장탕은 245, 사삼초탕은 247이 나와서 세장부 모두 기준수치보다 높았고 그중 보방광탕이 제일 높게 나왔다. 이 수진자의 체질을 진단하는 데 3일이나 소요된 것은 저자의 탓이라고 하겠다.(보기 26)

이 수진자는 통상허실상 허증이면서 다소 허실중간에 가까운 부류인데 화실인 실증에 해당되는 사심포탕을 앞 순위에서 검사한 것이 체질진단을 늦어지게 한 요인으로 지적된다. 그때 사삼초탕이나 보방광탕을 검사했더라면 그날로 체질진단은 완료되었으리라. 그러므로 검사 시 통상허실 구분을 염두에 두고 진단에 임해야 할 것이다. 만학하는 폴리○정 여인은 보방광탕을 복용하면 호전될 것이며 만약 치료소가 교체되면 그를 쫓아 침과 한약으로 계속 치료하면 완치될 것이다.

D) ③항은, 제1치료소를 진단하는 30~45分 이내에 제1치료소였던 장부가 진단이 끝나기

바쁘게 다른 장부로 교체된 예이다.

(보기1)

악력기	폐활량	우측	좌측
날짜	2014. 1. 2	성별	남자
성명	황○순	나이	35
기준수치		435	
보폐湯		442	
사간湯		501	
가감 사담湯		434	
가감 보대장湯		446	

앞의 『진단편』에 D)①항은 좌측내과 下方에 부항을 붙여 혈액을 뽑아내도 별로 호전되지 않으므로 체질을 찾고 그중 제1치료소를 다스려 치료하기로 정한 수진자였다. 제1치료소인 사간방에 해당되는 침방인 S.LR 20초를 우측에 침놓고 7분 후 염좌상을 입은 발을 딛고 일어서게 해보았다. 아까와 같이 조금도 서지 못했다. 그렇다면 X-RAY검사가 오판독을 했거나, 수진자의 제1치료소였던 S.LR方이 제1치료소의 자리에서 진단하는 사이에 다른 3장부 중 어느 곳으로 교체되었거나, 아니면 수진자는 경혈이 제자리에 분포되지 못한 부류의 셋 중에 하나가 될 것이다. 락혈인 지정혈에 20초 직침(直鍼)을 놓아 풀어버린 후 제2치료소에 우선권을 주어 B.LI 20초를 좌측에 침놓았다. 7분이 되었다는 벨이 울렸다. 다시 일어나서 딛어보라고 했다. 거뜬히 서더니 몇 발짝 걸었다. 우측에 B.LI方을 12초 추가한 후 가감보대장탕을 한 봉 주어 보내면서 내일 다시 오라고 했다. 이 예의 경우는 제1치료소가 진단하는 동안에 무슨 이유인지 다른 장부와 교체한 것에 해당된다. 교체하는 방법에는 역시 아무 법칙도 없어서 치료소가 아닌 장부(기준수치 아래로 나타난 장부)로도 교체되고, 제3치료소 장부와 교체되기도 한다. 이를 비유하면 은신처를 발견하자마자 맷돼지의 一家가 눈치를 채고 급히 다른 곳으로 달아난 것과 같다고나 할까. 다음날 그 수진자가 또 왔다 많이 나았는데 걸으면 좌측 발이 조금 무겁다고 하였다. 우측에 B.LI方을 20초 침놓고 7분 후 걸어보라고 했더니 진료실에서 대기실을 지나 걷고 돌아왔다. "가벼워졌네요." 자세히 보니 좌측 발이 조금 부어 있었다. 좌측에 B.LI方 20초를 침놓고 가감보대장탕

이 부종을 소감시킬 것이므로 한 봉 더 줬다. "시원치 않으면 한 번 더 오시요." 그후 그는 오지 않았다.

D) ④항, 진단이 끝난 수진자에게 제1치료소를 다스리는 침을 놓은후 1~2시간 이내에 제1치료소였던 장부가 느닷없이 다른 장부로 교체되는 예

이 예는 진단편 앞부분에 제시했던 (보기 2)를 인용하여 해설하겠다.

(보기 2)

악력기	폐활량	우측	좌측
날짜	2013. 12. 4	성별	여자
성명	최○숙	나이	65
기준수치		202	
가감 사담湯		182	
보비湯		242	
사신湯		245	
보위湯		196	
사방광湯		225	

(보기 2)의 수진자는 6, 7일째 요통이 심하여 일어나고 눕고 앉기가 어려워 생업을 쉬어야 했다. 검사결과 체질은 수실인이고 제1치료소는 사신탕(신실증)으로 진단되었다. 허리부위를 압진했더니 우측 옆구리와 우측 $y'10$혈, 제3요추에 약간의 압통점이 있었다. 그 부위를 전자삼능침으로 자상을 준 후 부항을 붙였다. 혈액이 별로 많이 배출되지도 않았고, 10여 분 후에 돌아눕는 동작을 시켜 보았으나 또한 호전되지도 않는다. 선결치료를 했으니 이번에는 S.KI方을 20초 우측 발에 침 놓고 10여 분 후에 똑같은 동작을 해보게 했더니 곧잘 돌아눕는다. 왼쪽 발에 S.KI方을 20초 추가하여 침놓았다. 쾌유되지는 않았으나 7분 후에는 일어나 앉을 수 있었다. 사신탕을 하루분 주고 다음날 다시 오기로 하고, (심했던 증상이었으므로, 한 번 치료로는 그 정도면 많이 호전되었으리라고 판단하여)완전치는 못하나 그런대로 걸어서 나갔다. 이튿날 여인은 반갑지 않은 얼굴을 하고 진료대에 가까스로 누었다. "어제 집에 갈때끼지는 그런대로 잘 갔는데 밤부터 다시 아파서 고생했어요"라고 했다. 이런 경우 제1치료소가 1~2시간 후에 다른 장부로 옮겨간 것이다. 호소하는 고통이 현재 이같이 분명할 때는 Laser 침으로 어제 제1치료소가 아니었던 장부 세 곳만 하나씩, 하나씩 침놓아 빠

른반응증상 검사를 하면 어느 장부가 교체된 것도 찾아내고 치료도 된다. 먼저 보비탕을 우측에 20초 침놓고 7분 후 움직여 보게 했다. 못 움직인다 락혈(외관)에 침놓아 풀어버리고, 이번에는 보위탕을 좌측에 20초 침놓았다. 7분 후 여전하다고 한다. 락혈(내관)에 침놓아 풀은 후, 이제는 마지막 장부인 S.BL方을 우측에 20초 침놓았다. 테스트 하나 마나 방광실이 교체된 제1치료소이고, S.BL方침을 놓으면 호전됨이 확실하다. 이 처방도 호전되지 않는다면 오상체질의학의 생리, 병리의 법칙은 틀린 것이 아니겠는가? 7분 후 움직여보라 했더니 벌떡 일어나 앉았다. 수진자는"이 처방을 찾느라고 여러 번 Laser침을 놓았군요"라고 했다. 좌측에 S.BL方을 20초 더 추가하여 침놓고 사방광탕을 2일분 주었다. 2일 후 여인은 사뿐사뿐 걸어와"아주 편해졌다고 했다. 다시 S.BL方을 좌우 20초 침놓고 부항을 붙였던 곳에는 건식부항을 해주었다. 5일간 어디를 간다 하여 사방광탕을 5일분 주었다. 이 같은 경우를 앞의 예와 같이 비유하면 멧돼지의 은신처를 발견하여 그중 한두 마리를 잡았다가 곧 놓쳐버리고 나머지도 모두 달아난 것과 같은 양상이라 하겠다.(이와 같은 부류가 가장 많으며 D)③④⑤항을 합하면 약 47%를 점하고 있다.)

　D) ③④⑤항과 같이 수치상으로 나타난 제1치료소가 제구실을 못하고 오진의 결과를 나타내는 경우는 초진한(침과 한약 투여) 다음 날에 주소증(主訴症)이 하나도 호전되지 않거나, 도리어 악화되는 반응을 나타낸다. 그 이유는 제1치료소가 교체되었기 때문에 나타나는 결과이다. 그러므로 초진한 진단표의 수치는 모두 신빙성이 없는 것이 되어 버린다. 단 체질진단은 오진이 아니다.

　병이 오래되고 주소증마저 현재에는 뚜렷이 나타나지 않을 경우라도 침놓은 것이나 제1치료소에 해당되는 한약을 복용한 것이 적중되었다면 평소의 주소증이 다음날 호전되었거나, 아니면 최소한 초진한 날 침 맞고 약 복용한 것에 의해 수진자는 그날 밤 잠을 깊고, 달고, 혼곤히 취해 잘 잤다거나, 다음 날 기분이 매우 상쾌한 느낌을 갖게 된다. 이러한 상황에서 수진자가 뚜렷한 병증상을 느끼고 있다면, 그 증상을 목표로 초진 때 침 맞은 처방을 제외한 침처방(목실인, 수실인, 토실인이였을 경우는 나머지 3처방, 화실인, 금실인 일 경우는 나머지 5개의 처방 중 제 2치료소부터 침놓고 7, 8분을 기다린 후 주소증이 호전되었나를 관찰하여 보면서, 하나하나 체질내의 처방을 빠른반응증상진단)으로 침놓아 본다. 그러면 그 중에 호전반응을 나타내는 처방이 있다. 그 처방이 바로 교체된 새로운 제1치료소인 것이다. 그러나 현재에는 아무런 병의 자각증상이 없을 경우, 다시 한번 그 체질 제1치료소였던 장부는 제외하고, 나머지 장부를 재검사 하면, 새로 옮겨간 제1치료소를 찾아낼 수 있다. 그러나 진단하기가 번거롭거나 수진자가 팔이 불편해 꺼리면, 초진시 제2치료소였던 장부부터 침놓고, 그 장부를 다스리는 한약을 1일분 복용케 하고 다음날을 기다려 보아야 한다.

그러는 동안 자각증상이 출현되어 빠른반응증상진단이 적용될 수도 있고, 그것도 적용되지 않으면 하루에 한 처방씩 침놓고 제 1치료소에 해당되는 약을 1일분씩 주면서 교체된 제1치료소를 찾을 때까지 그 체질 내의 나머지 장부에 침과 약을 교체해 가면서 시술한 후 늦은반응증상진단으로 기준수치 이하의 장부까지 며칠간 검토하여 새로운 제1치료소의 발견을 기다린다. 그리하여 포착되면 그 장부를 다스리면 된다.

※ 나의 후배 중 서울에서 개업하고 있는 어느 한의사는 진단 후 수진자에게 1~3개월치의 진료비를 먼저 받은 후 3일에 한 번씩 오게 하여(처음에는 초진 다음 날 오게 하고)서 그 이후부터는 치료소가 교체되었나를 점검하면서 약을 3일분씩 투여하고 다시 또 점검한 후 3일분씩 침과 약을 점검 후 시술하고, 복약처방을 주는 현명한 진료를 하고 있으며 별문제 없이 잘 치료하고 있다. 바람직한 치료방법이라 생각된다.

D) ⑤ **침과 탕약으로 치료하는 동안 3~10일 전후에 제1치료소가 다른 장부로 교체되는 예**

(보기 3)의 수진자는 51세로 젊어서 태권도 선수였고 축구, 농구, 등산 등 운동을 과도히 했으며 술을 즐겨서 소주를 한자리에서 20병 정도는 마셨는데 크게 취하지도 않는 강인한 체력의 소유자였다. 그런데 5년 전부터 좌측 고관절 부위에 무혈성괴사증이 발생되어 엄지손가락 두 마디 가량의 괴사가 발견되었다. 뼈를 긁어내고 반대쪽 다

리의 골조직을 이식한 후 티타늄을 그 공간에 부착시키는 수술을 받고 걸을 수 있었다
고 했다. 그뿐만 아니라 관상동맥에도 문제가 생겨 스탠드3 이라고 하는 치료기구를 관
상동맥까지 넣어 확대시키는 치료도 받고 아스피린을 아침에 한 알씩 그리고 항혈액응
고제를 5년째 매일 복용하고 있다고 했다. 그런데 8개월 전부터 우측 고관절에 통증이
발하여 X-Ray를 찍어 보았더니 엄지손가락 한마디 가량이 이미 무혈성 괴사가 나타났
다. 한편 과거에 티타늄을 삽입한 좌측의 혈관 모두가 눈에 띠게 가늘어져가고, 우측
다리는 절게 되는데 가다가 한 번씩 무릎이 잘룩하여 주저앉을 뻔할 때가 있다고 하며
그것의 빈도가 점점 잦아진다고 하였다.

그리고 이번에는 우측 다리가 저리고 고관절부위는 아파서 매일 밤 진통제를 복용
해야 잠들 수가 있다. 복진은 허실중간이고 대변은 1일1회 본다. 벨트검사결과(보기 3)
처럼 체질은 목실인이고 제1치료소는 대장허이다. 이수진자는 제1,제2,제3치료소까
지의 차이가 5 미만이여서 서로 교체될 가능성이 많다. 저자는 용혈제를 하루 한 번만
복용하고, 진통제는 오늘밤 중단하되 통증이 멎지 않으면 복용하라고 일러주었다. 그
러고는 Laser침으로 B.LI方을 좌우20초씩 치료하고, 가감보대장탕을 하루분(3包) 주었
다. 이 수진자는 먼 곳에서 왔으므로 며칠간 치료받아보고 가겠다 하여 저자는 마음 편
히 치료할 수 있었다. 다음 날 아침에 조○윤 수진자가 왔다."어젯밤에는 진통제를 안
먹고 잤는데 별로 아픔을 몰랐고, 지금 걸어왔더니 조금 아파진다"고 하였다. 좌측에
B.LI方을 24초 침놓고 10여 분 후 걸어보게 했다"지금도 조금전처럼 고관절 부위가 아
픕니까?"

"아픔이 없어졌네요"라고 한다. 통증이 사라진다 함은 염증이 중단됨을 뜻한다."이
병은 치유가 되는데 단 이미 괴사된 골조직은 못 나을 것이요. 그리고 우반신의 혈관이
현저히 가늘어지는 병은 어느 정도 나을 것이나 관상동맥에 넣은 스탠드3라는 플라스
틱(비닐과 합성한 것)에 응고될 혈액도 도움은 되나 결정적으로 해결되지 않으니 그 약
은 복용하십시오. 3일간 B.LI方 좌우 24초씩 침놓고 가감보대장탕을 하루 3포(2첩 다린

것)씩을 복용했고 보대장탕 다린 약을 10일분 가지고 집으로 일단 돌아갔다. 9일째 되는 11월 25일 다시 또 왔다. 그동안 통증이 가끔씩 가볍게 오고 다리도 조금씩 저렸다고 한다. 다시 검사를 했다.(보기 4)

(보기 3)

악력기	폐활량	우측	좌측
날짜	2013. 11. 14	성별	남자
성명	조○윤	나이	51
기준수치		410	
사담湯		504	
보폐湯		448	
사간湯		503	
보대장湯		508	

(보기 4)

악력기	폐활량	우측	좌측
날짜	2013. 11. 25	성별	남자
성명	조○윤	나이	51
기준수치		420	
사간湯		491	
가감 사담湯		509	
보폐湯		443	
가감 보대장湯		475	

(보기 4)처럼 제1치료소가 담실증으로 교체되어 있었다. 괴사가 발생되었다는 부위를 압진해보니 조금 통증을 느낀다. 그곳에 전자삼능침으로 자상을 촘촘히 내고 흡각기와 부항단지로 혈액을 많이 뽑아냈다. 전번에는 괴사된 부위가 분명치 않아 기다리고 있다가 이제 통처를 찾았으니 어혈을 뽑아낸 것이다. 그리고 나서 S.GB方을 좌우 20초씩 침놓고 가감보대장탕은 회수하여 중단시키고 가감사담탕을 하루분 주었다. 그날부터 잠깐씩 발하던 가벼운 통증이 사라졌다. 11월 29일에는 우측 고관절 압통처에 부항을 붙여 혈액을 한 번 더 뽑아냈다. 전번보다는 적게 나왔다. 다음 날은 환처에 무흔구 뜸을 떴는데 원형인 화처의 지름은 3cm 가량이며 그곳을 압진해보아 압통이나 산통(酸痛)을 느끼는 곳에 열차단 딱지를 2장만 겹치고 많이 뜨거우면 3징을 겹친 후에 뜸을 붙이라 일러주고 백뜸과 구료지(딱지)까지 넣어 한 통을 주었다. 관절이나 뼈의 질환에는 뜸이 우수한 효과를 내나 처음에는 1도 화상만을 입히고 차차 낮은 2도 화상

을 주어, 작은 수포(水泡)가 발생하면 소독된 전자삼능침 바늘로 삼출액을 따준 후 딱지가 앉도록 건조시켜야 한다. 수진자는 12월 7일에 다시 왔다. 다른 것은 다 좋아졌는데 뜸을 너무 세게 떠서 화상을 입었다. 항생제가 든 화상연고를 바르고 반창고로 싸매고 왔다. 염증은 거의 사라진 듯하여 그곳에 자운고(紫雲膏)를 2일간 바른 후 3일째는 닦아내고 딱지가 앉도록 하기 위하여 청결한 해표소 가루를 뿌려주고 공기가 통하도록 처리해서 화상을 치료했고, 한편으로 가감사담탕을 복용하면서 S.GB方을 좌우 24초씩 매일 침놓았다. 화상도 거의 나았다. 그러나 걸을 때 잘룩잘룩하는 증상은 별로 진전이 없다고 한다. 가감보대장탕과 가감사담탕은 체력을 보하는 효과도 있다. 이 같은 약을 20일 이상 복용하면 제1치료소가 통상실증으로 옮겨가는 예를 자주 경험한다. 그러한 경우도 있으나, 마침 재진단할 시간도 없으므로 수진자에게 S.LR方을 좌우 20초씩 침놓고 사간탕을 하루분 주어 보냈다. 하룻밤 지나봐야 아는 늦은반응증상진단을 한 것이다. 사간탕이 아니면 B.Lu方침과 보폐탕이 주효할 것이다. 다음 날 물어보았더니 잘룩거림이 오늘은 조금 덜한 것 같았고 기분도 좋다고 한다. 환처에 무흔구 뜸을 떠주며 12월 24일까지 휴일을 제외하고는 매일 S.LR方을 좌우 24초의 침을 놓고 사간탕을 1일 3포 복용시켰다. 아직도 다리는 절고 있으나 잘룩하여 주저앉을 뻔하는 증상은 현저히 줄었다고 한다. 이수진자는 처음은 제1치료소가 대장허였다가 11일 후에는 담실증으로 교체되었고 다시 14일 후에는 간실증으로 제1치료소가 옮겨왔다. 앞으로 2개월 가량 치료를 더해야 할 것 같다. 물론 그사이에 제1치료소가 치료요구선 아래로 잠입하면 치료기간이 짧아질 것이다. 아니면, 폐허증이 새로운 제1치료소로 교체될 수도 있고 대장허증, 담실증이 제1치료소로 교체될 수도, 그다음에는 다시 며칠 전 제1치료소였던 간실증이 다시 주도권을 잡는 제1치료소로 교체될 수도 있다.

D) ⑥ 제1치료소가 2장부 이상으로 나타나는 예

이 수진자는 우측의 복숭아뼈가 2개월 전에 골절되어 정형외과의 치료를 받은 바 있다. 그리고 우측 코가 막히고 항상 차가운 느낌이 든다는 것의 2가지 증상이 있다. 흉각

(보기5)

악력기	폐활량	우측	좌측
날짜	2013. 9. 3	성별	여자
성명	민○숙	나이	52
기준수치			202
화실인 보신方			179
가감 사담湯			193
보폐湯			184
가감 보대장湯			210
사간湯			210

은 보통각이고, 복진은 허실중간이며 대변은 1일1, 2회 본다. 이 여인의 자녀 중에는 화실인 체질로 진단되어 저자에게 치료받아 잘 나은 소녀가 있다.그래서 어머니의 체질을 화실인으로 추정하고 보신방을 검사 1순위로 하였다. 그러나 17(10미만일 때가 그 체질일 가능성이 높다)이나 기준수치보다 낮아서 화실인은 아니라고 단정짓고 목실인의 가감사담탕을 두 번째 검사장부로 하였다. 193이라는 기준수치보다 3이 낮게 나왔다. 목실인일 가능성이 높다. 보폐탕을 검사했다. 12나 아래로 떨어졌다. 이번에는 가감보대장탕을, 210이 나와서 목실인 체질로 진단되었다. 나머지 장부인 사간탕을 검사했는데 가감보대장과 똑같은 수치인 210이 나왔다. 이럴때 어느 것이 참다운 제1치료소인가? 제1치료소가 실제로는 한 개체에 2장부가 있을 수는 없고, 진단하는 도중 잠깐 같은 수치를 나타내고 곧 한장부는 제2치료소로 물러났을 것이리라. 마침 이 여인에게는 걸으면 골절되었던 다리가 불편하고 현재 우측 코가 막히고 있는 빠른반응증상진단의 대상을 갖고 있다. 걸어보랬더니 좀 멀리 걸어야 불편해진다고 한다.“지금 우측 코가 막히고 있나요?”이번에는 코에 목표를 두어 확인해보았다. 그렇다고 한다. B.LI方 20초를 좌측에 침놓았다. 7분 후 “코 막히든 증상이 좀 뚫렸나요?” 쿵쿵해보더니 “여전하다”고 했다. 연관된 낙혈인 대종혈에 20초 직침을 놓아 풀어버린후, S.LR方을 20초 우측에 침놓았다. 7분 후 코가 열렸고 찬기운도 없어진 듯하다고 했다. 5일간 S.LR方을 좌우 16초씩 침놓고 다린 사간탕을 1봉씩 복용게 했더니 복숭아뼈의 불편함도 없어졌다. 만약 이 수진자에게 빠른반응증상이 없었다면 제1치료소가 둘 중 어느 장부인지 어떻게 진단해낼 것인가? 한참 걸어야 복숭아뼈가 아파진다거나, 이 수진자의 증상은 아니지만 잠들어야만 나는 도한(盜汗), 아침이면 아파지는

관절류머티즘, 건선, 전신부종, 변비 따위의 증상들은 빠른반응증상진단은 할 수 없는 대신 두장부중 통상허실별로 구분한 후 그 장부를 다스리는 침을 좌우 20초씩 놓고, 그 장부를 다스리는 탕약 4포를 주어 오늘 낮, 저녁, 밤 그리고 아침까지 복용케 하고 다음 날 반응을 보는 늦은반응증상진단을 해야 한다. 어떤 병이든 거의가 하루면 침효과와 약효과가 나타난다. 건선 같은 병은 별로 가렵지 않으니 효과가 나타나기 어려우나, 수진자 자신의 기분이나 느낌으로 바른 치료가 되었는지를 알게된다. 침놓고, 탕약을 하루분 주는 것은 그 수진자가 경혈이 제자리에 분포되지 않은 부류일 수도 있음을 우려해서 주는 것이다. 수진자들은 당장에 한약을 주는 것에 의아해 하여 신뢰의 고리가 영영 끊어지는 수도 있다."이 약은 침놓은 효과를 강하게 하기 위하여 누구나 주는 약이며 항상 몇 일분씩 다려져 있는것"이라고 하는 수밖에 없다. 근자에 이르러 다려주는 탕약은 진공포장이나 다를바 없다. 펄펄 끓는 한약을 포장지 내에 가득 넣으므로 공기가 들어가지 못한다. 저자가 맛보고 복용해 본 바에 의하면 냉장고에 넣어두면 2개월 이상 두어도 신선도가 떨어지지 않는다. 단 탕약에 육류가 섞일 때는 다려두어서는 않된다. 오상체질의학을 선호하는 회원이 많아지면 분말 엑기스제를 만들어 사용해야 할 것이다.

D) ⑦ 30여 년 동안 한장부만이 제1치료소를 유지한 부류의 예

(보기 20)의 최○홍 수진자는 1975년부터 저자에게 치료를 받았다. 처음에는 과음하고 과로하여 간장장애로 소화불량, 좌우협결통, 좌반신무력, 피로, 소변불리 항강,어삽으로 가벼운 뇌졸중과 ,간경변의 초기증상을 나타냈다. 체격은 크고, 복진은 실하며 혈압은 160/100㎜Hg 대변은 1,2일에 1회였다.그 당시 저자는 맥에 의한 진단을 할 때였으므로 태음인(木실인)간실증으로 진단하고 S.LR方을 호침으로 사암方 침을 놓으면서 열다한소탕을 120여 첩을 쓰고 혈압은 135/86㎜Hg로 내리고 모든 병적인 증상이 사라져 건강인이 되었다. 술도 몇 년간 금주하고 매일매일 섭생을 게을리하지 않았다. 그후로는 1,2년에 한 차례씩 진단하고 열다한소탕에 녹용을 5g 가하여 복용했고,협통

이 발하거나 팔에 염좌상을 입거나, 요각통이 발생되면 통처에 전자식삼능침을 맞고 부항을 부친후 S.LR方을 Laser침(Laser침이 연구된 후였음)으로 치료해서 잘 치유되었다. 그 후에도 별 증상은 없으나 건강을 위해 열다한소탕에 녹용 5g을 가하여 두어 차례 복용했다.

(보기 20)

악력기	폐활량	우측	좌측
날짜	2013. 2. 8	성별	남자
성명	최○홍	나이	72
기준수치		423	
S.GB 20초		412	
S.LR 20초		414	
B.LU 20초		391	
B.LI 20초		409	

(보기 21)

악력기	폐활량	우측	좌측
날짜	2011. 2. 19	성별	남자
성명	최○홍	나이	72
기준수치		459	
S.LR 20초		442	
B.LU 20초		448	
S.GB 20초		421	
B.LI 20초		443	

2011년 2월 8일 최○홍 씨가 찾아왔다. 전립선 비대증으로 비뇨기과에서 진단이 났는데 양약을 복용하기 싫으니 한방으로 치료하기를 원한다. 본 의학으로 전립선비대 환자를 최○홍 씨가 소개하여 치유되는 것을 직접 보았고 또, 지인 중에 전립선비대치료제 양약을 복용하다가 뇌출혈을 일으킨 예를 보아서 양약을 기피하려는 것이었다. 이때는, 벨 트진단법은 연구되지 않았고 Laser침과 악력기를 이용하는 진단을 할 때였다. (보기 20)과 같이 제1치료소는 고사하고 기준수치를 넘는 장부가 하나도 없다. 의문을 가지면서도 평생 효과를 보는 열다한소탕을 5일분 주었다. S.LR方의 Laser침도 좌우에 20초씩 놓고, 3일 후 최○홍 씨에게서 전화가 왔다. "그 약을 못먹겠어요, 구역이 나고 메슥거리고 속도 아파서 고생을 했습니다. 그날 술 한잔 한 것 때문인가 하여 1일 후 다시 복용했는데 똑같이 불편하고 두통까지 나니 약을 중단하고 있습니다"라고,

며칠전 제1치료소 검사 때 체질병리상 건강인으로 진단된 기록도 있고 해서 약을 중단하고 저자에게 오라고 했다. 2011년 2월 19일 수진자가 왔다. 다시 Laser 침과 악력기를 이용한 진단을 했다. (보기 21)과 같이 기준수치를 넘는 장부가 하나도 없었다. 치료소가 없으니까 그렇게 잘 듣던 열다한소탕을 거부하는 것이 당연할 수밖에. 그가 가져갔던 나머지 약은 모두 돌아왔고 저자는"당신의 전립선 비대는 양약을 복용하는 것에 염려하지 않아도 된다"라는 말을 해주었다. 그리고 1년이 지나 자녀들의 약을 지으러 최

(보기 22)

악력기	폐활량	우측	좌측
날짜	2013. 5. 12	성별	남자
성명	최○홍	나이	72
기준수치		416	
사간湯		401	
사담湯		398	
보폐湯		409	
보대장湯		388	

○홍 씨가 함께 왔다. 이때는 벨트진단이 연구되었으므로 그에게 벨트진단을 실시했다.

(보기 22)와 같이 체질병리상 건강인으로 진단되었다. 몇 년 후에는 기준수치를 넘는 장부가 나타날지도 모른다. 그때까지 이 수진자에게는 오상체질의학을 적용할 수가 없을뿐더러 뇌출혈이 발생될 우려도 없다. 최씨는 30여 년간 간실증을 다스렸고 녹용을 여러 차례 제1치료소를 다스리는 약에(열다한소탕) 넣어 복용했으므로 체내의 취약한 부분은 모두 건강해졌으리라 추정된다. 개체의 모든 치료소가 치료요구선 이내로 환원됨과 그 사람의 취약한 부위의 회복은 비례하니까. 최씨는 전립선비대 치료제라는 양약에 큰 피해를 입지 않을 것이므로 안심하고 그 양약을 복용해도 무방하리라 믿는다.

D) ⑧ 예외의 경우도 있다

수진자가 진단의 수칙을 잘따르고 진단자는 빠짐없이 지시하면, 체질 진단만은 정확하게 나온다. (제1치료소는 앞서의 언급대로 유동성이 있다)그런데 철저히 진단을 하여도 체질이 틀리게 나오는 드문 예가 있다. 체질 자체의 진단이 잘 되었음은 다음과 같

(보기26)

악력기	폐활량	우측	좌측
날짜	2013. 12. 4	성별	여자
성명	전○현	나이	26
기준수치		236	
보위湯		259	
보비湯		255	
사방광湯		249	
사신湯		262	

은 경우에 발견된다.

(보기26)의 수진자는 수족이 매우 차거워 손을 잡으면 깜짝 놀라게 되고 소화불량과 추위를 많이 타고 생리통과 변비가 심하며 몸에서 항상 차가운 바람이 피부를 통해 나가는 느낌이 있다. 일견 보아 전통한의학에서는 온중행습제(溫中行濕制)를 복용하여야 할 병증이다. 갸름한 얼굴에 날카롭고 싸늘한 작은 눈매, 흉각은 예각이며 복력은 허실중간, 체격은 작은 편이다. 저자는 이 여인을 수실인으로 추정하고 진단을 시작했다. 예상대로 수실인 체질로 진단되고 제1치료소는 신실증, 자주 침치료를 받기 어렵다 하여 탕약을 10일분 주기로 했는데 제1치료소의 수치와 제2,제3의 수치가 3~5밖에 차이가 나지 않으므로 복약중에 제1치료소가 교체될 것을 감안하여 사신탕 10포(3일간먼저) 보위탕10포, 3일 후에 복용 그리고 보비탕 10(마지막)포로 처방하고 변비를 다스리기 위한 삼능소적丸 1일 5丸씩 3包, 온중행습지제로 법제를 잘한 천오丸 15丸씩 1일 3포를 탕약복용시 함께 복용토록 했다. 그리고 제1치료소를 침으로 우측에 S.KI 20초 좌측에 12초.(침치료가 처음이고 체구로 작아서 12초로 줄임) 2일 후에 수진자에게서 전화가 왔다. "그 약을 먹고 설사를 여러 번 하고 복통이 심해 고통스러웠고, 움직일 기운도 없다"는 것이다. 삼능소적丸은 파두가 주약이나 소존성 했으므로 수실인에게는 완화제 역할이나 할 터인데…? 예상밖의 반응이 나타난 것이었다. "그 검은색 알약 5丸씩 봉투에 넣는 것을 일단 중단하면 설사가 멎을 것이니 그것만은 복용치 마시오" 3일 후에 수진자가 시간을 내어 저자에게로 가져갔던 약을 모두 갖고 왔다. 설사는 멎었으나 소화가 안되고 몸살이 난 것 같다고 한다. 구미,거궐,상완혈에 압통점이 발견되어 Laser 침의 광도를 5로 높이고 수직으로 조사(照射)했더니 상복부의 답답하던 증상이 없어졌다. 그리고

B.ST方을 좌측에 20초 침놓고 7, 8분 기다렸더니 몸살기도 좀 나은 듯하다 하여 우측에 B.ST方을 16초 추가해 침놓았다. 신실증은 제1치료소의 자리에서 물러난 것 같아 사신탕이라 쓰여진 약은 보위탕으로 교환해주고, 보위방을 다 복용한 후에, 보비방을 복용토록 했다. 그리고 천오丸을 25丸으로 증가해주었다. 2일 후 전화를 해보았더니 수진자는 그런대로 좋아지는 것 같다고 했다. 수진자가 약물 치료만 하고 있는 동안, 그녀의 아버지는 좌측 팔이 무겁고 아프며 오른쪽 무릎이 불편하고 좌측 손의 무력감과 같은 증상들이 있어 침과 사담탕으로 10여 일 치료받고 많이 호전되었다. 또 어머니도 함께 치료받았는데(요통증)사간탕과 S.LR方의 침치료를 20여 일 받고, 쾌차되었다. 그러니 수진자의 부모는 부,모 모두 목실인이었다. 체질은 정확히 유전된다. 그렇다면 어째서 딸은 수실인이란 말인가…? 그런데 12월 19일 날 그 수진자가 나타났다. 그동안 약을 중단했다가 며칠 전에 다 먹었는데 어제부터 구토,설사,위통(胃痛)이 발생되었다고 했다. 저자는 조심스레 물어보았다. "실례지만 부,모 중 혹 친부모가 아닌 분이 있나요?" "두 분 다 친부모예요"라고 답했다. 대뜸 체질검사를 실시했다.

(보기 27)

악력기	폐활량	우측	좌측
날짜	2014. 1. 4	성별	여자
성명	전○현	나이	27
기준수치			252
가감 사담湯			277
가감 보대장湯			252
보폐湯			259
사간湯			257

(보기 27)처럼 목실인 체질을 대상으로 하였더니 이번에는 목실인 체질로 진단되었다. 그리고 담실증이 제1치료소였다. 저자는 지금도 위통증상이 있느냐고 물었더니 지금은 아무 통증도 없다고 한다. 좌측에 S.GB方을 20초 침놓고 15분 가량 누워있게 했다. 어떠한 반응이 나타나는지 알고 싶었다. 어지러워진다거나, 가벼운 두통,오심,등 부정적인 증상은 발하지 않았다. "기분이 상쾌하고 시야가 밝아지나요?"그렇지도 않다고 했다. 우측에 S.GB方을 12초만 추가 침을 놓고 가감사담탕을 2일분 주어 보냈다. "무슨 불쾌한 증상이 나타나면 전화해요." 그 후 아무 연락도 없다.

저자는 사무장을 시켜 어머니에게 통화해보았다. "글쎄 별로 효과가 없는 것 같다 해요.""그러면 보내세요. 검사를 한 번 더 해야할 일이 있어서요"라고 전했다. 10여 일이 지나도 연락이 없다. 이번에는 저자가 직접 전화했다. 제1치료소가 교체된 것일까, 예외의 부류일까? 궁금하기 짝이 없었다 "그럴 만한 사정이 있어 못 가고 있어요." 어머니의 답이었다. 그럴 만한 사정이 도대체 무엇일까? 며칠 후 오상체질을 전공하는 후배 한의사에게서 문의가 왔다. 이러한 경우는 어찌된 것인가를. 수실인 비허증으로 진단되어서 향부자팔물탕을 20여 일 썼는데 15일 가량은 호전되다가 그다음부터는 두통,오심이 발하여 약을 중단했다는 것이다. 수실인의 다른 장부를 하나, 하나 침놓아 보아도 두통,오심이 호전되지 않았다. 그리하여 목실인으로 바꾸어 검사했더니 목실인 체질로 진단되고 담실증이 제1치료소로 나타났다. 그래서 S.GB方을 좌우 16초씩 침놓아주고 반응은 한의원이 끝날 시간이 되어 검토하지 못한 채 가감사담탕을 5일분 주었다고 했다. 4일 후에 후배 한의사에게서 다시 전화가 왔다. 가감사담탕을 복용한 그 환자는 두통과 오심은 다소 호전되었는데 평소에 곧잘 오던 잠이 통 오지않아 몇 일째 지루한 밤을 보냈었다고 전한다. 저자는 그동안 그 사람이 커피나 녹차 또는 조미료가 많이 든 식품(마요네즈, 소시지, 중국요리)을 계속 복용하지 않았나를 물어보라고 했다. 곧 답이 왔다. "그런 일은 없다"고 했다.

　저자는 "그 사람은 다시 한 번 검토해야 할 것인데, 아마도 오상체질의학이 적용되지 않는 부류같다"고 답해주었다. 그 후 후배가 말한 환자는 더 연락이 안 된다고 한다. 저자가 치료하던 수진자도 오상체질의학이 적용되지 않는 부류로 추정하고 있다. 그 후 이 부류들을 본서에 기록해둔 침과 기기가 한조가 되어 진단하는 침에 의한 진단법이 성과를 거둘 것 같기도 하여 시도해보았는데 무효였다. 이들은 어쩌면 역시 제멋대로의 체질로 진단되는 한약에 대한 거부반응이 있는 부류인지도 모른다. 이와 같은 부류는 시간을 갖고 더 연구해 보아야 할 과제이다. 이 같은 환자가 1~2%가 있을 것으로 추정하고 있다.

1. 목실인 처방

1) 가감보대장탕(加減補大腸湯)

小柿木(고욤나무의 잎과 가는 나무와(細木)줄기) 9g, 추목(楸木 가래 나무의 가지와 잎) 8g, 천문동(天門冬) 5g, 현지초(玄之草), 구미초(狗尾草:강아지풀) 各 4g, 용안육(龍眼肉) 4g, 산조인(酸棗仁:炒磨) 4g, 상백피 4g, 용규(龍葵:까마중全草) 2g, 토복령(土茯笭) 2g. (鹿茸 2~4g을 加하면 좋다)

※ 대변이 가늘고 묽으면서 잘 나오지 않으면 大蒜 6쪽을 매운맛이 사라지도록 구워 건조분말한 후 밀환(蜜丸)하여 20~30丸(녹두대) 또는 분말을 탕약과 함께 1일 3포 함께 복용한다.

2) 가미사담탕(加味瀉膽湯)

자귀나무(잎, 가지:합환피도 좋다) 8g, 산약(山藥), 연자육(蓮子肉) 各 6g, 산조인(酸棗仁:炒磨), 백자인(柏子仁), 속단(續斷), 자초(紫草), 헛개나무(枳椇子), 만삼(蔓蔘), 무화과(열매,無花果), 석류피 各 3g. (鹿茸2~4g을 加하면 좋다)

3) 목실인 사간방(瀉肝湯)

황금(黃芩) 8g, 眞고본(眞古本) 7g, 갈근(葛根) 6g, 승마(升麻) 6g, 나복자(蘿卜子) 5g, 백지(白芷) 4g, 사간(射干) 4g, 길경(桔梗) 2g.

※大便秘者는 加 대황丸을 (大黃 4~8g) 함께 복용한다.

4) 목실인 보폐탕(補肺湯)

길경(桔梗) 10g, 의이인(薏以仁) 10g, 맥문동(麥門冬) 10g, 나복자(蘿卜子) 7g, 석창

포(石菖浦) 5g, 조각자(皁角子) 5g, 제니(薺苨) 4g.

※ 木實人의 외감표증(外感表症)에는 증상의 심도에 따라 마황丸(녹두대)10∼30丸까지 개체의 어느 장부가 제1치료소이거나 관계없이 정도에 따라 적당량을 함께 복용하고, 발열, 두통, 지체통이 사라지면 제1치료소를 다스리는 약만 복용하고 마황丸은 중단한다. (수면장애가 심하게 오면 마황丸을 중단한다.)

※ 목실인의 변비증에는 복진과 심도에 따라 대황丸을 10∼40丸까지 제1치료소의 약과 함께 복용하다가 변비가 호전되면 중단한다. 그리고 제1치료소를 다스리는 침과 약만을 사용하면 치료된다.

※ 부록의 목실인 처방인 가감사담湯과 가감보대장湯은 본서의 사담湯과 보대장湯을 보완한 것이니 이 처방을 사용하는 것이 좋다.

2. 수실인 처방

1) 수실인 보비방(補脾湯)

건강(乾薑) 6.5g, 향부자(香附子) 6g, 백작약(白芍藥) 5.5g, 백출(白朮) 5g, 후박(厚朴) 4g, 향나무(檜柏葉木:가지,잎) 4g, 백하수오(白何首烏) 4g,

백두구(白荳寇) 4g, 감초(甘草) 2.5g, 진피(陳皮) 2g.

2) 수실인 사방광탕(水實人 瀉膀胱湯)

인삼(人蔘) 8g, 황기(黃芪) 6g, 백하수오(白何首烏) 6g, 백작약(白芍藥)4g, 당귀(當歸)3g, 감초(甘草) 3g, 석곡(石斛)2.5g, 적하수오(赤何首烏)1.5g.

3) 수실인 사신탕(水實人 瀉腎湯)

젓(전)나무(잎, 줄기) 9g, 빈랑(檳榔) 8g, 겨우살이(桑寄生) 8g, 동백나무(가지, 잎:山茶

花)3.5g, 단삼(丹蔘) 3.5g, 천연자(川煉子) 3.5g, 도인(桃仁) 2.5g, 이끼(苔類 全草) 2.5g, 어성초(漁腥草 잎, 줄기) 2.5g, 정공등(丁公藤) 2.5g, 쥐똥나무(열매, 가지, 잎:水蠟果) 2g.

4) 수실인 보위탕(補胃湯)

공사인(砂仁) 10g, 백두구(白荳蔲) 5g, 반하(半夏) 4g, 인삼(人蔘) 4g, 익지인(益智仁) 3g, 감초(甘草) 3g, 영지버섯(靈芝) 3g.

※ 수실인의 외감표증에는 발열, 오한, 지체통이 심하면 천궁계지湯을 쓴다. 그런데 증상이 극심한 자에게는 약력이 다소 뒤진다. 이때 목실인의 약인 마황丸을 수실인의 천궁계지湯을 복용할때 허·실을 감안해 10〜30丸을 몇 번만 함께 복용한 후 열이 내리고 두통, 지체통이 감해지면 곧 겸용을 중단한다. 통상은 황기소엽湯을 쓰면, 허증에는 제1치료소를 가릴 것 없이 투여하여 잘 낫는다.

※ 수실인의 변비증에는 三陵消積丸을 3〜10丸씩 겸복하다가 호전되면 제1치료소를 다스리는 침과 약만으로 근치된다.

※ 수실인의 手足冷者는 京怛附子一味丸을 4〜6g 겸복한다.

※ 가벼운 기침에는 월견초(睍草, 달맞이꽃, 全草) 10g 加(加)하고 오래된 기침에는 녹용을 5g 加한다.

3. 화실인 처방

1) 가감보방광탕(補膀胱湯)

목통(木通)12g, 강활(羌活) 8g, 목상산(木常山:조팝나무,뿌리) 6g, 차전자(車前子) 4.5g, 등심(燈心) 4g, 호장근(虎杖根) 3g, 육종용(肉蓗蓉) 2.5g, 독활(獨活) 2g, 저령(豬苓) 1.5g.

※ 등심은 부피가 다량이어서 진단시 여과지 봉투가 2봉이 된다. 이를 임맥의 구미, 거궐, 상완, 중완

穴의 좌우에 두 봉지를 밀착하고 벨트를 감는다. 등심은 1/2씩 두 봉에 나누어 넣는다.

2) 가감사심포탕(瀉心包湯)

황백(黃栢) 8g, 황연(黃連), 현삼(玄蔘) 各 6g, 인동등(忍冬藤), 지골피(地骨皮), 복분자(覆盆子), 금은화(金銀花), 지모(知母) 各 4g, 고삼(苦蔘) 2g.

3) 가감사심탕(火實人瀉心湯)

천화분(天花粉), 지유(地楡) 各12g, 청상자(靑箱子) 7g, 조구등(釣鉤藤) 6g, 형개(荊芥), 결명자(決明子) 各 4g, 박하(薄荷) 2g, 석고(石膏), 연교(連翹), 지모(知母), 산치자(山梔子), 생건지황(生乾地黃) 各 1.5g.

4) 가감사소장탕(瀉小腸湯)

연교(連翹) 14g, 별갑(別甲) 10g, 조구등(釣鉤藤) 7g, 청호(菁蒿) 6.5g, 우방자(牛子) 4g, 방풍(防風) 2g

5) 가감사삼초탕(加減瀉三焦湯)

통초(通草) 6g, 왕불유행(王不留行) 5.5g, 황칠나무(黃漆木) 5g, 포공영(황색꽃민들레: 蒲公英), 여정실(女貞實) 各 4.5g, 구맥(瞿麥), 형조(荊條:싸리나무가지,뿌리) 各 3g, 목적(木賊), 마치현(馬齒莧), 시호(柴胡), 황해목(黃梅木:생강나무:가지,잎,뿌리) 各 2g, 하고초(夏枯草), 지부자(地膚子), 편축(萹蓄),수영(酸模根), 토사자(土絲子) 各 1.5g, 활석(滑石) 1g.

6) 화실인 보신방(火實人 補腎方)

백복령(白茯笭), 택사(澤瀉) 各 10g, 구기자(拘杞子), 목단피(牧丹皮) 各 8g, 산수유(山茱萸) 7g, 생건지황(生乾地黃) 6g.

※ 화실인의 외감표증에는 어느 장부가 제1치료소이든 막론하고 통상허실에 따라 시호, 전호, 목적을 4~8g 加한다. 丸으로는 20~30丸씩 겸복한다. 증상이 호전되면 겸용을 중단하고 제1치료소를 다스리는 약만을 복용하면 치료된다.

※ 화실인의 완고한 便秘에는 番瀉葉을 丸지어 15~30丸씩 겸복하다가 호전되면 제1치료소만을 다스리는 침과, 약을 사용하면 잘 치료된다.

※ 화실인의 가벼운 기침에는 과루인 8g을 加하고 오래되고 심한 기침에는 鹿茸(녹용) 5g을 加한다.

4. 금실인 처방

1) 금실인 사폐방(瀉肺方 S.LU) ~ 갓대(:조릿대:Sasa borealis) 16g, 참오동(桐皮:가지, 잎) 14g, 마가렛(화초 잎, 줄기, 꽃) 8g, 힐초근(纈草根:쥐오줌풀 全草) 6g, 패장(敗醬 全草) 4g, 자료(刺蓼: 며느리밑씻개 줄기, 잎, 꽃), 백두옹(白頭翁 뿌리) 各 3.5g, 개솔(개솔나물 잎, 줄기) 3g, 해동피(海桐皮) 2g.

2) 금실인 사대장방(瀉大腸方 S.LI) ~ 압척초(鴨跖草:닭의장 풀 잎, 줄기, 꽃) 10g, 개밀(개밀 줄기, 꽃, 잎), 명아주(藜 잎, 줄기) 各 7g, 벌개미취(紫菀), 망경(芒莖: 참억새의 줄기와 뿌리) 各 6g, 로근(蘆根:갈대뿌리) 4g, 촉규근(蜀葵根:접시꽃뿌리), 골담초(骨擔草) 各 3g, 오가피(五加皮), 권백(卷柏 잎, 줄기, 뿌리) 各 2g.

3) 금실인 보심포방(補心包方 B.PC) ~ 단풍나무(丹楓木:산지의 야생종:가지, 잎) 16g, 선인장(仙人掌:가시를 모두 제거한다) 12g, 경천(景天 잎, 줄기, 꽃) 10g, 귀전우(鬼箭羽 잎, 줄기), 율초(葎草:한삼덩굴: 잎과 줄기) 各 6g, 산목련(算木蓮:산지의 야생종: 가지,잎), 개망

초(一年蓬:全草), 근피(槿皮:무궁화나무,줄기,잎) 各 4g.

4) 금실인 보삼초방(補三焦方 B.TE) ~ 명자나무(잎, 줄기) 10g,

돌미나리(야생미나리:野水芹:잎, 줄기) 10g, 돌단풍(暗紅葉 잎, 줄기) 9g, 비비추(紫玉簪根 잎, 줄기) 8g, 물봉선(野鳳仙잎, 줄기) 6g, 분꽃(全草) 6g, 담장넝쿨 잎, 줄기 4.5g, 바위솔(와송은 아니며, 야생화 농원에 있음. 잎, 줄기) 2.5g.

5) 금실인 보심방(金實人補心方 B.HT) ~ 위령선(威靈仙, 뿌리) 12g, 문형(問荊: 쇠뜨기 잎, 줄기, 뿌리), 산자고(山慈姑 全草), 갑오징어육(甲烏賊魚:건조육), 대계(大薊 잎, 줄기, 꽃) 各 8g, 해표소(오적골)(海螵蛸:껍질은 제거) 4g, 선인장(仙人掌가시는 제거할 것) 3g.

6) 금실인 보소장방(金實人補小腸方 B.SI) ~ 향모초(大風芽:줄기,잎) 12g, 원추리근(萱根:뿌리) 10g, 쪽동백(玉玲花:가지, 잎, 열매) 7g, 백합(百合, 뿌리), 부용(芙蓉:줄기, 잎), 찔레나무(營實:열매, 잎, 줄기), 비비추(紫玉簪根), 검실(감실:芡實) 各 4g, 경천(景天), 대계(大薊), 돌미나리(野水芹) 各 3g.

※ 金實人은 그 숫자가 적어 1년에 3, 4명 정도 보게 되는데 간혹 이들 중에 외감표증으로 발열, 기침, 두통, 지체통, 오한 따위의 증상으로 찾아오는 예가 있다. 그러나 모두가 양약을 일차로 복용하여 이미 발열, 두통, 지체통의 증상을 소멸되고 기침, 천식 같은 증상만 남아서 온다 이들 증상은 제1치료소를 다스리는 침과 약으로 치유된다. 그리하여 발열, 두통, 지체통 같은 표증을 다스리는 약을 찾아낼 기회가 없게 된다. 앞으로 여러 시간을 두고 임상 연구해야 해열, 발한제를 찾아낼 것으로 믿어진다. 오래되고 완고한 기침에는 제 1치료소를 다스리는 처방에 녹용 5g 가한다.

※ 변비 환자는 몇 년 전에 한 명을 본 후 더 오지 않아서 약을 테스트해볼 기회를 포착하지 못하고 있다. 이 역시 앞으로 여러 시간을 두고 임상연구해야 금실인에 적합한, 대변 완화제가 발

견되리라 생각된다. (제1치료소 침과 한약으로 다스리면 서서히 완치된다.) 심한 경우 피마자 (3~5cc)를 복용하다가 완화되면 중단하고, 제1치료소의 약과 침을 여러 날 쓰면 치료된다. 단, 쇠고기, 우유, 치즈, 버터, 돼지고기를 금하고 채식과 생선류를 대신 복용하면 좋다.

金實人의 외감표증에는 당분간(연구가 덜 되어서)양방 치료를 받으면서 발열, 두통, 지체통이 조금 완화되면 제1치료소를 약과 침으로 다스리면 잘 치료된다.

5. 토실인 처방

1) 토실인 보간방(補肝方 B.LR) ～ 석상채(石上菜:돗(돌)나물) 9g, 신선목(信仙木:잎, 가지) 5.5g, 편백나무(扁栢木 잎, 줄기, 가지) 5g, 반지연(半支蓮: 채송화全草) 5g, 산장(酸漿:꽈리:잎, 줄기, 열매:익은 꽈리),염부(鹽麩:북나무잎, 가지) 各 4.5g, 새팥(PhaseolusnipponensisOhwi:全草), 나도바랭이새(Microstegiumvimineum Trinius) A. Camus:全草) 各 2.5g, 배롱나무(紫薇花:잎, 가지) 2.5g, 클로버(clover:토끼풀:全草) 2g , 다슬기(내용물 건조한 것)1.5g.

2) 토실인 보담방(補膽方 B.GB) ～ 회양목(黃楊木:잎과 줄기) 8.5g, 독일가문비(獨逸가문비:잎과 줄기) 5.5g, 와송(瓦松:전초) 5g, 소나무(松葉:잎과 줄기) 4.5g, 구상나무(鉤狀木:잎과 줄기) 4g, 메타세쿼이아(單性花:잎과 줄기) 4g, 접골목(接骨木:말오줌나무:잎과 줄기) 4g, 가죽나무(假僧木:잎과 줄기) 3g, 실망초(失望草:잎, 꽃, 줄기)1g.

3) 토실인 사비방(瀉脾方 S.SP) ～ 적양자(赤楊子) 8g, 등나무(藤木:가지, 잎) 7g, 황매화(黃梅花:가지, 꽃, 잎) 5.5g, 바위취(虎耳草) 4g, 다래넝쿨(彌候挑木) 4g, 앵두나무(櫻木:잎, 줄기) 3g,괴화나무(槐花木:잎, 줄기:씨도 무방함) 2.5g, 향일규(向日莖心:해바라기씨)

2g, 자주달개비(紫朱一:잎, 줄기, 꽃) 1.5g.

4) 토실인 사위방(瀉胃方 S.ST) ~ 머루덩쿨 17g, 희말라야시타 13g, 산딸나무(四照花:열매, 잎, 줄기) 7.5g, 물푸레나무(秦皮木:잎, 줄기) 5.5g, 프라타나스(잎, 줄기) 3g.

※ 이상 木實人의 가감補大腸湯, 가감瀉膽湯, 목실인補肺湯, 木實인瀉肝湯, 水實인사신湯(瀉腎湯),수실인補胃湯, 수실인補脾湯, 수실인瀉膀胱湯, 火實人加減補膀胱湯 ,가감瀉心包湯, 火實人瀉心湯, 가감瀉小腸湯, 가감瀉三焦湯 , 火實人補腎方, 金實人瀉肺湯, 金實人瀉大腸湯, 金實人補心包湯, 金實人補三焦湯 , 金實人補小腸方湯, 金實人補心湯, 土실인補肝湯, 土실인補膽湯, 土실인瀉脾湯, 土실인瀉胃湯의 24처방은 한의사 염동환이 立方(發明)한 것임을 밝혀둔다.

※ 土실인 역시 1年에 2명 정도 찾아온다. 외감표증(外感表症)에는 진교(진범) 6~10g을 제1치료소의 처방에 加하여 1일3회 복용한다. 완고한 기침에는 제 1치료소方에 鹿茸(녹용) 5g을 加한다. 기침이 멎으면 녹용을 중단한다.

※ 土실인의 大便沁에는 최선의 약은 아직 발견치 못했으나 수산화마그네슘(마그밀) 3~6T를 제1치료소를 다스리는 침과 한약을 사용시 함께 복용하다가 대변이 다소 완화되면 중단하고 제1치료소만을 침과 한약으로 다스리면 잘 낫는다.

※ 아래 후미의 락혈은 침놓은 것을 해소시킬 때만 사용한다.

장부허실 영문표기	장부허실 한글(韓字)표기	경 혈(經穴)이름 한글(韓字)표기	경 혈(經穴)이름 한글(韓字)표기	락혈 (絡穴)
B.KI	보신(補腎)	부유(復溜) p. 金	태계(太谿) r.⊕	편력(偏歷) r.
S.KI	사신(瀉腎)	용천(湧泉) r. 木	태계(太谿) p. ⊕	편력(偏歷) p.
B.BL	보방광(補膀胱)	지음(至陰) p. 金	위중(委中) r. ⊕	열결(列缺) r.

S.BL	사방광(瀉膀胱)	속골(束骨) r. ㉲	위중(委中) p. ㉯	열결(列缺) p.
B.LR	보간(補肝)	곡천(曲泉) p. ㉱	중봉(中封) r. ㉖	지정(支正) r.
S.LR	사간(瀉肝)	행간(行間) r. ㉳	중봉(中封) p. ㉖	지정(支正) p.
B.GB	보담(補膽)	협계(俠谿) p. ㉱	규음(竅陰) r. ㉖	통리(通里) r.
S.GB	사담(瀉膽)	양보(陽輔) r. ㉳	규음(竅陰) p. ㉖	통리(通里) p.
B.HT	보심(補心)	소충(少衝) p. ㉳	소해(少海) r. ㉱	광명(光明) r.
S.HT	사심(瀉心)	신문(神門) r. ㉯	소해(少海) p. ㉱	광명(光明) p.
B.SI	보소장(補小腸)	후계(後谿) p. ㉳	전곡(前谷) r. ㉱	여구(蠡溝) r.
S.SI	사소장(瀉小腸)	소해(小海) r. ㉯	전곡(前谷) p. ㉱	여구(蠡溝) p.
B.PC	보심포(補心包)	중충(中衝) p. ㉳	곡택(曲澤) r. ㉱	풍융(豐隆) r.
S.PC	사심포(瀉心包)	대릉(大陵) r. ㉯	곡택(曲澤) p. ㉱	풍융(豐隆) p.
B.TE	보삼초(補三焦)	중저(中渚) p. ㉳	액문(液門) r. ㉱	공손(公孫) r.
S.TE	사삼초(瀉三焦)	천정(天井) r. ㉯	액문(液門) p. ㉱	공손(公孫) p.
B.SP	보비(補脾)	대도(大都) p. ㉳	은백(隱白) r. ㉖	외관(外關) r.
S.SP	사비(瀉脾)	상구(商丘) r. ㉖	은백(隱白) p. ㉖	외관(外關) p.
B.ST	보위(補胃)	해계(解谿) p. ㉳	함곡(陷谷) r. ㉖	내관(內關) r.
S.ST	사위(瀉胃)	여태(厲兌) r. ㉖	함곡(陷谷) p. ㉖	내관(內關) p.

B.LU	보폐(補肺)	태연(太淵) p. ㊏	어제(魚際) r. ㊋	비양(飛揚) r.
S.LU	사폐(瀉肺)	척택(尺澤) r. ㊌	어제(魚際) p. ㊋	비양(飛揚) p.
B.LI	보대장(補大腸)	곡지(曲池) p. ㊏	양계(陽谿) r. ㊋	대종(大鐘) r.
S.LI	사대장(瀉大腸)	이간(二間) r. ㊌	양계(陽谿) p. ㊋	대종(大鍾) p.